Ulrike Jansen

Spuria Macri

Beiträge zur Altertumskunde

Herausgegeben von
Michael Erler, Dorothee Gall,
Ludwig Koenen, Clemens Zintzen

Band 314

De Gruyter

Ulrike Jansen

Spuria Macri

Ein Anhang zu
Macer Floridus, De viribus herbarum

Einleitung, Übersetzung, Kommentar

De Gruyter

ISBN 978-3-11-030849-5
e-ISBN 978-3-11-030859-4
ISSN 1616-0452

Library of Congress Cataloging-in-Publication Data

A CIP catalogue record for this book has been applied for at the Library of Congress.

Bibliografische Information der Deutschen Nationalbibliothek

Die Deutsche Nationalbibliothek verzeichnet diese Publikation in der Deutschen Nationalbibliografie; detaillierte bibliografische Daten sind im Internet über http://dnb.dnb.de abrufbar.

Druck: Hubert & Co. GmbH und Co. KG, Göttingen
∞ Gedruckt auf säurefreiem Papier

Printed in Germany

www.degruyter.com

Vorwort

Die vorliegende Arbeit ist die überarbeitete Fassung meiner Dissertation, die dem Fachbereich Philosophie und Geisteswissenschaften der Freien Universität Berlin im Wintersemester 2008/2009 vorgelegt wurde. An dieser Stelle gilt mein Dank Prof. Dr. Fritz Wagner† und Prof. Dr. Alf Önnerfors, die mich zum Beginn der Arbeit berieten, und PD Dr. Wolfgang Maaz, unter dessen Betreuung die Arbeit entstand. Vor allem danke ich Prof. Dr. Widu-Wolfgang Ehlers für das Erstgutachten und seine weitere Betreuung mit viel Geduld und Rat. Prof. Dr. Thomas Klein von der Martin-Luther-Universität Halle-Wittenberg möchte ich für das Zweitgutachten danken. Große Hilfe waren für mich die anregenden und konstruktiven Gespräche mit meinen ehemaligen Kollegen vom Mittellateinischen Wörterbuch Ulrike Hohensee, Dr. Mathias Lawo und Dr. Teja Erb sowie Dr. Roberta Marchionni (Thesaurus Linguae Latinae) und Auskünfte von Marco Scheider (Deutsches Wörterbuch von Jacob und Wilhelm Grimm) und Dr. Marco Buonocore (Biblioteca Apostolica Vaticana). Für die Unterstützung bei der Erstellung des Layouts danke ich Dr. Andreas Faßbender (Corpus Inscriptionum Latinarum). Bei der Staatsbibliothek Preußischer Kulturbesitz zu Berlin, der Österreichischen Nationalbibliothek Wien, der Hochschul- und Landesbibliothek Fulda und der Nationalbibliothek in Prag möchte ich mich für die Bereitstellung von Kopien und Microfilmkopien von Handschriften bedanken. Mein Dank geht auch an Dr. Mirko Vonderstein und Katharina Legutke vom Verlag De Gruyter für die freundliche Betreuung und an Prof. Dr. Clemens Zintzen für die Aufnahme der Arbeit in die Reihe Beiträge zur Altertumskunde.

Ostern 2013 — Ulrike Jansen

Inhaltsverzeichnis

I. Einleitung

II. ‚Spuria Macri' – Text und Übersetzung

III. Kommentar

IV. Übersichten

V. Bibliographie

VI. Indizes

I. Einleitung

1. Einführung und Forschungssituation zum ‚Macer Floridus'

1.1. Einführung

Die ‚Spuria Macri', ein Anhang an das im Mittelalter berühmte und weit verbreitete mittellateinische Lehrgedicht ‚Macer Floridus, De viribus herbarum' über die Heilkräfte der Pflanzen, hat zuletzt Ludwig Choulant angefügt an seine Edition des ‚Macer Floridus, De viribus herbarum' im Jahre 1832 herausgegeben.[1] Choulants Text der ‚Spuria' basiert auf den Editionen des Janus Cornarius[2] (1540) und des Henricus Ranzovius[3]

---

1 L. Choulant, Macer Floridus, De viribus herbarum una cum Walafridi Strabonis, Othonis Cremonensis et Ioannis Folcz, carminibus similis argumenti, Leipzig 1832, 124–140. Johann Ludwig Choulant (1791–1861) Professor der Medizin in Dresden, zahlreiche Arbeiten zur Geschichte der Medizin. – Zu Choulant siehe: A. Hirsch, Choulant, Johann Ludwig, in: ADB 4, Berlin 1968 (Neudruck der 1. Auflage von 1876), 139; M. Wenzel, Choulant, Johann Ludwig, in: W. E. Gerabek u. a. (Hrsg.), Enzyklopädie Medizingeschichte, Berlin – New York 2005, 259f.

Da keine Einheitlichkeit in der Benennung des lateinischen Lehrgedichtes ‚Macer Floridus, De viribus herbarum' in der Literatur besteht, bezeichne ich der Einfachheit halber die lateinische Fassung des Werkes als ‚Macer Floridus' und zitiere ODO MAGD. herb. wie im Mittellateinischen Wörterbuch (MLW). Die unterschiedlichen Benennungen für Autor und Werk haben sich seit dem Mittelalter bis in unsere Zeit fortgesetzt, Macer, Macer Floridus, mal Macer floridus, findet man sowohl für den Verfasser als auch für das Werk; desweiteren tauchen in Katalogen als Verfassername Odo Magdunensis (Odo von Meung) und Aemilius Macer auf. Die ‚Spuria Macri' werden als Ps. ODO MAGD. herb. im MLW zitiert.

2 J. Cornarius, Macri de materia medica libri V versibus conscripti, Frankfurt a. M. 1540; siehe Choulant, a. a. O., Prolegomena ad Macrum, 19f.; Janus Cornarius (Johannes Hagenbutt, Hagebut, Hagepol), geb. 1500 in Zwickau, gest. 1558 in Jena, medizinischer Hochschulabschluss in Wittenberg, Reisen nach Skandinavien, England und Frankreich, 1526 Antrittsvorlesung an der Rostocker Universität, von 1530 bis 1542 Stadtarzt in Zwickau, Nordhausen und Frankfurt a. M., Professor der Medizin in Marburg 1542 und in Jena 1557, 1. Dekan der Jenaer medizinischen Fakultät ab 1558, Humanist, bedeutender Vertreter der philologischen Heilkunde, Herausgeber und Übersetzer griechischer medizinischer Texte, Übersetzungen aus dem Griechischen ins Lateinische. – Zu Cornarius siehe: A. Hirsch, Cornarus, Janus, in: ADB 4, Berlin 1968 (Neudruck der 1. Auflage von 1876), 481; W. Pökel, Philologisches Schriftsteller-Lexikon, Leipzig 1882, 50; P. Uhlig, Arzt und Apotheker in Altzwickau, in: Sudhoffs Archiv für Geschichte der Medi-

(1590). In späteren Nachdrucken und Übersetzungen des ‚Macer Floridus' wurden die ‚Spuria Macri' außer Acht gelassen, lediglich Flood[4] nahm sie in seine englische Übersetzung auf. In der Forschung blieben die ‚Spuria' bisher weitestgehend unberücksichtigt.

Die vorliegende Arbeit untersucht die ‚Spuria Macri' hinsichtlich ihrer Quellen und Vorbilder sowie ihrer Rezeption bzw. der Überlieferungszusammenhänge der Texte in den Volkssprachen und in den Kräuterbüchern, die zur Zeit der Humanisten in der frühen Neuzeit entstanden, als auch hinsichtlich ihrer Sprache, des Wortschatzes und der Metrik. Der Text nach Choulant und die beiden Editionen von Cornarius und Ranzovius aus dem 16. Jahrhundert wurden zugrunde gelegt. In den zahlreichen Handschriften, die den ‚Macer Floridus' enthalten, konnten diese ‚Spuria' bisher in dem Umfang und mit dem Text der beiden genannten Editionen nicht ausfindig gemacht werden. Lediglich die Fuldaer Handschrift C 9 aus dem 14. Jahrhundert enthält vierzehn ‚Spuria'-Kapitel in einer alphabetisch angeordneten, bearbeiteten Fassung.[5]

---

zin und der Naturwissenschaften 30, 1937/38, 305f.; T. Rütten, Hippokrates im Gespräch, Ausstellungskatalog, Münster 1993, 39–45; H.-T. Koch, Die Wittenberger medizinische Fakultät (1502–1652). Ein biobibliographischer Überblick, in: S. Oehmig (Hrsg.), Medizin und Sozialwesen in Mitteldeutschland zur Reformationszeit (Schriften der Stiftung Luthergedenkstätten in Sachsen-Anhalt, Bd. 6), Leipzig 2007, 294. 305f.

3 H. Ranzovius, Henrici Ranzovii Editio Duorum Librorum Macri: De virtutibus herbarum, De quibusdam animalium partibus, ac terrae speciebus, Itemq[ue] medicamentis totius corporis humani, Hamburg 1590 und Leipzig 1590; siehe Choulant, a. a. O., Prolegomena ad Macrum, 20f.; Heinrich Rantzau (1526–1598; Pseudonym: Cilicius), Herzog auf Breitenburg, in Wittenberg studiert, nach dem Tod des Vaters nach Breitenburg zurückgekehrt; Lutheraner, Humanist, Statthalter von Schleswig-Holstein für den König von Dänemark; förderte als Mäzen Dichter und andere Künstler; Werke: Dichtung, Monographien über die Geographie der Cimbrischen Halbinsel, über Astrologie und Kriegstaktik. Auf Schloß Breitenburg befand sich seine berühmte Bibliothek mit mehr als 6.000 Bänden, die Wallenstein 1627 nach Erstürmung des Schlosses verschleppte. – Zu Rantzau siehe: W. Steinmetz, Heinrich Rantzau (1526–1598). Ein Vertreter des Humanismus in Nordeuropa und seine Wirkungen als Förderer der Künste, Frankfurt am Main 1991; Ludwig, Walther, Der Humanist Heinrich Rantzau und die deutschen Humanisten, in: T. Haye (Hrsg.), Humanismus im Norden. Frühneuzeitliche Rezeption antiker Kultur und Literatur an Nord- und Ostsee (Chloe. Beihefte zum Daphnis, Band 32), Amsterdam – Atlanta, GA 2000, 1–41; D. Lohmeier, Heinrich Rantzau. Humanismus und Renaissance in Schleswig-Holstein, Heide 2000; T. Ceynowa, Das Wandsbeker Herrenhaus des Heinrich Rantzau. Zur Geschichte eines Adligen Gutes in Holstein (Kieler Kunsthistorische Studien N. F., Band 7), Kiel 2004.

4 B. P. Flood, Macer Floridus: A medieval herbalism, phil. Diss., Univ. of Colorado 1968.

5 Siehe dazu Kap. 3.2.3. Die Fuldaer Handschrift C 9.

1.2. Editionen des ‚Macer Floridus‘

Den Humanisten des 15. und 16. Jahrhunderts verdanken wir zahlreiche Editionen. Nach Choulant[6], der die Editionen (Incunabeln und frühe Drukke) des ‚Macer Floridus‘, von denen mehrere Kommentare und Abbildungen enthalten, bespricht, erfolgt hier eine Zusammenstellung: Editio princeps, Neapel (Neapoli) 1477, per Arnoldum de Bruxella; Mailand (Mediolani) 1482, Ant. Zarotus impressit; sine loco et anno, Druck mit Holzschnitten; sine loco et anno, der vorigen Ausgabe gleich; Paris 1506, mit Holzschnitten; Venedig (Venet.) 1506; Venedig (Venet.) 1508; Caen (Cadomi) 1509, Ausgabe mit Gueroaldus Kommentar; Paris 1511, mit Holzschnitten; Caen (Cadomi) sine anno, mit Gueroaldus[7] Kommentar (‚Macer de viribus herbarum, cum interpretatione‘) und Holzschnitten; sine loco et anno (Paris? 1510–1517), Druck mit Holzschnitten der Pariser Ausgabe von 1511, Text und Gueroaldus Kommentar; Paris 1522, Ausgabe mit Gueroaldus Kommentar; Basel (Basil.) 1527 und Freiburg/Br. (Friburgi Brisg.) 1530, zwei Editionen des Johannes Atrocianus mit Kommentar; Krakau 1537, Ausgabe des Simon de Lowicz enthält Holzschnitte und eine polnische Übersetzung; Venedig 1547, Aldus, in der Sammlung ‚Medici antiqui omnes‘ f. 223–46[8]; Frankfurt (Francof.) 1540, Ausgabe des Janus Cornarius mit Kommentar; Basel (Basil.) 1559 und 1581, zwei Editionen des Georg Pictorius mit Holzschnitten; Hamburg und Leipzig 1590, Edition und Nachdruck derselben von Henricus Ranzovius.

Die bis heute maßgebende Edition des Lehrgedichtes ‚Macer Floridus‘ mit den ‚Spuria Macri‘ ist die aus dem Jahre 1832 stammende von Ludwig Choulant. Johannes Gottfried Mayer und Konrad Goehl veröffentlichten einen Nachdruck[9] der Choulantschen Ausgabe des ‚Macer Floridus‘ mit

6 L. Choulant, Macer Floridus, a. a. O., Prolegomena ad Macrum 15–21; ders., Handbuch der Bücherkunde für die Aeltere Medicin, Leipzig 1841 (2., stark vermehrte Auflage) 239–243; ders., Graphische Incunabeln, 93–94.

7 Guillermus Gueroaldus war Professor der Medizin zu Caen; er hat den Kommentar zu seiner Edition des ‚Macer Floridus‘ wahrscheinlich zum Ende des 15. Jahrhunderts verfasst, so L. Choulant, Graphische Incunabeln, 93.

8 L. Thorndike, A History of Magic and Experimental Science, Vol. 1, 1923, 612, Amn. 6.

9 J. G. Mayer und K. Goehl, Höhepunkte der Klostermedizin. Der ‚Macer floridus‘ und das Herbarium des Vitus Auslasser. Hrsg. mit einer Einleitung und deutschen Übersetzung von J. G. Mayer und K. Goehl. Holzminden: Reprintverlag Leipzig 2001. Deutsche Übersetzung des ‚Macer Floridus‘ nach Choulants Ausgabe ohne Gegenüberstellung des lateinischen Textes: J. G. Mayer und K. Goehl (Hrsg.), Kräuterbuch der Klostermedizin: der ‚Macer floridus‘. Medizin des Mittelalters. Hrsg. mit einer Einleitung von J. G. Mayer und K. Goehl, Holzminden: Reprint-Verlag Leipzig 2003.

einer Übersetzung ins Deutsche, allerdings ohne die ‚Spuria Macri'. Einen Abdruck des lateinischen ‚Macer Floridus' (ohne die ‚Spuria', die Gegenstand der vorliegenden Arbeit sind) besorgten Schnell und Crossgrove 2003 im Anhang ihrer Ausgabe der deutschen ‚Vulgatfassung'.[10]

1.3. Studien und Übersetzungen

1.3.1. Studien zum lateinischen ‚Macer Floridus'

Fridericus Boerner[11] befasste sich 1754 in seiner ‚De Aemilio Macro Diatribe' zunächst mit dem Problem der Verfasserschaft des ‚Macer Floridus' und wendete sich danach den zehn ihm bekannten Editionen mit Hinweisen auf Literatur und bildliche Darstellungen zu. Giovanni Battista Morgagni[12] widmete 1765 dem Verfasser des ‚Macer Floridus' ein gründliches Studium.[13] Albrecht von Haller[14] hat 1771 in seiner ‚Bibliotheca botanica', in der er medizinisch-biologisch-pharmakologische Literatur verzeichnete und kritisch beurteilte, nach dem ‚Capitulare de villis' Karls des Großen und dem ‚Hortulus' des Walahfrid Strabo unter der Überschrift ‚Aemilius Macer' das Lehrgedicht ‚De herbarum virtutibus' mit seinen Editionen, Übersetzungen und bekannten Handschriften behandelt.

Baudry de Balzac[15] veröffentlichte 1847 seine Untersuchungen über das Pseudonym Macer Floridus. Salvatore de Renzi[16] befasste sich mit Macer Floridus unter dem Titel ‚Il Pseudo-Macro' im ersten Band seiner ‚Collectio Salernitana' 1852. Ernst Meyer[17] berücksichtigte das Lehrgedicht 1856 in seiner ‚Geschichte der Botanik' und setzte sich mit dem Forschungsstand zum ‚Macer' kritisch auseinander, besonders mit de Renzi, er

10 B. Schnell – W. Crossgrove, Der deutsche ‚Macer': Vulgatfassung; mit einem Abdruck des lateinischen Macer Floridus ‚De viribus herbarum'. Kritisch hrsg. von B. Schnell in Zusammenarbeit mit W. Crossgrove, Tübingen 2003, 409–473.

11 F. Boerner, De Aemilio Macro eiusque rariore hodie opusculo de virtutibus herbarum diatribe, Lipsiae 1754.

12 Italienischer Anatom und Pathologe, geb. 1683 in Forlì, gest. 1771 in Padua.

13 Hinweis von E. Meyer, Geschichte der Botanik III, 427 Anm. 1, dass sich im nachgenannten Werk des Morgagni im ersten Brief über Q. Serenus Samonicus, nicht weit vom Anfang, in fol. Pars I, pag. 103sq. die Untersuchung befindet: Morgagni, Giovanni Battista, Opuscula Miscellanea: Quorum non pauca nunc primum prodeunt; Tres in partes divisa, Veneti 1765.

14 A. von Haller, Bibliotheca botanica I, Zürich 1771–1772 (Reprogr. Nachdruck, Hildesheim 1969), 215 § CXLIX Aemilius Macer.

15 B. de Balzac, Recherches sur le pseudonyme Floridus Macer, Memoire de la Sociétè de sciences morales, des lettres et des arts de Seine-et-Oise, 1847, I, 85–129.

16 S. de Renzi, Il Pseudo-Macro, Collectio Salernitana Bd. I, Napoli 1852, 212–217.

17 E. Meyer, Geschichte der Botanik III, Königsberg 1856.

beurteilte auch die verschiedenen veröffentlichten ‚Spuria‘ hinsichtlich der Besonderheiten und der zeitlichen Aufeinanderfolge. Thierfelder[18] machte 1862 zwei Handschriften des ‚Macer Floridus‘ mit Übersetzung in deutsche Reime bekannt.

In Valentin Roses[19] Abhandlung ‚Über die Medicina Plinii‘ (1874) befindet sich eine Quellenuntersuchung zum ‚Macer Floridus‘. J. Zacher[20] untersuchte 1881 in seinem Aufsatz ‚Macer Floridus und die Entstehung der deutschen Botanik‘ unter anderem Titelprobleme. Manitius[21] legte 1892 dar, was das Mittelalter aus Beda ‚De orthographia‘, Hraban ‚De universis‘ und Isidor über (Aemilius) Macer wusste. Gustav Gröber erwähnte ‚Macer Floridus‘ 1902 in seiner Literaturgeschichte ‚Übersicht über die lateinische Literatur vom VI.–XIV. Jahrhundert‘. 1906 behandelte Manitius[22] den Verfasser des ‚Macer Floridus‘ unter den mittelalterlichen Schulautoren. 1909 untersuchte Stadler[23] ‚Die Quellen des Macer Floridus‘. Cyrill Resak[24] befasste sich in seiner Dissertation u. a. mit dem Problem der Verfasserschaft. Manitius[25] brachte 1923 einen zusammenfassenden Überblick über Odo von Meung und das Werk ‚Macer Floridus‘. 1929 reihte Hermann Fischer[26] den ‚Macer Floridus‘ in seiner ‚Mittelalterlichen Pflanzenkunde‘ unter die mittelalterlichen medizinisch-botanischen Lehrgedichte nach dem ‚Hortulus‘ des Walahfrid Strabo und vor dem ‚Regimen sanitatis Salernitanum‘ ein, wobei er sich vor allem auf Meyer, Manitius und Choulant berief.

18 J. G. Thierfelder, Zwei Handschriften des Macer Floridus mit Übersetzung in deutsche Reime, in: Serapeum, Leipzig 1862, 7–12.

19 V. Rose, Über die Medicina Plinii, Hermes 8, 1874, 63–66.

20 J. Zacher, Macer Floridus und die Entstehung der deutschen Botanik, Zeitschrift für deutsche Philologie XII, Halle a. d. Saale 1881, 189–215 und: Zu Macer Floridus 349–52.

21 M. Manitius, Beiträge zur Geschichte römischer Dichter im Mittelalter. 8. (Aemilius) Macer, Philologus 51 (N. F. V), Göttingen 1892, 171.

22 M. Manitius, Zur Überlieferungsgeschichte mittelalterlicher Schulautoren. 20. Odo Magdunensis, Mitteilungen der Gesellschaft für deutsche Erziehungs- und Schulgeschichte XVI (1), Berlin 1906, 251–253.

23 H. Stadler, Die Quellen des Macer Floridus, Archiv für die Geschichte der Naturwissenschaften und Technik I, Leipzig 1909, 52–65.

24 C. Resak, Odo Magdunensis, der Verfasser des Macer Floridus und der deutsche Leipziger Macer-Text, Leipzig 1917.

25 M. Manitius, Geschichte der lateinischen Literatur des Mittelalters II, 95. Odo von Meung (Macer), HbAW 9, 2, 2, München 1923, 539–547.

26 H. Fischer, Mittelalterliche Pflanzenkunde (Geschichte der Botanik 2), München 1929, 16–17.

Pansier[27] machte in seinem Verzeichnis der lateinischen medizinischen Handschriften in Frankreich auf lateinische Handschriften des ‚Macer Floridus‘ aufmerksam. Elaut[28] gab in seinem Aufsatz ‚Para-historisch kommentaar op een berucht farmakologisch traktaat: de Macer Floridus‘ 1959 einen kritischen Überblick über den Stand der Forschung zum Werk und zur Autorenfrage. Jakob Büchi erwähnte 1982 das Lehrgedicht ‚Macer Floridus‘ in ‚Die Entwicklung der Rezept- und Arzneibuchliteratur‘.

William Crossgrove untersuchte lateinische ‚Macer‘-Handschriften und hielt seine Überlegungen in dem Aufsatz ‚Zur Datierung des ‚Macer Floridus‘‘[29] fest. Gundolf Keil brachte im seinem Artikel im Lexikon des Mittelalters[30] unter ‚16. Odo von Meung‘ eine kurze Zusammenfassung über das Werk, Quellen, Zuschreibung, Rezeption und Literatur. In ihrer Ausgabe des deutschen Macer bieten Schnell und Crossgrove im ersten Teil, der betitelt ist ‚Zur Gattungsgeschichte der Kräuterbücher‘, eine umfangreiche Übersicht mit ihren neuesten Erkenntnissen über ‚Macer Floridus‘ bezüglich Textumfang, Datierung, Textgeschichte, Autor, Überlieferung und Rezeption.[31]

1.3.2. Studien zum deutschen ‚Macer‘

Joseph Haupt[32] veröffentlichte 1872 in seinem Aufsatz ‚Das mitteldeutsche Arzneibuch des Meisters Bartholomäus‘ deutsche Macer-Texte und unterschied als erster eine ältere und eine jüngere deutsche Prosafassung. Blums Aufsatz ‚Die Urform des deutschen Macer‘ erschien 1935. Gundolf Keil machte 1965 in seiner Rezension zu ‚Hermann Menhard, Verzeichnis der altdeutschen literarischen Handschriften der österreichischen Nationalbibliothek‘[33] auf den deutschen ‚Macer‘ als Quelle für Kräuterkapitel in deutschen Arzneibüchern aufmerksam. Daems[34] veröffentlichte 1965 ‚Die

27 P. Pansier, Archiv für Geschichte der Medizin 2, Leipzig 1909, 1–46 (hier 29). 385–403.

28 L. Elaut, Para-historisch kommentaar op een berucht farmakologisch traktaat: de Macer Floridus, Scientiarum historia 1, Antwerpen 1959, 149–159.

29 W. Crossgrove, Zur Datierung des ‚Macer floridus‘, in: J. Domes (Hrsg.), Licht der Natur. Medizin in Fachliteratur und Dichtung; Festschrift für G. Keil zum 60. Geburtstag (Göppinger Arbeiten zur Germanistik 585), Göppingen 1994, 55–63.

30 LexMA Bd. 6, 1360.

31 Schnell – Crossgrove, Vulgatfassung, 31–34.

32 J. Haupt, Über das mitteldeutsche Arzneibuch des Meisters Bartholomaeus, Wiener Sitzungsberichte 71, Wien 1872, 451–565.

33 G. Keil, Anzeiger für deutsches Altertum und deutsche Literatur 76, Wiesbaden 1965, 100–143.

34 W. F. Daems, Die mnl. [mittelniederländischen] Macerglossen in Ms. 6838 A der Nationalen Bibliothek zu Paris, Janus 53, Leiden 1967, 17–29.

mittelniederländischen Macer-Glossen‘ mit einem chronologischen Verzeichnis über die Literatur und den Forschungsstand zur Macer-Forschung. Nikolaus Henkel stellte 1988 in ‚Deutsche Übersetzungen lateinischer Schultexte‘[35] den lateinischen ‚Macer‘ und die deutschen Reimpaarübersetzungen in den Überlieferungskreis der Schultexte.

William Crossgrove und Bernhard Schnell beschäftigten sich intensiv mit der umfangreichen Überlieferung des deutschen ‚Macer‘ und untersuchten dazu auch die lateinischen Quellen. Von Crossgrove gibt es mehrere Veröffentlichungen zum deutschen ‚Macer‘ und zum ‚Macer Floridus‘, zunächst den Aufsatz ‚Zur Erforschung des ‚Älteren deutschen Macer‘‘[36], in dem er 48 Handschriften, die den deutschen ‚Macer‘ in verschiedenen Bearbeitungen überliefern, beschrieb. Unter dem Titel ‚Macer-Miszellen‘[37] befasste sich Crossgrove mit dem deutschen ‚Macer‘ im Mittelniederländischen und nannte weiterhin 16 ihm neu bekanntgewordene Handschriften, die den ‚Älteren deutschen Macer‘ enthalten. Im Artikel ‚Macer‘[38] im Verfasserlexikon (2. Auflage 1985) behandelte Crossgrove zunächst den lateinischen ‚Macer‘, dann ausführlich deutsche Übersetzungen und Bearbeitungen.

Bernhard Schnell[39] untersuchte in seiner Habilitationsschrift ‚Von den wurzen. Text- und überlieferungsgeschichtliche Studien zur pharmakographischen deutschen Literatur des Mittelalters‘ 1989 die mittelalterlichen deutschen Kräuterbücher und brachte in diesem Zusammenhang einen kritischen Abdruck des ‚Älteren deutschen Macer‘, wobei er sich auch mit dem Stand der Forschung zum lateinischen ‚Macer Floridus‘, welcher in einer erweiterten Fassung dem ‚Älteren deutschen Macer‘ zugrunde lag, beschäftigte. In seinem Beitrag zum Cambridger Kolloquium 1994 ‚Übersetzungen in der Fachliteratur. Zum ‚Älteren deutschen Macer‘‘[40] erläuter-

---

35 N. Henkel, Deutsche Übersetzungen lateinischer Schultexte. Ihre Verbreitung und Funktion im Mittelalter und in der frühen Neuzeit, München 1988, 277–280: Odo von Meung, ‚De viribus herbarum‘ (sog. ‚Macer Floridus‘).

36 W. Crossgrove, Zur Erforschung des ‚Älteren deutschen Macer‘, Sudhoffs Archiv, Band 63, Heft 1 (1979), 71–86.

37 W. Crossgrove, ‚Macer‘-Miszellen, in: G. Keil (Hrsg.), gelêrter der arzenîe, ouch apotêker. Beiträge zur Wissenschaftsgeschichte. Festschrift zum 70. Geburtstag von Willem F. Daems, Pattensen/Hannover 1982, 403–409.

38 W. Crossgrove, Macer, VL^2 Bd. 5, Berlin – New York 1985, 1109–1116.

39 B. Schnell, Von den wurzen. Text- und überlieferungsgeschichtliche Studien zur pharmakographischen deutschen Literatur des Mittelalters, med. Habilitationsschrift masch., Würzburg 1989.

40 B. Schnell, Übersetzungen in der Fachliteratur. Zum ‚Älteren deutschen Macer‘, in: J. Heinzle, L. P. Johnson, G. Vollmann-Profe (Hrsg.), Übersetzen im Mittelalter. Cambridger Kolloquium 1994 (Wolframstudien 14), Berlin 1996, 185–207.

te Schnell die Abhängigkeit des ‚Älteren deutschen Macer' vom lateinischen ‚Macer Floridus'.

Schnell und Crossgrove druckten 2003 in ihrer Ausgabe der Vulgatfassung[41] des deutschen Macer im Anhang neben dem lateinischen ‚Macer Floridus' diejenigen Spuria ab, welche für den deutschen Text relevant sind, worunter aber nicht die von Choulant veröffentlichten fallen.

1.3.3. Moderne Übersetzungen

Zu den mittelalterlichen Übersetzungen gibt es folgende Publikationen: Pansier[42] zählte französische Fassungen des ‚Macer Floridus' aus französischen Handschriftenkatalogen auf. Gösta Frisk edierte 1949 eine mittelenglische Übersetzung, ‚The Middle English Translation' des ‚Macer Floridus' auf der Grundlage von acht Handschriften. Franco Bazzi präsentierte 1959 mit ‚Un inedito erbario secolo XV'[43] die erste Übersetzung des ‚Macer' ins Italienische nach einer Handschrift aus dem 15. Jahrhundert.

Moderne Übersetzungen basieren auf Choulants Edition. Die französische Übersetzung von Louis Baudet[44] erschien 1845 und beinhaltet nur die 77 von Choulant herausgegebenen Kapitel des ‚Macer Floridus' ohne die ‚Spuria'. Die englische Übersetzung nach der Ausgabe von Choulant inklusive ‚Spuria' von Bruce P. Flood[45] erschien 1968.

Robert Trifogli[46] übersetzte das Lehrgedicht ‚Macer Floridus' ohne ‚Spuria' 1958 ins Italienische. Eine italienische Übersetzung ‚Virtù delle erbe/Odone di Meung' ohne ‚Spuria' mit Einleitung und Kommentar veröffentlichte 2000 Antonio Cacciari. 2001 erschien die deutsche Überset-

---

41 Schnell – Crossgrove, Vulgatfassung.

42 P. Pansier, Archiv für Geschichte der Medizin 2, Leipzig 1909, 385–403.

43 F. Bazzi, Un inedito erbario del secolo XV: Presentazione e commento (Prima traduzione in volgare nota del Macer Floridus), Fermo 1959. Beschreibung in: Atti della 3. Biennale della Marca per la storia dell'arte medica: Fermo, 24–25–26 apr. 1959, 233–245. Aus dem Italienischen übersetzt von C. Porzer in: G. Baader und G. Keil (Hrsg.), Medizin im mittelalterlichen Abendland, Darmstadt 1982, 208–227. Sachlich falsch ist S. 215: „Macer folgt der Beschreibung der im Klostergarten gezogenen Pflanzen, die der Prior dieses Klosters, Walahfrid Strabo, in seinem Hortulus beschrieben hat." Und S. 216 „Bandet" - der Name heißt Baudet. Weiterhin stimmt S. 216 nicht: „Die deutsche Übersetzung ist das (unvollständige) Werk Resaks aus dem Jahr 1917".

44 M. L. Baudet, Macer Floridus. Des vertus des plantes. Traduit pour la première fois en français par M. Louis Baudet, Paris 1845.

45 Die Übersetzung ist, wie auch Schnell und Crossgrove feststellen (Schnell – Crossgrove, Vulgatfassung, 38 adn. 99), nicht immer zuverlässig. Einige geprüfte Stellen sind ungenau, da lateinische Ausdrücke unkorrekt ins Englische übersetzt sind (siehe in den Anmerkungen zu einzelnen Stellen).

46 R. Trifogli, Corp. script. medic. I (1958), 25–90 (ital.).

zung des ‚Macer Floridus‘ ohne ‚Spuria‘ von Mayer und Goehl zu dem bereits angeführten Nachdruck der Choulantschen Ausgabe.[47] Konrad Goehl[48] übersetzte Choulants Vorwort zur Ausgabe des ‚Macer‘ von 1832 in gekürzter Form.

2. Spuria zum ‚Macer Floridus‘

‚Spuria Macri‘ bedeutet: unechte, nicht von Macer stammende, aber ihm zugeschriebene bzw. angefügte Texte. Aufgrund der großen Verbreitung des ‚Macer Floridus‘ im Mittelalter gab es zahlreiche solcher ‚Spuria‘, die vermutlich, praktischen Bedürfnissen der Leser bzw. Nutzer, welche sowohl praktizierende Klosterärzte als auch medizinische Laien gewesen sein dürften, folgend, beim Kopieren der Handschriften als Zusätze an das ursprüngliche Lehrgedicht angefügt wurden oder zwischen die einzelnen, jeweils eine Heilpflanze behandelnden Kapitel eingefügt wurden. Durch die „offene Form“ des ‚Macer Floridus‘, d. h., weil ein Auswahlprinzip bezüglich der Anordnung der einzelnen Kapitel nicht erkennbar ist, lässt der Text Einschübe neuer Drogenkapitel und Umstellungen zu. Die „offene Form“ erleichtert die im Mittelalter geläufige additive Reihung, die Hinzufügung anderer Traditionen in die abzuschreibende Vorlage. Dadurch entstehen Kompilationen, in denen unterschiedliche Texte zu einer neuen Einheit zusammengestellt werden.[49]

2.1. Die ‚Spuria Macri‘

Choulant schreibt im Vorwort zu seiner Ausgabe des ‚Macer Floridus‘, da die ‚Spuria Macri‘ nicht viel jüngeren Datums als ‚Macer Floridus‘ und schon in zwei Editionen gemeinsam mit dem echten Gedicht des ‚Macer‘ erschienen seien, könne man sie nicht einfach unberücksichtigt lassen.[50]

---

47 J. G. Mayer und K. Goehl, Höhepunkte der Klostermedizin. Der ‚Macer floridus‘ und das Herbarium des Vitus Auslasser. Hrsg. mit einer Einleitung und deutschen Übersetzung von Johannes Gottfried Mayer und Konrad Goehl. Holzminden: Reprintverlag Leipzig 2001.

48 L. Choulant, Macer Floridus de viribus herbarum etc., Leipzig 1832. Vorwort in leicht kürzender Übersetzung von K. Goehl, Cistercienser Chronik – Forum für Geschichte, Kunst, Literatur und Spiritualität des Mönchtums, 109. Jahrgang 2002 Heft 2, Themenheft ‚Klostermedizin‘, 205–210.

49 So Schnell – Crossgrove, Vulgatfassung, 4 und B. Schnell, Übersetzungen in der Fachliteratur, Wolfram-Studien 14, 191.

50 Siehe L. Choulant, Macer Floridus, De viribus herbarum, Leipzig 1832, X.

Die hier zu behandelnden zwanzig Drogenkapitel, die nur in den Editionen von Cornarius[51] und Ranzovius[52] vorkommen, woher Choulant[53] sie übernommen hat, sind die folgenden: 1 *Aaron*, 2 *Agrimonia*, 3 *Sambucus et Ebulus*, 4 *Bryonia*, 5 *Alga palustris sive Nymphaea*, 6 *Faba*, 7 *Nux avellana*, 8 *Batus sive Rubus*, 9 *Myrica*, 10 *Iuniperus*, 11 *Salix*, 12 *Fel*, 13 *Fimus*, 14 *Caseus*, 15 *Araneae tela*, 16 *Cochleae*, 17 *Cornu cervi*, 18 *Acetum*, 19 *Sulphur vivum*, 20 *Alumen*. In der Ausgabe des Cornarius erscheinen die ‚Spuria Macri' als Buch 4 nach dem ‚Macer Floridus', dessen 77 Kapitel auf die Bücher 1 bis 3 aufgeteilt sind[54], wobei jedem Kapitel ein ausführlicher Kommentar folgt. Ranzovius hat die ‚Spuria Macri' teilweise zwischen die älteren ‚Macer'-Kapitel seiner Ausgabe eingefügt, d. h. die Kapitel 63 und 64 heißen *De Agrimonia* und *De Sambuco et Ebulo*, die anderen ‚Spuria' folgen von Kapitel 83 bis 100. Bei Ranzovius enthält das Gedicht ‚Macer Floridus' 100 Kapitel, deren Reihenfolge nicht der bei Choulant entspricht, nur abschnittweise stimmt die Reihenfolge der Kapitel in beiden Editionen überein. Von diesen ‚Spuria Macri' enthält die Handschrift Fulda C 9 (F) aus dem 14. Jahrhundert unter 115 alphabetisch angeordneten ‚Macer Floridus'-Kapiteln mit etwas verändertem Text die folgenden vierzehn Kapitel: *Aron* (17 *De arona*), *Agrimonia* (2 *De agrominia. von der agromini*), *Sambucus et Ebulus* (44 *De ebulo von dem Atthen et de Sambuco*), *Bryonia* (21 *De brionia von der hunles kürbsun*), *Faba* (48 *De faba von der bonun*), *Nux avellana* (74 *De nucibus von den nussen*), *Iuniperus* (56 ohne Überschrift, Anfang: *Iuniperi virtus*), *Salix* (103 *De salice von der widun ald salnun*), *Fel* (49 *De felle animalium von der Gallun*), *Fimus* (50 *De fimis sive stercoribus animalium*), *Caseus* (38 *De caseo*), *Cornu Cervi* (36 *De cornu cervi*), *Acetum* (19 *De aceto*), *Sulphur vivum* (105 *Von dem Swebel*). Nicht in der Fuldaer Handschrift C 9 enthalten sind die Kapitel *Alga palustris, Batus sive Rubus, Myrica, Araneae Tela, Cochleae* und *Alumen*.

---

51 J. Cornarius, Macri de materia medica libri V versibus conscripti, Frankfurt a. M. 1540.

52 H. Ranzovius, Henrici Ranzovii Editio Duorum Librorum Macri, Hamburg 1590 und Lipsiae 1590.

53 L. Choulant, Macer Floridus, De viribus herbarum, Leipzig 1832, 124–140.

54 Die Aufteilung der Kapitel nahm Cornarius folgendermaßen vor: Liber I umfasst 29 Kapitel von *De Artemisia* bis *De Violis*, Liber II 36 Kapitel von *De Althaea* bis *De Malva*, Liber III 12 Kapitel von *De Pipere* bis *De Aloe*, Liber IIII 20 Kapitel von *De Aaro* bis *De Alumine*.

2.2. Weitere Spuria-Kapitel

2.2.1. Lateinische Spuria zum ‚Macer Floridus‘

In der Ausgabe des Ranzovius sind zusätzliche Spuria-Kapitel vertreten: 54 *Borago*, 61 *Gentiana* und 62 *Saliunca*. Die beiden letzteren erscheinen auch im Wolfenbütteler Codex 58,6 Ms. Aug. fol.[55] (in das Jahr 1508 datiert), aus dem F. A. Reuss im Anhang an seine Edition des ‚Hortulus‘ des Walahfrid Strabo 1834 zehn Spuria Macri bekannt gemacht hat, die sich dort zwischen den Macer-Kapiteln *Malva* und *Cicuta* befinden.[56] Dieselben Spuria liegen als Anhang an F. H. Walchners[57] Ausgabe des ‚Hortulus‘ aus dem Jahre 1838 gedruckt vor. Es handelt sich dabei um die folgenden Spuria: *Quinquefolium seu Pentaphylon/-phyllon, Agaricus, Gentiana, Proserpinata seu Proserpinara, Liquiritia, Lupinus, Solsequium, Saliunca, Sarcocolla, Sambucus*. Auch die Fuldaer Handschrift C 9 (F) aus dem 14. Jahrhundert enthält diese Kapitel. Das Kapitel *Sambucus* in der Wolfenbütteler Handschrift stimmt nicht mit dem Kapitel über diese Pflanze in Choulants Edition der ‚Spuria‘ überein.

Neben diesen zehn gemeinsam vorkommenden Spuria gibt es eine weitere Gruppe von zehn Spuria, welche die Editio princeps des ‚Macer Floridus‘ aus dem Jahre 1477 enthält: *De Boragine, De Quinquefolio seu Pantafilon, De Ematite (lapide), De Roremarino, De Pimpinella, De Tormentilla, De Diptano, De Titimallo, De Rafano, De Consolida.* [58] Auch diese, ausgenommen *De Boragine*, gaben Reuss und Walchner jeweils im Anhang an ihre ‚Hortulus‘-Ausgaben heraus.[59] Ein Kapitel aus dem Wolfenbütteler Codex und ein Kapitel aus der Editio von 1477 behandeln dieselbe Pflanze *Quinquefolium*, jedoch auf unterschiedliche Weise. Die zusätzlichen Spuria-Kapitel aus der Editio princeps und der Wolfenbütteler

---

55 F. A. Ebert, Zur Handschriftenkunde: Die Bildung des Bibliothekars; Bibliothecae Guelferbytanae codices; 2 Bände in einem Band. Nachdruck der Ausgabe Leipzig 1825–1827, Olms 1976, 108 Nr. 548; O. von Heinemann, Die Augusteischen Handschriften. Teil 3: Codex Guelferbytanus 32.7. Augusteus 2° bis 77.3. Augusteus 2°. Nachdruck der Ausgabe von 1898 (Kataloge der Herzog-August-Bibliothek Wolfenbüttel. Die Alte Reihe, Bd. 6), Frankfurt am Main 1966, 303–304; 58,6 Ms. Aug. fol. f. 1–31v.

56 F. A. Reuss, Walafridi Strabi Hortulus carmen ... Accedunt analecta ad antiquitates florae germanicae et capita aliquot Macri nondum edita, Würzburg 1834, 100–105.

57 F. H. Walchner, Walafrid Strabo's Hortulus, mit Erläuterungen versehen und herausgegeben von F. H. Walchner, Carlsruhe 1838, 43–47.

58 Siehe auch Choulant, Macer Floridus, De viribus herbarum, 1832, Prolegomena ad Macrum, 16, der hier das neunte Kapitel *De Consolida* nicht nannte, und Meyer, Geschichte der Botanik III, 434; *De Boragine* kommt nicht bei Reuss und Walchner vor und wird nicht von Choulant genannt.

59 Reuss, ebenda 93–99; Walchner, ebenda 37–43.

Handschrift Cod. 58,6 Ms. Aug. fol. (1508) sind bis auf *De Boragine* und *De Tormentilla* auch in der Fuldaer Handschrift C 9 (= F) enthalten. Außerdem enthält die Fuldaer Handschrift C 9 sieben zusätzliche Spuria-Kapitel, die bisher nicht bekannt waren: f. 8r unter Kap. 11: *Von der Huswurz,* 15 *ambrosia*, 18 *De aloe,* 45 *De erugine ferri sive squama ferri*, 63 *Laurino oleo*, 71 *De millefolio*, 109 *Valeriana*. Die Handschrift Oxford, Bodleian Library, Digby MS 13 aus dem 12. Jahrhundert enthält neun zusätzliche Kapitel, die auch aus der Editio princeps, der Wolfenbütteler und der Fuldaer Handschrift bekannt sind: *Titimallis, Rafanum, Pentaphilon, Diptannum, Pimpinella, Ros marinus, Consolda, Luvestica, Millefolium.* Ernst Meyer schloß daraus, dass die Kapitel der Editio Neapolitana nicht bei Matthaeus Silvaticus (um 1280–1342) vorkommen, dass der Wolfenbütteler Codex die jüngsten Spuria von allen enthält.[60]

Weitere bisher unbeachtete Spuria-Kapitel erwähnte Thorndike aus der Wiener Handschrift Cod. 3207 (15. Jahrhundert) f. 50 bis 52r „Pseudo-Macer, De animalibus et lignis“[61]. In drei zusätzlichen Kapiteln werden Vögel, exotische Tiere und Hölzer verschiedener Bäume behandelt, die keine Übereinstimmung mit bisherigen Spuria-Kapiteln zeigen.[62]

Synonyme Macer-Kapitel, die nicht unter die Spuria fallen, sind die folgenden vier: *Lappatium sive paratella* (Kap. 22 bei Ranzovius = *Paratella* Kap. 63 bei Choulant; das Kapitel *De lappatio* ist aus der Reimfassung der Gothaer Bibliothek bekannt), *Gamandrea* (Kap. 35 bei Ranzovius = *Chamaeactys* Kap. 59 bei Choulant), *Vulgago* (Kap. 51 bei Ranzovius = *Asarum* Kap. 46 bei Choulant), *Isatis* (Kap. 58 bei Ranzovius = *Gaisdo* Kap. 55 bei Choulant).

2.2.2. Spuria zum deutschen ‚Macer‘

Die Vulgatfassung des deutschen ‚Macer‘, die um 1220 in Mitteldeutschland entstand und eine erweiterte lateinische Macerfassung als Hauptquelle hat[63], verzeichnet folgende Spuria-Kapitel: *Pentaphyllon, Algaricia, Gentiana, Proserpinaca, Liquiritia, Lupinus, Solis sponsa, Saliunca, Sambucus* – diese übereinstimmend mit den lateinischen Spuria aus dem Wolfenbütteler Codex, *Raphanus* – auch in der Editio princeps, *Borrago* – auch in

60 E. Meyer, Geschichte der Botanik III, 434.

61 L. Thorndike, A History of Magic and Experimental Science during the first thirteen Centuries of our Era, Vol. I, London 1923, 613 Anm. 8. F. Unterkircher, Die datierten Handschriften der Österreichischen Nationalbibliothek von 1451 bis 1500, 1. Teil: Text, Wien 1974, 68, Cod. 3207, 2. Teil: Tafeln, 311, Abb. 448.

62 Wovon ich mich anhand einer Kopie der Handschrift überzeugen konnte.

63 Siehe Schnell, Von den wurzen, 93f. und Schnell – Crossgrove, Vulgatfassung, IX. 58–59.

der Editio princeps und bei Ranzovius, *Beta, Intibus, Pepo, Cucumer, Ocimum, Olusatrum, Cerviboletum*.

2.2.3. Spuria aus einer lateinischen Rückübersetzung des deutschen ,Macer'

Blum wies auf Spuria hin, die sich in der medizinischen Sammelhandschrift der Staatsbibliothek zu Berlin - Preußischer Kulturbesitz Ms. germ. oct. 477 aus dem 15. Jahrhundert auf fol. 137^r–145^r befinden.[64] Unter den 32 lateinischen Prosa-Kapiteln über Heilpflanzen befinden sich neun, die der Original-,Macer Floridus' noch nicht enthält: *Gladiola*[65], *Betae, Solis sponsa, Paeonia* (vgl. ,Macer Floridus'-Kap. 49), *Proserpinata, Olisatrum, Cerviboletum, Pentafilon, Salimica* (Wyden). Crossgrove[66] wies nach, dass es sich bei dieser lateinischen Prosa-Version um eine Rückübersetzung aus dem ,Älteren deutschen Macer' (um 1200) handelt und dass sie nicht, wie Blum annahm, dem deutschen ,Macer' als Vorlage diente.

2.2.4. Spuria im lateinischen ,Macer Floridus' mit deutscher Reimfassung

Zwei Leipziger Handschriften[67] aus dem Ende des 14. Jahrhunderts sowie aus dem Anfang des 15. Jahrhunderts, welche sich ehemals in Thierfelders Besitz befanden, Ms 0403^g und Ms 0403^h, die den lateinischen Text des ,Macer Floridus' mit Übersetzung in deutsche Reime enthalten, weisen je ein Kapitel *Mirra* als Zusatz zwischen den Kapiteln *Thus* und *Aloe*, also unter den bereits später hinzugekommenen zwölf Spezies-Kapiteln, auf.

In der Gothaer Handschrift Chart. B. 174[68] aus dem Anfang des 15. Jahrhunderts mit dem lateinischen Macer-Text und einer dazwischenge-

---

64 R. Blum, Urform und Quelle des deutschen Macer, in: Mitteilungen zur Geschichte der Medizin, der Naturwissenschaften und der Technik, gegr. von K. Sudhoff, hrsg. von W. Haberling und R. Zaunick, Bd. 34, Leipzig 1935, 8.

65 Blum, Urform, 8, erwähnt *Gladiola* nicht als zusätzliches Kapitel.

66 Crossgrove, The alleged source of the German ,Macer': A misapplied rule, Res Publica Litterarum 3 (1980), 11–16.

67 J. G. Thierfelder, Zwei Handschriften des Macer Floridus mit Übersetzung in deutsche Reime, in: Serapeum, Leipzig 1862, 7–12. Die beiden verschollen geglaubten Thierfelderschen Handschriften fand Bernhard Schnell mit Hilfe von Franzjosef Pensel in der Leipziger Universitätsbibliothek wieder auf, so B. Schnell, Übersetzungen in der Fachliteratur, Wolfram-Studien 14, 1996, 187 Anm. 14. Es handelt sich um die beiden Handschriften Ms 0403^g und Ms 0403^h, siehe F. Pensel, Verzeichnis der deutschen mittelalterlichen Handschriften in der Universitätsbibliothek Leipzig - zum Druck gebracht von Irene Stahl, Berlin 1998, 292–234.

68 F. Jacobs und F. A. Ukert (Hrsg.), Beiträge zur ältern Litteratur oder Merkwürdigkeiten der Herzogl. öffentlichen Bibliothek zu Gotha, 4. Heft, Leipzig 1837, 330–332 Nr. 25; siehe F. Eisermann, Katalog der deutschsprachigen mittelalterlichen

setzten deutschen Reimfassung weicht die Reihenfolge der insgesamt 80 enthaltenen Kapitel von der Choulantschen Ausgabe ab. Als zusätzliche Kapitel enthält die Gothaer Handschrift im „Gewürzanhang“ *de Muscato* und *de mirra.*

2.2.5. *Lateinische Spuria mit mittelniederländischen Glossen*

Daems[69] entdeckte 1950 im Ms. 6838A der Nationalbibliothek zu Paris auf fol. 1^r in drei Kolonnen ein Verzeichnis lateinischer Pflanzennamen mit interlinearen mittelniederländischen Glossen, aus dessen Reihenfolge, die bis auf zwei Ausnahmen der der Choulantschen Macer-Edition entspricht, er das Verzeichnis als zu einem lateinischen ‚Macer‘ gehörig deutete. Die Kolonne c enthält mit den Kapiteln 77–80 und 82–87 Spuria[70], „wie sie in mancher Macer-Version vorkommen“[71]. Es handelt sich dabei um folgende Spuria: *Solatrum, Cathaputia, Macis, Yrios, Edera, Genesta, Gladioli, Raphanum, Bruscus herba vel arbor, Lovendula.* Wie Daems feststellte, sind diese Spuria „nicht einmal die üblichen. Nur Raphanus findet sich unter den deutschen Macer-Spuria“.

2.2.6. *Mittelenglische Spuria*

Der Anhang zu der mittelenglischen Prosaübersetzung aus dem 14. Jahrhundert, die Gösta Frisk herausgab, wird wie folgt eingeleitet: „Now folowiþ a fewe herbes of whiche Macer tretyþ nat of, atte leste þey ben nat founden in þe cours of Macer book.“[72] Es handelt sich dabei um folgende zusätzliche mittelenglische Prosa-Pflanzenkapitel: *Sanicle, Pympernolle, Baldemoyne, Beta, Rodewort, Tansey, Laureole, Liquorice, Notemuge, Mirtus, Safron, Carui, Saxifrage, Benet, Ditayne, Fetherfoy, Bawme, Millemorbia, Nepe, Radissh, Sclarye, Femygrek, Git, Azara, Velerian, Lupinus und Ambrosia.*[73] A. G. Rigg stellte fest, dass die Beschreibung dieser 27

Handschriften der Forschungsbibliothek Gotha. Vorläufige Beschreibung, Chart. B 174 (22.03.2010), f. 2r–170v.

69 W. F. Daems, Die mnl. Macerglossen in Ms. 6838A der Nationalen Bibliothek zu Paris, Janus 53, année 1966, Leiden 1967, 17–29.

70 Siehe Daems, Janus 53, 26.

71 So Daems, Janus 53, 27.

72 G. Frisk (Hrsg.), A Middle English Translation of Macer Floridus de Viribus Herbarum (Essays and Studies on English Language and Literature III), Upsala 1949, 189.

73 Siehe den Text in Frisk (Hrsg.), a. a. O., 189–200 und die Liste der Pflanzennamen am Ende 200–202.

Pflanzen mit denen in Heinrich von Huntingdons Lehrgedicht ‚De herbis' übereinstimmt, das wohl als Quelle diente.[74]

Auf mittelenglische Spuria in der Handschrift Amherst. Rawl. C. 212 macht Robbins aufmerksam: „Amherst. Rawl. C. 212 (SC 12074) describes ‚a fewe othere dyuerse herbes with her vertues which be not yfound in the bokes of Macer.'"[75]

2.2.7. Fazit

Eine Übersicht über die verschiedenen bisher bekannt gewordenen ‚Spuria'-Kapitel zum ‚Macer Floridus' erfolgt im Anhang. Die weiteren Spuria weichen stilistisch und wie es aussieht, auch im Hinblick auf ihre Quellen von den hier zu behandelnden ab und sind anderen, wahrscheinlich späteren Verfassern zuzuordnen.

3. Überlieferung

3.1. Überlieferung und Überlieferungsgemeinschaften des ‚Macer Floridus'

3.1.1. Überlieferungsgemeinschaften

Die Verbreitung des ‚Macer Floridus' ist noch nicht systematisch erforscht. Er wird in medizinischen Kompendien und überwiegend in medizinischen Sammelhandschriften, in denen sich bisweilen Prosa-Auszüge aus dem ‚Macer Floridus' befinden,[76] als auch in Handschriften, die nach dem Gattungsaspekt zusammengestellt wurden und medizinische oder diätetische Lehrgedichte und Merkverse enthalten, überliefert. Als Beispiel dafür, dass der Gattungsaspekt seit der italienischen Renaissance bei der Zusammenstellung der Texte in Codices häufiger in den Vordergrund tritt,[77] führt Haye die Handschrift Oxford, Bodleian Library, Canon. misc. 255 (15. Jahrhundert) an, welche folgende Schriften vereinigt: ‚Macer Floridus', Lehrgedicht des Aegidius von Corbeil ‚De urinis', medizinische Merkver-

74 Siehe A. G. Rigg, Henry of Huntingdons's Herbal, Mediaeval Studies 65, 2003, 223.

75 R. H. Robbins, Medical Manuscripts in Middle English, Speculum. A Journal of Mediaeval Studies, vol. XLV, Cambridge, Massachusetts 1970, 401–402 Anm. 24.

76 Z. B. Bamberg Msc. Med. 8 (cod. L. III. 15) bl. 33v–35r; vgl. F. Leitschuh und H. Fischer, Katalog der Handschriften der Königlichen Bibliothek zu Bamberg, Bamberg 1887–1912, 1966, 438.

77 T. Haye, Das lateinische Lehrgedicht im Mittelalter: Analyse einer Gattung, Leiden u. a. 1997, 346.

se, ein diätetisches Lehrgedicht, ein astrologisch-prognostisches Lehrgedicht und das ‚carmen de ponderibus et mensuris'.[78]

‚Macer Floridus' wurde von Atrocianus 1527 gemeinsam mit dem ‚Hortulus' des Walahfrid Strabo ediert.[79] Beiden Texten sind Thema und Gattungszugehörigkeit gemeinsam.

Die Überlieferungsgemeinschaft mit dem ‚Lapidarius' des Marbod von Rennes durch 17 Textzeugen ist bei Riddle[80] angeführt. Hinzu kommt die Handschrift Uppsala C 28.[81]

Die Überlieferung des ‚Macer Floridus' gemeinsam mit dem ‚Liber medicinalis' des Quintus Serenus liegt z. B. vor in den Handschriften Prag Ms. VII. G. 25 und Paris MS lat. 8454, die beide gleichzeitig auch den ‚Lapidarius' des Marbod von Rennes enthalten, Leiden B.P.L. 145, Leipzig Ms. 1220, London Royal 12. E. XXIII, Fulda C 9 und in der Edition des Ranzovius. Die Prager Handschrift Ms. VII. G. 25 wurde bisher in den Editionen des Quintus Serenus nicht berücksichtigt.[82]

In der Bibliothek der Brüder Jacob und Wilhelm Grimm gab es ein im Jahre 1865 aus drei Editionen mittelalterlicher Lehrgedichte zusammengebundenes Buch[83] mit handschriftlichen Notizen, welches folgende Editionen umfasst: ‚Marbodi Liber Lapidum seu gemmis varietate lectionis et perpetue annotatione illustratus a Johanne Beckmanno, additis observationibus Pictorii, Alardi, Cornarii', Göttingen 1799 (dunkleres fusseliges Papier); ‚Aegidii Corboliensis carmina medica' ed. Ludovicus Choulant, Medicinae doctor et in academia medica Dresdeni Professor, Leipzig, Leopold Voss, 1826; ‚Macer Floridus de viribus herbarum una cum Walafridi Strabonis, Othonis Cremonensis et Iohannis Folcz carminis similis argumenti', ed. Ludovicus Choulant, Leipzig 1832 (glatteres, gelberes Papier).

---

78 Haye, a. a. O., 333.

79 Johannes Atrocianus gab zu ‚De herbarum virtutibus' den ‚Hortulus' des Walahfrid Strabo in Basel 1527 und in Freiburg 1530 heraus; siehe auch Choulants Edition von 1832.

80 J. M. Riddle (Hrsg.), Marbode of Rennes' (1035–1123) De lapidibus: considered as a medical treatise with text, commentary and C. W. King's translation, Wiesbaden 1977, 131f.

81 M. Andersson-Schmidt und M. Hedlund, Mittelalterliche Handschriften der Universitätsbibliothek Uppsala: Katalog über die C-Sammlung: Bd.1. C I–IV, 1–50, Stockholm 1988, 257–259.

82 Siehe die Editionen von Ackermann, Lipsia 1786; Vollmer, Lipsia 1916; Pépin, Paris 1949; Ruffato, Torino 1996.

83 Es wird in der Bibliothek der Humboldt-Universität Berlin unter der Signatur Xd 6020 aufbewahrt.

Neben der Überlieferung in der naturkundlich-medizinischen Fachliteratur wurde der lateinische ‚Macer Floridus' im Kreise der Schultexte überliefert.[84]

3.1.2. Überlieferung in Handschriften

In mittelalterlichen Bibliothekskatalogen nahm der ‚Macer Floridus' unter den botanischen Werken[85] den vierten Platz in der Häufigkeit der Einträge[86] ein, was von der Bekanntheit und Bedeutung des ‚Macer' im Mittelalter zeugt. Heute befinden sich zahlreiche Textzeugen des ‚Macer Floridus' in Handschriften aus dem 11. bis 16. Jahrhundert, von denen hier über einhundert angeführt sind, die ich aus der angeführten Literatur von Pansier[87], Manitius[88], Steinmeyer/Sievers[89], Thorndike/Kirbe[90], Robbins[91], Schuba[92], Riddle[93], Schnell – Crossgrove[94] übernommen habe sowie nach Auswertung weiterer Kataloge und Literatur fand. Die Aufstellung ist sicher bei weitem nicht vollständig.

Ansbach, Staatliche Bibliothek (Schlossbibliothek), Ms. lat. 150 (15. Jh.) medizinische Sammelhandschrift (Aegidius Corbeiensis, Johannes Platearius, Macer Floridus, Theophilus Philaretus, Hippocrates, Johannicius, Rogerus de Parma, Rogerus de Barone), f. 186–237; Lit.: S. Schmolinsky und K. H. Keller, Katalog der lateinischen Handschriften der Staat-

84 Dazu siehe N. Henkel, Deutsche Übersetzungen lateinischer Schultexte: Ihre Verbreitung und Funktion im Mittelalter und in der frühen Neuzeit, München 1988, 278–279.

85 Nach einer Untersuchung von K. Reeds, Botanical Books in Medieval Libraries, Res Publica Litterarum. Studies in the Classical Tradition 3, 1980, Kansas, 247–256.

86 Nach dem ‚Antidotarium Nicolai', Matthaeus Platearius ‚Circa Instans' und ‚De simplicibus medicinis' und Avicennas ‚Canon' (Bücher II und V).

87 P. Pansier, Catalogue des manuscrits médicaux des bibliothèques de France. I: Manuscrits latins des bibliothèques autres que la bibliothèque nationale de Paris, Sudhoffs Archiv 2, 1909, 29f.

88 Manitius, Geschichte der lateinischen Literatur des Mittelalters II, 546f.

89 Die althochdeutschen Glossen. Gesammelt und bearbeitet von E. Steinmeyer/E. Sievers, 4. Bd.: Alphabetisch geordnete Glossare, Adespota. Nachträge zu Band I–II. Handschriftenverzeichnis, Berlin 1898, 779.

90 L. Thorndike, P. Kirbe, A catalogue of incipits of mediaeval scientific writings in Latin, Cambridge, Mass. 1963, 1856.

91 R. Hope Robbins, Medical Manuscripts in Middle English, Speculum 45 (1970), 402f.

92 Bei L. Schuba, Die medizinischen Handschriften der Codices Palatini Latini in der Vatikanischen Bibliothek, Wiesbaden 1981, 555 (Register) angeführte Handschriften aus der Vatikanischen Bibliothek.

93 Siehe Riddle, a. a. O., 131–132.

94 Siehe ausführlich Schnell – Crossgrove, Vulgatfassung, 30–33.

lichen Bibliothek (Schloßbibliothek) Ansbach. Bd, II: Ms. lat. 94–Ms. lat. 173. Beschrieben von S. Schmolinsky und K. H. Keller, Wiesbaden 2001, 204–213, bes. 209; Schnell – Crossgrove, Vulgatfassung 30ff.

Arras, Bibliothèque municipale, MS 411 (13. Jh.) enthält ‚Macer de virtutibus herbarum' und einen ‚Receptarum liber'; Incipit des Poems: *Herbarum quasdam dicturus carmine vires, Herbarum matrem, dedit Artemisia nomen*, Explicit: *Una dyacridii, sic apta solutio fiet*; Lit.: Catalogue général des manuscrits des bibliothèques publies des départements, Tome 4 Arras, Avranches, Boulogne, Paris 1872 [Repr. 1968], 161 Nr. 411; Manitius, Geschichte der lateinischen Literatur des Mittelalters II, 1923, 547.

Arras, Bibliothèque municipale, MS 798 (13. Jh.) enthält: ‚Isidorus de quatuor humoribus corporis'; ‚Aequivoca magistri Henrici'; ‚Liber veritatis Hippocratis'; ‚Chirurgia equorum'; ‚Macer de virtutibus herbarum', Explicit: *Una diagridii sic apta solutio fiet*, Lit.: Catalogue général des manuscrits des bibliothèques publies des départements, T. 4 Arras, Avranches, Boulogne, Paris 1872 [Repr. 1968], 316 Nr. 798; P. Pansier, Catalogue des manuscrits médicaux des bibliothèques de France. Première Partie. Manuscrits latins des bibliothèques autres que la bibliothèque national de Paris, in: Archiv für Geschichte der Medizin, 2. Bd., 1909, Wiesbaden 1964, 29–30 Nr. 4; Manitius, Geschichte der lateinischen Literatur des Mittelalters II, 1923, 547.

Bamberg, Staatsbibliothek, Msc. Med. 8 (Cod. L. III. 15/ 13. Jh.) medizinische Sammelhandschrift, f. 33–35v Prosa-Exzerpte aus ‚Macer Floridus', f. 33: *Hic incipit Macer. Herbarum vire dicturus carmine quasdam*; f. 35v: Schluss: *Aptam facit solutionem*, rot: *Explicit macer prosaicus excerptus a metrico*; Lit.: F. Leitschuh und H. Fischer, Katalog der Handschriften der Königlichen Bibliothek zu Bamberg, Bamberg 1887–1912, 1966, 437–439, bes. 438; Schnell – Crossgrove, Vulgatfassung 30ff.

Basel, Universitätsbibliothek, Hs. D I 19 (1442) schwäbisch, f. 312v–359v ‚Macer Floridus' mit ‚Macerglossen'; Lit.: W. F. Daems, Nomina simplicium medicinarum ex synonymariis medii aevi collecta. Semantische Untersuchungen zum Fachwortschatz hoch- und spätmittelalterlicher Drogenkunde (Studies in ancient medicine 6), Leiden 1993, 52 Nr. 5.

Basel, Universitätsbibliothek, Hs. D II 13 (15. Jh.) f. 71–103 ‚Macer Floridus' mit deutschen Randglossen; Lit.: W. F. Daems, a. a. O., 52 Nr. 6.

Basel, Universitätsbibliothek, Hs. D II 30 (16. Jh.) f. 151–182 ‚Macer Floridus'; Lit.: W. F. Daems, a. a. O., 52 Nr. 7.

Berlin, Staatsbibliothek zu Berlin Preußischer Kulturbesitz, Ms. Ham. 407 (um 1400) Pergament, medizinische Sammelhandschrift überwiegend französischer Texte, 11r–45v gekürzte französische Prosaübersetzung des ‚Macer Floridus'; f. 186r–204 lateinischer Text des ‚Flos medicinae scholae Salernitanae'; Lit.: H. Boese, Die lateinischen Handschriften der Sammlung Hamilton zu Berlin, Wiesbaden 1966, 193–194; Schnell – Crossgrove, Vulgatfassung 39.

Berlin, Staatsbibliothek zu Berlin Preußischer Kulturbesitz, Ms. lat. fol. 115 (14.–15. Jh.) medizinische Sammelhandschrift (Johannes von Toledo, ‚Regimen sanitatis Salernitanum', ‚Flos medicinae', ‚Macer Floridus' u. a.), f. 94–122 ‚Macer Floridus' ohne Überschrift (75 Kapitel), Anfang: *Herbarum quasdam dicturus carmine vires*; Schluss: *dyagridii sic apta solutio fiet*; folgt eine *Tabula herbarum 1. De Artemisia* bis *28. De aloe*, Lit.: V. Rose, Verzeichnis der Lateinischen Handschriften der königlichen Bibliothek zu Berlin, 2. Bd.: Die Handschriften der kurfürstlichen Bibliothek und der kurfürstlichen Lande, Dritte Abteilung (Die Handschriften-Verzeichnisse der königlichen Bibliothek zu Berlin, 13. Bd.), Berlin 1905, 1078–1081, Nr. 905: lat. fol. 115; Schnell – Crossgrove, Vulgatfassung 30ff.

Berlin, Staatsbibliothek zu Berlin Preußischer Kulturbesitz, Ms. germ. oct. 477 (15. Jh.) f. 14r–19v Prosaauszug aus dem ‚Macer Floridus'; f. 137r–145v ‚De virtutibus herbarum' (Rückübersetzung ins Lateinische); Lit.: H. Degering, Kurzes Verzeichnis der germanischen Handschriften der Preussischen Staatsbibliothek. III. Die Handschriften in Oktavformat und Register zu Band I–III, Leipzig 1932, 157–158; R. Blum, Urform und Quelle des deutschen Macer, in: Mitteilungen zur Geschichte der Medizin, der Naturwissenschaften und der Technik, gegründet von K. Sudhoff, hrsg. von W. Haberling und R. Zaunick, Bd. 34, Leipzig 1935, 1–14.

Berlin, Staatsbibliothek zu Berlin Preußischer Kulturbesitz, Ms. Diez. C quart. 48 (Ende 15. Jh.) f. 2r–158r, Heilmittelbuch, altdt., Vorrede der deutschen Fassung des Macer, einzelne Pflanzenkapitel zeigen wenig Ähnlichkeit mit Macer, nur Anklänge, z. B. f. 33v (alt f. 64): Käs der ist truckhen und gertt …; Lit.: U. Winter, Die europäischen Handschriften der Bibliothek Diez: Teil 3. Die Manuscripta Dieziana C, Wiesbaden 1994, 90–91.

Bern, Burgerbibliothek, Ms. 525 (14.–15. Jh.) medizinische Sammelhandschrift, f. 134r–166v *Macer de herbis*; Lit.: H. Hagen, Catalogus codicum Bernensium (Bibliotheca Bongarsiana), ed. et praefatus est Hermannus Hagen, Bern 1875 (Nachdruck Hildesheim 1974), 439–440, Nr. 525; Schnell – Crossgrove, Vulgatfassung 30ff.

Cambridge, University Library, MS Ee I 15 (15. Jh.) f. 24–66 englische Übersetzung des ‚Macer Floridus': ‚Macer on the power of herbs', die Reihenfolge der Kapitel weicht von der in Choulants Edition (1832) ab; Lit.: A Catalogue of the Manuscripts preserved in the Library of the University of Cambridge, Vol. 2, 15–16, Cambridge 1857, Nr. 904: Ee. I. 15.

Cambridge, University Library, MS Ee VI 39 (13. Jh.) f. 198–239 ‚Liber Macri de viribus herbarum‘ „At the beginning of each of the 45 chapters there is a table, in red, of the qualities of the herb described in it.“; Lit.: A Catalogue of the Manuscripts preserved in the Library of the University of Cambridge, Vol. 2, Cambridge 1857, 276–277, Nr. 113: Ee. VI. 39.

Cambridge, University Library, MS Ff VI 53 (1391) in der Handschrift werden Macer Floridus und Marbod, De Lapidibus gemeinsam überliefert; f. 189–204v. Marbod von Rennes; f. 245v–185r ‚Macer Floridus‘, Incipit: *Herbarum quasdam dicturus carmine vires*, Explicit: *Una diagridii sic apta solutio fiet*; es folgt eine Liste der Kapitel, Verweis auf: Ee. VI. 39 §2 und auf die englische Übersetzung Ee. I. 15 §4; Lit.: A Catalogue of the Manuscripts preserved in the Library of the University of Cambridge, Vol. 2, Cambridge 1857, 545–547 Nr. 1391: Ff. VI. 53; J. M. Riddle (Hrsg.), Marbode of Rennes' (1035–1123) De Lapidibus, Wiesbaden 1977, 131–132.

Cambridge, University Library, MS Kk IV 25 (13. Jh.) die Handschrift überliefert ‚Macer Floridus‘ gemeinsam mit Marbod, f. 106–112 Marbod; f. 113–118 ‚Liber Macri de Naturis Herbarum‘; Lit.: A Catalogue of the Manuscripts preserved in the Library of the University of Cambridge, Vol. 3, Cambridge 1858, 670–673 Nr. 2040: Kk. IV. 25; J. M. Riddle (Hrsg.), a. a. O., 131–132.

Città del Vaticano, Biblioteca Apostolica Vaticana, Cod. Pal. Lat. 1080 (Anfang 15. Jh.) zusammengesetzte Handschrift; f. 70ra – 71rb ‚Macer Floridus‘ (Odo de Meung, De viribus herbarum), hier folgende Teile: siehe Choulant, 1832, 88 (vv. 1456–88), 90 (vv. 1728–65), 114–121 (vv. 2056–2232). f. 71rb ... *Explicit hic Macer librorum maximus auctor*; Lit.: L. Schuba, Die medizinischen Handschriften der Codices Palatini Latini in der Vatikanischen Bibliothek/Universitätsbibliothek Heidelberg. Beschrieben von L. Schuba (Kataloge der Universitätsbibliothek Heidelberg; 1), Wiesbaden 1981, 3–5.

Città del Vaticano, Biblioteca Apostolica Vaticana, Cod. Pal. Lat. 1242 (1. Drittel 15. Jh.) f. 57r–92v. 173r–189v ‚Macer Floridus‘ mit deutschen Glossen; ed. Choulant S. 28–123; Lit.: L. Schuba, a. a. O., 267.

Città del Vaticano, Biblioteca Apostolica Vaticana, Cod. Pal. Lat. 1315 zusammengesetzte Handschrift: Brunus Longoburgensis. Galenus. Nicolaus Salernitanus. Macer Floridus; in Teil III (Deutschland 14. Jh.) f. 73^r–107^r ‚Macer Floridus‘ (Odo de Meung, De viribus herbarum), 1 Blatt mit dem Textanfang fehlt; s. cpl 1242, f. 57r ff.; entsprechend der Edition L. Choulant, 1832, die Nrn. 3–21. 40–42. 45. 44. 43. 22. 24. 23. 25–30. 32–39. 46. 31. 44–47, Textbeginn siehe Choulant S. 30 vs. 62; Glossen mit

Erläuterungen, dabei zahlreiche dt. Pflanzennamen (*vulgariter, theutonice*); Lit.: L. Schuba, a. a. O., 406–407.

Città del Vaticano, Biblioteca Apostolica Vaticana, Cod. Pal. Lat. 1893 medizinischer Sammelband: Quiricus de Augustis. Bartholomaeus de Montagna. Mundinus se Leuciis. Zacharias de Feltro. Bernardus de Treveris. ‚Macer Floridus' u. a.; in Teil IV (Deutschland 15. Jh.) f. 208r–233v ‚Macer Floridus'; unvollständig, nur die cc. 35b–63 (vss. 1091–1991); f. 232v werden die vss. 1728–1733. 1766–1773 wiederholt, siehe Choulant, 1832, 77–110. s. cpl. 1242, 75r; Lit.: L. Schuba, a. a. O., 492–493.

Città del Vaticano, Biblioteca Apostolica Vaticana, Cod. Vat. Lat. 1226 (15. Jh.) enthält die ‚Legenda aurea' (‚Légende dorée'); ‚Macer' und sein erstes Kapitel sind auf der letzten Seite zitiert (f. 182); Lit.: Schnell – Crossgrove, Vulgatfassung 30ff., Anm. 67; L. Moulinier, Abbesse et agronome: Hildegarde et le savoir botanique de son temps, in: C. Burnett/P. Dronke (Hrsg.), Hildegard of Bingen. The Context of her Thought and Art, London 1998, 135–156, hier 141f. Anm. 31.

Città del Vaticano, Biblioteca Apostolica Vaticana, Cod. Vat. Lat. 10046 (1515) die Handschrift enthält ‚Macer Floridus' und Marbod; f. 1–12v Marbod; Lit.: J. M. Riddle (Hrsg.), Marbode of Rennes' (1035–1123) De Lapidibus, Wiesbaden 1977, 131–132.

Città del Vaticano, Biblioteca Apostolica Vaticana, Cod. Barb. Lat. 56 (14. Jh.) f. 23–39v folgt *De herbis* in alphabetischer Reihenfolge von *abrotanum* bis *eraclea* auf die Briefe von Cicero und Petrarca; Lit.: Schnell – Crossgrove, Vulgatfassung 30ff., Anm. 67; L. Moulinier, a. a. O., 135–156, hier 141f. Anm. 31.

Città del Vaticano, Biblioteca Apostolica Vaticana, Cod. Borg. Lat. 206 (13. Jh.), f. 1–28 ‚Macer Floridus', Überschrift: *Tractatus pulcher et utilis de viribus herbarum per versus. De Arthemesia*, Incipit: *Herbarum quasdam dicturus carmine vires*, Explicit: *vini depellit odorem*; Lit.: J. G. T. Graesse, Trésor des livres rares et précieux T. 4, Milano 1950 [Nachdr. der Ausg. 1859–1869], 321; M. Morseletto, Inventarium codicum manu scriptorum Borgianorum (Cat. Mss. 423), Biblioteca Apostolica Vaticana 1965–1967 (dattiloscritto), vol. II, sub num.; Schnell – Crossgrove, Vulgatfassung 30ff., Anm. 67; L. Moulinier, a. a. O., 135–156, hier 141f. Anm. 31. Herrn Dr. Marco Buonocore, Scriptor Latinus an der Biblioteca Apostolica Vaticana, danke ich für die Beschreibung der Handschrift und weiterführende Hinweise.

Città del Vaticano, Biblioteca Apostolica Vaticana, Cod. Urb. Lat. 746 (12. Jh.), f. 36v–37v; Lit.: Schnell – Crossgrove, Vulgatfassung 30ff., Anm. 67; ferner L. Moulinier, a. a. O., 135–156, hier 141f. Anm. 31; Biblioteca Apostolica Vaticana – Catalogo Manoscritti, im Internet: http://193.43.102.72/gui/console?service=shortDetail&id=17904.

Douai, Bibliothèque municipale, MS 217 (13. Jh.), f. 126–144r *De viribus herbarum auctore Odone dicto Macro Florido.* Incipit prologus: *Ne tibi displiceat quia sum corpore parvus / Hortulus iste brevis mitia poma gerit ...*; Incipit liber: *Herbarum quasdam dicturus carmine vires*; Desinit: *De Paeonia, In cunctis reliquis similis dicitur illis*; f. 120v–126 Marbod; Lit.: Catalogue général des manuscrits des bibliothèques publiques des départements. Tome 6 Douai, Paris 1878, 108–109 Nr. 217; P. Pansier, Catalogue des manuscrits médicaux des bibliothèques de France. Première Partie. Manuscrits latins des bibliothèques autres que la bibliothèque national de Paris, in: Archiv für Geschichte der Medizin, 2. Bd., 1909, Wiesbaden 1964, 29–30 Nr. 3; J. M. Riddle (Hrsg.), Marbode of Rennes' (1035–1123) De Lapidibus, Wiesbaden 1977, 131–132.

Dresden, Sächsische Landesbibliothek – Staats- und Universitätsbibliothek, Dc. 160 (12. Jh.) Explicit f. 37v: *Odonis Magdunensis opusculum de naturis herbarum Explicit.* Eine jüngere Hand schrieb auf die erste Seite: *Aemilius Macer de Virtutibus Herbarum, qui in fine dicitur Odo Magdunensis*; Lit.: L. Choulant, Macer Floridus, Leipzig 1932, Prolegomena ad Macrum 22–24 π; M. Manitius, Geschichte der lateinischen Literatur des Mittelalters II, 1923, 547; F. Schnorr von Carolsfeld, Katalog der Handschriften der Sächsischen Landesbibliothek zu Dresden, Bd. 1. Korrigierte und verbesserte nach dem Exemplar der Landesbibliothek photomechanisch hergestellte Ausgabe des Kataloges der Königlichen Öffentlichen Bibliothek zu Dresden, Band 1, bearbeitet von F. Schnorr von Carolsfeld, Leipzig 1882. Dresden 1979, 326–327, Dc. 160.

Erfurt, Wissenschaftliche Bibliothek, Amplon. MS O 62a (12. Jh.) f. 1–24v ‚Macer Floridus'; Lit.: W. Schum, Beschreibendes Verzeichnis der Amplonischen Handschriften - Sammlung zu Erfurt, Berlin 1887, 719; M. Manitius, a. a. O., 547; L. Thorndike, A History of Magic and Experimental Science, Vol. 1, 1923, 612, Amn. 5.

Erfurt, Wissenschaftliche Bibliothek, Amplon. MS O 62b (um 1200) die Handschrift enthält ‚Macer Floridus' gemeinsam mit Marbod; f. 1–36 ‚Macer Floridus'; f. 78–90v Marbod; Lit.: W. Schum, Beschreibendes Verzeichnis der Amplonischen Handschriften - Sammlung zu Erfurt, Berlin 1887, 720–723; M. Manitius, a. a. O., 547; L. Thorndike, A History of Magic and Experimental Science, Vol. 1, 1923, 612, Amn. 5; J. M. Riddle (Hrsg.), Marbode of Rennes' (1035–1123) De Lapidibus, Wiesbaden 1977, 131–132.

Exeter, Cathedral Library, MS 13 (D. & C. MS 3519) (15. Jh.) medizinische Sammelhandschrift, lateinisch und mittelfranzösisch, enthält ‚Macer, Aemilius [pseud., i. e. Odo]. De viribus herbarum'; Lit: T. Hunt, Popular medicine in the thirteenth-century England, Cambridge 1990, 393–414. bes. 402f.; Schnell – Crossgrove, Vulgatfassung 30ff.; P. W. Thomas,

Medicine and science at Exeter Cathedral Library: a short-title catalogue of printed books; 1483–1900; with a list of 10th- to 19th-century manuscripts, Exeter 2003, 282–283.

Fulda, Hochschul- und Landesbibliothek, Hs. C 9 (2. Viertel 14. Jh.) medizinische Sammelhandschrift mit 96 Folios, f. 4r–41v erweiterte Fassung des ‚Macer Floridus' mit 115 Kapiteln; der obere Rand von f. 4r enthält einen Eintrag von einer Hand des 18. Jahrhunderts: *Aemilius Macer Veronensis trienio post Virgilium in Asia mortus. de virtutibus herbarum. Macer*; die Handschrift enthält außerdem medizinische Merkverse, Rezepte, Quintus Serenus ‚Liber medicinalis', Aegidius Corboliensis ‚De Urinis' und ‚De Pulsibus' u. a.; Lit.: R. Hausmann, Die Historischen, Philologischen und Juristischen Handschriften der Hessischen Landesbibliothek Fulda bis zum Jahr 1600. B 1–25, C 1–18.68. D 1–48. Beschrieben von R. Hausmann (Die Handschriften der Hessischen Landesbibliothek, 2. Bd.), Wiesbaden 2000, 52–59, bes. 54–55; Schnell – Crossgrove, Vulgatfassung 30ff.

Glasgow, University Library, MS Hunter 185 (15. Jh.) die Handschrift enthält auf f. 6v–11r eine alphabetische Liste von Simplicia, beginnend: *Arthemisia. idest*, endend: *zinseleon idest quinquefolium*. Ich vermute, dass es sich dabei um eine Liste von Pflanzen nach Kapiteln des ‚Macer Floridus' handelt. Lit.: J. Young, P. H., Aitken, A catalogue of the manuscripts in the Library of the Hunterian Museum in the University of Glasgow, Glasgow 1908, 131–132.

Glasgow, University Library, MS Hunter 414 (15. Jh.) medizinische Sammelhandschrift, f. 195–231 Incerti auctoris, Flora Medica Latino-Germanica, Incipit: *ARthemesia domestica*, Explicit: *ffenekol*; Lit.: J. Young, P. H., Aitken, a. a. O., 334–338; Schnell – Crossgrove, Vulgatfassung 30ff.

Glasgow, University Library, MS Hunter 497 (15. Jh.), englische Übersetzung des ‚Macer Floridus' von John Lelamour; Lit.: J. Young, P. H., Aitken, a. a. O., 409.

Kassel, Gesamthochschulbibliothek, 4^0 Ms. Med. 1 (15. Jh.), f. 14r–15r französische Prosafassung von Kap. 16 des ‚Macer Floridus'; Lit.: H. Broszinski, Manuscripta medica (Die Handschriften der Murhardschen Bibliothek der Stadt Kassel und Landesbibliothek, Bd. 3,1), Wiesbaden 1976, 19; Schnell – Crossgrove, Vulgatfassung 39.

Klosterneuburg, Stiftsbibliothek, Cod. 1060 (13. Jh.) f. 179v–215r (mit deutschen Glossen), Lit.: A. Rzihacek-Bedö, Medizinische Fachprosa im Stift Klosterneuburg bis 1500, Jahrb. d. Stiftes Klosterneuburg NF 14, 1991, 5–75, bes. 21f.; Schnell – Crossgrove, Vulgatfassung 30ff.

Leiden, Rijksuniversiteit, Bibliotheek, B. P. L. 145 (16. Jh.) enthält f. 2r–19v Quintus Serenus ‚Liber medicinalis', f. 20r–47v ‚Macer Floridus‘, f. 49r–54r Mathias de Gorka ‚De pestilentia‘; Lit.: P. C. Molhuysen, Codices bibliothecae publicae latini (Bibliotheca Universitatis Leidensis/Codices manuscripti 3), Leiden (Lugduni Batavorum) 1912, 80; T. Haye, Das lateinische Lehrgedicht im Mittelalter. Analyse einer Gattung, Leiden – New York – Köln 1997, 311.

Leipzig, Universitätsbibliothek, Cod. ms. Lipsiensis (Bibl. Paulin.) n. 112 (13. Jh.) enthält 1. f. 1–84* Petrus de Riga, Aurora, 2. f. 85–94* Coelius Sedulius, ‚Carmen Paschale‘, 3. f. 95–104* ‚Macer Floridus, De viribus herbarum‘. Überschrift: *Incipit macer de naturis herbarum*. Anfang: *Herbarum quasdam dicturus* etc., Schluss: *Fortius et melius predictum fit medicamen* (v. 1932 in der Ausgabe von Choulant), 4. f. 105–106* Hymnus auf Christus, Maria, die Heiligen, 5. f. 107–109 Leoninische Verse über Evangelientexte; Lit.: L. Choulant, a. a. O., Prolegomena ad Macrum, 25 κ; R. Helssig, Die lateinischen und deutschen Handschriften der Universitätsbibliothek Leipzig. Bd. 1. Die theologischen Handschriften. Teil 1 (Ms 1–500). Unveränderter Nachdruck der Auflage von 1926, Wiesbaden 1995, 123–124.

Leipzig, Universitätsbibliothek, Cod. ms. Lipsiensis (Bibl. Paulin.) n. 1219 (14. Jh.) *Incipit macer qui tractat de virtutibus herbarum; Explicit macer*; Lit.: L. Choulant, a. a. O., Prolegomena ad Macrum, 25 λ.

Leipzig, Universitätsbibliothek, Cod. ms. Lipsiensis (Bibl. Paulin.) n. 1220 (15. Jh.) f. 1r Überschrift in roten Buchstaben: *Macer de naturis aliquot specierum usitatarum*; dann: *Incipit macer de viribus herbarum ...* Das Kapitel *malva* endet in roten Buchstaben: *Explicit liber macri de viribus herbarum*; f. 56–77 Quintus Serenus ‚Liber medicinalis‘; es folgt bis f. 77v ein medizinisches Glossar; Lit.: J. C. G. Ackermann (Hrsg.), De medicina praecepta saluberrima Quinti Sereni Samonici, Lipsiae 1786, S. XXVII Nr. 13; L. Choulant, a. a. O., Prolegomena ad Macrum, 26 μ; R. Pépin (Hrsg.), Quintus Serenus, Liber medicinalis. texte établi, traduit et commenté par le Dr. Roger Pépin, Paris 1950, XXX.

Lille, Bibliothèque, MS 863 (15. Jh.) enthält eine französische und eine lateinische Fassung in einer Handschrift: f. 4–31 *Si vous voil dire des virtus des herbes ... selonch Macer le poete qui en descrit les forches et les virtus. Chi commence Macer de l'armoise ...*; f. 34–68 *Macer de naturis et viribus herbarum. Herbarum quasdam dicturus carmine vires*, Lit.: P. Pansier, Catalogue des manuscrits médicaux de France. IIIme Partie. Manuscrits Francais. in: Archiv für Geschichte der Medizin, 2. Bd., 1909, Wiesbaden 1964, 396 Nr. 5; P. Pansier, Catalogue des manuscrits médicaux des bibliothèques de France. Première Partie. Manuscrits latins des bibliothèques autres que la bibliothèque national de Paris, in: Archiv für Geschichte der Medizin, 2. Bd., 1909, Wiesbaden 1964, 29–30 Nr. 10.

Lincoln, Lincoln Cathedral, Chapter Library, MS 220 (12. Jh.) enthält auf f. 62r–88v 48 Kapitel ‚Macer Floridus' mit englischen Glossen zu den Pflanzennamen aus dem 13. und 15. Jahrhundert. Die Handschrift ist vor dem ersten Kapitel mit *incipit Macer de viribus herbarum* überschrieben und eine Hand des 15. Jahrhunderts schrieb dazu *Aemilius Macer*. Lit.: R. M. Thomson, Catalogue of the manuscripts of Lincoln Cathedral Chapter Library, Cambridge 1989, 180–181; W. Crossgrove, Zur Datierung des ‚Macer floridus', in: J. Domes (Hrsg.), Licht der Natur. Medizin in Fachliteratur und Dichtung; Festschrift für Gundolf Keil zum 60. Geburtstag (Göppinger Arbeiten zur Germanistik 585), Göppingen 1994, 55–63.

London, British Library, Arundel MS 283 (13. Jh.) enthält auf f. 1r–31v 60 Kapitel ‚Macer Floridus' (*Odonis sive Odoboni, ut creditur, Poema de Virtutibus Herbarum, Macro vulgo adscriptum. In margine notantur nomina herbarum lingua veteri Germanica*), Lit.: W. Crossgrove, a. a. O., 55–63; Manuscripts Catalogue, British Library (http://www.bl.uk/catalogues/manuscripts/HITS0001.ASP?VPath=html/37240.htm]Search=Arundel.283).

London, British Library, Royal 12. E. XXIII (um 1300) medizinische Sammelhandschrift mit dem ‚Liber medicinalis' des Quintus Serenus sowie einem Kommentar des Platearius zum Antidotarium Nicholai; f. 4–23 *Liber Macri de viribus herbarum* mit 18 zusätzlichen Kapiteln; Lit.: M. Manitius, Geschichte der lateinischen Literatur des Mittelalters II, 1923, 547; Manuscripts Catalogue, British Library (http://www.bl.uk/catalogues/manuscripts/HITS0001.ASP?VPath=html/39004.htm&Search=12.E.XXII).

London, British Library, Harley, MS 2558 (14. Jh.) Sammelhandschrift mit medizinischen, botanischen und astrologischen Texten; f. 197r–223v ‚Macer Floridus' mit einer Liste der Kräuter in Latein und Mittelenglisch; Lit.: P. Murray Jones, Harley MS 2558: A Fithteenth-Century Medical Commonplace Book, in: M. Schleissner (Hrsg.), Manuscript Sources of Medieval Medicine, New York/London 1995, 35–54; Schnell – Crossgrove, Vulgatfassung 32; Manuscripts Catalogue, British Library (http://www.bl.uk/catalogues/manuscripts/HITS0001.ASP?VPath=html/74815.htm&Search=2558).

London, British Library, Harley, MS 2651 (1448) ‚Macer Floridus'; Lit.: Manuscripts Catalogue, British Library (http://www.bl.uk/manuscripts/HITS0001.ASP?VPath=html/74639.htm&Search=2651).

London, British Library, Harley MS 3353 (um 1300), zusammengesetzte Sammelhandschrift für Medizin, Alchemie und Mathematik in Latein und Altfranzösisch; enthält f. 2–38v eine unvollständige lateinische Abschrift vom ‚Macer Floridus, De viribus herbarum'; f. 39–52v Marbod von Rennes ‚Liber lapidum seu de gemmis'; Lit.: J. M. Riddle (Hrsg.), Marbode of Rennes' (1035–1123) De Lapidibus, Wiesbaden 1977, 131–132; Manuscripts Catalogue, British Library (http://www.bl.uk/catalogues/manuscripts/HITS0001.ASP?VPath=html/74817.htm&Search=3353).

London, British Library, Harley MS 4346 (12. Jh.) f. 1–54 ‚Macer Floridus', f. 1: *Incipit Macer in primis de artemisia*, f. 54: Explicit: [De aloe] *sic apte solutio fiet*; Lit.: L. Thorndike, A History of Magic and Experimental Science, Vol. 1, 1923, 612, Amn. 5; Manuscripts Catalogue, British Library (http://www.bl.uk/catalogues/manuscripts/HITS0001.ASP?VPath=html/74671.htm&Search=4346).

London, British Library, Sloane MS 231 (14. Jh.), die Handschrift überliefert ‚Macer Floridus' gemeinsam mit Marbod, De Lapidibus; f. 24–37v Marbod; die Handschrift enthält eine Besprechung von 16 zusätzlichen Steinen; Lit.: J. M. Riddle (Hrsg.), Marbode of Rennes' (1035–1123) De Lapidibus, Wiesbaden 1977, 131–132.

London, British Library, Sloane MS 3468 (15. Jh.), medizinische Sammelhandschrift, enthält auf f. 31r–105v eine Kräutertraktatkompilation aus ‚Macer Floridus' (*Macer*), dem Herbar des Pseudo-Apuleius (als *Grosthede*) und Heinrich von Huntingdons ‚De herbis' (*Henricus*); Lit.: B. Ruppel, Ein verschollenes Gedicht des 12. Jahrhunderts: Heinrich von Huntingdon ‚De herbis' (Frühmittelalterliche Studien 31), Berlin – New York 1997, 197–213; A. G. Rigg, Henry of Huntingdons's Herbal, Mediaeval Studies 65, 2003, 213–292; D. Greenway, Henry of Huntingdon as Poet: The De Herbis Rediscovered, Medium Aevum. Oxford 2005, Vol. 74, Iss. 2; 329–332.

London, Wellcome Library, MS 49 (ca. 1420) Sammelhandschrift, f. 44r–44v Exzerpte aus dem ‚Regimen sanitatis Salernitanum' und ‚Macer Floridus, De viribus herbarum'; Lit.: S. A. J. Moorat, Catalogue of Western Manuscripts on Medicine and Science in the Wellcome Historical Medical Library I MSS. Written before 1650 A.D., London 1962, 35; Schnell – Crossgrove, Vulgatfassung 32.

London, Wellcome Library, MS 457 (frühes 14. Jh.) ‚Macer Floridus, De viribus herbarum' und ‚Sidrach, De la vertu des pierres précieuses de des herbes', f. 1r–42r *Macer de virtutibus herbarum*, Incipit: *Herbarum quasdam docturus carmine vires*, Explicit: *Una diagridii sic apta solucio fiet. ... Explicit Macer*; von anderer Hand: *Vires herbarum quarundam vel specierum Magdunensis Odo descripsit versificando et titulum posuit libri de nomine macri*; die Handschrift ist in französischer gothischer Schrift geschrieben; Lit.: S. A. J. Moorat, a. a. O., 310–311; Schnell – Crossgrove, Vulgatfassung 32.

London, Wellcome Library, MS 458 (1478) die Handschrift enthält ,Macer Floridus', Johannes de Sancto Paulo ,De simplicium medicinarum virtutibus' und ,Flores dietarum', f. 1r–42r ,Macer Floridus', Incipit: *De Arthemisia. Herbarum quasdam dicturus carmine vires*, Explicit: *Fit cataplasma valens menbris (sic) que leserit ignis*; Lit.: S. A. J. Moorat, a. a. O., 311; Schnell – Crossgrove, Vulgatfassung 32.

London, Wellcome Library, MS 459 (1504) die Handschrift enthält ,Macer Floridus' „in a small italic hand", f. 1r–37r *Incipit Liber Macri philosophi in quo tractat de maturis, qualitatibus et virtutibus octuaginta-octo herbarum et primo de Arthemisia*, Explicit: *Confortat stomacum facit ut bene digerat escam. Liber Macri philosophi de virtutibus herbarum finit feliciter*, f. 37v–43v Index der Pflanzen; Lit.: S. A. J. Moorat, a. a. O., 311; Schnell – Crossgrove, Vulgatfassung 32.

London, Wellcome Library, MS 460 (um 1550) ungebundene ,Macer Floridus'-Handschrift, f. 1r–63v Incipit: *De artemisia. Herbarum quasdam dicturus carmine vires*, Explicit: *Unge caput dolens mire frontemque iuvabit*; Lit.: S. A. J. Moorat, a. a. O., 312; Schnell – Crossgrove, Vulgatfassung 32.

London, Wellcome Library, MS 531 (Mitte 15. Jh.) medizinische Sammelhandschrift, lateinisch und italienisch, die Handschrift enthält eine italienische Prosa-Version des ,Macer Floridus' f. 9–51 und eine gekürzte italienische Prosa-Version von Marbods ,Liber lapidum' f. 1–10 (Beginn einer neuen Seitenzählung); Lit.: S. A. J. Moorat, a. a. O., 384; J. M. Riddle (Hrsg.), Marbode of Rennes' (1035–1123) De Lapidibus, Wiesbaden 1977, 131–132.

London, Wellcome Library, MS 544 (14. Jh.) medizinische Sammelhandschrift, f. 211–237 ,Macer Floridus': *Incipit liber macri de virtutibus herbarum. Herbarum quasdam dicturus carmine vires*, Explicit: *Una diagridii sic apta solucio fiet. Explicit*, f. 238r–242r ,Macer Floridus' ,Table of Diseases and Herbs', f. 242–244 Glossen zum ,Macer'; Lit.: S. A. J. Moorat, a. a. O., 406; Schnell – Crossgrove, Vulgatfassung 32.

Montpellier, École de Médicine, MS 277 (15. Jh.), die Handschrift überliefert ,Macer Floridus' gemeinsam mit Marbod; f. 112r–116v alphabetische Prosa-Version von Marbod ,De Lapidibus'; f. 148r–160v ,Macer Floridus', Incipit: *Herbarum quasdam dicturus carmine vires*; Lit.: P. Pansier, Catalogue des manuscrits médicaux des bibliothèques de France. Première Partie. Manuscrits latins des bibliothèques autres que la bibliothèque national de Paris, in: Archiv für Geschichte der Medizin, 2. Bd., 1909, Wiesbaden 1964, 29–30 Nr. 9; H. E. Sigerist, Early Mediaeval Medical Texts in Manuscripts of Montpellier, Bulletin of the History of Medicine 6, Baltimore 1941, 46; J. M. Riddle (Hrsg.), Marbode of Rennes' (1035–1123) De Lapidibus, Wiesbaden 1977, 131–132.

München, Bayerische Staatsbibliothek, Clm 614 (1. Hälfte 13. Jh.) f. 11r–30v *Aemilius Macer de viribus herbarum*; Lit.: K. Halm u. a., Catalogus codicum latinorum Bibliothecae Regiae Monacensis. Codices latinos (Clm) num. 1–2329 complectens (Catalogus codicum manu scriptorum Bibliothecae Regiae Monacensis Bd. 1,1), Monachii 1892, 161f.; M. Manitius, Geschichte der lateinischen Literatur des Mittelalters II, 1923, 547; Schnell – Crossgrove, Vulgatfassung 30ff.

München, Bayerische Staatsbibliothek, Clm 683 (14. Jh.) f. 1–48; Lit.: K. Halm u. a., a. a. O., 174f.; Schnell – Crossgrove, Vulgatfassung 30ff.

München, Bayerische Staatsbibliothek, Clm 4320 (2. Drittel 13. Jh.) f. 1–30 *Macer de virtutibus herbarum*, die Kapitelüberschriften sind lateinisch und deutsch; Lit.: K. Halm u. a., Catalogus codicum latinorum Bibliothecae Regiae Monacensis. Codices latinos (Clm) num. 2501–5250 complectens (Catalogus codicum manu scriptorum Bibliothecae Regiae Monacensis Bd. 1,2), Monachii 1894, 175; M. Manitius, Geschichte der lateinischen Literatur des Mittelalters II, 1923, 547; Schnell – Crossgrove, Vulgatfassung 30ff.

München, Bayerische Staatsbibliothek, Clm 4583 (2. Hälfte 12. Jh.) f. 47v–77v *Opus Macri phisici de naturis herbarum*, Incipit: *Herbarum quasdam dicturus carmine vires*; Lit.: K. Halm u. a., a. a. O., 210; M. Manitius, a. a. O., 547; Schnell – Crossgrove, Vulgatfassung 30ff.

München, Bayerische Staatsbibliothek, Clm 5905 (15. Jh.) f. 1r–40v *Macer de viribus herbarum*; die Handschrift enthält außerdem das bebilderte Herbar des Vitus Auslasser; Lit.: K. Halm u. a., Catalogus codicum latinorum Bibliothecae Regiae Monacensis. Codices latinos (Clm) num. 5251–8100 complectens (Catalogus codicum manu scriptorum Bibliothecae Regiae Monacensis Bd. 1,3), Monachii 1873, 53; Schnell – Crossgrove, Vulgatfassung 30ff.; J. G. Mayer, K. Goehl, Kräuterbuch der Klostermedizin: der ‚Macer floridus'. Medizin des Mittelalters. Hrsg. mit einer Einleitung von J. G. Mayer und K. Goehl, Leipzig 2003, VII, XXXV.

München, Bayerische Staatsbibliothek, Clm 6017 (15. Jh.) f. 1r–21r Exzerpte aus *Macer de virtutibus herbarum*; Lit.: K. Halm u. a., a. a. O., 65; Schnell – Crossgrove, Vulgatfassung 30ff.

München, Bayerische Staatsbibliothek, Clm 14597 (13./14. Jh.) f. 55–89 *Aemilius Macer, de virtutibus herbarum*, deutsche Pflanzennamen sind hinzugefügt; Lit.: K. Halm u. a., Catalogus codicum latinorum Bibliothecae Regiae Monacensis. Codices latinos (Clm) num. 11001–15028 complectens (Catalogus codicum manu scriptorum Bibliothecae Regiae Monacensis Bd. 2,2), Monachii 1876, 200; M. Manitius, Geschichte der lateinischen Literatur des Mittelalters II, 1923, 547; Schnell – Crossgrove, Vulgatfassung 30ff.

München, Bayerische Staatsbibliothek, Clm 14851 (13./14. Jh.) medizinische Sammelhandschrift, f. 61r–104 *Macer de virtutibus herbarum*, mit deutschen Glossen; Lit.: K. Halm u. a., a. a. O:, 242; Schnell – Crossgrove, Vulgatfassung 30ff.

München, Bayerische Staatsbibliothek, Clm 16231 (15. Jh.) f. 1–44 *Macer de virtutibus herbarum*; Lit.: K. Halm u. a., Catalogus codicum latinorum Bibliothecae Regiae Monacensis. Codices latinos (Clm) num. 15121–21313 complectens (Catalogus codicum manu scriptorum Bibliothecae Regiae Monacensis Bd. 2,3), Monachii 1878, 64; Schnell – Crossgrove, Vulgatfassung 30ff.

München, Bayerische Staatsbibliothek, Clm 18757 (15. Jh.) Sammelhandschrift, f. 49–56 *Macer de herbis*; Lit.: K. Halm u. a., a. a. O., 205f.; Schnell – Crossgrove, Vulgatfassung 30ff.

München, Bayerische Staatsbibliothek, Clm 18782 (15. Jh.) f. 133r–171v *Macer philosophus de herbis*; Lit.: K. Halm u. a., a. a. O., 209; Schnell – Crossgrove, Vulgatfassung 30ff.

München, Bayerische Staatsbibliothek, Clm 19461 (12./13. Jh.) f. 19ff. *Macer de virtutibus herbarum* mit Glossen bis zum Kap. 26 v. 913 der Edition Choulants; Lit.: K. Halm u. a., a. a. O., 248; M. Manitius, Geschichte der lateinischen Literatur des Mittelalters II, 1923, 547; Schnell – Crossgrove, Vulgatfassung 30ff.

München, Bayerische Staatsbibliothek, Clm 27066 (15. Jh.) Sammelhandschrift medizinischen, mathematischen und astronomischen Inhaltes; f. 151–184 *Macer de herbis*, Incipit: *Herbarum quasdam dicturus*; Lit.: K. Halm u. a., Catalogus codicum latinorum Bibliothecae Regiae Monacensis. Codices latinos (Clm) num. 21406–27268 complectens (Catalogus codicum manu scriptorum Bibliothecae Regiae Monacensis Bd. 2,4), Monachii 1881, 239; Schnell – Crossgrove, Vulgatfassung 30ff.

Oxford, Bodleian Library, Ashmole MS 1398 (13. Jh.), medizinische Sammelhandschrift, f. 189r–212r ‚Macer Floridus, De viribus herbarum'; Lit.: C. Singer, A Thirteenth Century Clinical Description of Leprosy, Journal of the History of Medicine Spring, 1949, 237.

Oxford, Bodleian Library, Digby MS 4 (12. Jh.), Sammelhandschrift, f. 48–96 *Macer de virtutibus herbarum carmine*; Lit.: R. W. Hunt, A. G. Watson, Digby manuscripts: 1. A reproduction of the 1883 catalogue by W. D. Macray; 2. Notes on Macray's descriptions of the manuscripts by R. W. Hunt & A. G. Watson, Oxford 1999, 3–4.

Oxford, Bodleian Library, Digby MS 13 (12. Jh.), die Handschrift überliefert Marbod und ‚Macer Floridus' gemeinsam; f. 1–16v Marbod ‚Liber de naturis gemmarum', f. 58b – 90 ‚Macer Floridus' *De viribus herbarum. Liber Omad*; die Anordnung der Kapitel stimmt nicht mit der in der Edition Choulants überein; das Gedicht endet mit Kap. 46 *De asaro*:

Iuxta quod vires, etas et tempora poscunt. Explicit; auf ff. 85–89b folgen die Kapitel 47–77, als deren letztes *de aloe*; als weitere neun Kapitel wurden hinzugefügt: *Titimallis, Rafanum, Pentaphilon, Diptannum, Pimpinella, Ros marinus, Consolda, Luvestica, Millefolium*; es folgt f. 91–92 ‚Exceptiones de libro Henrici', *de herbis variis* (Heinrich von Huntingdon); Lit.: J. M. Riddle (Hrsg.), Marbode of Rennes' (1035–1123) De Lapidibus, Wiesbaden 1977, 131–132; R. W. Hunt, A. G. Watson, Digby manuscripts: 1. A reproduction of the 1883 catalogue by W. D. Macray; 2. Notes on Macray's descriptions of the manuscripts by R. W. Hunt & A. G. Watson, Oxford 1999, 10; W. Black, Henry of Huntingdon's Lapidary Rediscovered and his *Anglicanus Ortus* Reassembled, Mediaeval Studies 68, 2006, 45.

Oxford, Bodleian Library, Digby MS 29 (15. Jh.), medizinische Sammelhandschrift mit 305 Folios, f. 206–244 *Macri carmen de virtutibus herbarum*; Lit.: R. W. Hunt, A. G. Watson, a. a. O:, 25–28.

Oxford, Bodleian Library, Digby MS 69 (um 1300), die medizinische Sammelhandschrift enthält 220 Folios; f. 66r–84vb *Macri poema de virtutibus herbarum, cum notis marginalibus*; Lit.: T. Hunt, Popular Medicine in Thirteenth-century England: introduction and texts, Cambridge 1990, 312; R. W. Hunt, A. G. Watson, a. a. O., 76–78; Schnell – Crossgrove, Vulgatfassung 32.

Oxford, Bodleian Library, Canon. misc. 255 (15. Jh.) Inhalt: ‚Macer Floridus'; Aegidius von Corbeil ‚De urinis'; medizinische Merkverse; ein diätetisches Lehrgedicht; ein astrologisch-prognostisches Lehrgedicht; ‚carmen de ponderibus et mensuris'; Lit.: T. Haye, Das lateinische Lehrgedicht im Mittelalter: Analyse einer Gattung, Leiden u. a. 1997, 333.

Oxford, Merton College, MS 324 (15. Jh.) medizinische Sammelhandschrift, f. 192r–220v ‚Macer Floridus', Capitula f. 193rv Incipit: *Herbarum quasdam dicturus carmine vates*, Explicit: *Fit cataplasma valeas membris quibus lesivitignis*; die Handschrift überliefert auch Marbod ‚De lapidibus' f. 220v–229v; Lit.: T. Hunt, Anglo-Norman Medicine. Vol. II: Shorter treatises, Cambridge 1997, 6; Schnell – Crossgrove, Vulgatfassung 32; R. M. Thomson, A descriptive catalogue of the medieval manuscripts of Merton College, Oxford. With a description of the Greek manuscripts by N. G. WILSON, Cambridge 2009, 248–249.

Paris, Bibliothèque Nationale, MS lat. 5009 (13. Jh.) Sammelhandschrift, in der ‚Macer de virtutibus herbarum' gemeinsam mit Marbod überliefert wird; f. 98–109 Marbod; Lit.: J. M. Riddle (Hrsg.), Marbode of Rennes' (1035–1123) De Lapidibus, Wiesbaden 1977, 131–132.

Paris, Bibliothèque Nationale, MS lat. 8246 (Fonds Barrois n. 164) (13. Jh.) Sammelhandschrift, f. 130–137 ‚Macer Floridus': *Hic incipit liber virtutibus herbarum secundum Macrum, et primo de Arthemisia. Herba-*

rum quasdem dicturus carmine vires; die letzten Kapitel sind: *De menta. De cipero. De pionia*; Lit.: L. Delisle, Bibliothèque nationale: Catalogue des manuscrits des fonds Libri et Barrois, Paris 1888, 225–229, Nr. 164; M. Manitius, Geschichte der lateinischen Literatur des Mittelalters II, 1923, 547.

Paris, Bibliothèque Nationale, MS lat. 8454 (13. Jh.), gemeinsame Überlieferung von ‚Macer Floridus' und Marbod; f. 55–65 Marbod; Lit.: J. M. Riddle (Hrsg.), Marbode of Rennes' (1035–1123) De Lapidibus, Wiesbaden 1977, 131–132.

Paris, Bibliothèque Nationale, MS lat. 11210 (15. Jh.), gemeinsame Überlieferung von ‚Macer Floridus' und Marbod; f. 64–82 Marbod; Lit.: J. M. Riddle (Hrsg.), a. a. O., 131–132.

Paris, Bibliothèque Nationale, MS lat. 16702 (13. Jh.), in dieser Handschrift wird Marbod gemeinsam mit dem ‚Macer Floridus' überliefert; f. 1–6v Marbod; Lit.: J. M. Riddle (Hrsg.), a. a. O., 131–132.

Paris, Bibliothèque de l'Arsénal, MS lat. 967 (13. Jh.), f. 1–45 De viribus herbarum cum glosis. *Herbarum quasdam dicturus* ... (Glosa) *Arthemisia dicitur quasi aerem secans*, aus: P. Pansier, Catalogue des manuscrits médicaux des bibliothèques de France. Première Partie. Manuscrits latins des bibliothèques autres que la bibliothèque national de Paris, in: Archiv für Geschichte der Medizin, 2. Bd., 1909, Wiesbaden 1964, 29–30 Nr. 6.

Paris, Bibliothèque Nationale, Fond français, MS 2032 (15. Jh.) f. 23–106 französische Fassung des ‚Macer Floridus', *Le livre de Macer des vertus des herbes. L'ermoise cuite et mangée fait avoir* ..., Lit.: Catalogue des Manuscrits Français. Tome premier. Ancien Fonds. Bibliothèque Impériale – Departement des Manuscrits, Paris 1868, 350; P. Pansier, Catalogue des manuscrits médicaux de France. IIIme Partie. Manuscrits Francais. in: Archiv für Geschichte der Medizin, 2. Bd., 1909, Wiesbaden 1964, 396 Nr. 1.

Paris, Bibliothèque Nationale, Fond français, MS 2045 (15. Jh.) f. 141ff. französische Fassung des ‚Macer Floridus': *La Nature des herbez*, Incipit: *Cy commence la sorte et la nature des herbez et pour ce que l'armise est myre de toutes herbez* ..., Explicit: ... *applicquez sur la doulleur et fera incontinant guerir;* Lit.: Catalogue des Manuscrits Français, a. a. O., 351; Manitius, Geschichte der lateinischen Literatur des Mittelalters II, 547, der auch für MS 2046 eine französische Fassung des ‚Macer Floridus' angibt.

Paris, Bibliothèque Nationale, Fond français, MS 2047 (15. Jh.) f. 10–38 französische Fassung des ‚Macer Floridus', Incipit: *Cy apres s'ensuiguent les proprietés et les natures des pluseures herbes ... et pour ce que celle qui est appellée armoise est mere de toutes les aultres* ..., Explicit: ... *broies aigremoinne avec viez oing et mectez sur*; Lit.: Catalogue des Manuscrits Français, a. a. O., 351–352; E. Wickersheimer, Dictionnaire biographique des médecins en France au moyen âge, Bd. 1, Genève 1936 (Réimpr. 1979), 584, Anm. 4.

Paris, Bibliothèque Sainte Geneviève, MS 2261 (15. Jh.) französische Fassung f. 13–30 *Ci commence le livre de la force et de la vertu des herbes lequel Macer a composé. Et pur ce que l'ermoize* ..., aus: P. Pansier, Catalogue des manuscrits médicaux de France. IIIme Partie. Manuscrits Francais. in: Archiv für Geschichte der Medizin, 2. Bd., 1909, Wiesbaden 1964, 396 Nr. 2.

Paris, Bibliothèque Sainte Geneviève, MS 3124 (15. Jh.) französische Fassung f. 35–59 *Cy commence la proprieté et la force de la nature des herbes. Et pour ce que celle qui est appellée armoise* ..., aus: P. Pansier, a. a. O., 396 Nr. 3.

Prag, Národní Knihovna České Republiky, MS VII. G. 25 (12.–13. Jh.) gemeinsam überliefert werden: f. 1v–13 Marbod von Rennes ‚De Lapidibus', f. 14r–53v ‚Macer Floridus', f. 53v–72v Quintus Serenus ‚Liber medicinalis'; Lit.: B. Balbín, Bohemia docta, editum ab Raphaele Ungar, P. 3, Pragae 1780, III, 135; K. Graf von Sternberg, Abhandlung über die Pflanzenkunde in Böhmen I, Prag 1818, 22; J. Kelle, Serapeum 5, 1859, 70 Nr. 45; J. Truhlář, Catalogus codicum manu scriptorum latinorum, qui in C. R. bibliotheca publica atque universitatis Pragensis asservatur, Pars 1: Codices 1–1665 forulorum I–VIII, Pragae 1905, 518 Nr. 1375; W. Dolch, Katalog der deutschen Handschriften der k. k. öffentlichen und Universitätsbibliothek zu Prag. I. Teil: Die Handschriften bis etwa zum Jahr 1550, Prag 1909, 24 Nr. 63; J. M. Riddle (Hrsg.), Marbode of Rennes' (1035–1123) De Lapidibus, Wiesbaden 1977, 131–132; R. Bergmann und S. Stricker unter Mitarbeit von Y. Goldammer und C. Wich-Reif, Katalog der althochdeutschen und altsächsischen Glossenhandschriften, Berlin/New York 2005, Bd. 4, 1509 f. Nr. 784.

Prag, Národní Knihovna České Republiky, MS IV. G. 9 (14.–15. Jh.) *Macri De virtutibus herbarum poema initio commentario interlineari instructum*; Lit.: J. Truhlář, a. a. O., 295 Nr. 741.

Prag, Národní Knihovna České Republiky, MS VIII. E. 2 (14. Jahrhundert) *Macer, De virtutibus herbarum cum commentario marginali et nominibus herbarum bohemice expressis*; Lit.: J. Truhlář, a. a. O., 561 Nr. 1527.

Prag, Národní Knihovna České Republiky, MS IX. E. 14 (14. Jh.) *Macer De virtutibus herbarum cum commentario merginali et interlineari et nonnullis glossis bohemicis* (M. Johannis Šindel); Lit.: J. Truhlář, Catalogus codicum manu scriptorum latinorum, qui in C. R. bibliotheca publica atque universitatis Pragensis asservatur, Pars 2: Codices 1666–2752 forulorum IX–XV, Pragae 1906, 27 Nr. 1770.

Prag, Národní Knihovna České Republiky, MS X. E. 14 (1424) *Macer De virtutibus herbarum cum commentario M. Johannis Šindel et glossis bohemicis*; Lit.: J. Truhlář, a. a. O., 77 Nr. 1915.

Rouen, Bibliothèque publique, MS 979 (12.–14. Jh.) medizinische Sammelhandschrift mit den weiteren Werken: ‚Quid pro quo', ‚Summa Platearii, que Circa instans vocatur', ‚Tractatus de simplicibus medicamentis', ‚Tractatus de conficiendis medicinis', ‚Liber flebotomie', ‚De ponderibus et mensuris', ‚Tabula nominum medicinarum simplicium contemtarum in libro Circa Instans - Macer - Quid pro quo'; f. 10–49: Aemilii Macri (laut Katalog) ‚De herbarum virtutibus' ist am Anfang unvollständig, beginnt in Kap. 10 *De anetho* v. 9: *Provocat urinas obstantia queque repellens*, Explicit: *Una diagridii sic apta solutio fiet*; Lit.: H. Omont, Catalogue général des manuscrits des bibliothèques publies de France. Départements Tome 1 Rouen, Paris 1886, 246 Nr. 979; P. Pansier, Catalogue des manuscrits médicaux des bibliothèques de France. Première Partie. Manuscrits latins des bibliothèques autres que la bibliothèque national de Paris, in: Archiv für Geschichte der Medizin, 2. Bd., 1909, Wiesbaden 1964, 29–30 Nr. 7; M. Manitius, Geschichte der lateinischen Literatur des Mittelalters II, 1923, 547.

Savignano, Biblioteca comunale, MS 26 (15. Jh.) überliefert gemeinsam ‚Macer Floridus' und Marbod ‚De Lapidibus'; ist während des Krieges verlorengegangen, wie Riddle durch Korrespondenz erfuhr; f. 36–(9?) Marbod; Lit.: J. M. Riddle (Hrsg.), Marbode of Rennes' (1035–1123) De Lapidibus, Wiesbaden 1977, 131–132.

Solothurn, Zentralbibliothek, Cod. S 386 (15. Jh.) f. 49v–68r ‚Macer Floridus'; Lit.: W. F. Daems, Nomina simplicium medicinarum ex synonymariis medii aevi collecta. Semantische Untersuchungen zum Fachwortschatz hoch- und spätmittelalterlicher Drogenkunde. (Studies in ancient medicine 6), Leiden 1993, 60 Nr. 51.

Tours, Bibliothèque publique, MS 789 (12. Jh.) medizinische Sammelhandschrift; f. 59v–102 *Magistri Hugonis Lugdunensis de virtutibus herbarum. De arthemisia: Herbarum quasdam dicturus carmine vires ... (finis) Ejus si succo fuerit cum melle peruncta*; Lit.: Catalogue général des Manuscrits des bibliothèques publiques de France/Ministère de l'instruction publique, des beaux arts et des cultes: Départements T. 37,1: Tours, Paris 1905, 592–595 Nr. 789; P. Pansier, Catalogue des manuscrits médicaux des bibliothèques de France. Première Partie. Manuscrits latins des bibliothèques autres que la bibliothèque national de Paris, in: Archiv für Geschichte der Medizin, 2. Bd., 1909, Wiesbaden 1964, 29–30 Nr. 1;

M. Manitius, Geschichte der lateinischen Literatur des Mittelalters II, 1923, 547.

Tours, Bibliothèque publique, MS 892 (um 1200) überliefert ,Macer Floridus' gemeinsam mit Marbod; f. 1–47 *De virtutibus herbarum. De arthimisia. Herbarum quasdam* ... (quinque ultima capitula desunt); f. 47v–64v Marbod; Lit.: P. Pansier, a. a. O., 29–30 Nr. 2; M. Manitius, a. a. O., 547; J. M. Riddle (Hrsg.), Marbode of Rennes' (1035–1123) De Lapidibus, Wiesbaden 1977, 131–132.

Uppsala, Universitätsbibliothek, C 28 (13. und 14. Jh.) Sammelhandschrift mit medizinischen, naturwissenschaftlichen und theologischen Texten; f. 25v–30v *Tabulae in librum Macri de viribus herbarum*, f. 34r–56r ,Macer, De viribus herbarum'; f. 135r–154v ,De viribus herbarum' (unvollständig); f. 121r–133v Marbod von Rennes ,De lapidibus' in von der Edition abweichender Reihenfolge der Kapitel; Lit.: M. Andersson-Schmidt und M. Hedlund, Mittelalterliche Handschriften der Universitätsbibliothek Uppsala: Katalog über die C-Sammlung: Bd.1. C I–IV, 1–50, Stockholm 1988, 257–259; Schnell – Crossgrove, Vulgatfassung 32.

Valenciennes, Bibliothèque municipale, MS 330 (1548) f. 41–65, 98–104 auszugsweise französische Übersetzung aus dem ,Macer Floridus'; Lit.: Catalogue général des manuscrits des bibliothèques publiques de France. Départements Tome 25 Poitiers – Valenciennes, Paris 1894, 341 Nr. 330; P. Pansier, Catalogue des manuscrits médicaux de France. IIIme Partie. Manuscrits Francais. in: Archiv für Geschichte der Medizin, 2. Bd., 1909, Wiesbaden 1964, 396 Nr. 4.

Vendôme, Bibliothèque publique, MS 246 (14. Jh.) f. 1–165 *Herbarum quasdam dicturus carmine vires* ... , aus: P. Pansier, Catalogue des manuscrits médicaux des bibliothèques de France. Première Partie. Manuscrits latins des bibliothèques autres que la bibliothèque national de Paris, in: Archiv für Geschichte der Medizin, 2. Bd., 1909, Wiesbaden 1964, 29–30 Nr. 8.

Wien, Österreichische Nationalbibliothek, Cod. 134 (olim philol. 126) (älteste Handschrift/ Endlicher: 11. Jh./ Beccaria: Minuskel Ende 11. oder Anfang 12. Jh.) auf dem Buchrücken: *Virgil. Moret. Aem. Macri Carm. de herb.*; f. 1r–2v Pseudo-Virgilius ,Moretum'; f. 3r–29r ,Macer Floridus, De viribus herbarum', Überschrift: *Opus Macri physici de naturis herbarum. Herba arthemisia.* 50 Pflanzen werden behandelt, in Anzahl und Reihenfolge gibt es Abweichungen vom herkömmlichen Text. Aufzählung der 50 Kapitel bei Endlicher; Lit.: S. Endlicher, Catalogus codicum philologicorum latinorum Bibliothecae Palatinae Vindobonensis digessit Stephanus Endlicher, Vindobonae 1836, 65 n. CXXX; Tabulae codicum manu scriptorum praeter graecos et orientales in Bibliotheca Palatina Vindobonensi asservatorum, Band 1: Cod. 1–Cod. 2000, Wien 1864–1899, 19;

M. Manitius, Geschichte der lateinischen Literatur des Mittelalters II, 1923, 547; A. Beccaria, I codici di medicina del periodo presalernitano (secoli IX, X e XI), Roma 1956, 108 Nr. 4; W. Crossgrove, Zur Datierung des ‚Macer floridus', in: J. Domes (Hrsg.), Licht der Natur. Medizin in Fachliteratur und Dichtung; Festschrift für Gundolf Keil zum 60. Geburtstag (Göppinger Arbeiten zur Germanistik 585), Göppingen 1994, 58.

Wien, Österreichische Nationalbibliothek, Cod. 3196 (15. Jh.) Sammelhandschrift; nach Endlicher befindet sich von f. 207–250 ‚Macer Floridus, De viribus herbarum' und er schreibt: „In fine adhaerent quaedam spuria". Die ‚Spuria Macri' (ed. Choulant) sind hier nach Überprüfung der letzten zehn Seiten[95] nicht vertreten. Nach F. Unterkircher befindet sich ‚Macer Floridus, De viribus herbarum' f. 209r bis 254r. Lit.: S. Endlicher, Catalogus codicum philologicorum latinorum Bibliothecae Palatinae Vindobonensis, Wien 1836, 196 Nr. CCXCIX; F. Unterkircher, Die datierten Handschriften der Österreichischen Nationalbibliothek von 1401–1450, 1. Teil, Wien 1971, 53.

Wien, Österreichische Nationalbibliothek, Cod. 3207 (15. Jh.); in diesem Codex befindet sich eine von Johann Gremper im Jahre 1478 in Ravensburg angefertigte Abschrift des „Pseudo-Macer-Floridus" (so Ankwicz-Kleehoven), f. 1–50 ‚Macer Floridus, De viribus herbarum'; f. 50–52v Pseudo-Macer, De animalibus et lignis; Lit: Tabulae codicum manu scriptorum praeter graecos et orientales in Bibliotheca Palatina Vindobonensi asservatorum, ed. Academia Caesarea Vindobonensis, Wien 1864–1899. Bd. 2: Cod. 2001–3500, 232 Nr. 3207; L. Thorndike, A history of magic and experimental science, Vol. 1, New York 1923, 613 Anm. 8; H. Menhardt, Verzeichnis der altdeutschen Handschriften der österreichischen Nationalbibliothek; 2. Band (Deutsche Akademie der Wissenschaften zu Berlin - Veröffentlichungen des Instituts für deutsche Sprache und Literatur; 13), Berlin 1961, 882 Nr. 3207; H. Ankwicz-Kleehoven, Der Wiener Humanist Johannes Cuspinian, Gelehrter und Diplomat zur Zeit Kaiser Maximilians I., Graz – Köln 1959, 116–117; F. Unterkircher, Die datierten Handschriften der Österreichischen Nationalbibliothek von 1451 bis 1500, 1. Teil: Text, Wien 1974, 68, Cod. 3207, 2. Teil: Tafeln, 311, Abb. 448.

Wolfenbüttel, Herzog August Bibliothek, Cod. Guelf. 60. 15. Aug. (13. oder 14. Jh.) f. 1–28r *Aemilii Macri liber floridus vel de viribus herbarum*; Lit.: L. Choulant, a. a. O, Prolegomena ad Macrum, 23 β; O. von Heinemann, Die Augusteischen Handschriften. Teil 5: Codex Guelferbytanus 34.1. Aug. 4^0 bis 117 Augusteus 4^0. Nachdruck der Ausgabe von 1903 (Kataloge der Herzog-August-Bibliothek Wolfenbüttel. Die Alte Reihe, Bd. 8), Frankfurt am Main 1966, 98f. Nr. 3650.

---

95 In Kopie.

Wolfenbüttel, Herzog August Bibliothek, Cod. Guelf. 268 Extravagantes (13. Jh.) zwei Handschriften in einem Bande: A Geistliche Gedichte, altfranzösisch und provenzalisch; B ‚Macer Floridus' (13. Jahrhundert/ Nordwestdeutschland); eine jüngere Hand schrieb dazu: *Aemylii Macri Carmen de virtutibus Herbarum*; 1r Pflanzenverzeichnis zum Folgenden; 1rb Odo de Meung (vermutl. Verfasser), *De viribus herbarum* (‚Macer Floridus'). Am Ende defekt. Abweichungen von Choulants Ausgabe 102r Marginaltitel: *De castoreo ...*; 102v: *De pipere*. Im Verzeichnis 73ra *De speciebus* v. 2056–2085. Darunter Marginaltitel *De piretro* v. 2089. Choulant, a. a. O., 28–115. Reihenfolge der Pflanzen S. 23–24. H. Walther, Initia carminum ac versuum medii aevi posterioris latinorum. Alphabetisches Verzeichnis der Versanfänge mittellateinischer Dichtungen. Unter Benutzung der Vorarbeiten Alfons Hilkas bearb. von Hans Walther, Göttingen 1959, 7711; neben Randtiteln und im Kontext einiger Randglossen von verschiedenen Händen des 14./15. Jahrhunderts deutsche Pflanzennamen, aus: H. Butzmann, Die mittelalterlichen Handschriften der Gruppen Extravagantes, Novi und Novissimi. Beschrieben von Hans Butzmann (Kataloge der Herzog August Bibliothek Wolfenbüttel. Die neue Reihe) Frankfurt am Main 1972, 131–133; weitere Lit.: L. Choulant, a. a. O., Prolegomena ad Macrum, 23–24 γ; F. A. Ebert, Zur Handschriftenkunde: Die Bildung des Bibliothekars; Bibliothecae Guelferbytanae codices; 2 Bände in einem Band. Nachdruck der Ausgabe Leipzig 1825–1827, Olms 1976, 546.

Wolfenbüttel, Herzog August Bibliothek, Cod. Guelf. 55. 5. Aug. (14. Jh.) ‚Macer Floridus', Schluss: *Explicit Macer domini Alberti de Aulica*; Lit.: L. Choulant, a. a. O., Prolegomena ad Macrum, 24 δ; O. von Heinemann, Die Augusteischen Handschriften. Teil 5: Codex Guelferbytanus 34.1. Aug. 4^0 bis 117 Augusteus 4^0. Nachdruck der Ausgabe von 1903 (Kataloge der Herzog-August-Bibliothek Wolfenbüttel. Die Alte Reihe, Bd. 8), Frankfurt am Main 1966, 72 Nr. 3584.

Wolfenbüttel, Herzog August Bibliothek, Cod. Guelf. 275.2 Extravagantes (Anfang 15. Jh./Deutschland) ‚Macer Floridus', Fragment; f. 1 leer; f. 2r Odo de Meung (vermutlicher Verfasser), ‚De viribus herbarum' (‚Macer Floridus'); Vers 2096–2232. A: *Dicitur in solo succurrere fertur odore ...* f. 3r: *Explicit Macer*; Choulant S. 115–121; f. 3v–4r leer; f. 4v/5r ‚Macer Floridus' v. 2262–2269. Darunter: *Explicit Macer de herbarum virtutibus*; f. 5v–7v leer; f. 6v Eintragung des 16. Jahrhunderts: *Statius. Homerus. Macer*, aus: H. Butzmann, Die mittelalterlichen Handschriften der Gruppen Extravagantes, Novi und Novissimi. Beschrieben von Hans Butzmann (Kataloge der Herzog August Bibliothek Wolfenbüttel. Die neue Reihe) Frankfurt am Main 1972, 138; L. Choulant, a. a. O., Prolegomena ad Macrum, 24 ε.

Wolfenbüttel, Herzog August Bibliothek, Cod. Guelf. n. 576 (15. Jh.), in einer Sammelhandschrift; Anfang: *Herbarum vires mater tibi carmina dicunt*; Lit.: L. Choulant, a. a. O., Prolegomena ad Macrum, 24 ζ.

Wolfenbüttel, Herzog August Bibliothek, Cod. Guelf. 112. 1. Extravagantes (15. Jh.) vier verschiedene Handschriften in einem Band: A Vita Gertrudis (1491 Niederlande); B Antonio Guainerio de febribus (Ende 15. Jh. Niederlande); C Sentenzenkommentar (15. Jh. Norddeutschland); D ‚Macer Floridus' (15. Jh. Norddeutschland); f. 69r (Inhaltsangabe) vorgeschaltet; ursprünglich letztes Blatt verloren; f. 69v leer; f. 70r Odo de Meung ‚De viribus herbarum' (‚Macer Floridus'), bricht ab f. 107v: ... *Cum suco formatas, ut faba grossas* ... Die letzten 8 Zeilen sind mit dem letzten Blatt verlorengegangen. Alle Abschnitte haben eine niederdeutsche und eine lateinische Überschrift, z. B. f. 70r: *Bivot. Arthemisia* f. 74r: *Ruta. Rude*. Interlinear- und Marginalglossen. ‚Macer Floridus', ed. Choulant, 28–122; aus: H. Butzmann, Die mittelalterlichen Handschriften der Gruppen Extravagantes, Novi und Novissimi. Beschrieben von Hans Butzmann (Kataloge der Herzog August Bibliothek Wolfenbüttel. Die neue Reihe) Frankfurt am Main 1972, 54–56; siehe L. Choulant, a. a. O., Prolegomena ad Macrum, S. 24–25 η.

Wolfenbüttel, Herzog August Bibliothek, Cod. Guelf. 58. 6. Aug. fol. (1508) f. 1–31r *Macer, de virtutibus herbarum*, Schlussschrift: *Finis per manus Simonis Steyn, artium et philosophie magistri Albiorani*; Lit.: L. Choulant, a. a. O., Prolegomena ad Macrum, 22–24 θ; O. von Heinemann, Die Augusteischen Handschriften. Teil 3: Codex Guelferbytanus 32.7. Augusteus 2° bis 77.3. Augusteus 2°. Nachdruck der Ausgabe von 1898 (Kataloge der Herzog-August-Bibliothek Wolfenbüttel. Die Alte Reihe, Bd. 6), Frankfurt am Main 1966, 303–304.

Zürich, Zentralbibliothek, Ms. C. 58 (12. Jh.) f. 43rb–44rb Auszüge aus den ‚Macer Floridus'-Kapiteln *Acidula, Portulaca, Boglossa, Caules, Elleborum album, Peonia, Verbena, De Ruta*; Lit.: J. Werner, Beiträge zur Kunde der lateinischen Literatur des Mittelalters aus Handschriften gesammelt, Aarau 1905, 97–98 Nr.224–225; C. Mohlberg, Katalog der Handschriften der Zentralbibliothek Zürich. Bd. 1 Mittelalterliche Handschriften. Erste und zweite Abteilung. Handschriften der Stadtbibliothek, Zürich 1932, 31–33; Schnell – Crossgrove, Vulgatfassung 32.

Zürich, Zentralbibliothek, Ms. Car. C. 111 (15. Jh.) medizinische Sammelhandschrift, f. 72r–138v ‚Macer Floridus', Incipit: *Macer id ex herbis siccis loquitur*, Explicit: *Et illis iungas nogentos atque vigin*[ti] *quinque*; Lit.: C. Mohlberg, a. a. O., 117; Schnell – Crossgrove, Vulgatfassung 32.

Zürich, Zentralbibliothek, Ms. Car. C 166 (13. Jh.) ‚Macer Floridus' f. 1r–18r, Incipit: *Herbarum quasdam dicturus carmine vires*, Explicit:

Juxta quod vires etas et tempora poscunt. Explicit Macer; Lit.: C. Mohlberg, a. a. O., 138; Schnell – Crossgrove, Vulgatfassung 32.

Zwickau, Vermisste Handschrift (**Notae manu Martyni-Lagunae** ad marginem editionis Pictorianae prioris adscriptae, ex codice bibliothecae Zwiccaviensis desumptae, varietatem lectionis continentes), aus: L. Choulant, a. a. O., Prolegomena ad Macrum, 22–23 α.

Im Bibliothekskatalog aus dem 12. Jahrhundert der Kathedrale St. Cuthbert in Durham werden zwei Macer-Handschriften genannt, die offenbar noch nicht identifiziert sind:

Durham, Ecclesia Dunelmensis[96] (12. Jh.) Vetus catalogus librorum qui armariolo ecclesiae cath. Dunhelm. olim habebantur. Hii libri de phisica: 377–79. libri graduum tres. – Hii sunt libri quos magister Herebertus medicus dedit Sancto Cuthberto: 481. liber Macri de virtutibus herbarum; 483. liber Macri de simplicibus. - Hii sunt libri qui leguntur ad collationem: 544. liber Odonis, aus: G. Becker, Catalogi Bibliothecarum Antiqui, I. Catalogi saeculo XIII vetustiores, II. Catalogus catalogorum posterioris aetatis, Bonnae 1885, 242–245 Nr. 117. Lit.: Catalogi veteres librorum ecclesiae cathedralis Dunhelm. [Surtees Society n. 7]. London 1838, 1–10.

Sieben Handschriften überliefern den lateinischen ‚Macer Floridus' mit einer deutschen Reimfassung[97]:

Leipzig, Universitätsbibliothek, Ms. 0403h[98] (14./15. Jh.) f. 2r–150v ‚Macer Floridus' mit deutscher Reimfassung; Lit.: J. G. Thierfelder, Zwei Handschriften des Macer Floridus mit Übersetzung in deutsche Reime, in: Serapeum, Leipzig 1862, 7–12; B. Schnell, Übersetzungen in der Fachliteratur, Wolfram-Studien 14, 1996, 187 Anm. 14.; F. Pensel, Verzeichnis der deutschen mittelalterlichen Handschriften in der Universitätsbibliothek Leipzig - zum Druck gebracht von I. Stahl, Berlin 1998, 292–234.

---

96 Zur mittelalterlichen Bibliothek der Kathedrale zu Durham siehe A. J. Piper, The libraries of the monks of Durham, in: M. B. Parkes and A. G. Watson (Hrsg.), Medieval scribes, manuscripts and libraries. Essays presented to N. R. Ker, London, 1978, 213–248; A. G. Watson (Hrsg.), Medieval libraries of Great Britain. A list of surviving books edited by N. R. Ker. Supplement to the second edition edited by A. G. Watson, London 1987, 16–34.

97 Teilweise entnommen aus: W. C. Crossgrove, Macer, VL^2 Bd. 5, Berlin – New York 1985, 1114; B. Schnell in Zusammenarbeit mit W. Crossgrove (Hrsg.), Der deutsche ‚Macer'. Vulgatfassung. Mit einem Abdruck des lateinischen Macer Floridus ‚De viribus herbarum' (TTG 50), Tübingen 2003, 36; siehe auch ‚Macer' (dt. Reimfassung) – zusammengestellt von K. Klein (Marburger Repertorium), 2004.

98 Früher Privatbesitz Johann Gottlieb Thierfelder, Meißen, Nr. I.

Leipzig, Universitätsbibliothek, Ms. 0403g[99] (15. Jh.) f. 1r–133r ‚Macer Floridus' mit deutscher Reimfassung; Lit.: J. G. Thierfelder, a. a. O., 7–12; B. Schnell, a. a. O., 187 Anm. 14.; F. Pensel, a. a. O., 292–234.

Gotha, Forschungs- und Landesbibliothek, Cod. Chart. B 174 (15. Jh.) f. 2r–169r ‚Macer Floridus', lat. mit dt. Reimpaarübersetzung; entstanden um 1460 im mittelbairischen Sprachgebiet; Lit.: F. Jacobs und F. A. Ukert, Beiträge zur ältern Litteratur oder Merkwürdigkeiten der Herzogl. öffentlichen Bibliothek zu Gotha, Leipzig 1837, 330–332; Katalog der deutschsprachigen mittelalterlichen Handschriften der Forschungsbibliothek Gotha. Vorläufige Beschreibung von Falk Eisermann (UB Leipzig, Handschriftenzentrum; jetzt Staatsbibliothek zu Berlin – Preußischer Kulturbesitz, Gesamtkatalog der Wiegendrucke/Inkunabelsammlung) 22.3.2010 (http://www.manuscripta-mediaevalia.de/hs/projekt-gotha.htm).

Klagenfurt, Bischöfliche Bibliothek, Cod. XXIX d 23 (15. Jh.) f. 3r–191r; Lit.: H. Menhardt, Handschriftenverzeichnisse österreichischer Bibliotheken. Kärnten, Bd. 1: Klagenfurt, Maria Saal, Friesach, Wien 1927, 13.

Vicenza, Biblioteca Civica Bertoliana, Ms. 224 (15. Jh.) f. 142r–269v; Lit.: A. Schönbach, ZfdA 21 (1877), 434.

München, Bayerische Staatsbibliothek, Cgm 720 (15. Jh.) Arzneibuch, f. 146r–153v Auszüge aus dem ‚Macer Floridus', zum Teil mit Versübersetzung; Lit.: A. Schönbach, ZfdA 21 (1877), 434; K. Schneider, Die deutschen Handschriften in der Bayerischen Staatsbibliothek München: Cgm 691–867 (Editio altera), Wiesbaden 1984, 116–127, bes. 121.

Kremsmünster, Stiftsbibliothek, Cod. CC 301 (15./16. Jh.) verschollen, f. 1r–113r; Lit.: Schnell – Crossgrove, Vulgatfassung 36. Anm. 90.

3.2. Zur Überlieferung der ‚Spuria Macri'

3.2.1. Die Ausgabe des Cornarius

Die Veröffentlichung des Janus Cornarius aus dem Jahre 1540 mit dem Titel ‚Macri de materia medica libri V versibus conscripti' umfasst 77 Kapitel des ‚Macer Floridus' in drei Büchern. Als Buch vier ediert er die zwanzig Kapitel ‚Spuria Macri', als fünftes Buch das Gedicht ‚De lapidibus' des Marbod von Rennes, das Cornarius auch dem Macer zuordnet.

Im Vorwort zu seiner Ausgabe schreibt Cornarius nichts zur Herkunft des Textes, er spricht lediglich von einer alten Handschrift: „Et hactenus quidem creditum est, primos tres libellos, velut nos iuxta quoddam vetu-

99 Früher Privatbesitz Johann Gottlieb Thierfelder, Meißen, Nr. II.

stum exemplar distinximus, Macri esse"[100]; „In summa, saeculo barbarissimo, & autore graece linguae ignaro, & latinae non satis docto, primi tres libelli, itemque quartus, qui iam recens accessit in veteri quodam exemplari repertus, scripti sunt."[101] Er erkannte, dass die zwanzig Spuria-Kapitel die er als viertes Buch herausgab, von einem jüngeren Autor als die Macer-Kapitel der ersten drei Bücher stammten. Da er sie mit den übrigen Kapiteln in einer alten Handschrift fand, wollte er sie nicht weglassen: „Certe capitum ordo interturbatus, & eorumdem numerus in aliquibus exemplaribus auctior, subindicant eos subinde per alios atque alios additione ac immutatione facta crevisse, et presertim quartum libellum, cuius etiam alium quam praecedentium trium, autore(m) esse apparet. Nos tamen sic cum reliquis in quodam veteri exemplari repertum, reijcere noluimus."[102]

Choulant nennt in seinen Prolegomena ad Macrum unter den Handschriften, welche er für seine Edition benutzte, unter α an erster Stelle „Notae manu Martyni-Lagunae[103] ad marginem editionis Pictorianae prioris adscriptae, ex codice bibliothecae Zwiccaviensis desumtae (sic!), varietatem lectionis continentes"[104]. Die Ausgabe des Pictorius mit den Martyni-Laguna-Anmerkungen war im Besitz des Leipziger Medizinprofessors Karl Gottlob Kühn[105], der sie Choulant für seine Edition zur Verfügung stellte. Choulant bemerkte, dass die Anordnung der 77 ‚Macer'-Kapitel in dem Kodex, anhand dessen Martyni-Laguna seine Anmerkungen verfasst hatte, annähernd die gleiche gewesen sein muss wie in der Ausgabe des Cornarius. Deshalb vermutete er, dass Cornarius die Zwickauer Handschrift zu seiner Zeit eingesehen haben wird. Diese Handschrift ist wahrscheinlich, so Choulant, dem Brand der Bibliotheca Laguniana im Jahre 1807 zum Opfer gefallen, denn er wurde in der öffentlichen Zwickauer Bibliothek nicht mehr aufgefunden.[106]

---

100 J. Cornarius, Macri de materia medica libri V versibus conscripti, Praefatio, 2.

101 J. Cornarius, a. a. O., Praefatio, 3.

102 J. Cornarius, a. a. O., Praefatio, 5.

103 Johannes Aloys Martyni-Laguna (= Karl Friedrich Martini, 1755–1824), Editor lateinischer Texte, siehe W. Pökel, Philologisches Schriftsteller-Lexikon, Leipzig 1882, 168.

104 Choulant, 1832, 22.

105 Zu Karl Gottlob Kühn (1754–1840) siehe Pökel, a. a. O., 147.

106 Über die Raths- oder Gymnasialbibliothek zu Zwickau und den Martyni-Laguna-Grundstücksbrand berichtet R. Naumann, Die Raths- oder Gymnasialbibliothek zu Zwickau, Serapeum 10, 1848, 149: „Auch betraf ein Unfall, wobei freilich die Verwalter der Anstalt nicht ohne Schuld sind, die schöne Bibliothek. *Martyni-Laguna* besass in der Nähe von Zwickau ein Grundstück, welches im Anfange dieses Jahrhunderts [d. h. des 19. Jh.] durch Brand zerstört wurde. Man hatte ihm so viel Bücher aus der Bibliothek geliehen, dass, und zwar erst nach seinem Tode, immer noch über hundert Bände, halbverbrannt, halb durch Wasser beschädigt, zu-

In Renate Schipkes Verzeichnis der mittelalterlichen Handschriften von Zwickau[107] ist die Handschrift nicht enthalten.

Die Vermutung von Maria Esthera Herrera, der Herausgeberin des ‚Lapidarius' des Marbod von Rennes, dass Cornarius eine bestimmte Leipziger Handschrift benutzt haben könnte, hat sich nicht bestätigt. In Zusammenhang mit Cornarius' Edition des ‚Liber lapidum' des Marbod von Rennes als liber V des Macer im Anschluss an die Edition ‚De viribus herbarum' des Odo von Meung (Macer Floridus) und der ‚Spuria Macri' als liber IV macht Herrera[108] auf eine Leipziger Handschrift aufmerksam, die sie nur dem Titel nach durch den Katalog von Feller kennt. Feller verzeichnet in seinem Katalog der Handschriften der Universitätsbibliothek Leipzig den Titel „Marbodeus de gemmis metrice, seu liber qvintus Macri"[109]. Döring[110] nennt als Signatur der Handschrift Ms. 1348 und gibt weiterführende Hinweise zu Katalogen. Bei Pensel[111] ist Ms. 1348 als lateinisches Kollegheft des Studenten Gottfried Wichardi aus Göttingen verzeichnet ohne einen Hinweis auf Marbod. Meier[112] beschreibt die Handschrift Ms. 1348 (Cod. lat.), eine Papierhandschrift des 15. Jahrhunderts: f. 282r–395r (Überschrift): *Incipit Liber Marbodi de lapidibus* (Inc.): *Evax rex Arabum legitur scripsisse Naroni.* (Expl.): *Quae velut inter se certat virtute colorum.* f. 395v leer. f. 382r, rechts oben, ein Vermerk vom Jahre 1540, ähnlich f. 395r.[113] Daraus ist zu schließen, dass Feller seinen Zusatz „seu liber qvintus Macri" nach des Cornarius Edition gebildet hat. „Seu liber qvintus Macri" steht nicht in der Handschrift, die auch nichts von

---

rück kamen. Also auch nicht einmal nach dem Brandunglücke scheint man nachgefragt zu haben, wie hoch sich der erlittene Verlust belaufen möge."

107 R. Schipke, Die mittelalterlichen Handschriften der Ratsschulbibliothek Zwickau: Bestandsverzeichnis aus dem Zentralinventar mittelalterlicher Handschriften (ZIH), Berlin 1990.

108 M. E. Herrera, Marbodo de Rennes, Lapidario Liber lapidum. Éd., trad. y commentario por Maria Esthera Herrera, Paris 2005, XXXI Nr. 5.

109 L. J. Feller, Catalogus codicum manuscriptorum bibliothecae Paulinae in Academia Lipsiensi, Lipsiae 1686, 369.

110 D. Döring, Die Bestandsentwicklung der Bibliothek der Philosophischen Fakultät zu Leipzig von ihren Anfängen bis zur Mitte des 16. Jahrhunderts, Leipzig 1990, 95 Nr. 237.

111 F. Pensel, Verzeichnis der deutschen mittelalterlichen Handschriften in der Universitätsbibliothek Leipzig - zum Druck gebracht von Irene Stahl, Berlin 1998, 182f.

112 L. Meier, Handschriftennotizen zum Erfurter Geistesleben im Mittelalter, Mitteilungen des Vereins für die Geschichte und Altertumskunde von Erfurt, Heft 56, Neue Folge, Heft 3, Weimar 1995, 7–36, bes. 24–31.

113 Meier, a. a. O., 27.

‚Macer Floridus' und den ‚Spuria Macri' im Zusammenhang mit Marbod enthält.

3.2.2. Die Ausgabe Rantzaus

Die Ausgabe des Heinrich Rantzau erschien 1590 in Hamburg und Leipzig unter dem Titel ‚Henrici Ranzovii editio duorum librorum Macri de virtutibus Herbarum, de quibusdam animalium partibus, de terrae speciebus, Itemque medicamentis totius corporis humani. Iam recenter ex bibliotheca sua Bredenbergensi depromptorum, quorum prior antehac non tam emendate extitit, posterior vero antea typis nunquam fuit expressus etc.' Das erste Buch enthält das Gedicht ‚Macer Floridus' mit 100 Kapiteln, unter denen sich unsere ‚Spuria' befinden. Als zweites Buch folgt das Gedicht des Quintus Serenus ‚Liber medicinalis', das Rantzau irrtümlich als zweites Buch des Macer bezeichnet. Durch ein ‚speculum medicorum' in Prosa wird die Ausgabe abgerundet.

In seinem Vorwort schreibt Rantzau, dass er in seiner Breitenburger Bibliothek unter den Werken der Mediziner eine alte Handschrift besaß, die viel auf Medizin bezogenes enthielt, darunter den Macer (*codicem veterem manuscriptum, multa ad rem medicam pertinentia continentem... In hoc etiam inveni Macrum ... alterum vero librum de medicamentis totius corporis humani* [= Quintus Serenus ‚Liber medicinalis']). Beim Vergleich der ihm vorliegenden Handschrift mit den ‚Macer Floridus'-Ausgaben, die er besaß, stellte er fest, dass das erste Buch (also der ‚Macer Floridus') nicht in derselben Reihenfolge der Pflanzen überliefert ist. Unter den verwendeten Ausgaben hebt er die des Pictorius hervor, die er für seine Anmerkungen zum ‚Macer Floridus' auswertete.

Auf der Suche nach dem Verbleib der Handschrift muss man den Spuren seiner Bibliothek nachgehen. Der Humanist Heinrich Rantzau[114], königlich dänischer Statthalter in Schleswig-Holstein, starb 1598 und hinterließ auf Schloß Breitenburg seine umfangreiche, etwa 6300 Bände enthaltende Bibliothek, die Wallenstein nach der Erstürmung des Schlosses im September 1627 erbeutete.[115] Vermutlich schenkte Wallenstein einen

114 Zu Heinrich Rantzau siehe Anm. 3.

115 „Eine ... umfassende Rekonstruktion der alle damaligen wissenschaftlichen Disziplinen repräsentierenden Bibliothek ist ... ein Desiderat", so W. Ludwig, Der Humanist Heinrich Rantzau und die deutschen Humanisten, in: T. Haye (Hrsg.), Humanismus im Norden. Frühneuzeitliche Rezeption antiker Kultur und Literatur an Nord- und Ostsee (Chloe. Beihefte zum Daphnis, Band 32), Amsterdam – Atlanta, GA 2000, 5. Ludwig berichtet (ebenda 4f.) nach einem Gespräch mit Otto Graf Rantzau, dass dessen Vater während des Zweiten Weltkrieges von dem Abt eines österreichischen oder böhmischen Klosters ein Kaufangebot für über tausend Bände aus der Bibliothek Heinrich Rantzaus, die sich in seiner Klosterbibliothek

Großteil der Bibliothek dem von ihm gegründeten Professhaus der Jesuiten zu St. Nicolai in Prag. Handschriften und Bücher dieser Bibliothek enthalten neben verschiedenen Rantzauschen Provenienzvermerken die handschriftliche Eintragung: „Domus Professae Soc. Jesu ad Sanctum Nicolaum Pragae Catalogo inscriptus“. Einen Teil der Bücher hat Wallenstein wahrscheinlich dem auch von ihm gegründeten Jesuitenkollegium in Jičin geschenkt, dessen Bibliothek in Folge der Aufhebung des Jesuitenordens in Böhmen 1777 ebenfalls wie die des Professhauses in das Clementinum nach Prag gelangte.[116] Im Clementinum befanden sich seit 1556 die Bibliothek des Jesuitenkollegs und seit 1622 auch die Kollegienbibliotheken der Prager Karls-Universität. Nach der Auflösung des Jesuitenordens wurden die dort untergebrachten Bibliotheken 1777 zur „Öffentlichen k. u. k. Universitätsbibliothek“ vereint.[117] In ihren Katalogen der Universitätsbibliothek zu Prag beschrieben Truhlář und Dolch[118] Codices aus Rantzaus Besitz.

Die folgende Handschrift, die ehemals der Universitätsbibliothek zugeordnet war, jetzt der Nationalbibliothek in Prag (Národní Knihovna České Republiky/National Library of the Czech Republik), enthält zwar keinen Besitzvermerk Rantzaus, jedoch lässt der Inhalt eine Beziehung vermuten, zumal auf f. 1r der Herkunftsvermerk „Catalogo inscriptus Domus Professae 1733“ verzeichnet ist.[119] Die Handschrift VII. G. 25 enthält neben dem ‚Lapidarius‘ des Marbod von Rennes (f. 1v–13) den ‚Macer Floridus‘ (f. 14r–53v), den ‚Liber medicinalis‘ des Quintus Serenus

---

de aus der Bibliothek Heinrich Rantzaus, die sich in seiner Klosterbibliothek befänden, erhalten habe, auf das er aber nicht einging.

116 Nach M. Posselt, Die Bibliothek Heinrich Rantzaus, Zeitschrift der Gesellschaft für Schleswig-Holstein-Lauenburgische Geschichte 11. Bd., 1881, 69–124 und I. Collijn, Neue Beiträge zur Geschichte der Bibliothek des Heinrich Rantzau, Zentralblatt für Bibliothekswesen 50, 1933, 111–120.

117 Siehe H. Hilz und I. Schäfer, Das Bibliothekswesen der Karls-Universität in Prag. Die dezentrale Organisationsstruktur einer 650 Jahre alten Universitätsbibliothek, Bibliotheksdienst 32. Jg., 1998, H. 9, 1541.

118 J. Truhlář, Catalogus codicum manu scriptorum qui in C. R. Bibliotheca publica atque Universitatis Pragensis asservantur. Pars prior: Codices 1–1665, Prag 1905, Pars 2: Codices 1666–2752 forulorum IX–XV et Bibliothecae Kinskyanae. Adligata 2753–2830. Tabulae. Addenda. Index, Pragae 1906; W. Dolch, Katalog der deutschen Handschriften der k. k. öff. und Universitätsbibliothek zu Prag. I. Teil: Die Handschriften bis etwa z. J. 1550. Prag 1909; Verweis von I. Collijn, Neue Beiträge zur Geschichte der Bibliothek des Heinrich Rantzau, Zentralblatt für Bibliothekswesen 50, 1933, 111–112.

119 Siehe W. Dolch, Katalog der deutschen Handschriften der k. k. öff. und Universitätsbibliothek zu Prag. I. Teil: Die Handschriften bis etwa z. J. 1550. Prag 1909, 24 Nr. 63.

(f. 53v–72v) und ein ‚Speculum medicorum'.[120] Nach Sternbergs Äußerungen in seiner Pflanzenkunde über die Handschrift könnte man vermuten, dass sie diejenige aus der Bibliothek des Ranzovius sei: „Dieses Mscrpt., welches ehemals dem Professhaus der Jesuiten angehörte, scheint der äußern Beziehung nach aus einer fremden Bibliothek, vielleicht der Bredenburger abzustammen. Wahrscheinlich ist es das nämliche, dessen bereits Balbin in der *Bohemia docta* Erwähnung thut. Rantzow mag es bey seiner Herausgabe benützt haben, denn bis zu dem 60ten Kapitel sind beide übereinstimmend."[121] Der ‚Macer Floridus'-Text beginnt f. 14r *Herbarum vires dicturus carmine quasdam* und endet f. 53v *apta solucio fiat*. Es handelt sich hierbei um das Ende des 77. Kapitels (*Aloe*) in Choulants Edition. Darauf folgt das Gedicht des Quintus Serenus, aber keine ‚Spuria Macri'-Kapitel.[122]

Auch ein Vergleich der Handschriften, die den Editionen des Quintus Serenus ‚Liber medicinalis',[123] zugrunde lagen, brachte keinen Hinweis auf den Verbleib von Rantzaus Handschrift. Demnach bleibt die von Rantzau für seine Edition des ‚Macer Floridus' benutzte Handschrift weiterhin unbekannt.[124]

---

120 Siehe die Kataloge von J. Truhlář, Catalogus codicum manu scriptorum latinorum, qui in C. R. bibliotheca publica atque universitatis Pragensis asservatur, Pars 1: Codices 1–1665 forulorum I–VIII, Pragae 1905, 518 Nr. 1375; W. Dolch, a. a. O., 24 Nr. 63; R. Bergmann und S. Stricker unter Mitarbeit von Y. Goldammer und C. Wich-Reif, Katalog der althochdeutschen und altsächsischen Glossenhandschriften, Berlin – New York 2005, Bd. 4, 1509f. Nr. 784.

121 K. Graf von Sternberg, Abhandlung über die Pflanzenkunde in Böhmen I, Prag 1818, 22 Nr. 2. Bereits B. Balbin, Bohemia docta, editum ab Raphaele Ungar, P. 3, Pragae 1780, III, 135 wies in seinem *Indiculus manuscriptorum librorum in bibliotheca domus professae S. I. Pragae, et novae domi in collegio S.I.* auf die Handschrift hin: „ibidem Carmina *Macri de herbis*".

122 Wovon ich mich anhand eines Microfilms dieser Handschrift überzeugen konnte.

123 J. C. G. Ackermann (Hrsg.), De medicina praecepta saluberrima; Quinti Sereni Samonici; Textum recensuit, lectionis varietatem, notas interpretum selectiores suasque adiecit Joan. Chrn. Gottlieb Ackermann, Lipsiae 1786; F. K. Vollmer (Hrsg.), Quinti Sereni liber medicinalis (CML II/3), Lipsiae – Berolinae 1916; R. Pépin (Hrsg.), Liber medicinalis. Quintus Serenus. Texte établi, trad. et commenté par R. Pépin, Paris 1950; C. Ruffato (Hrsg.), La medicina in Roma antica. Il Liber medicinalis di Quinto Sereno Sammonico, a cura di Cesare Ruffato; Torino 1996.

124 Weitere Bücher aus dem Rantzauschen Besitz befinden sich heute in Deutschland in Augsburg, Darmstadt, Gotha, Hamburg, Jena, Kiel, Marburg und Rostock, in Schweden in Stockholm, Uppsala und auf Skokloster, in Finnland in Helsingfors, in Dänemark in Kopenhagen, Aarhus, Herlufsholm, Odense und Roskilde. Diese weit über Nordeuropa versteuten Bücher stammen größtenteils aus der schwedischen Kriegsbeute nach der Einnahme von Prags Kleinseite im Jahre 1648. Nach den Forschungen von L. O. T. Tudeer, Några Rantzauska Böcker i Helsingfors, Nordisk tidskrift för bok- och biblioteksväsen 3, 1916, 261–261; O. Walde, Bü-

3.2.3. Die Fuldaer Handschrift C 9

Die medizinische Sammelhandschrift der Hochschul- und Landesbibliothek Fulda C 9 (= F) entstand vermutlich in Konstanz im Auftrag des Klosters Weingarten zwischen 1334 und 1342. Sie enthält auf f. 4r–41v eine erweiterte Fassung des ‚Macer Floridus' mit 115 Kapiteln in alphabetischer Reihenfolge.[125] Darunter befinden sich vierzehn der ‚Spuria'-Kapitel (*De arona, De agrominia* (i. e. *agrimonia*), *De ebulo et de sambuco, De brionia, De faba, De nucibus, Iuniperus* (ohne Überschrift), *De salice, De felle, De fimis, De caseo, De cornu cervi, De aceto, Von dem swebel*) sowie acht weitere unbekannte als auch die durch Reuss und Walchner herausgegebenen Spuria aus dem Wolfenbütteler Codex 58,6 Ms. Aug. fol. (1508) und aus der Editio princeps (1477).[126] Sämtliche in der Handschrift enthaltenen ‚Spuria'-Kapitel liegen in einer bearbeiteten Form vor, der Text in den einzelnen Versen wurde leicht verändert oder teilweise umgestellt. Mehrmals erfolgte eine Umstellung zweier benachbarter Wörter. Es wurden zusätzliche Verse eingefügt, einzelne Verse weggelassen. An die Kapitel *De ebulo et de sambuco* und *De brionia* wurden je fünfzehn Verse angehängt. Im Kapitel *De salice* wurden einundzwanzig Verse weggelassen. Durch die alphabetische Anordnung der Kapitel, den leicht abgewandelten Text, Verseinschübe und einen doppelt abgeschriebenen Vers wird deutlich, dass in dieser Handschrift eine spätere Bearbeitungsphase des Lehrgedichtes ‚Macer Floridus' vorliegt.

3.2.4. Fazit

Die Handschriften, welche die Grundlage der Editionen von Cornarius und Ranzovius bildeten, konnten bisher nicht gefunden werden. Die Fuldaer

---

cher- und bibliotheksgeschichtliche Forschungen in ausländischen Bibliotheken, Nordisk tidskrift för bok- och biblioteksväsen 17, 1930, 75–148; dems., Studier i äldre dansk biblioteksshistoria, Nordisk tidskrift för bok- och biblioteksväsen 19, 1932, 1–66. Siehe dazu I. Collijn, Neue Beiträge zur Geschichte der Bibliothek des Heinrich Rantzau, Zentralblatt für Bibliothekswesen 50, 1933, 113 mit Anm. 1. In Wrocław (ehemals Breslau) in Polen gibt es ebenfalls Handschriften aus Rantzaus Bibliothek, siehe dazu O. Günther, Spuren verschollener Bibliotheken unter den Handschriften der Breslauer Universitätsbibliothek. 2. Rantzau-Codices, Zentralblatt für Bibliothekswesen 40, 1923, 486–494. In den Arbeiten von Walde, Collijn, Tudeer und Günther über Spuren von Rantzaus Büchern und Handschriften in den Bibliotheken Europas findet sich kein Verweis auf eine Macer-Handschrift.

125 Siehe R. Hausmann, Die Historischen, Philologischen und Juristischen Handschriften der Hessischen Landesbibliothek Fulda bis zum Jahr 1600. B 1–25, C 1–18.68. D 1–48. Beschrieben von Regina Hausmann (Die Handschriften der Hessischen Landesbibliothek, 2. Bd.), Wiesbaden 2000, 52–59, bes. 54–55.

126 Siehe dazu Kap. 2.1. Die ‚Spuria Macri' und Kap. 2.2. Weitere Spuria-Kapitel sowie die Tabellen mit den Übersichten Kap. IV.1., IV.2, IV.3.

Handschrift C 9 (= F) enthält nur einen Teil der hier zu behandelnden Spuria-Kapitel mit einem überarbeiteten Text. Eine systematische Durchsicht aller bekannten Macer-Floridus Handschriften steht allerdings noch aus.

4. Die Entstehung und Datierung des ‚Macer Floridus'

Der ‚Macer Floridus' wies schon im Hochmittelalter eine „starke Corpus- und Kapitel-Varianz"[127] auf. Choulant notierte die unterschiedlichen Kapitelzahlen der von ihm benutzten Handschriften in seinem Vorwort *Prolegomena ad Macrum*,[128] was auf eine große Textvarianz auf der Corpusebene in der Überlieferung hinweist. Auf der Textebene blieb der Wortlaut der einzelnen Kapitel über Jahrhunderte hinweg konstant.[129]

Die vielleicht älteste Handschrift[130] Wien, Österreichische Nationalbibliothek, Cod. 134, 3r–29r, aus dem 11. oder Anfang des 12. Jahrhunderts überliefert das Gedicht in 50 Kapiteln, beginnend mit *Artemisia*, endend mit *Asarum*.[131]

William Crossgrove[132] hat nach Untersuchung von Handschriften nachweisen können, dass der lateinische ‚Macer Floridus' in mindestens zwei Phasen entstanden sein muss. Er verglich die Choulantsche Edition mit drei der ältesten Handschriften, Pergamenthandschriften aus dem 12. Jahrhundert, und stellte zunächst fest, dass der Wiener Cod. 134, f. 3r–29r, 50 Kapitel enthält, die Handschrift London, British Library, Arundel MS 283, f. 1r–31v, 60 Kapitel und die Handschrift Lincoln, Lincoln-Cathedral, Chapter Library, MS 220, f. 62r–88v, 48 Kapitel. Dabei fiel ihm auf, dass die Wiener und Londoner Handschriften in der Reihenfolge der Kapitel recht genau miteinander übereinstimmen im Gegensatz zur Edition und

127 So G. Keil, Odo v. Meung, LexMA Bd. 6, 1360.

128 L. Choulant, Macer Floridus De viribus herbarum una cum Walafridi Strabonis, Othonis Cremonensis et Iohannis Folcz carminibus similis argumentis, Lipsiae 1832, 22–27.

129 Schnell – Crossgrove, Vulgatfassung, 23; siehe auch M. Manitius, Geschichte der lateinischen Literatur des Mittelalters II, 540.

130 So M. Manitius, Zur Überlieferung mittelalterlicher Schulautoren, 253.

131 Siehe Tabulae codicum manu scriptorum praeter graecos et orientales in Bibliotheca Palatina Vindobonensi asservatorum; ed. Academia Caesarea Vindobonensis, Wien 1864–1899. Bd. 1: Cod. 1–Cod. 2000, 19 Nr. 134: [Philol.] m. XI. 29. f. 1) 1^a–2^b. Pseudo-Virgilius, Moretum. 2) 3^a–29^a. Macer floridus de viribus herbarum; Endlicher CXXX; Crossgrove, Zur Datierung des ‚Macer Floridus', 58. Diese Handschrift wurde von Choulant nicht für seine Edition benutzt.

132 W. Crossgrove, Zur Datierung des ‚Macer floridus', in: J. Domes (Hrsg.), Licht der Natur. Medizin in Fachliteratur und Dichtung; Festschrift für G. Keil zum 60. Geburtstag (Göppinger Arbeiten zur Germanistik 585), Göppingen 1994, 55–63.

dass in beiden die Kapitel der Edition Choulants 49 (*Paeonia*) und 66–77 („Gewürzanhang") fehlen, welche unter Benutzung der Übersetzung des Constantinus Africanus ‚Liber de gradibus' entstanden sein sollen und wonach unter Berücksichtigung der Lebensdaten des Constantinus der ‚Macer Floridus' nach Stadler[133] datiert wurde. Stadler, der den ‚Macer Floridus' auf Quellen hin untersucht hat, kam zu dem Ergebnis, dass die letzten zwölf Kapitel, die die exotischen Gewürze behandeln, direkt aus Constantinus Africanus ‚Liber de gradibus'[134] übernommen wurden, was ebenso auf das Kapitel 49 *Paeonia* zutreffen soll.[135] Er datiert den ‚Macer Floridus' aufgrund der Lebensdaten des Constantinus Africanus und der Entstehungszeit des ‚Liber de gradibus' ins letzte Viertel des 11. Jahrhunderts. Daraus schließt Crossgrove, dass die älteste Fassung des ‚Macer Floridus' zu einer Zeit entstand, als des Constantinus Africanus Übersetzung ‚Liber de gradibus' noch nicht in Umlauf war, und etwa 50 Kapitel umfasste.[136] Die Urfassung wurde nach Crossgroves Erkenntnissen nach Erscheinen der Übersetzung des Constantinus um 17 Kapitel erweitert, und zwar um die, nach Zählung der Choulantschen Edition, Kapitel 66–77 („Gewürzanhang") und die Kapitel 48–51und 55.[137]

In der Lincolner Handschrift MS 220 (12. Jh.) fehlt ein großer Block von Kapiteln, dafür sind das Kapitel 49 (*Paeonia*) und der Anfang des „Gewürzanhangs" enthalten. Nach Crossgrove entstand eine Neufassung des ‚Macer' um 1100 unter Benutzung des von Constantinus Africanus aus dem Arabischen des Ibn al-Gazzar übersetzten ‚Liber de gradibus', eines damals durch die Einordnung der Kräuter nach den Graden der Humoralpathologie hochaktuellen Werkes.[138] Crossgrove und Schnell bezeichnen den Text, wie er in der Edition Choulants wiedergegeben ist, als „Constantinische Erweiterung". Unter Berücksichtigung der neueren Arbeiten zu Constantinus Africanus von A. Hettinger[139] und R. Veit[140] halte ich die

133 H. Stadler, Die Quellen des Macer Floridus, Archiv für die Geschichte der Naturwissenschaften und der Technik 1, Leipzig 1909, 65.

134 Crossgrove, Zur Datierung des ‚Macer Floridus', 55 weist darauf hin, dass Constantinus nur der Übersetzer aus dem Arabischen war und dass Steinschneider das Werk als ‚Adminiculum' des nordafrikanischen Arabers Ibn al Gazzar identifiziert hat. Siehe M. Steinschneider, Constantinus liber de gradibus und ibn-al-Gezzars Adminiculum, Deutsches Archiv für Geschichte der Medicin und medicinische Geographie 2 (1879), 1–22.

135 Stadler, Quellen, 65.

136 An anderer Stelle (Schnell – Crossgrove, Vulgatfassung, 26) umfasst die Urfassung nach Crossgroves These 60 Drogenmonographien.

137 So Schnell – Crossgrove, Vulgatfassung, 26.

138 Crossgrove, Datierung, 61.

139 A. Hettinger, Zur Lebensgeschichte und zum Todesdatum des Constantinus Africanus, Deutsches Archiv für Erforschung des Mittelalters 46 (1990), 517–529.

Entstehung der Neufassung des ‚Macer Floridus' mit „Gewürzanhang" schon zu einem früheren Zeitpunkt für wahrscheinlich. Constantinus, der in Montecassino in seinen letzten Lebensjahren den größten Teil seines Übersetzungswerkes schuf, hielt sich endgültig in Salerno bzw. in Montecassino - der Zeitpunkt seines Eintritts ins Kloster ist nicht gesichert - zwischen 1076 und 1078 auf und starb an einem 22. Dezember, eventuell im Jahre 1085, spätestens 1087.[141] Die „Constantinische Erweiterung" kann also schon nach 1078, spätestens kurz nach 1087 erfolgt sein. Valentin Rose[142] datiert den ‚Macer de naturis herbarum' in das 11. Jahrhundert.[143] Im ‚Index scriptorum novus mediae latinitatis. Supplementum (1973–2005)' wird der ‚Macer Floridus' um 1070 datiert.[144] Choulants Ausgabe spiegelt nur eine Bearbeitungsstufe des Textes wieder. Später wurden von verschiedenen Bearbeitern weitere Spuria angefügt.

5. Das Problem der Verfasserschaft

5.1. Der Verfasser des ‚Macer Floridus'

5.1.1. Der Titel des Gedichtes und der Name des Verfassers – Macer, Macer Floridus

Macer Floridus ist nicht der wirkliche Name des Verfassers, sondern ein Pseudonym. In der Literatur wird der Name Macer Floridus sowohl zur Benennung des Autors als auch zur Bezeichnung für das Werk verwendet.

Die Handschriften vermerken nach den oben genannten Handschriftenkatalogen unterschiedliche Titel und Namen für das Lehrgedicht. Ende des 11. Jahrhunderts wurde das Gedicht einem Macer zugeschrieben: Die Wiener Handschrift Cod. 134 trägt f. 3 den Titel *opus Macri physici de*

140 R. Veit, Quellenkundliches zu Leben und Werk des Constantinus Africanus, Deutsches Archiv für Erforschung des Mittelalters 59 (2003), 121–152.

141 Siehe dazu Hettinger bes. 527, Veit 137–138. Das schriftstellerische Wirken Constantins ordneten Stadler (Quellen des Macer Floridus, Archiv f. Geschichte der Naturwissenschaften und Technik, 65) 1067–1106 und Resak, 9, 1060–1087 ein.

142 V. Rose, Über die Medicina Plinii, Hermes 8, 63.

143 In seiner Anmerkung (Hermes 8, 63 Anm. 1) schreibt Rose jedoch, dass er es mit de Renzi (Coll. Salern. 1, 213) ins zwölfte Jahrhundert setzen würde, wie den Dresdner Codex (D 160).

144 Siehe B. Bon, A.-M. Bautier (et al.), Index scriptorum novus mediae latinitatis: Supplementum (1973–2005)/Novum glossarium mediae latinitatis ab anno DCCC usque ad annum MCC, Genève 2005, 189.

naturis herbarum[145]. Die Münchener Handschrift Clm 4583 (12. Jh.) nennt auf f. 47v den Titel *opus Macri phisici de naturis herbarum.*[146] In der Handschrift London Harley MS 4346 (12. Jh.) beginnt der Text: *Incipit Macer in primis de artemisia.*[147] In der Erfurter Handschrift Amplon. 62b aus der Mitte des 12. Jahrhunderts endet das Gedicht: *Explicit liber Macri philosophi.*[148] Als *philosophus* wird Macer auch in der Münchener Handschrift Clm 18782 aus dem 15. Jahrhundert: *Macer philosophus de herbis*[149] und in der Handschrift London, Wellcome Library MS 459 von 1504 aus Rocca: *Liber Macri philosophi*[150] bezeichnet. In der Leipziger Handschrift Cod. 112 aus dem 13. Jahrhundert beginnt das Gedicht: *Incipit macer de naturis herbarum.*[151] Als weitere Titel kommen in den Handschriften *De virtutibus herbarum* und *De viribus herbarum* vor. Beispiele dafür sind: Tours MS 789 (12. Jh.) *Magistri Hugonis Lugdunensis*[152] *de viribus herbarum*[153], Tours MS 892 (12.–13. Jh.) *De virtutibus herbarum*[154], Lin-

145 Cod. Vindob. 134, f. 3r–29r der Nationalbibliothek zu Wien; siehe S. Endlicher, Catalogus codicum philologicorum latinorum Bibliothecae Palatinae Vindobonensis digessit Stephanus Endlicher, Vindobonae 1836, 65 n. CXXX; Tabulae codicum manu scriptorum praeter graecos et orientales in Bibliotheca Palatina Vindobonensi asservatorum, Band 1: Cod. 1–Cod. 2000, Wien 1864–1899, 19; Manitius, Zur Überlieferungsgeschichte mittelalterlicher Schulautoren, 253.

146 Siehe K. Halm u. a., Catalogus codicum latinorum Bibliothecae Regiae Monacensis. Codices latinos (Clm) num. 2501–5250 complectens (Catalogus codicum manu scriptorum Bibliothecae Regiae Monacensis Bd. 1,2), Monachii 1894, 210.

147 Manuscripts Catalogue, British Library (http://www.bl.uk/catalogues/manuscripts/HITS0001.ASP?VPath=html/74671.htm&Search=4346).

148 Siehe W. Schum, Beschreibendes Verzeichnis der Amplonischen Handschriften - Sammlung zu Erfurt, Berlin 1887, 720; Hs. Amplon. 62b f. 1–36.

149 Siehe K. Halm u. a., Catalogus codicum latinorum Bibliothecae Regiae Monacensis. Codices latinos (Clm) num. 15121–21313 complectens (Catalogus codicum manu scriptorum Bibliothecae Regiae Monacensis Bd. 2,3), Monachii 1878, 209.

150 Siehe S. A. J. Moorat, Catalogue of Western Manuscripts on Medicine and Science in the Wellcome Historical Medical Library I MSS. Written before 1650 A.D., London 1962, 311.

151 Siehe R. Helssig, Die lateinischen und deutschen Handschriften der Universitätsbibliothek Leipzig. Band 1. Die theologischen Handschriften. Teil 1 (Ms 1–500). Unveränderter Nachdruck der Auflage von 1926 – Wiesbaden 1995, 123–124 Nr. 112; Cod. 112 f. 95–104.

152 Zu dem Namen Hugo Lugdunensis siehe unten S. 51.

153 Siehe Catalogue général des Manuscrits des bibliothèques publiques de France/ Ministère de l'instruction publique, des beaux arts et des cultes: Départements T. 37,1: Tours, Paris 1905, 592–595 Nr. 789; P. Pansier, Catalogue des manuscrits médicaux des bibliothèques de France. Première Partie. Manuscrits latins des bibliothèques autres que la bibliothèque national de Paris, in: Archiv für Geschichte der Medizin, 2. Bd., 1909, Wiesbaden 1964, 29–30 Nr. 1.

154 Siehe P. Pansier, a. a. O., Nr. 2.

coln MS 220 (12. Jh.) *Incipit Macer de viribus herbarum*[155], Douai 217 (13. Jh.) *De viribus herbarum auctore Odone dicto Macro Florido*[156], Leipzig n. 1219 (14. Jh.) *Incipit macer, qui tractat de virtutibus herbarum/ Explicit macer*[157], Lille MS 863 (15. Jh.) *Macer de naturis et de viribus herbarum*[158].

In der Dresdener Handschrift Dc 160 (12. Jh.) endet das Gedicht *Odonis Magdunensis opusculum de naturis herbarum Explicit*[159]. Die Handschrift aus der London Wellcome Library MS 457 aus dem frühen 14. Jahrhundert, deren Text mit dem Titel *Macer de virtutibus herbarum* beginnt, enthält im Anschluss an das Lehrgedicht und das *Explicit Macer. Deo gratias* von einer anderen Hand den Eintrag *Vires herbarum quarundam vel specierum Magdunensis Odo descripsit versificando et titulum posuit libri de nomine macri.* Einen Odo als Verfasser nennen auch zwei Handschriften des 12. und 14. Jahrhunderts, die Baudray de Balzac[160] in der Bibliothèque Royale zu Paris sah: *Incipit liber qui dicitur Macer, quem Odo fecit*, der Schluss *Odonis medici de viribus herbarum carmen* soll später hinzugefügt worden sein.[161]

Aus Rievaux soll eine Handschrift des 14. Jahrhunderts einen Odo als Verfasser bezeugen *Odo de viribus herbarum.*[162]

Zusammenfassend lässt sich feststellen, dass seit dem 11. Jahrhundert das Gedicht unter den Titeln *De naturis herbarum*, seit dem 12. Jahrhundert auch unter dem Titel *De viribus herbarum*, *De virtutibus herbarum*

---

155 Siehe W. Crossgrove, Zur Datierung des ‚Macer floridus', in: J. Domes (Hrsg.), Licht der Natur. Medizin in Fachliteratur und Dichtung; Festschrift für Gundolf Keil zum 60. Geburtstag (Göppinger Arbeiten zur Germanistik 585), Göppingen 1994, 55–63.

156 Siehe P. Pansier, a. a. O., Nr. 3.

157 Siehe L. Choulant, Macer Floridus, Leipzig 1832, Prolegomena ad Macrum, 22–24 λ.

158 Siehe P. Pansier, a. a. O., Nr. 10.

159 Siehe F. Schnorr von Carolsfeld, Katalog der Handschriften der Sächsischen Landesbibliothek zu Dresden, Band 1. Korrigierte und verbesserte nach dem Exemplar der Landesbibliothek photomechanisch hergestellte Ausgabe des Kataloges der Königlichen Öffentlichen Bibliothek zu Dresden, Band 1, bearbeitet von Franz Schnorr von Carolsfeld, Leipzig 1882. Dresden 1979, 326–327, Dc. 160.

160 Nach C. Resak, Odo Magdunensis, der Verfasser des ‚Macer Floridus' und der deutsche Leipziger Macer Text, Med. Diss., Borna-Leipzig 1917, 9: B. de Balzac, Recherches sur le Pseudonyme Floridus Macer, in: Mémoires de la société des sciences morales, des lettres et des arts de Seine-et-Oise, Tome I, Versailles 1847.

161 So Resak, a. a. O., 14.

162 So Manitius, Überlieferung Geschichte mittelalterlicher Schulautoren, Mitteilungen 1906, 251–253 und Manitius, Geschichte der lateinischen Literatur des Mittelalters II, 544–545. Siehe E. Edwards, Memoirs of libraries, London – Leipzig 1859, vol. I, 338.

und *De herbis* überliefert ist. Als Verfasser kommt zweimal ein *Macer physicus* (11./12. Jh.) und zweimal ein *Macer philosophus* vor, was darauf hindeutet, dass er Macer genannt wurde und ein Arzt gewesen sein dürfte. Durch mehrere Handschriften ist der Verfassername Odo bezeugt.

Hugo Lugdunensis, den Pansier für die Handschrift Tours MS 789 aus dem 12. Jahrhundert f. 59v–102 in seinem Katalog mit folgenden Eintrag bietet: *Magistri Hugonis Lugdunensis de virtutibus herbarum. De arthemisia: Herbarum quasdam dicturus carmine vires...*[163], kommt nur einmal vor und scheidet daher wohl aus. Der Wolfenbütteler Codex 55. 5. Aug. des 14. Jahrhunderts schließt: *Explicit Macer domini Alberti de Aulica*[164], was laut E. Meyer[165] schwerlich auf den Verfasser geht, eher war es der Name des Schreibers und/oder Besitzers der Handschrift. Odo Veronensis[166] scheidet aus, da nur eine Verwechslung mit Aemilius Macer Veronensis vorliegt. Der Zisterzienser Odo Muremundensis (Otto von Morimont/Burgund, früher Abt zu Beauprai, gest. 1161) hat zu spät gelebt.[167]

In mittelalterlichen Bibliothekskatalogen und in der mittelalterlichen Literatur wird der Verfasser Macer genannt. Im Verzeichnis der Bibliothek des Klosters Blaubeuren (zwischen 1085 und 1101) steht: „Nucer [Macer

163 P. Pansier, Catalogue des manuscrits médicaux des bibliothèques de France. Première Partie. Manuscrits latins des bibliothèques autres que la bibliothèque nationale de Paris, Archiv für Geschichte der Medizin, 2. Bd., Leipzig 1909 (Unveränderter Neudruck Wiesbaden 1964), 1–46, hier 29; siehe Catalogue général des Manuscrits des bibliothèques publiques de France/Ministère de l'instruction publique, des beaux arts et des cultes: Départements T. 37,1: Tours, Paris 1905, 592–595 Nr. 789.

164 F. Boerner, De Aemilio Macro Diatribe, Leipzig 1754, 16–17 führt diese Handschrift an, in welcher Kap. 65 *Cicuta* das letzte ist. Siehe auch Choulant, Handbuch der Bücherkunde, 234; Resak, a. a. O., 12–13; O. von Heinemann, Die Augusteischen Handschriften. Teil 5: Codex Guelferbytanus 34.1. Aug. 4^0 bis 117 Augusteus 4^0. Nachdruck der Ausgabe von 1903 (Kataloge der Herzog-August-Bibliothek Wolfenbüttel. Die Alte Reihe, Bd. 8), Frankfurt am Main 1966, 72 Nr. 3584.

165 E. Meyer, Geschichte der Botanik III, 428.

166 E. Meyer, Geschichte der Botanik III, 428 verweist auf einen Bamberger Codex, auf den Thierfelder im Janus III, 1848, 372 aufmerksam gemacht hat, in einer Schrift aus dem 13. Jahrhundert, mit dem Titel ‚De herbarum virtutibus tractatus Prosaicus, excerptus ex metrico', der folgende Randbemerkung enthält: *Hic libellus, qui sub Macri nomine circumfertur, non hujus est, sed Odonis cuiusdam medici Veronensis incertae aetatis. verum ut gratior iret in lucem, Macri tituli inscriptus est.* Meyer wies auch darauf hin, dass sich der Text mit der betreffenden Stelle bei Gaudentius Merula sehr ähnelt, wobei hier der Zusatz *Veronensis incertae aetatis* auffällt. Zu Gaudentius siehe unten S. 57.

167 Siehe Choulant, Handbuch der Bücherkunde, 234 und Resak, a. a. O. 12.

corr. Hesse] de herbis".[168] Etwa zur gleichen Zeit taucht Macer im Schriftstellerkatalog des Sigebert von Gembloux (1035 bis 1112) auf: *Macer scripsit metrico stylo librum De viribus herbarum*[169]. Im Bibliothekskatalog der Kirche zu Durham aus dem 12. Jahrhundert findet man unter den „libri quos magister Herebertus medicus dedit sancto Cuthberto"[170] als Nr. 481 einen ‚liber Macri de virtutibus herbarum' und unter Nr. 483 einen ‚liber Macri de simplicibus'.

Da das Lehrgedicht unter dem Namen ‚Macer' bereits bei Osbern von Gloucester, Eberhard dem Deutschen, Roger Bacon und Hugo von Trimberg aufgeführt wird, schließt Manitius, dass es „bald nach seiner Entstehungszeit mit dem antiken Namen Macer belegt worden"[171] sei und denselben stets behalten habe.

Osbern von Gloucester (1123–1200) nutzte das Gedicht häufig in seinen ‚Derivationes'[172] (um 1163), wo er es als „Macer", „Macer in libro de viribus herbarum" oder „Macer, de viribus herbarum" zitiert.

Bei Eberhard dem Deutschen (Alemannus) ist von dem als Schulbuch verwendeten ‚Macer Floridus, De viribus herbarum' die Rede, wenn er in seinem Unterrichtswerk ‚Laborintus'[173] im 13. Jahrhundert[174] schreibt: *Herbarum vires declarant carmina Macri | Servat melliciis (?) hunc medicina suis.*

Roger Bacon (13. Jh.) gebrauchte die Benennung ‚Macer' für das mittelalterliche Werk.[175]

---

168 Siehe CATAL. biblioth. Becker p.174 sq.: 74. Coenobium Blavibornense = Blaubeuren. 1085–1101, Nr. 82; CATAL. biblioth. Lehm. p. 19 v. 24.

169 SIGEB. GEMBL. catal. p. 55 cap. 13. Sigebert ordnet den Macer chronologisch nach Epiphanios (laut Witte 119 ist Epiphanias Mitarbeiter Cassiodors in der 1. Hälfte des 6. Jh.) und vor Paulinus von Nola (353–431) ein; siehe J. Zacher, Macer Floridus und die Entstehung der deutschen Botanik, Zeitschrift für deutsche Philologie XII, Halle 1881, 189–215, hier 190 Anm. 1; siehe auch E. Meyer, Geschichte der Botanik III, 432.

170 CATAL. biblioth. Becker p. 243sq. (p. 239: „117. Ecclesia Dunhelmensis = Durham. saec. XII. Vetus catalogus librorum qui in armariolo ecclesiae cath. Dunelm. diu habebantur.")

171 Manitius, Philologus 51 (= N. F. V), 1892, 171.

172 Osberno, Derivationi, a cura di Paola Busdraghi ..., sotto la dir. di Ferruccio Bertini (Biblioteca di medioevo latino 16; 2 Bde.), Spoleto 1996.

173 EBERH. ALEM. labor. 649–650.

174 Laut F. J. Worstbrock, Eberhard der Deutsche, VL^2 Bd. 2, Berlin – New York 1980, 273–276, in der 1. Hälfte des 13. Jahrhunderts, nach dem Herausgeber E. Faral nicht eher als 1208–1212 und nicht später als 1280.

175 So Manitius a. a. O.

Hugo von Trimberg schrieb in seinem im Jahre 1280 für Unterrichtszwecke verfassten ‚Registrum multorum auctorum'[176]: *Claudianum*[177] *sequitur Macer, qui virtutes | herbarum metro texuit ob nominum salutes.*

Ein späteres Zeugnis zeigt, dass der Autor im 16. Jahrhundert noch manchmal nur unter dem Namen Macer bekannt war. Der englische Antiquar John Leland (ca. 1506–1552) nennt in seiner Literaturgeschichte einen Macer als Quelle für das Gedicht ‚De herbis' des Heinrich von Huntingdon (ca. 1080/90–um 1155): *secutus nescio quem recentiorem Macrum in libro suo de herbis.*[178]

Seit dem 12. Jahrhundert wurde der Name Macer auch als Synonym für die Gattung Kräuterbuch verwendet, wie man z. B. bei Wilhelm von Conches und Berthold von Regensburg sehen kann.[179] Wilhelm von Conches nennt den Macer in seiner ‚Philosophia mundi' gemeinsam mit Dioscorides als Autorität für die Kräuter: *Sed quoniam Macer et Dioscorides satis de illis et aperte docent, de illis taceamus.*[180] In der zweiten Hälfte des 13. Jahrhunderts stellte Berthold von Regensburg Macer, in welchem er zweifellos den Verfasser des Lehrgedichtes ‚Macer Floridus, De viribus herbarum' sah, in eine Reihe mit den berühmten Ärzten Galen, Constantinus, Avicenna und Bartholomäus, woran man die große Bedeutung und Verbreitung des ‚Macer Floridus' in jener Zeit ablesen kann. In seiner 32. Predigt ‚Von des lîbes siechtuom unde der sêle tôde' schreibt er: „Unde lebete meister Ypocras noch hiute, der meister was über alle meister die von erzenîe ie gelâsen, er kündez niemer gebüezen; unde lebte noch her Galiênus unde her Constantînus unde her Avicennâ unde her Macer unde her Bartholomêus, – die wâren die aller hôhesten meister die von erzenîe ie gelâsen, unde habent alle künste erfunden und erdâht, diu von erzenîe ie wart erdâht –, unde lebten die alle noch, sie möhten etelîchen siechtuom niemer gebüezen."[181]

176 Hugo Trimb. registr. 271sq.

177 Claudius Claudianus (370–404), welchen Hugo von Trimberg auf Boethius folgen ließ (v. 262sq.), dichtete panegyrische und andere politische Gedichte und ein mythologisches Epos.

178 John Leland, Commentarii de Scriptoribus Britannicis Auctore Joanne Lelando Londinate. Ex Autographo Lelandino nunc primus edidit Antonius Hall, Oxford 1709, 1, 197. Zitat und Literaturangabe von B. Ruppel, Frühmittelalterliche Studien 31, 199 Anm. 15 übernommen.

179 Vgl. Schnell – Crossgrove, Vulgatfassung 29.

180 Wilhelm von Conches, Philosophia mundi, hrsg., übersetzt und kommentiert von G. Maurach, Pretoria 1980, 94, lib. 4 § 14.

181 Berthold von Regensburg. Vollständige Ausgabe seiner Predigten mit Anmerkungen von F. Pfeiffer, Wien 1862, 1. Band [Neudruck: Berlin 1965 mit Vorwort von K. Ruh], 517.

Die Bezeichnung *Macer* wurde später durch *Floridus* ergänzt. Das früheste Zeugnis dafür ist der Titel der Handschrift Douai 217 aus dem 13. Jahrhundert *De viribus herbarum auctore Odone dicto Macro Florido*[182]. Nach Ernst Meyer soll Macer Floridus „etwa so viel bedeuten wie Aemilius Macer redivivus, ein neuer, neu aufblühender Macer“[183]. Konrad Goehls Übersetzung von Macer Floridus als „Macer der Blumendichter“[184] scheint zu einfach. Franco Bazzi möchte in dem Beinamen *Floridus* einen Hinweis auf Fleury, den möglichen Wirkungsort des Verfassers, sehen und vermutet, dass Odo von Meung ein Mönch war, „der die Medizin im Hospital irgend eines Klosters an der Loire - vielleicht in Fleury - ausübte, daher der Beiname Floridus, der für Floridius steht“[185]. *Floridus* begegnet im 12. Jahrhundert als Büchertitel für eine Exzerptensammlung[186], ungefähr in der Bedeutung Anthologie oder Blumenlese,[187] wonach man das Pseudonym Macer Floridus deuten könnte als Sammlung oder Auszug aus den besten Werken der Meister der Arzneimittellehre, der in der Nachfolge der Gedichte des Aemilius Macer steht.

5.1.2. Zuschreibung an Aemilius Macer

Die Zuschreibung des Gedichtes an Aemilius Macer erfolgte zum ersten Mal in der Baseler Ausgabe des Johannes Atrocianus von 1527[188] mit dem Titel ‚Aemilii Macri De Herbarum virtutibus‘ und von da an bei weiteren

182 Nach Pansier, Archiv für Geschichte der Medizin 2, 29; vgl. Manitius, Geschichte der lateinischen Literatur des Mittelalters II, 545.

183 E. Meyer, Geschichte der Botanik III, 429.

184 In J. G. Mayer und K. Goehl, Höhepunkte der Klostermedizin. Der ‚Macer floridus‘ und das Herbarium des Vitus Auslasser. Hrsg. mit einer Einleitung und deutschen Übersetzung von Johannes Gottfried Mayer und Konrad Goehl. Holzminden: Reprintverlag Leipzig 2001, 28*.

185 F. Bazzi, Un inedito erbario del seculo XV. Presentazione e commento (Prima traduzione in volgare nota del Macer Floridus). Atti della III. biennale della Marca per la storia dell'artemedica, Fermo 24–25–26 apr. 1956, 237; F. Bazzi, Ein unveröffentlichtes Herbar (übersetzt von Christiane Porzer), in: G. Baader und G. Keil (Hrsg.), Medizin im mittelalterlichen Abendland, Darmstadt 1982, 215.
Floriacum (lat.) für Fleury; *fleuri* (frz. blühend, blumig) = *floridus, -a, -um*; *Floridus* hier vielleicht in der Bedeutung ‚aus Fleury‘?

186 Florilegia, d. h. Blütenlesen bzw. Exzerptensammlungen der antiken Literatur entstanden auch schon in karolingischer Zeit und waren im Mittelalter beliebte Sammlungen ausgewählter Gedichte, Sentenzen usw. von verschiedenen Autoren.

187 So J. Zacher, Macer Floridus und die Entstehung der deutschen Botanik. Zeitschrift für deutsche Philologie Bd. XII, Halle 1881, 189.

188 Aemilii Macri De Herbarum Virtutibus Opus Insigne, ed. Johannes Atrocianus Basileae: Fabrus, 1527; von Atrocianus nochmals herausgegeben 1530 in Freiburg im Breisgau; siehe auch Choulant, Handbuch der Bücherkunde 1828, 129ff., 2. Aufl. 1841, 233ff.; Resak 6; Stadler, Quellen 52.

humanistischen Herausgebern. Die Krakauer Ausgabe von 1537 trägt ebenfalls den Titel ‚Aemilius Macer de herbarum virtutibus'. Georg Pictorius druckte in seiner Editio Basel 1559 den Namen Aemilius Macer im Titel, weil er ihn für den Verfasser hielt.[189] In Folge fügte man in den Handschriften, die das Lehrgedicht überliefern, den Namen Aemilius Macer nachträglich hinzu, wie z. B. in Lincoln MS 220 von einer Hand des 15. Jahrhunderts[190], in Ms. germ. fol. 522 der Berliner Staatsbibliothek[191] aus der ersten Hälfte des 16. Jahrhunderts, in der Dresdener Handschrift Dc. 160[192], in der Wolfenbütteler Handschrift 268 Extravagantes[193], in der Fuldaer Handschrift C 9 von einer Hand des 18. Jahrhunderts[194]. Auf dem Buchrücken des Wiener Codex 134 steht *Virgil. Moret. Aem. Macri Carm. de herb.*[195]

Aemilius Macer,[196] welchem das Gedicht irrtümlich zugeschrieben wurde, stammte aus Verona, lebte zur Zeit Vergils und Ovids, war Zeitgenosse des Asinius Pollio und des Tibull, gehörte zu den bekanntesten Dichtern seiner Zeit und starb laut Hieronymus im Jahre 16 v. Chr. in Asien. Von ihm sind 19 Fragmente erhalten, deren 17 sich seinen beiden Lehrge-

---

189 G. Pictorius, De Herbarum Virtutibus Aemilii Macri Veronensis Elegantissima poesis, Basileae 1559. F. Boerner, De Aemilio Macro diatribe, Leipzig 1754, 5 geht davon aus, dass Georgius Pictorius den antiken Macer für den Verfasser hält. So auch Choulant, Handbuch der Bücherkunde, 2. Auflage 1841, 242 „Der Herausgeber (G. Pictorius, geb. zu Villingen im Schwarzwald im Jahre 1500) hält den Veronesen Aemilius Macer allen Ernstes für den Verfasser".

190 So W. Crossgrove, Zur Datierung des ‚Macer floridus', in: J. Domes (Hrsg.), Licht der Natur. Medizin in Fachliteratur und Dichtung; Festschrift für Gundolf Keil zum 60. Geburtstag (Göppinger Arbeiten zur Germanistik 585), Göppingen 1994, 55–63, siehe auch R. M. Thomson, Catalogue of the manuscripts of Lincoln Cathedral Chapter Library, Cambridge 1989, 180–181.

191 So Schnell – Crossgrove, Vulgatfassung 28–29.

192 Siehe dazu im Kap. 3.1.2. Überlieferung in Handschriften.

193 Siehe H. Butzmann, Die mittelalterlichen Handschriften der Gruppen Extravagantes, Novi und Novissimi. Beschrieben von Hans Butzmann (Kataloge der Herzog August Bibliothek Wolfenbüttel. Die neue Reihe) Frankfurt am Main 1972, 131–133.

194 Siehe im Kap. 3.1.2. Überlieferung in Handschriften.

195 Siehe Tabulae codicum manu scriptorum praeter graecos et orientales in Bibliotheca Palatina Vindobonensi asservatorum, Band 1: Cod. 1–Cod. 2000, Wien 1864–1899, 19.

196 Siehe H. Dahlmann, Über Aemilius Macer, (Abhandlungen der geistes- und sozialwissenschaftlichen Klasse/Akademie der Wissenschaften und der Literatur <Mainz>; Jg. 1981, Nr. 6), Wiesbaden 1981, 3–33; E. Courtney, Über Aemilius Macer, Der neue Pauly. Enzyklopädie der Antike. Bd. 1, Stuttgart–Weimar 1996, 184f.; E. Courtney, The Fragmentary Latin Poets. edited with Commentary by Edward Courtney, Oxford 1993, 292–299; J.-P. Néraudau, Aemilius Macer, ou la gloire du second rang, ANRW II 30.3, Berlin–New York 1983, 1708–1731.

dichten ‚Ornithogonia' und ‚Theriaca', die er in der Nachfolge von Nikanders[197] ‚Theriaca' und ‚Alexipharmaca' verfasste, zuordnen lassen. Ein Gedicht ‚De herbis' oder ‚De viribus herbarum' hat Aemilius Macer entgegen einer lange Zeit von der Forschung vertretenen Ansicht nicht verfasst.[198]

Dass Aemilius Macer für den Autor des mittelalterlichen Gedichts ‚De viribus herbarum' gehalten wurde, ist der falschen Interpretation zweier Textstellen aus bis über das Mittelalter hinaus gern gelesenen Werken zu verdanken. Es handelt sich dabei um die Tristien des Ovid sowie die ‚Disticha Catonis'. Ovid, welcher den älteren und von ihm verehrten Dichter Aemilius Macer hörte, schreibt in den Tristien: *Saepe suas volucres legit mihi grandior aevo | quaeque necet serpens, quae iuvet herba, Macer.*[199] (‚Oft las mir Macer, der an Lebensjahren älter als ich war, seine Dichtungen über Vögel, tödliche Schlangen und Heilkräuter vor.')

Im Prolog zum zweiten Buch der aus der Spätantike stammenden ‚Disticha Catonis'[200], der erst im Mittelalter hinzugefügt wurde und in Handschriften aus dem 9. Jahrhundert vorliegt, ist folgende Empfehlung zu lesen: *quodsi mage nosse laboras | herbarum vires, Macer haec tibi carmina dicit.*[201] (‚Wenn du danach strebst, mehr über die Kräfte der Kräuter zu erfahren, singt dir Macer diese Lieder.') In diesem Prolog wird der Leser

---

197 Nikandros aus Kolophon (185–135 v. Chr.) verfasste die Lehrgedichte ‚Theriaka' (Gifte) und ‚Alexipharmaka' (Gegengifte).

198 Die Nicht-Existenz eines solchen Gedichtes ist nach Dahlmann und Courtney erwiesen. Darauf soll hier noch einmal ausdrücklich hingewiesen werden, da man mit Bezug auf Ovid und die Disticha Catonis diese Meinung noch manchmal antrifft. Z. B. in Crossgroves Artikel ‚Macer', VL^2 5, Berlin – New York 1985, 1109: „Aemilius Macer ... Autor eines verschollenen Gedichtes ‚De herbis'". Siehe auch B. Ruppel, Frühmittelalterliche Studien 31, 200–201. Hayes Satz in T. Haye, Das lateinische Lehrgedicht im Mittelalter: Analyse einer Gattung, Leiden u. a. 1997, 58: „Daß der antike Dichter Aemilius Macer ein Gedicht ‚De herbis' verfaßt hatte, war dem Mittelalter durch ein Zeugnis Ovids bekannt" müsste dahingehend umformuliert werden, dass darin nur eine Vermutung zum Ausdruck kommt. Haye vermischt auch die Zuschreibungen, wenn er, auf S. 146, unter den sich in die antike Gattungstradition des medizinischen Lehrgedichts einreihenden Autoren neben Marcellus von Side und Nikander den Aemilius Macer mit ‚De viribus herbarum' nennt, was dieser nicht geschrieben hat, um gleich im übernächsten Satz als Beispiel aus der mittellateinischen Literatur den „sog. ‚Macer floridus' Odos von Meung zu nennen, dessen Titel ‚De viribus herbarum' die antike Tradition weiterführt".

199 Ov. trist. 4, 10, 43–44.

200 Eine spätantike Sentenzensammlung eines anonymen Verfassers, die in 144 Distichen Regeln für die praktische Lebensführung vermittelt.

201 PS. CATO dist. 2 prol. 2sq.

zur Lektüre des Aemilius Macer angehalten[202] und ihm wird weiter für die Kenntnis der landwirtschaftlichen Kultur Vergil, für das Wissen über die Bürgerkriege Lucan, für die Liebeskunst Naso, d. h. Ovid, empfohlen.[203] Die ‚Disticha Catonis' wurden während des Mittelalters im Lateinunterricht gelesen.

Vermutlich in Anlehnung an den Prolog der ‚Disticha Catonis' nannte Ermoldus Nigellus[204] im Jahre 826 Macer in einem kurzen Dichterkatalog in seinem Lobgedicht auf Kaiser Ludwig, in dem er Macer in eine Reihe mit Vergil, Ovid, Homer und Lucan stellte.[205] Auch die Kenntnis des Konrad von Mure (1210–1281) über Macer scheint auf den Prolog des zweiten Buches der ‚Disticha Catonis' zurückzugehen[206], da er in seinem ‚Fabularius seu Repertorium vocabularium' (s. v. Macer) schreibt: *Macer etiam est proprium nomen cuiusdam poete, qui multa scripsit de viribus herbarum. Cato: Herbarum vires Macer tibi carmine dicit.*[207] Möglich ist aber auch, dass Konrad das mittelalterliche Lehrgedicht kennt und mit dem Prolog der ‚Disticha Catonis' in Verbindung bringt.

Bei Gaudentius Merula erfährt man, dass die Stadt Verona durch drei Männer berühmt wurde: Catull, Vitruv und Aemilius Macer, *qui de herbarum virtute elegantissimè scripsit. Sed hic libellus qui sub Macri nomine circunfertur, non huius est, sed Odonis cuiusdam medici, ut ipse vidi in codice quodam antiquissimo. Verum ut gratior exiret in lucem, Macri titulo inscriptus est.*[208]

---

202 T. Haye, Das lateinische Lehrgedicht im Mittelalter: Analyse einer Gattung, Leiden u. a. 1997, 263 missversteht diese Prologstelle zu den ‚Disticha Catonis', indem er Macer als „pseudoantiken Repräsentanten der Gattung" auf ‚Macer Floridus' bezieht, was schon wegen der unterschiedlichen Entstehungszeit des Prologs und des ‚Macer Floridus' nicht stimmen kann.

203 Ps. Cato dist. 2 prol. 1sq. 4–6: *Telluris si forte velis cognoscere cultus, | Vergilium legito; ... | ... Si Romana cupis et Punica noscere bella, | Lucanum quaere, qui Martis proelia dixit. | Si quid amare libet vel discere amare legendo, | Nasonem petito.*

204 Mönch aus Aquitanien, begleitete König Pippin, Sohn Kaiser Ludwigs I., 824 nach Britannien. verfasste ein Lobgedicht auf Kaiser Ludwig: Carmen in honorem Hludovici (Ermold. Ludow.).

205 Ermold. Ludow. I 17–20: *Si Maro, Naso, Cato, Flaccus, Lucanus, Homerus | Tullius et Macer, Cicero, sive Plato | Sedulius nec non Prudentius atque Iuvencus | Seu Fortunatus, Prosper et ipse foret.* Auf diese Stelle weist Manitius, Beiträge zur Geschichte römischer Dichter im Mittelalter. 8. (Aemilius) Macer, Philologus 51 (N. F. V), Göttingen 1892, 171 hin.

206 Wie Manitius, a. a. O., notiert.

207 Konrad von Mure, Conradi de Mure Fabularius, cura et studio Tom van de Loo (Corpus Christianorum: Continuatio mediaevalis; 210), Turnhout 2006, 372.

208 Gaudentius Merula, De Gallorum cisalpinorum antiquitate, ac origine, Lugduni 1538, lib. I, cap. X, p. 75.

Conrad Gesner[209] schrieb in seiner ‚Bibliotheca universalis sive catalogus omnium' über das dem Aemilius Macer zugeschriebene hexametrische Gedicht ‚de herbarum virtutibus', vom welchem er die Ausgaben des Atrocianus und des Cornarius kannte, dass der Autor ein Mönch war, der etwa fünfhundert Jahre vor seiner Zeit lebte.

Albrecht von Haller[210] vermerkte, dass das Gedicht ‚De herbarum virtutibus' des Aemilius Macer jünger ist als Walahfrid Strabo (gest. 849), da er diesen [in v. 900] widerlegt, und dass es durch Merula und Gesnerus einem Odo zugeschrieben wurde. Der Titel einer Handschrift ‚Odo de usu herbarum cum notis' war Haller durch B. de Montfaucons ‚Bibliotheca bibliothecarum manuscriptorum' (1739) bekannt.

Merula, Gesner und ihnen folgend Haller wiesen auf die durch einige humanistische Herausgeber erfolgte Verwechsung des Aemilius Macer mit dem Verfasser des unter dem Namen ‚Macer' bekannten Lehrgedichtes hin. Ihnen war bekannt, dass der Autor ein mittelalterlicher Arzt (bei Merula) und Mönch (bei Gesner) namens Odo war.

5.1.3. Identifizierung des Verfassers – Odo Magdunensis

Während Ernst Meyer[211] noch vermutete, dass der ‚Macer' das Werk eines Laien aus Unteritalien gegen Ende des 9. Jahrhunderts sei, welcher es kurz vor den Anfängen der Salernitanischen Schule verfasst habe und als Grund mit de Renzi übereinstimmend anführte, dass darin etwa zwanzig griechische und lateinische Gewährsmänner genannt werden, aber kein arabischer, nicht Constantinus Africanus und kein Salernitaner, konnte Resak[212] anhand von Handschriften aus dem 12. bis 14. Jahrhundert und frühen Editionen des lateinischen ‚Macer' nachweisen, dass der Verfasser mit großer Wahrscheinlichkeit der im Dresdener Codex Dc. 160[213], einer Per-

---

209 Conrad Gesner (1516–1565, Schweizer Arzt und Naturforscher, siehe Brockhaus-Enzyklopädie in 24 Bänden, 19., völlig neu bearb. Aufl., Bd. 8, Mannheim 1989, Sp. 432–433), Bibliotheca universalis sive catalogus omnium scriptorum locupletissimus, in tribus linguis, Latina, Graeca et Hebraica, Tiguri 1545, 7–8.

210 A. von Haller, Bibliotheca botanica Bd. I, 215, § CXLIX Aemilius Macer.

211 E. Meyer, Geschichte der Botanik III, 426–434: Buch 11 Kap. 3 § 63. Macer Floridus. Schnell und Crossgrove, Vulgatfassung, 29 haben nicht Recht, dass Meyer die Zuschreibung an Aemilius Macer übernommen hätte.

212 C. Resak, Odo Magdunensis, der Verfasser des ‚Macer Floridus' und der deutsche Leipziger Macer Text, Leipzig 1917.

213 Resak 12 Anm. 1. F. Schnorr von Carolsfeld, Katalog der Handschriften der Sächsischen Landesbibliothek zu Dresden, Band 1. Korrigierte und verbesserte nach dem Exemplar der Landesbibliothek photomechanisch hergestellte Ausgabe des Kataloges der Königlichen Öffentlichen Bibliothek zu Dresden, Band 1, bearbeitet von Franz Schnorr von Carolsfeld, Leipzig 1882. Dresden 1979, 326–327, Dc. 160. Die Handschrift setzten Schnorr von Carolsfeld, a. a. O., Rose und de Renzi

gamenthandschrift des 12. Jahrhunderts, genannte Odo Magdunensis[214] war und sein Werk im ausgehenden 11. Jahrhundert verfasste. Der Codex Dresdensis Dc. 160 bietet am Ende des Gedichtes als Schlussvermerk vom Schreiber der Handschrift (um 1200) fol. 37^{b}: *ODONIS MAGDUNENSIS opusculum de naturis herbarum Explicit*. Eine jüngere Hand schrieb auf die erste Seite des Codex: *Aemilius Macer de virtutibus Herbarum, qui in fine dicitur Odo Magdunensis*. Auch die Handschrift London Wellcome Library MS 457 weist am Ende des Gedichtes, wie schon erwähnt, durch eine andere Hand hinzugefügt auf Odo Magdunensis: *Vires herbarum quarundam vel specierum Magdunensis Odo descripsit versificando et titulum posuit libri de nomine macri*. Dieser Odo Magdunensis war bisher nicht durch weitere Zeugnisse bekannt.

Die älteste Handschrift des Gedichts, Cod. Vindob. 134 aus dem 11. Jahrhundert, führte Manitius zur Bekräftigung seiner Ansicht an, dass der Verfasser in der ersten Hälfte des 11. Jahrhunderts gelebt hätte.[215] Er vertrat die Ansicht, dass auch Sprache und Verskunst des ‚Macer' auf diese frühe Zeit hinweisen.[216] Ende des 11. Jahrhunderts erschien der ‚Macer' im Verzeichnis von Blaubeuren.[217] „The author ... cannot be later than the eleventh century" schloß Thorndike aus der Erwähnung bei Sigebert von Gembloux, der angelsächsischen Fassung, den vielen Handschriften aus dem 12. Jahrhundert und der häufigen Verwendung des Gedichts im ‚Regimen sanitatis Salernitanum'.[218] Crossgrove und Schnell kamen nach Abwägung aller Argumente zu dem Schluss, dass der Verfasser die Ausgangsfassung des Lehrgedichts im zweiten Drittel des 11. Jahrhunderts gedichtet haben muss.[219]

---

ins 12. Jahrhundert, Choulant ins 14. Jahrhundert, siehe V. Rose, Über die Medicina Plinii, Hermes 8, 1874, 64 Anm. 1; De Renzi, Collectio Salernitana, Napoli 1852, 1, 213; Choulant, Prolegomena ad Macrum, 26; laut Rose setzt Choulant das Gedicht in der Handschrift fälschlicherweise ins 14. Jahrhundert.

214 Zu Odo Magdunensis siehe M. Manitius, Geschichte der lateinischen Literatur des Mittelalters II, 539–547; G. Keil, 16. O. v. Meung, LexMA Bd. 6, 1360; W. Crossgrove, Macer, VL^{2} Bd. 5, Berlin – New York 1985, 1109–1116.

215 Manitius, a. a. O., 544.

216 Manitius, Geschichte der lateinischen Literatur des Mittelalters II, 539–540.

217 CATAL. biblioth. Becker p.174 sq.: 74. Coenobium Blavibornense = Blaubeuren. 1085–1101, Nr. 82; CATAL. biblioth. Lehm. p. 19 v. 24.

218 L. Thorndike, A History of Magic and Experimental Science during the first thirteen Centuries of our Era, Vol. I, London 1923, 613.

219 Schnell – Crossgrove, Vulgatfassung, 26.

Aus dem Beinamen Magdunensis lässt sich die Herkunft des Odo aus Magdunum[220], wie Meung-sur-Loire[221] in gallo-römischer Zeit hieß, ableiten, einem Ort etwa 20 km südwestlich von Orléans an den Ufern der Loire gelegen.

Haller[222] begründete mit dem Vorkommen gallisch-lateinischer Pflanzennamen, dass der Verfasser ein Franzose gewesen sein müsste. Der volks-tümliche Name *paratella* (v. 1993) für *lapathum*, den Sauerampfer, entstanden aus dem frz. *parelle* (vgl. span. *paradella*) kann als ein Indiz für die französische Herkunft des Verfassers gesehen werden.[223] Auf die westfränkische Herkunft des Verfassers könnten folgende im ‚Macer' vorkommende Wörter hinweisen: v. 2211–12 *celtica spica*, v. 61 *quam proferet Gallia*, v. 74 *gallica nardus* und v. 298 *derte*, „d. i. darte in het Frans heet".[224]

Odo Magdunensis war vermutlich Mönch, ein „sonst unbekannter Kleriker"[225] und als Arzt tätig. Die Bezeichnung *physicus/phisicus* in den Handschriften Wien, Österreichische Nationalbibliothek, Cod. 134 des 11. Jahrhunderts und München Clm 4583 des 12. Jahrhunderts legen diese Vermutung nahe. Resak nannte außerdem den nachträglich hinzugefügten Schluss *Odonis medici de viribus herbarum carmen* einer Handschrift aus Paris, die Balzac gesehen haben soll.[226] Anhand von acht Stellen des Ge-

---

220 Magdunum nennt Choulant, Handbuch der Bücherkunde der ältern Medizin, 234 fälschlicherweise „aus Meudon", was aber Modunum ist. Diesen Fehler deckte E. Meyer, Geschichte der Botanik III, 428 Anm. 4 auf.

221 In Meung-sur-Loire wurde durch den Heiligen Liphard im 6. Jahrhundert ein Kloster gegründet. Die Weihe der Stiftskirche Saint Liphard erfolgte 1104. Auch in der französischen Literaturgeschichte spielt der Ort eine Rolle. Jehan de Meung (1240–1303) fügte dem Roman ‚De la Rose' des Guillaume de Lorris einen zweiten Teil hinzu. François Villon war Gefangener im Kerker des Schlosses von Meung. B. Schnell, Wolfram-Studien 14, 190 adn. 32 weist darauf hin, dass Meung Sommerresidenz der Bischöfe von Orléans war und daher in enger Beziehung zur Domschule von Orléans stand.

222 A. von Haller, Bibliotheca botanica I, Zürich 1771–1772, 215.

223 Der Hinweis auf die französische Herkunft des Namens *Paratella* stammt von E. Meyer, Geschichte der Botanik III, 433 und G. Baader/W. Hoffmann-Axthelm, Die Entwicklung der Zahn-, Mund- und Kieferheilkunde im europäischen Mittelalter, Medizinhistorisches Journal Band 6, Heft 2/3, 1971, 121. Mit seinen weiteren Beispielen von Pflanzennamen, die in Volkssprachen vorkommen, möchte Meyer aber beweisen, dass der Autor das Gedicht in Italien verfasst hat.

224 Nach Manitius, Geschichte der lateinischen Literatur des Mittelalters II, 545 und Elaut, Para-historisch kommentaar op een berucht farmakologisch traktaat: de Macer Floridus, Scientiarum historia 1, Antwerpen 1959, 151.

225 Manitius, a. a. O., 539; Elaut, a. a. O., 151, hat ihn für einen Zisterzienser gehalten, was aber auf der Verwechslung mit Odo Muremundensis beruht.

226 So Resak, a. a. O., 14.

dichtes, an denen der Autor aus seiner eigenen Erfahrung spricht, sah Manitius, „dass Odo medizinische Praxis ausübte“[227]. Keil[228] bezeichnete ihn als Arzt oder Schulautor.

Oberflächliche Kenntnisse des Griechischen, die er aus den Quellen selbst, die viel Griechisches enthalten, als auch aus griechisch-lateinischen Glossaren bezog, besaß Odo nach Manitius,[229] der aus den „Spuren von Kenntnis des Griechischen“ schließt, „dass Odo ein Schüler von Orléans oder von Fleury gewesen ist, in dessen Nähe ja Meung liegt. Namentlich in Fleury wäre es ihm möglich gewesen, etwas Griechisch zu lernen.“[230]

Dem Verfasser muss eine umfangreiche Bibliothek zur Verfügung gestanden haben mit antiker, spätantiker und mittelalterlicher medizinischer Literatur, die er in sein Gedicht einarbeitete. Laut Schnell und Crossgrove[231] deutet das Vorhandensein einer Handschrift von Walahfrid Strabo, der im Mittelalter nur schmal überliefert wurde, sogar auf eine vorzügliche Bibliothek hin. Die Überlieferung des vom Verfasser häufig benutzten lateinischen ‚Dioscorides‘ im Mittelalter weist nach den Bibliothekskatalogen seit dem 12. Jahrhundert vorzugsweise nach Frankreich und England.[232] Gerhard Baader[233] machte darauf aufmerksam, dass Odo möglicherweise zur Abfassung seines Lehrgedichtes eine Handschrift aus dem 8./9. Jahrhundert nutzte, den aus Fleury stammenden Codex Parisinus lat. 9332,[234] der sowohl die lateinische Dioskuridesübersetzung als auch die

227 Manitius, a. a. O., 541.

228 G. Keil, LexMA Bd. 6, 1360.

229 Manitius, a. a. O., 543.

230 Manitius, a. a. O., 540.

231 Siehe Schnell – Crossgrove, Vulgatfassung, 27.

232 Siehe Manitius, a. a. O., 545.

233 G. Baader, Die Anfänge der medizinischen Ausbildung im Abendland bis 1100, in: La scuola nell'occidente latino dell'alto medioevo. 15–21 aprile 1971, tomo secondo (Settimane di studio del Centro Italiano di studi sull'alto medioevo XIXC), Spoleto 1972, 701–702. Siehe auch G. Baader, W. Hoffmann-Axthelm, Die Entwicklung der Zahn-, Mund- und Kieferheilkunde im europäischen Mittelalter, Med. hist. J. 6 (1971), S. 121: „Diese Handschrift wird es gewesen sein, die Odo von Meung zur Verfügung stand, einem Kleriker des 11. Jahrhunderts, der in seinem Gedicht *De viribus herbarum* weitgehend die langobardische Dioskuridesübersetzung in Hexameter brachte, aber auch bisweilen den Text der Oribasiusübersetzung benutzte.“

234 Paris Bibl. Nat. Cod. lat. 9332: Die Handschrift enthält auf fol. 243–321 den lateinischen langobardischen Dioscorides, siehe M. Mostert, List of Fleury manuscripts, 226, sowie die Übersetzung der Practica des Alexander von Tralles und der Synopsis und Teilen der Euporista des Oribasius, siehe G. Baader, Die Anfänge der medizinischen Ausbildung im Abendland bis 1100, in: La scuola nell'occidente latino dell'alto medioevo, 15–21 aprile 1971, Spoleto 1972, 691. Detaillierte Beschreibung der Handschrift bei L. C. MacKinney, Early Medieval

Übersetzung der ‚Synopsis' des Oribasius enthält.[235] Das würde Odos Wirken im Kloster von Fleury[236] bekräftigen. Das Kloster, eine Benediktinerabtei, war seit der Karolingerzeit durch seine Klosterschule und eine bedeutende Bibliothek berühmt. MacKinney ging davon aus, dass Fleury ein bedeutendes Zentrum für die Verbreitung der griechisch-lateinischen medizinischen Literatur war, vergleichbar Ravenna.[237] Zeugnisse für ärztliche Tätigkeit und medizinisches Studium lassen sich für Fleury ab dem 10. bis 11. Jahrhundert nachweisen.[238]

Da die mittelalterlichen Zitate des Buches bis ins 12. Jahrhundert zurückgehen und ‚Macer' bereits bei Wilhelm von Conches als Autorität angeführt wird, vermutete Rose, dass Odo das Gedicht selbst ‚Macer' genannt hat, etwa: „Odos Macer sive de viribus herbarum"[239]. Auch Resak nahm an, dass sich der Verfasser den Namen Macer beilegte „aus Wert-

---

Medicine with Special Reference to France and Chartres, Baltimore 1937, 196 Anm. 213. E. Wickersheimer, Les Manuscrits Latins de Médecine du Haut Moyen Age dans les Bibliothèques de France. Paris 1966, 89–93 n. LXXI und A. Beccaria, I codici di medicina del periodo presalernitano (secoli IX, X e XI), Roma 1956, 157–159.

235 Nach B. Bischoff, Mittelalterliche Studien, Band 2, Stuttgart 1967, 291; dems., Paläographie, 154; M. Mostert, List of Fleury manuscripts, 226. L. C. MacKinney, Early Medieval Medicine with Special Reference to France and Chartres (Publications of the Institute of the History of Medicine. The Johns Hopkins University III 3), Baltimore 1937, 112–113 und 197f. Anm. 218 hat in Übereinstimmung mit Beeson, Lowe und F. M. Carey Fleury als „Schriftheimat" der Handschrift Cod. 9332 bestimmt. Durch paläographische Vergleiche haben sie die Handschrift unabhängig voneinander dem Schreibstil von Fleury zugewiesen.

236 Um 630–640 gründete Abt Leodebod das Kloster Fleury in dem gallo-römischen Ort Floriacum südöstlich von Orleans an der Loire gelegen, dessen Mönche als eine der ersten Ordensgemeinschaften Galliens nach der Regel des Heiligen Benedikt lebten. Im Jahre 672 überführten Mönche aus Fleury die Reliquien des heiligen Benedikt aus dem von den Langobarden zerstörten Kloster Montecassino in ihre Benediktinerabtei. Der Ort wurde von da an Saint-Benoît-sur-Loire genannt. Im 10. und 11. Jahrhundert erlebte das Kloster von Fleury eine intellektuelle und künstlerische Blütezeit. - Siehe L'Abbaye de Fleury. Treize siècles d'histoire 630–2004, Saint-Benoît-sur-Loire 2004.

237 Siehe L. C. MacKinney, Early medieval medicine: with special reference to France and Chartres, Baltimore 1937, 200 Anm. 223: „If our conjectures as to B. N. mss. 10233 and 9332 are correct, we may assume that Fleury was an important center fort he dissemination of Greco-Latin medical works; comparable to Ravenna in Italy."

238 So G. Baader, Die Anfänge der medizinischen Ausbildung im Abendland bis 1100, in: La scuola nell'occidente latino dell'alto medioevo. 15–21 aprile 1971, tomo secondo (Settimane di studio del Centro Italiano di studi sull'alto medioevo XIXC), Spoleto 1972, 701–701.

239 V. Rose, Ptolemaeus und die Schule von Toledo, Hermes 8, Berlin 1874, 330–331 Anm. 3.

schätzung vor dem alten Dichter ... oder um seinem Werke größeren Wert und mehr Verbreitung zu sichern“[240]. Schnell und Crossgrove fanden diese Theorie wenig überzeugend. Sie sind der Meinung, dass sich in diesem Falle der Dichter unter dem Pseudonym sicherlich in seinem Werk genannt hätte, was jedoch nicht zutrifft.[241] Wenn man die Aufschrift der Handschrift Douai 217, freilich erst aus dem 13. Jahrhundert, noch einmal betrachtet: *De viribus herbarum auctore Odone dicto Macro Florido*, kann man vielleicht wirklich annehmen, dass Odo sich den Namen Macer selbst beilegte oder er ihm von seiner Umgebung gegeben wurde. Man denke an den spezifisch frühmittelalterlichen Brauch, Namen pseudonymisch aus der Antike zu entlehnen,[242] wie es unter den Gelehrten und Dichtern am Hofe Karls des Großen üblich war.[243]

Es gibt einen epigraphischen Hinweis, dass Odo von Meung in Rom gestorben sein könnte. In der Kirche San Lorenzo in Lucina[244] in Rom existiert eine Grabinschrift, die einem Macer gewidmet ist, der ein Dichter und Arzt war und den daher die *Camena*, metonymisch für die Dichtung, und die *Medicina* beweinen.[245] Wenn es sich wirklich um die Grabinschrift für den Dichter des ‚Macer Floridus‘ alias Odo von Meung handeln sollte, wurde ihm der Name Macer schon zu Lebzeiten beigelegt. Das Alter der Inschrift konnte noch nicht geklärt werden. Die Inschrift ist in der Porticus der Kirche gemeinsam mit mittelalterlichen Marmorfragmenten angebracht.

5.1.4. Identifizierung als Marbod von Rennes

Hinsichtlich der Identifizierung des Odo von Meung mit einer historisch greifbaren Persönlichkeit schlug John M. Riddle Marbod von Rennes vor.

„Sometime in the late eleventh century, the central Middle Ages’ most popular herbal was written in Latin verse. This is Macer’s *De virtutibus*

240 C. Resak, Odo Magdunensis, der Verfasser des ‚Macer Floridus‘ und der deutsche Leipziger Macer Text, Med. Diss., Borna-Leipzig 1917, 6.

241 So Schnell – Crossgrove, Vulgatfassung, 28.

242 Vgl. K. Sudhoff, Medizinischer Unterricht und seine Lehrbehelfe im frühen Mittelalter, Sudhoffs Archiv für Geschichte der Medizin Bd. 21, Leipzig 1929, 33.

243 Siehe dazu S. Epperlein, Karl der Große. Eine Biographie, Berlin 1973, 124–125; W. von den Steinen, Karl und die Dichter, in: B. Bischoff (Hrsg.), Das geistige Leben (Karl der Grosse. Lebenswerk und Nachleben Bd. II, hrsg. von W. Braunfels), Düsseldorf (2. Aufl.) 1966, 63–94.

244 Siehe L. Huetter – E. Lavagnino, S. Lorenzo in Lucina, Roma 1931, 17–19.

245 Für den Hinweis auf diese Inschrift danke ich Herrn Dr. M. G. Schmidt vom Corpus Inscriptionum Latinarum (Berlin-Bandenburgische Akademie der Wissenschaften). Eine Besprechung der Inschrift in einer epigraphischen Zeitschrift ist geplant.

herbarum. In my opinion, the author, who often is identified as Odo of Meung, was Marbode, Bishop of Rennes (1035–1123).“[246]

Dass der Verfasser des Steinbuchs ‚De lapidibus‘ auch Verfasser des ‚Macer Floridus, De viribus herbarum‘ sei, vermutete Riddle aus der häufigen Überlieferungsgemeinschaft von Marbods ‚Lapidarius‘ mit ‚Macer Floridus‘ sowie der Zuschreibung *Macer de lapidibus preciosis* in der Handschrift Clm 23479, f. 4v (München BSB). Diese These wurde von Hans F. Haefele aus sprachlich-stilistischen und werkkompositorischen Gründen abgelehnt.[247] Aufgrund der verschiedenartigen Anordnung und Gliederung der Kapitel und des unterschiedlichen Stils der Hexameter bei Marbod und im ‚Macer Floridus‘ möchte ich in den Autoren beider Lehrgedichte zwei unabhängige Personen sehen. Die häufige gemeinsame Überlieferung beider Werke wird aus dem Bedürfnis nach Lehrdichtung in ihrer Zeit herrühren und zeigt die Bedeutung beider Werke an.

5.1.5. Identifizierung als Odo von Orleans

Ein weiterer Vorschlag stammt von John R. Williams[248], der Odo von Meung mit Odo von Orléans aus dem ‚Sompnium Godefridi de Odone Aurelianensi‘[249], dem zweiten Gedicht des ‚Epistolarum Liber‘ Gottfrieds von Reims[250] (ca. 1030–1095), identifizieren möchte. In diesem Traum

246 J. M. Riddle, Manuscript Sources for Birth Control, in: M. R. Schleissner, Manuscript Sources of Medieval Medicine, 1995, 152.

247 Siehe Schnell – Crossgrove, Vulgatfassung, 27 mit Anm. 48 und 49; J. M. Riddle, Marbode of Rennes’ (1037–1123) De Lapidibus. Considered as a medical treatise; with text, commentary and C. W. King’s translation, Wiesbaden 1977 (Sudhoffs Archiv, Beihefte 20), 7; dens., Manuscript Sources for Birth Control, in: M. R. Schleissner, Manuscript Sources of Medieval Medicine, 1995, 152; H. F. Haefele, Zum Lapidarius des Marbod von Rennes, in: Scire litteras. Forschungen zum mittelalterlichen Geistesleben, hrsg. v. S. Krämer/M. Bernhard, München 1988 (Bayer. Akad. der Wissenschaften, Philosophisch-Historische Klasse, NF 99), 211–219.

248 Siehe J. R. Williams, Godfrey of Rheims, a Humanist of the eleventh Century, Speculum. A Journal of mediaeval Studies. Vol. XXII, 1947, besonders 33–35.

249 GAUFRID. REM. somn. Odon. 141–142; W. Wattenbach, Lateinische Gedichte aus Frankreich im elften Jahrhundert, Sitzungsberichte der Königlich Preussischen Akademie der Wissenschaften zu Berlin VII, 1891, 101–104; A. Boutemy, Trois oevres inédites de Godefroid de Reims, Revue du moyen âge latin n. 4, tome III, Lyon – Strasbourg 1947, 344–351; E. Broecker, Gottfried von Reims, Kritische Gesamtausgabe. Mit einer Untersuchung zur Verfasserfrage und Edition der ihm zugeschriebenen Carmina. Eingeleitet, herausgegeben und kommentiert von Elmar Broecker, Frankfurt am Main 2002, 186–197, siehe dazu 46–51.

250 Zu Gottfried (Godefrid) von Reims siehe G. Bernt, Gottfried, 23. G. v. Reims, LexMA Bd. 4, 1605; Wattenbach, a. a. O., 101; J. R. Williams, Godfrey of Rheims, a Humanist of the eleventh Century, Speculum. A Journal of mediaeval Studies. Vol. XXII, Cambridge, Massachusetts 1947, 29–45; A. Boutemy, Autour

erscheint ein befreundeter Odo von Orléans dem Gottfried, Kanzler der Kathedrale von Reims, und hat ein Gedicht über den trojanischen Krieg mitgebracht. Über ihn heißt es aber auch in v. 141–142: *Huic etiam nomen peperit medicina superbum, | Sumptaque de Plinii pauca sed apta*[251] *libris*. Dieser Odo hat sich also nach den Worten Gottfrieds schon einen Namen auf medizinischem Gebiet gemacht, indem er weniges aber Passendes aus den Büchern des Plinius übernahm. Auf Grund dieser beiden Verse möchte Williams in Odo von Orléans den Verfasser von ‚De viribus herbarum' sehen, der häufiger Plinius als die anderen Quellen zitiert.[252] Aber er stellt auch fest: Meung ist nicht Orléans und Odo war zur Zeit des Traumes in Orléans. Abschließend meint er: „Es ist zumindest deutlich, dass die Identität von Gottfrieds Freund bis jetzt noch nicht bestimmt geklärt ist"[253].

Elmar Broecker, dessen kritische Gesamtausgabe der Werke des Gottfried von Reims 2002 erschienen ist, greift Williams' Identifizierung des Odo von Orléans mit Odo von Meung auf. Er beruft sich dabei auf die Verse 141–142 des ‚Sompnium Godefridi de Odone Aurelianensi' und schreibt: „hebt ... der Reimser hervor, dass sich dieser [d. h. Odo] mit einem medizinischen Liber einen Namen gemacht habe."[254] Da es sich bei dem ‚Sompnium' um einen Brief handelt, wie gegen Ende des Gedichts v. 265 durch die Worte *epistula finem* deutlich wird, findet Broecker auf die Frage nach dem Adressaten ein Publikum, welches von Odo geringe Kenntnis besitzt.[255] Die Möglichkeit, dass Gottfrieds Freund Odo von Orléans Odo von Meung, der Verfasser von ‚De viribus herbarum', ist, kann aufgrund der einleitend zitierten Verse Gottfrieds über Odo nicht ganz ausgeschlossen werden, da die Entstehungszeit beider Werke, des ‚Macer

---

de Godefroid de Reims, Latomus VI, 1947, 231–255; Broecker, a. a. O., 14–24; zu den Werken siehe auch B. Bon, A.-M. Bautier, Index scriptorum novus Mediae Latinitatis: Supplementum, Genève 2005, 118.

251 *Pauca sed apta* darf hier vielleicht zugleich als Reminiszenz an Ovid, Amores II, 2, 2 verstanden werden.

252 Siehe dazu B. P. Flood, Jr., Pliny and the Medieval ‚Macer' Medical Text, Journal of the History of Medicine, 1977, 395–402, nach dessen Untersuchungen der Verfasser des ‚Macer Floridus' Plinius sozusagen aus zweiter Hand über die Quelle Gargilius Martialis zitiert. Auf Plinius wird im ‚Macer Floridus' in der Tat einundzwanzig Mal verwiesen. Siehe J. G. Mayer und K. Goehl, Höhepunkte der Klostermedizin. Der ‚Macer Floridus' und das Herbarium des Vitus Auslasser. Hrsg. mit einer Einleitung und deutscher Übersetzung von J. G. Mayer und K. Goehl, Holzminden – Leipzig 2001, Register, 168.

253 J. R. Williams, Speculum. A Journal of mediaeval Studies. Vol. XXII, 1947, besonders 33–35 (Zitat in Übersetzung von S. 35).

254 E. Broecker, Gottfried von Reims, Kritische Gesamtausgabe, Frankfurt am Main 2002, 46.

255 Broecker, a. a. O., 50 mit Anm. 205 (Interpretation von Thomas A.-P. Klein).

Floridus' und des ‚Epistolarum Liber' Gottfrieds, im 11. Jahrhundert darauf hindeuten, dass Gottfried von Reims und Odo von Meung Zeitgenossen waren.

Gegen Orléans als Wirkungsort des Odo von Meung spricht, dass die Kathedralschule von Orléans keine Referenzen in Bezug auf medizinische Lehre und Literatur zu dieser Zeit aufweist.[256]

Da es zwei weitere Vorschläge zur Interpretation des Odo von Orléans gibt, die auf bereits bekannte Persönlichkeiten hindeuten, wird in dem sonst unbekannten Odo von Meung eher nicht der ebenfalls unbekannte Odo von Orléans zu erkennen sein.

Wattenbach[257], der 1891 „Bruchstücke" der Gedichte Gottfrieds abdruckte, identifiziert den Odo von Orléans mit Odo von Cambrai[258], der in der Mitte des 11. Jahrhunderts in Orléans geboren wurde, Lehrer in Toul und Tournai war, wo er 1092 das Kloster St. Martin gründete, dessen Abt er 1095 wurde, von 1105 bis 1110 Bischof von Cambrai war und 1113 in Anchin starb. Boutemy[259] schließt sich Wattenbach an. Er stellt fest, wer auch immer der nächtliche Besucher des Gottfried sei, sei es offensichtlich, dass diese Fiktion nichts anderes ist als eine Adaption von Ovids ‚Epistulae ex Ponto' 3, 3, wo Amor Ovid besucht.

Helena de Carlos[260] sieht in Gottfrieds Brief über Odo von Orléans, der zwischen 1060 und 1095 geschrieben wurde, auch Parallelen zu Ovids

256 Delisle zitiert Geoffroi de Vinsauf mit der folgenden Stelle, um anzudeuten, dass man sich um 1200 in Orléans vorzugsweise mit Literaturstudien bzw. Textinterpretation beschäftigte: „En effet, au dire de Geoffroi de Vinesauf, qui versifiait du temps d'Innocent III, on cotait alors Orléans pour l'explication des auteurs, comme Salerne pour la médecine, Bologne pour les lois et Paris pour les arts libéraux. *In morbis sanat medici virtute Salernum | Aegros. In causis Bononia legibus armat | Nudos Parisius dispensat in artibus illos | Panes unde cibat robustos. Aurelianis | Educat in cunia autorum lacte tenellos.*" M. Léopold Delisle, Les Écoles d'Orléans, au douzième et au treizième siècle, Annuaire: Bulletin de la Société de l'histoire de France 7(1869), 139–154, bes. 143–144 mit Anm. 4: Poetria, dans Polycarpe Leyser, Historia poetarum et poematum medii aevi, p. 862. Zu Galfridus de Vino Salvo, Poetria, siehe R. Düchting, Galfridus de Vino Salvo, LexMA Bd. 4, 1085; Geoffroi de Vinesauf dichtete die ‚Poetria' um 1200.

257 W. Wattenbach, Lateinische Gedichte aus Frankreich im elften Jahrhundert, Sitzungsberichte der Königlich Preussischen Akademie der Wissenschaften zu Berlin VII, 1891, 97–114.

258 Zu Odo von Cambai siehe M. Gerwing, Odo v. Cambrai, LexMA Bd. 6, 1358; Manitius, Geschichte der lateinischen Literatur des Mittelalters 3. Bd., 239. 531f.; Wattenbach, a. a. O., 100.

259 A. Boutemy, Trois oevres inédites de Godefroid de Reims, Revue du moyen âge latin n. 4, tome III, Lyon – Strasbourg 1947, 351.

260 H. de Carlos, Poetry and Parody: Boethius, Dreams, and Gestures in the Letters of Godfrey of Rheims, Essays in Medieval Studies vol. 18, 2001, 18–30.

‚Metamorphosen' 15, 30–34, wo Hercules in Numas Traum erscheint, und erkennt in Odos Besuch eine Parodie auf eine Szene aus Boethius' ‚De consolatione Philosophiae', in der die personifizierte Philosophie dem Eingekerkerten erscheint.[261] Sie vergleicht die Beschreibungen des Odo von Orléans, zum einen die seines Freundes Gottfried von Reims, und zum anderen die des Hermann von Tournai, des Biographen Odos von Cambrai, in seinem ‚Liber de restauratione monasterii Sancti Martini Tornacensis'[262], und gelangt zu der Auffassung, dass beide ein unterschiedliches Bild derselben Person ergeben. In ihrer Rezension zu Broeckers Ausgabe der Werke des Gottfried von Reims[263] schlägt sie zur Identifizierung des Odo von Orléans Odo von Ostia vor, den späteren Papst Urban II., dem Baudri de Bourgueil Lobreden (194 und 206, ed. Hilbert[264]) widmet und von dem im Werk Baudris ein Poem erhalten zu sein scheint.[265] Odo von Ostia war wie Gottfried ein Schüler von Bruno an der Kathedrale von Reims, wurde 1069 Mönch von Cluny und 1080 Bischof von Ostia. Carlos Villamarín sieht in Baudris Beschreibung des Odo von Ostia Ähnlichkeiten mit Gottfrieds Beschreibung von Odo in v. 3–70, weshalb sie vorschlagen möchte, in Gottfrieds Odo von Orléans den Odo von Ostia zu sehen.[266]

5.1.6. Fazit

Der Verfasser des Lehrgedichtes ‚De viribus herbarum' war aller Wahrscheinlichkeit nach ein sonst unbekannter Odo von Meung (Odo Magdunensis), der aus Meung sur Loire stammte und sein Werk im letzten Drittel des 11. Jahrhunderts verfasste. Er übte wohl die Tätigkeit eines Klosterarztes aus. Die von ihm verwendeten Quellen, besonders die lateinische ‚Dioscorides'-Übersetzung, weisen auf die Abtei Fleury als Wirkungsort. Möglicherweise ist er in Rom gestorben, da eine Grabinschrift in der Kirche San Lorenzo in Lucina für einen Macer, der Arzt und Dichter war, existiert. Er wurde wahrscheinlich schon zu seinen Lebzeiten Macer genannt oder nannte sich selbst so. Sein Lehrgedicht wurde bald nach seiner Entstehung auch mit dem Titel ‚Macer' bezeichnet. Eine Identifizierung des Odo von Meung mit dem durch Gottfried von Reims bekannten Odo

261 Boeth. cons. 1,1,1–14.

262 Herm. Torn. rest. (G. Waitz, MG Script. XIV (1883), 274–317).

263 H. de Carlos Villamarín, On a new edition of the Carmina by Godfrey of Rheims: Gottfried von Reims. Kritische Gesamtausgabe. Mit einer Untersuchung zur Verfasserfrage und Edition der ihm zugeschriebenen Carmina. Eingeleitet, herausgegeben und kommentiert von E. Bröcker, Troianalexandrina 3 (2003), 9–22.

264 K. Hilbert, Carmina. Baldericus Burgulianus. Hrsg. von K. Hilbert (Editiones Heidelbergenses 19), Heidelberg 1979.

265 H. de Carlos Villamarín, a. a. O., 11.

266 H. de Carlos Villamarín, a. a. O., 14.

von Orléans lässt sich nicht ganz ausschließen, aber auch nicht weiter bekräftigen. Die Identifizierung mit Marbod von Rennes halte ich trotz der häufigen gemeinsamen Überlieferung, die wohl der Gattungszugehörigkeit zum medizinischen Lehrgedicht geschuldet ist, für unwahrscheinlich.

5.2. Der Verfasser der ‚Spuria Macri' und deren Datierung

Cornarius ordnete die zwanzig ‚Spuria'-Kapitel einem Autor zu, der jünger als der der vorausgehenden ‚Macer Floridus'-Kapitel war, aber die gleichen Quellen und das Versmaß wie jener verwendete.[267] Choulant fügte die ‚Spuria Macri' seiner Edition des ‚Macer Floridus' bei, weil sie nicht viel jüngeren Datums sind.[268] Während Resak die zwanzig Kapitel ‚Spuria' als später hinzugefügt betrachtete, da sie sich durch Sprache und Bau von den ersteren deutlich unterscheiden würden[269], möchte Manitius die ‚Spuria' zeitlich ziemlich nahe an Odo heranrücken und stellte fest, dass der Autor dieselben Quellen verwendete und eine große Übereinstimmung mit Odo in Wortschatz und Metrik besteht. Seiner Meinung nach könnte ein Schüler Odos diese Erweiterung im Geiste des Arztes von Meung unter Beibehaltung der Reihenfolge und Darstellungsweise hinzugefügt haben.[270] Er scheint es nicht einmal für ganz ausgeschlossen zu halten, dass Odo selbst diese ‚Spuria' verfasst hat, wenn er in Bezug auf v. 122 *radix melaena* schreibt: „falls man nämlich annehmen wollte, dass Odo diese Abschnitte verfasst hat."[271] Angesichts der verwendeten griechischen Lehn- und Fremdwörter[272] verfügte der Verfasser der ‚Spuria Macri' über eine gewisse griechische Bildung. Die Eigenaussage des Verfassers in Vers 482 „und ich habe zugleich Essig hinzugefügt" deutet darauf hin, dass er selbst als Arzt tätig war.

Anhand der benutzten Quellen ‚Dyascorides' und des Constantinus Africanus ‚Liber de gradibus' aus dem 11. Jahrhundert lässt sich das Wirken des ‚Spuria'-Verfassers ins letzte Viertel des 11. Jahrhunderts datie-

267 J. Cornarius, Macri de materia medica libri V versibus conscripti, Praefatio, 3.

268 L. Choulant, Macer Floridus, De viribus herbarum, X: *cum non multo iunioris aevi sint.*

269 C. Resak, Odo Magdunensis, der Verfasser des ‚Macer Floridus' und der deutsche Leipziger Macer Text, Med. Diss., Borna-Leipzig 1917, 5.

270 Manitius, Geschichte der lateinischen Literatur des Mittelalters II, 544.

271 Manitius, a. a. O., 543.

272 Siehe dazu Kap. 8.2.1.2. Griechische Lehn- und Fremdwörter.

ren.[273] Da das 20. Kapitel *Alumen* Abhängigkeiten vom ‚Liber de gradibus' des Constantinus aufweist und die hauptsächliche Übersetzungstätigkeit des Constantinus Africanus etwa in die Zeit zwischen 1078 bis zu seinem Tode im Jahre 1085 oder 1087 fällt,[274] lassen sich die ‚Spuria Macri' nach 1078 und nach der sog. „Constantinischen Erweiterung"[275] des ‚Macer Floridus' (= der „Gewürzanhang" mit den Kapiteln 66 bis 77) einordnen. Nach der Reimtechnik kann man die ‚Spuria Macri' auf die zweite Hälfte des 11. Jahrhunderts datieren. Ein *Terminus ante quem* lässt sich durch die Rezeption einiger Verse der ‚Spuria' im ‚Flos medicinae scholae Salerni'/‚Regimen sanitatis Salernitanum' festlegen, dessen Entstehungszeit spätestens um 1250 datiert wird.[276]

Die vom ‚Spuria'-Verfasser hauptsächlich verwendete Quelle ‚Dyascorides', die alphabetische Version der lateinischen Dioskurides-Übersetzung, deutet auf das Wirken des Schülers des Odo von Meung in Fleury hin. Die Herkunft der Handschrift MS Orléans, BM 283 (237) aus der zweiten Hälfte des 11. und dem 12. Jahrhundert, die den ‚Dyascorides' enthält, aus Fleury (Abtei Saint-Benoît-sur-Loire) ist gesichert.[277] Man darf annehmen, dass bereits Odo von Meung diese Handschrift benutzte und sie dem Verfasser der ‚Spuria' als Grundlage zur Bearbeitung seiner Kapitel diente, da nach Stadler auch der ‚Macer Floridus' Deckungen in Wortlaut und Disposition mit dem ‚Dyascorides' enthält,[278] deren Umfang im Rahmen einer Untersuchung des ‚Macer Floridus' noch zu eruieren ist, um die Entstehung des ‚Macer Floridus' und der ‚Spuria' genauer datieren zu

273 Siehe Kap. 4 Die Entstehung und Datierung des ‚Macer Floridus', im Kap. 6.4. Pharmakographie zu ‚Dyascorides', Kap. 9.2.3. ‚Dyascorides' und Kap. 9.2.9. Constantinus Africanus.

274 Zu Constantinus Africanus siehe A. Hettinger, Zur Lebensgeschichte und zum Todesdatum des Constantinus Africanus, Deutsches Archiv für Erforschung des Mittelalters 46 (1990), 517–529; R. Veit, Quellenkundliches zu Leben und Werk des Constantinus Africanus, Deutsches Archiv für Erforschung des Mittelalters 59 (2003), 121–152.

275 Siehe Kap. 4 Die Entstehung und Datierung des ‚Macer Floridus'.

276 Siehe dazu im Kap. 6.2.4. Das medizinisch-botanische bzw. pharmakologische Lehrgedicht und das Kapitel zur Rezeption 10.2.1.5. ‚Regimen sanitatis Salernitanum'/‚Flos medicinae scholae Salerni'.

277 Nach E. Wickersheimer, Les Manuscrits latins de Medicine du haut moyen age dans les Bibliothèques de France, Paris 1966, S. 191–192: nr. XXXIII bis. - Orléans, 283 (237) - steht auf der ersten Seite: *ex libris monasterii S. Benedicti Floriacensis*. Außer dem ‚Dyascorides' enthält die Handschrift die ‚Indicia valetudinum' von Hippocrates und die ‚Practica' des Alexander Trallianus, siehe M. Mostert, List of Fleury manuscripts, 164.

278 Siehe H. Stadler, Der lateinische Dioscorides der Münchener Hof- und Staatsbibliothek und die Bedeutung dieser Übersetzung für einen Teil der mittelalterlichen Medicin, Allgemeine medicinische Central-Zeitung 1900, no. 15, 179.

können. Auch der für die ‚Spuria' als Quelle genutzte langobardische ‚Dioscorides' lag als Handschrift in der Bibliothek der Abtei Fleury in dem Cod. lat. 9332 der Pariser Bibliothèque Nationale vor.[279] Ein Austausch von Handschriften medizinischen Inhalts wird zwischen der Benediktinerabtei Fleury und dem Benediktinerkloster von Montecassino, wo Constantinus Africanus seine Übersetzertätigkeit ausübte, sowie der Schule von Salerno, die Constantinus zu seiner Zeit maßgeblich beeinflusste, bestanden haben, da einerseits Constantinus als Quelle in den ‚Macer Floridus' und die ‚Spuria' Eingang fand, ebenso der ‚Dyascorides', der im Umfeld der Schule von Salerno entstanden sein soll,[280] und andererseits die Rezeption des ‚Macer Floridus' und einiger ‚Spuria'-Verse im ‚Flos medicinae scholae Salerni'/‚Regimen sanitatis Salernitanum'[281] nach Montecassino bzw. Salerno weisen.[282] Eine rasche Beförderung von Handschriften gegen Ende des 11. Jahrhunderts von Constantinus in Montecassino nach Nordfrankreich nimmt auch John M. Riddle an, da Werke des Constantinus auch dem Marbod von Rennes für seinen ‚Liber lapidum', den er um 1090 verfasste, als Quelle zur Verfügung standen.[283]

Die dem ‚Spuria'-Dichter eigene stilistische Gewohnheit, geläufige Ausdrücke aus seinen Quellen bei der Versifizierung durch Synonyme und seltener vorkommende Wörter zu ersetzen[284], ordnete bereits Brunhölzl als einen für die Schule von Fleury typischen Stil ein, als er sich über die Floriazenser Autoren Adrevald, Abbo und Aimoin äußerte: „Es scheint sich,

279 Siehe im Kap. 5.1.3. Identifizierung des Verfassers – Odo Magdunensis.

280 J. Riddle, The latin alphabetical Dioscorides, in: Beiträge zum XIII. Internationalen Kongress für Geschichte der Wissenschaft, Moskau, 18.–24. August 1971, Sektion III/VI, Moskwa 1974, 207.

281 Siehe zur Rezeption Kap. 10.2.1.5. ‚Regimen sanitatis Salernitanum'/‚Flos medicinae scholae Salerni'.

282 Vielleicht kann man auch einen Kontakt zwischen den Klöstern vermuten, da die Gebeine des Heiligen Benedikt aus Montecassino nach Fleury überführt worden sein sollen.

283 Siehe J. M. Riddle, Marbode of Rennes' (1035–1123) De Lapidibus. Considered as a Medical Treatise with Text, Commentary and C. W. King's Translation. Together with Text and Translation of Marbode's Minor Works on Stones by John M. Riddle (Sudhoffs Archiv, Beiheft 20), Wiesbaden 1977, 2–3: „this means that the manuscripts travelled very rapidely from Constantine at Monte Cassino to northern France… Likely Benedictine monks carried the manuscripts from Monte Cassino to the School at Chartres and from this center they may have been dispensed". Riddle verweist (Anm. 16) auf Schipperges, der für das 11. Jahrhundert für Chartres Übersetzungen, namentlich des Constantinus, medizinischer Texte aus dem Arabischen nachweist. Siehe H. Schipperges, Die Assimilation der arabischen Medizin durch das lateinische Mittelalter (Sudhoffs Archiv, Beiheft 3), Wiesbaden 1964, 112.

284 Siehe dazu Kap. 8.2.1.6. Synonyme und Variationen.

was den Stil angeht, um eine Floriazenser Schultradition zu handeln, die auch darin zum Ausdruck kommt, dass Aimoin (in seinen ‚libri miraculorum sanctissimi patris Benedicti' in zwei Büchern), ebenso wie Abbo und schon vor ihm Adrevald, eine unverkennbare Neigung zeigt, gängige Ausdrücke durch weniger gebräuchliche, aber an sich gut lateinische zu ersetzen."[285] Zum Stil der ‚vita vel martyrium sancti Abbonis abbatis' des Aimoin schreibt Brunhölzl: „einige Besonderheiten scheinen in ihrer Häufigkeit auf die Schule von Fleury beschränkt zu sein. Hierzu gehört wahrscheinlich die oben bereits erwähnte Neigung, geläufige Ausdrücke durch andere, die im gleichen Sinne weniger gebraucht werden, aber doch gut lateinisch sind, zu ersetzen (etwa *abbas* durch *rector*) (Aimoin. vit. Abb.; Migne PL 139)"[286] Durch diese stilistische Eigenheit, die auch beim Verfasser der ‚Spuria' wiederkehrt, besteht ein weiteres Indiz, seinen Wirkungsort an der Abtei von Fleury zu vermuten.

Zusammenfassend kann man davon ausgehen, dass der Verfasser der ‚Spuria' ein Schüler des Odo von Meung gewesen sein wird. Darauf deuten die von beiden verwendeten Quellen hin sowie auch die Art der Gliederung der einzelnen Kapitel. Von den Quellen weisen der ‚Dyascorides' sowie auch die schon unter Odo Magdunensis besprochene Quelle des ‚Macer Floridus', der langobardische ‚Dioscorides' im Cod. lat. 6332 nach Fleury, ebenso die stilistische Neigung des Dichters, bekanntere Wörter aus den Quellen durch seltener vorkommende Synonyme zu ersetzen. Zeitlich lassen sich die ‚Spuria' anhand der damals modernsten Quellen ‚Dyascorides' und Constantinus Africanus und anhand der Reimtechnik an das Ende des 11. Jahrhunderts einordnen.[287]

Um den Verfasser dieser ‚Spuria' genauer einordnen zu können, müsste man zuerst den ‚Macer Floridus' anhand der zahlreichen Handschriften neu edieren, die Entstehungsstufen beachten und die Einordnung der verschiedenen ‚Spuria'-Kapitel untersuchen.

---

285 F. Brunhölzl, Geschichte der lateinischen Literatur des Mittelalters. Zweiter Band. Die Zwischenzeit vom Ausgang des karolingischen Zeitalters bis zur Mitte des elften Jahrhunderts, München 1992, 185.

286 Brunhölzl, a. a. O., 188–189 Anm. 69.

287 Die Datierung der ‚Spuria Macri' zwischen 1000–1050 im Index scriptorum novus mediae latinitatis: Supplementum (1973–2005)/Novum glossarium mediae latinitatis ab anno DCCC usque ad annum MCC, hrsg. von B. Bon, A.-M. Bautier (et al.), Genève 2005, 189, erscheint mir auf Grund der Quellenlage zu früh.

6. Geistes- und gattungsgeschichtliche Grundlagen des ‚Macer Floridus'

6.1. Klostermedizin

Nachdem sich durch das Ende des Weströmischen Reiches in Europa große Veränderungen vollzogen hatten und Europas Bevölkerung durch die Justinianische Pest[288] und weitere Krisen stark reduziert war, kam den im Entstehen begriffenen Klöstern die Rolle der Bewahrung antiken Wissens und der Wissensvermittlung zu.

Die Klostermedizin erhielt durch die ‚Regula' des Benedikt von Nursia (um 480–547), den Gründer des Klosters Monte Cassino, einen entscheidenden Anstoß. Die ‚Regula' enthält neben zahlreichen, für jede Situation des klösterlichen Lebens genau festgelegten Regeln auch ein Kapitel über die Pflege der kranken Mitbrüder. In diesem 36. Kapitel wird die Sorge für die Kranken über alle anderen Pflichten gestellt und ist damit Ausdruck der christlichen Barmherzigkeit und Nächstenliebe.[289] Für die Verbreitung der ‚Regula Benedicti', die bald verbindlich für die Klöster des Abendlandes wurde, setzten sich vor allem Papst Gregor I., Gregor II., Bonifatius, Alkuin und Karl der Große ein.[290]

Cassiodor[291] (gest. 583) gab der Klostermedizin einen wesentlichen Impuls, indem er in seinen ‚Institutiones divinarum et saecularium litterarum' die für das medizinische Studium grundlegende Literatur empfahl,

288 Zur Justinianischen Pest siehe u. a. M. Vasold, Die Pest. Ende eines Mythos, Stuttgart 2003, 96–99; J. Ruffié und J.-C. Sournia, Die Seuchen in der Geschichte der Menschheit. Aus dem Französischen von B. Seeler, München 1992, 25–28.

289 BENED. reg. 36: *De infirmis fratribus. Infirmorum cura ante omnia et super omnia adhibenda est, ut sicut revera Christo, ita eis serviatur,* | *quia ipse dixit: Infirmus fui et visitastis me;* | *et: Quod fecistis uni de his minimis, mihi fecistis.* | *Sed ipsi infirmi considerent in honorem dei sibi serviret non superfluitate sua contristent fratres suos servientes sibi.* | *Qui tamen patienter portandi sunt, quia de talibus copiosior mercis adquiritur.* | *Ergo cura maxima sit abbati, ne aliquam neglegentiam patiantur.* | *Quibus fratribus infirmis sit cella super se deputata et servitor timens deum et diligens ac sollicitus.* | *Valnearum usus infirmis, quotiens expedit, offeratur, sanis autem et maxime iubenibus tardius concedatur.* | *Sed et carnium aesus infirmis omnino devilibis pro reparatione concedatur; adubi meliorati fuerunt, a carnibus more solito omnes abstineant.* | *Curam autem maximam habeat abbas, ne a cellarariis aut a servitoribus neglegantur infirmi; et ipsum respicit, quidquid a discipulis delinquitur.*

290 Siehe P. U. Faust OSB (Hrsg.), Die Benediktsregel. Lateinisch/Deutsch. Mit der Übersetzung der Salzburger Äbtekonferenz, Stuttgart 2009, 192–195.

291 Flavius Magnus Aurelius Cassiodorus Senator, geb. 490, Konsul 514, Berater des Ostgotenkönigs Theoderich des Großen, Mönch 540, gest. 575 oder 583 im Kloster Vivarium.

die sich in der Bibliothek des von ihm auf seinem Besitz im heutigen Squillace gegründeten Klosters Vivarium befand. Er empfahl den Mönchen folgende Lektüre, und zwar in Latein, falls sie des Griechischen nicht mächtig seien: vor allem das durch Abbildungen illustrierte ‚Herbarium' des Dioscorides, danach Hippokrates und Galen in lateinischer Übersetzung, nämlich die Therapeutik des Galen an den Philosophen Glaukon, die Sammlung eines Anonymus aus verschiedenen Autoren, schließlich des Caelius Aurelianus ‚De Medicina', des Hippokrates ‚De Herbis et Curis' und verschiedene andere Zusammenstellungen über die Heilkunst.[292] Für die Interpretation der von Cassiodor genannten Schriften gab es verschiedene Deutungsversuche. Mit dem ‚Herbarium' des Dioscorides war nicht der im 6. Jahrhundert übersetzte lateinische ‚Dioscorides' gemeint, wie Stadler vermutete,[293] da er nicht illustriert und nicht weit verbreitet war, sondern Cassiodor meinte hier sicherlich Pseudo-Dioscorides ‚De herbis femininis', der seine Popularität auch seinen Illustrationen verdankte.[294] Der Pseudo-Dioscorides ‚De herbis femininis', in dem 71 medizinische Pflanzen mit deren Heilkräften beschrieben wurden, ist keine Übersetzung der ‚Materia medica' des griechischen Dioskurides, sondern die Kompilation eines unbekannten Autors aus dem späten 5. oder 6. Jahrhundert aus Dioskurides und anderen Quellen und fand Eingang in das sogenannte Herbariencorpus.[295] Was Cassiodor unter „Hippocratis de herbis et curis" verstand, ist schwer zu sagen. Vielleicht ist die sogenannte ‚Dynamidia

---

292 CASSIOD. inst. 1, 31, 2: *Quod si vobis non fuerit Graecarum litterarum nota facundia, in primis habetis Herbarium Dioscoridis, qui herbas agrorum mirabili proprietate disseruit atque depinxit. post haec legite Hippocratem atque Galienum Latina lingua conversos, id est Tharapeutica* (sic) *Galieni ad philosophum Glauconem destinata, et anonymum quendam, qui ex diversis auctoribus probatur esse collectus. Deinde Caeli Aureli de Medicina et Hippocratis de Herbis et Curis diversosque alios medendi arte compositos, quos vobis in bibliothecae nostrae sinibus reconditos deo auxiliante dereliqui.*

293 Mit der Empfehlung Cassiodors, das „herbarium Dioscoridis" heranzuziehen, ist nach Stadlers Ansicht vielleicht der langobardische ‚Dioscorides' gemeint, so Stadler, Allgemeine medicinische Central-Zeitung 1900, No. 14, 166.

294 J. M. Riddle, Dioscorides, in: F. E. Cranz and P. O. Kristeller (Hrsg.), Catalogus translationum et commentariorum: Mediaeval and Renaissance Latin Translations and Commentaries Vol. 4, Washington D.C. 1980, 20–21; so auch C. Halleux-Opsomer, Un herbier médicinal du haut moyen âge: L'Alfabetum Galieni, History and Philosophy of the Life Sciences Vol. 4, No. 1, Firenze 1982, 79–80: „un Dioscoride illustré ... plus probablement le ‚De herbis femininis'".

295 Siehe H. E. Sigerist, Medical Literature of Middle Ages, Journal of the History of Medicine, 1958, 132; J. M. Riddle, Journal of the History of Biology, vol. 14, no. 1, 1981, 44 und 56; H. Kästner (Hrsg.), Pseudo-Dioscorides De herbis femininis, Hermes 31, 1896, 579–636. Hermes 32, 1897, 160.

Hippocratis‘ gemeint.[296] Stoll folgt Courcelle[297] und deutet diese Schrift als die „lateinischen Auszüge aus dem 2. Buch von Hippocrates ‚De diaeta‘“.[298] Aus den unvollständigen Angaben Cassiodors konnten medizinische Sammelhandschriften der ehemaligen Bibliothek von Vivarium nicht rekonstruiert werden. Es ist jedoch sicher, dass es sich in Vivarium um spätantike lateinische Texte, auch bei den Übersetzungen von Galen und Hippokrates, handelt.[299] Baader geht davon aus, dass Cassiodor auf drei vulgärlateinische medizinische Schriftengruppen hinweist, die sich in dieser Form in frühmittelalterlichen Handschriften finden: das sogenannte Herbariencorpus um den Herbarius des Pseudo-Apuleius, eine sich an die Übersetzung der galenischen ‚Therapeutik an Glaukon‘ anschließende Gruppe therapeutischer Schriften und ein diätetisches Schriftencorpus.[300]

Isidor von Sevilla (ca. 560–636) widmete das vierte Buch seiner im Mittelalter beliebten Enzyklopädie ‚Etymologiae sive Origines‘ der Medizin, worin er etwas zur Geschichte der Medizin sagt, die Lehre von den vier Körpersäften erklärt, über verschiedene Krankheiten, über Heilmittel, medizinische Bücher und ärztliche Instrumente spricht. Die Kräuterbücher hat Isidor im 4. Buch, Kap. 10, 4 im Blick: *Butanicum herbarum dicitur quod ibi herbae notentur.* Sein 17. Buch über die Pflanzen, das u. a. auf Pseudo-Dioscorides ‚De herbis femininis‘ basiert,[301] wurde für die Etymologien auch im ‚Macer Floridus‘ und von späteren Kräuterbuchautoren genutzt.

---

296 So H. E. Sigerist, a. a. O., 133, siehe auch C. Halleux-Opsomer, Un herbier médicinal du haut moyen âge: L'Alfabetum Galieni, History and Philosophy of the Life Sciences Vol. 4, No. 1, Firenze 1982, 80.

297 Siehe P. Courcelle, Les lettres grecques en occident. De Macrobe a Cassiodore, Paris 1948, 382–388.

298 Siehe U. Stoll, Das ‚Lorscher Arzneibuch‘: ein medizinisches Kompendium des 8. Jahrhunderts (Codex Bambergensis medicinalis 1); Text, Übersetzung und Fachglossar (Sudhoffs Archiv: Beihefte 28), Stuttgart 1992, 63 Anm. 3.

299 Siehe G. Baader, Handschrift und Inkunabel, 361; vgl. G. Baader, Zur Überlieferung der lateinischen medizinischen Literatur des frühen Mittelalters, Forschung, Praxis, Fortbildung 17 (1966), 78–104; so auch K. Sudhoff, Medizinische Bibliotheken. Eine historische Plauderei, in: H. E. Sigerist (Hrsg.), Ausgewählte Schriften von Karl Sudhoff, Leipzig 1929, 300.

300 So G. Baader, Lehrbrief und Kurztraktat in der medizinischen Wissensvermittlung des Früh- und Hochmittelalters, in: N. R. Wolf (Hrsg.), Wissensorganisierende und wissensvermittelnde Literatur im Mittelalter. Perspektiven ihrer Erforschung. Kolloquium 5.–7. Dezember 1975, Wiesbaden 1987, 248, siehe auch G. Baader, Die Anfänge der medizinischen Ausbildung im Abendland bis 1100, in: La scuola nell'occidente latino dell'alto medioevo. 15–21 aprile 1971, tomo secondo (Settimane di studio del Centro Italiano di studi sull'alto medioevo XIXC), Spoleto 1972, 691–692.

301 Siehe J. M. Riddle, Journal of the History of Biology, vol. 14, no. 1, 58.

Im 8. Jahrhundert (788) verfasste ein unbekannter Mönch eine ‚Defensio artis medicinae‘, welche im Lorscher Arzneibuch[302] überliefert ist. Es handelt sich hierbei um eine ausführliche Rechtfertigung der Heilkunde gegenüber Kritikern aus kirchlichen Kreisen, welche die Beschäftigung mit Heilkunde und mit medizinischer Literatur, die aus der griechischen und römischen Antike überliefert wurde und damit als heidnisch galt, sowie ärztliches Handeln als nicht vereinbar mit christlicher Religion und klösterlichem Leben hielten. Der Verfasser weist anhand von Beispielen vor allem aus der Bibel nach, dass ärztliches Handeln, Anwendung von Arzneimitteln und Aneignung heilkundlichen Wissens durchaus im Sinne Gottes und der christlichen Religion geschieht. Der letzte Absatz der ‚Defensio‘ bietet die fast wörtliche Wiedergabe der bereits genannten Literaturempfehlungen für heilkundige Mönche des Cassiodor.

Das ‚Lorscher Arzneibuch‘, ein medizinisches Kompendium, das in Bamberg als Cod. med. 1 aufbewahrt wird, wurde etwa um 795 im Kloster Lorsch als Lehrbuch der Medizin angelegt. Neben der Rechtfertigung der Heilkunde, mit der es beginnt, enthält es als Hauptteil Rezeptbücher (Rezeptarien und Antidotarien) sowie kleinere medizinische Traktate, wie z. B. Monatsregeln.[303]

Seit der Karolingerzeit fungierten die Klöster als Forschungs- und Verwaltungszentren des Reiches. Karl der Große legte 793 in seinem ‚Capitulare de villis‘[304], der Landgüterordnung, fest, wie die königlichen Güter und Gärten seines Reiches einzurichten waren und welche Pflanzen und Bäume angepflanzt werden sollten. Er ordnete darin u. a. den Anbau von Heil- und Gewürzpflanzen an.

Die Verfügungen des ‚Capitulare de villis‘ finden sich im St. Galler Klosterplan[305] umgesetzt, der zwischen 826 und 830 im Kloster Reichenau auf Pergament gezeichnet wurde und in der Stiftsbibliothek St. Gallen aufbewahrt wird. Mit dem St. Galler Klosterplan wurde der Plan eines idealen Klosters entworfen. Für die medizinische Versorgung der Mönche sind ein Arzthaus und ein Krankenhaus eingezeichnet und in deren Nähe befindet sich der Kräutergarten, auf dessen einzelnen Beeten die Namen

302 Siehe U. Stoll, Das ‚Lorscher Arzneibuch‘: darin: DEFENS. med. I: p. 48–62; ‚Rechtfertigung der Heilkunde‘ zuerst hrsg. durch Sudhoff 1913/14.

303 Das Lorscher Arzneibuch enthält weiter: PS. ARIST. probl.: p. 68–74, ANON. herm.: p. 94–104, RECEPT. Lauresh.: p. 108–390, [ARS. med. 4: p. 66, ARS. med. 5: p. 421, 18–422, 15].

304 CAPIT. reg. Franc. Die einzige erhaltene Abschrift befindet sich im Cod. Guelf. 254 Helmstad. der Herzog-August-Bibliothek Wolfenbüttel.

305 FORMA mon. Sangall.: W. Berschin, Studien zum St. Galler Klosterplan II (MittGeschStGallen LII). 2002. p. 110–40; siehe dazu ausführlich K. Hecht, Der St. Galler Klosterplan, Sigmaringen 1983.

der anzubauenden Heilpflanzen eingetragen sind. Die sechzehn Arzneipflanzen aus dem Kräutergarten (*herbularius*) sind auch im ‚Capitulare de villis‘ enthalten. Dass die Pflanzennamen nachträglich aus dem ‚Capitulare de villis‘ übernommen und in den Klosterplan eingetragen wurden, vermutet Bernhard Bischof nach paläographischer Untersuchung des Planes.[306] Die achtzehn Pflanzen des Gemüsegartens stimmen mit einer Ausnahme mit den im ‚Capitulare de villis‘ genannten überein. Der Gemüsegarten liegt beim Gärtnerhaus. Daneben befindet sich der Obstgarten, der zugleich als Friedhof dienen sollte. Auf dem Friedhof bzw. im Obstgarten sind Bäume und Sträucher teilweise mit Symbolen bezeichnet und ihre Namen angeschrieben, z. B. *mal(us)*/Apfelbaum, *perarius*/Birnbaum, *prunarius*/ Pflaumenbaum, *avellarius*/Haselnussstrauch.[307]

Der Abt des Klosters auf der Insel Reichenau Walahfrid Strabo[308] legte seinem Gedicht ‚Hortulus‘[309] weitgehend die Pflanzen der sechzehn Kräuterbeete aus dem Kräutergarten (*herbularius*) des Klosterplanes zugrunde, beschreibt jedoch vierundzwanzig Pflanzen.

Hrabanus Maurus[310] verfasste 842 eine Enzyklopädie ‚De universo sive de rerum naturis‘[311], in der er in 22 Büchern das heilsgeschichtliche und naturkundliche Wissen seiner Zeit darlegte. In Buch 19 behandelt er in den Kapiteln 8 *De herbis aromaticis sive communibus* und 9 *De oleribus* die Heilkräuter auf der Grundlage von Isidors ‚Etymologiae‘.

Im frühen Mittelalter wurde die medizinische Sammelhandschrift mit fester Corpusbildung zur Norm.[312] Man versuchte im 8. Jahrhundert das

306 Vgl. B. Bischof, Die Entstehung des St. Galler Klosterplans in paläographischer Sicht, in: B. Bischof, Mittelalterliche Studien. Ausgewählte Aufsätze zur Schriftkunde und Literaturgeschichte, Bd. I, Stuttgart 1966, 43f.

307 Siehe dazu Hecht, a. a. O., 251.

308 Walahfrid Strabo, geb. ca. 808, gest. 849, Ausbildung im Kloster auf der Reichenau und 826–829 in Fulda bei Hrabanus Maurus, von 829 an am Hofe Ludwigs des Frommen als Lehrer des Sohnes Karl (später Karl der Kahle), seit 838 Abt auf der Reichenau.

309 WALAHFR. hort., ed. K. Langosch, Lyrische Anthologie des lateinischen Mittelalters (1968), 112–39 (mit Übersetzung).

310 Hrabanus Maurus, geb. 780 in Mainz, Abt des Klosters Fulda, Erzbischof von Mainz, gest. 856.

311 HRABAN. univ.

312 Siehe G. Baader, Handschrift und Inkunabel in der Überlieferung der medizinischen Literatur, in: G. Baader und G. Keil (Hrsg.), Medizin im mittelalterlichen Abendland, Darmstadt 1982, 361f., wo Baader einige Typen dieser Sammelhandschriften aufzählt; vgl. dens., Die Anfänge der medizinischen Ausbildung im Abendland bis 1100, in: La scuola nell'occidente latino dell'alto medioevo. 15–21 aprile 1971, tomo secondo (Settimane di studio del Centro Italiano di studi sull'alto medioevo XIXC), Spoleto 1972, vol. II, 669–772, bes. 697; dens., Zur

Zerstreute zusammenzufassen und in Anlehnung an Cassiodors Vorgaben in Textsammlungen zu ordnen. Es kam zur Ausbildung mehrerer Kompendien, unter denen sich auch das sog. Herbariencorpus befindet, das vom ‚Herbarius‘ des Pseudo-Apuleius dominiert wird[313], aber auch Pseudo-Antonius Musa ‚De herba vettonica liber‘, Sextus Placitus ‚Liber medicinae ex animalibus, pecoris et bestiis vel avibus‘, Pseudo-Dioscorides ‚De herbis femininis‘, Ps. Hippocrates ‚Epistula ad Maecenatem‘ und Anonymus ‚De taxone liber‘ enthält.

Aus dem 9. und 10. Jahrhundert ist überwiegend Rezeptliteratur aus verschiedenen Klöstern überliefert, die Eingang in medizinische Kompendien fand. Es handelt sich dabei vor allem um Antidotarien[314], d. h. Arzneimittelzubereitungen, die aus mehreren Ingredienzien bestanden und zum Teil kompliziert zuzubereiten waren, sowie Rezeptarien[315]. Die medizinische Gebrauchsliteratur für den ärztlichen Tagesbedarf der Klöster bestand im frühen Mittelalter aus den drei Hauptgruppen Antidotarius, Rezeptarius und Passionarius.[316] Diesen Texten ist auch der St. Galler ‚Botanicus‘[317] zuzuordnen, der im 9. Jahrhundert in St. Gallen von einem anonymen Autor kompiliert wurde und im Codex Sangallensis 217 erhalten ist.

Mit zeitlichem Abstand folgt im 11. Jahrhundert der ‚Macer Floridus‘ als Lehrgedicht. Nach ‚Macer‘ befassten sich arabische und salernitanische Ärzte mit der Heilmittellehre. Da sie aus denselben Hauptquellen geschöpft haben, stimmen die sachlichen Angaben häufig mit ‚Macer‘ überein, vor allem, wenn beide auf Dioskorides zurückgehen.[318]

Überlieferung der lateinischen medizinischen Literatur des frühen Mittelalters, Forschung, Praxis, Fortbildung 17, 4 (1966), 139–141.

313 Siehe Keil, Phytotherapie im Mittelalter, 10 und vor allem G. Baader, Die Anfänge der medizinischen Ausbildung im Abendland bis 1100, in: La scuola nell'occidente latino dell'alto medioevo, Spoleto 1972, vol. II, 669–772, bes. 697.

314 H. E. Sigerist, Studien und Texte zur frühmittelalterlichen Rezeptliteratur (Studien zur Geschichte der Medizin XIII), 1923, 39–65.

315 Siehe z. B. J. Jörimann, Frühmittelalterliche Rezeptarien (Beiträge zur Geschichte der Medizin I), 1925, 61–77.

316 K. Sudhoff, Medizinischer Unterricht und seine Lehrbehelfe im frühen Mittelalter, 32.

317 BOTAN. Sangall.: E. Landgraf (Hrsg.), Ein frühmittelalterlicher Herbarius, Kyklos 1, 1928, 120–145; M. Niederer, Der St. Galler Botanicus, ein frühmittelalterliches Herbar; kritische Edition, Übersetzung und Kommentar (Lateinische Sprache und Literatur des Mittelalters; 38), Bern [u.a.] 2005.

318 Siehe J. Zacher, Macer Floridus und die Entstehung der deutschen Botanik, in: Zeitschrift für deutsche Philologie, hrsg. von E. Höpfner und J. Zacher, 12. Bd., Halle 1881 (Reprint 1966), 197.

Constantinus Africanus übersetzte im Kloster auf dem Monte Cassino etwa in den Jahren 1076–1087 arabische und griechische medizinische Texte ins Lateinische.[319] Die Übersetzungen des Constantinus Africanus hatten prägenden Einfluss auf die medizinische Lehre der Schule von Salerno, die seit dem frühen 11. Jahrhundert bestand. Sie war die erste medizinische Schule, an der keine Kleriker, sondern Laien tätig waren. Zahlreiche und bekannte medizinische Werke brachte sie hervor, u. a. die wohl berühmteste Drogenkunde des Mittelalters, das ‚Circa Instans' (ca. 1150), benannt nach seinen Anfangsworten, den ‚Liber Antidotarius magnus', das ‚Antidotarium Nicolai', den ‚Liber iste' über zusammengesetzte Medikamente und im 13. Jahrhundert das ‚Regimen sanitatis Salernitanum'.[320] Nach der Schule von Salerno folgten weitere Gründungen von Medizinschulen, z. B. in Montpellier. Im 12. und 13. Jahrhundert wurden in der medizinischen Übersetzerschule von Toledo durch Gerhard von Cremona und seine Schüler naturwissenschaftliche und medizinische Werke aus dem Arabischen übersetzt und so dem Abendland zugänglich gemacht.[321]

Hildegard von Bingen (1098–1179), Äbtissin des Benediktinerinnenklosters auf dem Rupertsberg bei Bingen, die mit dem medizinischen Wissen ihrer Zeit vertraut war, nutzte vor allem ihre Naturkenntnisse, Erfahrungen und Visionen als Grundlage ihrer Heilkunde.[322] Als heilkundliche Werke sind von ihr die ‚Physica', neun Bücher über Heilmittel, und ‚Causae et curae', ein Buch über die zusammengesetzten Heilmittel, überliefert.[323]

Durch das Konzil von Clermont 1130 und das Konzil von Tours 1163 wurde die Ausübung ärztlicher Praxis durch Ordensleute in Klöstern untersagt. Die ärztliche Ausbildung ging an die neu gegründeten Universitäten über, womit die Epoche der Klostermedizin allmählich zu Ende ging, auch

319 Siehe dazu A. Hettinger, Zur Lebensgeschichte und zum Todesdatum des Constantinus Africanus, Deutsches Archiv für Erforschung des Mittelalters 46 (1990), 517–529; R. Veit, Quellenkundliches zu Leben und Werk des Constantinus Africanus, Deutsches Archiv für Erforschung des Mittelalters 59 (2003), 121–152.

320 Dazu siehe G. Baader, Die Schule von Salerno, Medizinhistorisches Journal 13, 1978, 124–145.

321 Siehe dazu auch J.-P. Molénat, Übersetzer, Übersetzungen, II. Die Schule von Toledo, LexMA Bd. 8, 1150–1152 und H. Schipperges, Die Assimilation der arabischen Medizin durch das lateinische Mittelalter (Sudhoffs Archiv, Beiheft 3), Wiesbaden 1964, 85–103.

322 Zu Hildegard von Bingen siehe E. Gössmann, Hildegard v. Bingen, LexMA Bd. 5, 13–15; H. Schipperges, Hildegard von Bingen, München (2. Auflage) 1995 [Beck'sche Reihe 2008]; C. Meier, Hildegard von Bingen, VL^2 Bd. 3, Berlin – New York 1981, 1257–1279.

323 H. Schipperges, Hildegard von Bingen, München (2. Auflage) 1995 [Beck'sche Reihe 2008], 19.

wenn klösterliche Heilpraxis teilweise bis ins 18. Jahrhundert weiter ausgeübt wurde. Um 1231 erließ der Stauferkaiser Friedrich II. in seinen ‚Constitutiones‘ von Melfi eine Medizinalverordnung[324], laut welcher als Ärzte nur noch studierte und von den Professoren in Salerno geprüfte Mediziner anerkannt werden sollten. Durch diese Verordnung wurde auch der Apotheker- vom Arztberuf getrennt und die behördliche Überwachung der Ausübung des Apothekerberufes festgelegt.[325]

6.2. Lehrgedicht

6.2.1. Das Lehrgedicht in den Literaturtheorien

Das Lehrgedicht[326] hat von der griechischen Antike bis ins lateinische Mittelalter und darüber hinaus eine lange Tradition, hatte es aber bis in unsere Zeit schwer, als eigenständige literarische Gattung anerkannt zu werden. Das lag zum Teil an den Kriterien, die in antiken Literaturtheorien festgelegt wurden, um literarische Werke in verschiedene Kategorien eines die Literatur beschreibenden Systems einzuordnen.

Aristoteles (384–322 v. Chr.) führt im Rahmen der mimetischen Dichtung Epos, Tragödie, Komödie und Dithyrambendichtung an, welche sich nach Darstellungsmitteln, Darstellungsobjekten und Darstellungsart unter-

324 CONST. Melf. = H. Conrad, T. v. d. Lieck-Buyken, W. Wagner, Die Konstitutionen Friedrichs II. von Hohenstaufen f. sein Königreich Sizilien (Studien u. Quellen z. Welt Kaiser Friedrichs II. II), 1973.

325 Siehe dazu G. Baader, Zur Anatomie in Paris im 13. und 14. Jahrhundert, Medizinhistorisches Journal 3, 1968, 40; dens., Gesellschaft, Wirtschaft und ärztlicher Stand im frühen und hohen Mittelalter, Medizinhistorisches Journal 14 (Kommission für Geschichte der Medizin und der Naturwissenschaften, Akademie der Wissenschaften und der Literatur zu Mainz), Stuttgart 1979, 184.

326 Lehrgedicht und Lehrdichtung sind in den letzten Jahren zunehmend ins Blickfeld der Forschung gerückt. Von der neueren Literatur zum Thema seien hier die folgenden Werke und Sammelbände genannt: C. Meier, Pascua, rura, duces: Verschriftungsmodi der Artes mechanicae in Lehrdichtung und Fachprosa der römischen Kaiserzeit (Frühmittelalterliche Studien 28), Berlin – New York 1994, 1–50; T. Haye, Das lateinische Lehrgedicht im Mittelalter: Analyse einer Gattung, Leiden u. a. 1997; M. Horster/C. Reitz (Hrsg.), Wissensvermittlung in dichterischer Gestalt (Palingenesia, Bd. 85), Stuttgart 2005; P. Kruschwitz/M. Schumacher, Das vorklassische Lehrgedicht der Römer (Kalliope 4), Heidelberg 2005; A. Harder, A. A. MacDonald, G. J. Reinink (Hrsg.), Calliope's Classroom. Studies in Didactic Poetry from Antiquity to Renaissance, Paris – Leuven – Dudley, MA 2007; P. Stotz (Hrsg.), Dichten als Stoff-Vermittlung. Formen, Ziele, Wirkungen. Beiträge zur Praxis der Versifikation lateinischer Texte im Mittelalter, Zürich 2008; T. Fuhrer, Lehrdichtung, Reallexikon für Antike und Christentum 22 (2008), 1034–1079 und 1089f.

scheiden.[327] Als Darstellungsmittel der Mimesis nennt er Rhythmus, Wort und Harmonie, die gesondert und miteinander verbunden vorkommen können. Er bietet aber keine Klassifikationen für Gattungen. Zum Lehrgedicht äußert er sich, indem er die Werke Homers und des Empedokles miteinander vergleicht.[328] Wenn ein Stoff der Heilkunde oder der Naturwissenschaft in die Form von Metren gefasst ist, müsste man ihn Dichtung nennen. Er spricht sich aber dagegen aus, dass alles, was in Metren gebracht wird, gleichzeitig Dichtung genannt wird. Homer und Empedokles würden zwar das gleiche Metrum benutzen, den einen würde man aber zu Recht Dichter nennen, den anderen besser Naturforscher als Dichter. Damit erkennt Aristoteles der Lehrdichtung zwar Eigenständigkeit zu, scheidet sie aber zugleich als amimetische Literatur aus seinen Betrachtungen über die Dichtung aus.

In der Antike wird das Lehrgedicht zumeist als Epos verstanden und bildet keine eigene Gattung.[329] Cicero[330] (106–43 v. Chr.) und Quintilian[331] (35–96), die beide das Metrum als Gliederungsprinzip wählen, behandeln das Lehrgedicht als Grenzfall des Epos.[332]

Horaz (65–8 v. Chr.) schreibt in seiner ‚Ars poetica', die auf die Dichtungslehren des Mittelalters wirkte, v. 333 sq.: *aut prodesse volunt aut delectare poetae | aut simul et iucunda et idonea dicere vitae*, und v. 343 sq.: *omne tulit punctum qui miscuit utile dulci, | lectorum delectando pariterque monendo.* Diese Auffassung des Horaz, dass die Dichter nützen und erfreuen wollen, trifft auch auf die Lehrdichter zu.

Diomedes (zweite Hälfte 4. Jh.) hat unter Rückgriff auf die platonische Dreiteilung[333] die Literatur in ein *genus activum (dramaticon vel mimeticon)*, ein *genus enarrativum (exegeticon vel apogeticon)* und ein *genus commune (coinon vel micton)* gegliedert.[334] Durch die Aufhebung der aristotelischen Einteilung nach dem Prinzip der Mimesis hat er die von Aristoteles eliminierten amimetischen Dichtungsarten als Gattungen definiert, auch das Lehrgedicht. Innerhalb des *genus enarrativum* bezeichnet er eine Spezies als *didascalice*.[335] Pöhlmann weist nach, dass die Grundgedanken

327 Aristoteles, Poetik 1447a, 13f.

328 Ebenda 1447b, 16–20.

329 So auch W. Kroll, Lehrgedicht, RE XII 2 (1925), 1842.

330 Cic. orat. 20, 66–68.

331 Cf. Qvint. inst. I, 4,4–5 et X,1, 45–56.

332 Siehe dazu Pöhlmann, Charakteristika des römischen Lehrgedichts, ANRW I 3, Berlin 1973, 820ff.

333 So Pöhlmann, a. a. O., 829.

334 Diom. gramm. I 482,1sqq.

335 Cf. Diom. gramm. I 482sq.: *exegeticon est vel enarrativum in quo poeta ipse loquitur sine ullius personae interlocutione, ut se habent tres georgici et prima pars*

der Theorie des Diomedes über das Lehrgedicht bereits hellenistisch sind und von der römischen Literaturkritik rezipiert wurden.[336]

Die mittelalterlichen Poetiken bauten auf den antiken und spätantiken Poetiken auf. Das lateinische Mittelalter verfügte über ausformulierte Gattungssysteme zum Beispiel in den ‚Etymologiae sive origines' des Isidor von Sevilla und im ‚Speculum doctrinale' des Vinzenz von Beauvais (13. Jh.).[337] Isidor überliefert ein Klassifikationssystem, welches Vinzenz von Beauvais von ihm übernahm, das dem des Diomedes entspricht und die Einteilung der Gattungen nach der redenden Person beinhaltet, wobei es durch die Überwindung des metrischen Einteilungsprinzips zu einer gattungsmäßigen Scheidung von Epos und Lehrgedicht kommt.[338] In der Versgrammatik ‚Grecismus' des Eberhard von Béthune (gest. um 1212) wird das Lehrgedicht zu einer eigenen Gattung *didascalicon* neben *dragmaticon* und *hermeneticon.*[339]

Johann Georg Sulzer (1720–1779) widmet sich in seiner ‚Allgemeine[n] Theorie der Schönen Künste' (1771) ausführlich dem Lehrgedicht, welches er eine „besondere Gattung" nennt, „die sich von allen anderen Gattungen dadurch unterscheidet, dass ein ganzes System von Lehren und Wahrheiten, nicht beiläufig, sondern als die Hauptmaterie im Zusammenhang vorgetragen ... wird". Sulzer vertritt auch die Ansicht, „dass dem Lehrgedicht nicht bloß überhaupt ein Platz unter den Werken der Dicht-

---

quarti, item Lucreti carmina et cetera his similia. ...Exegetici vel enarrativi species sunt tres, angeltice, historice, didascalice. ...didascalice est qua conprehenditur philosophia Empedoclis et Lucreti, item astrologia, ut phaenomena Aratu et Ciceronis, et georgica Vergilii et his similia.

336 Pöhlmann, ANRW I 3, Berlin 1973, 829ff. Siehe dazu auch T. Fuhrer, Lehrdichtung, Reallexikon für Antike und Christentum 22 (2008), 1036.

337 Siehe dazu K. Grubmüller, Gattungskonstitution im Mittelalter, 196 und U. Kindermann, Gattungensysteme im Mittelalter, 1989, 303–313.

338 So W. Kirsch, Probleme der Gattungsentwicklung am Beispiel des Epos, Philologus Bd. 126, Heft 2, 1982, 267. Siehe Isid. orig. 8, 7, 11: *Apud poetas autem tres characteres esse dicendi: unum, in quo tantum poeta loquitur, ut est in libris Vergilii Georgicorum. Alium dragmaticum, in quo nusquam poeta loquitur, ut est in comoediis et tragoediis: tertium mixtum, ut est in Aeneide. Nam poeta illic et introductae personae loquuntur.* Nach Isidor: Vinzenz von Beauvais, Speculum doctrinale, lib. III, cap. 110: *Apud poetas autem tres characteres esse dicunt, unum in quo tantum poeta loquitur, ut est in libro Virgilii Georgicorum.*

339 Eberh. Beth. grec., cap. VII, vv. 54–56: *Sermonum genera tria sunt, Graeceque vocantur | Dragmaticon hermeneticon didascaliconque, | Donatum queras, Aeneida bucoliconque.*

kunst einzuräumen sei, sondern dass es sogar unter die wichtigsten Werke derselben gehöre".[340]

Goethe übernahm die Ansicht des Aristoteles und erklärte es darüber hinaus für nicht zulässig, der lyrischen, epischen und dramatischen Dichtungsart die didaktische hinzuzufügen, da sich die „drei ersten der Form nach unterscheiden", die letztere vom „Inhalt ihren Namen hat." Er nennt das Lehrgedicht ein „Mittelgeschöpf zwischen Poesie und Rhetorik", möchte aber den eigenen Wert der didaktischen Poesie keineswegs verkümmert wissen.[341]

Das Lehrgedicht als Gattung behandelte Gustav Gröber in seiner ‚Übersicht über die lateinische Literatur' 1902 als einer der ersten in einer literaturgeschichtlichen Darstellung. Er differenzierte für die Literatur des 11. bis 14. Jahrhunderts das geistliche, das moralische sowie das Lehrgedicht über die Wissenschaften.[342]

6.2.2. Das Lehrgedicht als literarische Gattung

Zunächst soll geklärt werden, was überhaupt unter literarischen Gattungen zu verstehen ist. Die Formierung von Gattungen verläuft nach Wolfgang Kirsch[343] infolge wiederkehrender Kommunikationssituationen, in denen sich bestimmte Normative, Konventionen und Textstrukturen herausbilden. Haben diese eine bestimmte Komplexität erreicht, kann man von einer Gattung sprechen. Eine literarische Gattung ist eine historische Tradition. Wenn Texte nach bestimmten Schreibmustern verfasst werden und durch Aufbau und Intention in einer Tradition stehen, kann man diese Texte als ein und derselben Gattung zugehörig bezeichnen.

Kirsch nennt als innerliterarische Faktoren, die für die Entwicklung einer Gattung prägend sind: die Möglichkeit der Übernahme von Elementen einer Gattung in die andere durch die verbindende Gemeinsamkeit der hexametrischen Form, die eingebrachte Erfahrung des Dichters, die Aus-

---

340 J. G. Sulzer, Allgemeine Theorie der Schönen Künste: 3. Teil, in einzelnen, nach alphabetischer Ordnung der Kunstwörter aufeinanderfolgenden Artikeln abgehandelt (1771), Leipzig 1793 (2., unveränderter Nachdruck: Hildesheim 1994), 172.

341 Goethe in seinen Ästhetischen Schriften, Über das Lehrgedicht, Goethe, Werke. Jubiläumsausgabe, Bd. 6, Frankfurt a. Main – Leipzig 1998, 353.

342 G. Gröber, Übersicht über die lateinische Literatur von der Mitte des VI. Jahrhunderts bis zur Mitte des XIV. Jahrhunderts. Neue Ausgabe München 1963 (Aus dem Grundriß der Romanischen Philologie, hrsg. v. G. Gröber, II. Bd., 1. Abt., Straßburg 1902.), 384–391 (6. Lehrgedichte über die Wissenschaften).

343 W. Kirsch, Probleme der Gattungsentwicklung am Beispiel des Epos, Philologus 126, 1982, 265–288, hier: 275ff. Zu Kirsch siehe D. Schaller, Das mittelalterliche Epos im Gattungssystem, in: ders., Studien zur lateinischen Dichtung des Frühmittelalters, Stuttgart 1995, 296–298.

wirkung der Struktur der Vorlagen, Gattungsbegriffe der jeweiligen poetologisch bestimmenden Gattungsvorstellungen, Veränderungen des Literaturbegriffs und des literarischen Systems, Einbettung in Sammelkodizes oder andere kommunikative Situationen.[344]

Klaus Grubmüller beschreibt eine Gattung als historische Größe, als literarische Konvention, wie sie in Textreihen entgegentritt, literarische Produktion anleitet und literarische Ordnungsmuster bietet.[345] Wenn man mit Grubmüller[346] eine Gattung als historische Reihe sieht, in der sich aufeinanderfolgende Elemente erkennbar aufeinander beziehen, kann man eine Wandlung und Entwicklung der gattungsbildenden Kriterien und damit eine Umwertung der Traditionen beobachten. Als Konsequenz aus der Intertextualitätsdiskussion leitet Grubmüller ab, dass sich Texte aus dem Bezug auf Prätexte konstituieren und das diese Prätexte einer oder auch mehreren Reihen angehören können und demzufolge das sich verändernde Geflecht aus Bezügen zu beschreiben wäre.

Nun wird versucht, das Lehrgedicht als literarische Gattung zu definieren. Bernd Effe[347] betont, dass die Lehrdichter über ein ausgeprägtes Gruppenbewusstsein verfügen und danach streben, Werk und Thematik der Vorgänger fortzuführen, auch unter gelegentlicher Polemik gegeneinander. Effe definiert aus diesem Bewusstsein der Autoren das Lehrgedicht, eine durch eine Reihe von Merkmalen gekennzeichnete, klar umrissene literarische Form, als Gattung im nicht-normativen, historischen Sinn.

Kirsch[348] hat bei der Herausarbeitung der Unterschiede zwischen Epos und Lehrgedicht als Charakteristika für das Lehrgedicht Objektreferenz, die didaktische Funktion, als Kommunikationssituation das Verhältnis Lehrer - Schüler, die expositive Struktur und eine in den Zeitbezügen überwiegend existentielle, beschränkt universelle oder universelle Bestimmtheit festgestellt.[349]

Als allgemeine Definition lässt sich aus dem Vorhergenannten ableiten: Das Lehrgedicht ist eine in ihrer historischen Tradition zu betrachtende Gattung, hat in der Regel mit dem Epos den Hexameter als Versmaß gemeinsam, weist quantitativ eine gewisse Länge des Textes (ein oder mehrere Bücher) auf, vermittelt durch den Autor, der die Rolle des Lehrenden einnimmt, dem oder den Rezipienden ein umfangreicheres Stoffge-

---

344 Kirsch, Philologus 126, 284f.

345 Grubmüller, Gattungskonstitution im Mittelalter, 195.

346 Grubmüller, a. a. O., 201f.

347 B. Effe, Dichtung und Lehre. Untersuchungen zur Typologie des antiken Lehrgedichts, München 1977, 21f.

348 W. Kirsch, Philologus 126, 274.

349 Die von W. Kirsch aufgestellten Definitionskriterien referiert T. Fuhrer, Lehrdichtung, Reallexikon für Antike und Christentum 22 (2008), 1039–1040.

biet aus dem Bereich der *artes mechanicae*, das durch die expositive Struktur des Textes didaktisch aufbereitet ist.

Obwohl Lehrgedichte normalerweise im Versmaß des Epos abgefasst sind, wurden auch einige in elegischen Distichen[350] oder jambischen Versmaßen[351] verfasst.[352] Im Frühmittelalter trat die Dominanz des daktylischen Hexameters zurück und gab einem breiteren Spektrum rhythmischer wie metrischer Versmaße Raum.[353] Als mnemotechnische Hilfsmittel dienten im Mittelalter akrostichische oder telestichische Anlage, leoninische Hexameter und die Verwendung sog. *versus caudati*.[354] Lehrdichtung und didaktische Dichtung, wie z. B. Merkverse, nutzten den mnemotechnischen Vorteil des Verses gegenüber der Prosa. Bestimmte Sachverhalte wurden durch Einbindung in ein Metrum weniger anfällig gegen Variationen, was sich vor allem in medizinisch-pharmakologischen Lehrgedichten als nützlich erwies. Bereits Galen (129–um 216) hob die Vorteile von in Versen geschriebenen Rezepten hervor: bessere Memorierbarkeit und Genauigkeit der Mischungsverhältnisse der Pharmaka.[355] Um „einprägsame, dem Gedächtnisse leicht einzuverleibende Texte zu schaffen"[356], mussten formale und inhaltliche Modifikationen in Kauf genommen werden. Im Lehrgedicht hatte die korrekte Wiedergabe des Sinns Vorrang gegenüber der sprachlichen Form, selbst unter Verletzung der metrischen Regeln.[357]

Im Mittelalter, da das Versifizieren von Texten in der Schule als Stilübung in den Unterricht integriert war[358], diente die Versifizierung als Mittel zur Hebung der stilistischen Qualität des Textes.[359] Durch die poeti-

350 Z. B. Ovid ‚Medicamina faciei femineae', ‚Ars amatoria', ‚Remedia amoris'.

351 Z. B. Avien ‚Ora maritima', nach T. Haye, Das lateinische Lehrgedicht im Mittelalter: Analyse einer Gattung, Leiden u. a., 1997, 216 mit Anm. 197.

352 Zum Metrum der Lehrdichtung siehe auch T. Fuhrer, Lehrdichtung, Reallexikon für Antike und Christentum 22 (2008), 1042–1043.

353 So T. Haye, a. a. O., 219.

354 Siehe Dilg, Das medizinisch-botanische Lehrgedicht des Mittelalters - ein Überblick, Veröffentlichungen des Instituts der Gesellschaft für Geschichte der Pharmazie Bd. 38 (1972), 80 und H. Hajdu, Das mnemotechnische Schrifttum des Mittelalters, Budapest 1936, 53ff.

355 Z. B. Galen, De comp. med. per gen. V 10 (XIII 820. 15–17 Kühn), siehe dazu S. Vogt, „...er schrieb in Versen, und er tat recht daran": Lehrdichtung im Urteil Galens, in: T. Fögen (Hrsg.), Antike Fachtexte. Ancient Technical Texts, Berlin–New York 2005, 51–78, bes. 71.

356 So H. Hajdu, Das mnemotechnische Schrifttum des Mittelalters, Budapest 1936, 53.

357 So T. Haye, Das lateinische Lehrgedicht im Mittelalter: Analyse einer Gattung, Leiden u. a. 1997, 85.

358 Vgl. P. Stotz, Dichten als Schulfach, MlatJb 16 (1981), 1–16.

359 Siehe dazu T. Haye, a. a. O., 257.

sche Form wird ein breiteres Publikum angesprochen und der Unterhaltungswert sowie der ästhetische Reiz für die Sache werden erhöht.[360]

Das Lehrgedicht richtet sich an ein bestimmtes, interessiertes, fachlich vorgebildetes Publikum. Die Intention des Lehrdichters ist es, sein Publikum zu belehren (*docere*) und durch die gefälligere Form der Verse zu erfreuen (*delectare*).

Meist entstammten die Themen dem Bereich der Naturwissenschaften, häufig der Geographie, der Medizin aber auch der Grammatik. Speziellere Themen waren Astronomie, Metrologie, Jagd, Fischfang, Vulkanologie, Steinkunde, und auch, z. B. bei Ovid, Liebe. In der mittellateinischen Lehrdichtung, die in der Tradition der Antike steht, nahm die Themenvielfalt bedeutend zu.

Im Normalfall umfasste ein Lehrgedicht ein größeres Stoffgebiet, enthielt Pro- und Epilog, manchmal auch mehrere Prologe für bestimmte Stoffabschnitte. Binnenprologe und differenzierende Buchanfänge waren auch für die mittellateinischen Lehrgedichte bestimmend,[361]die einen hohen Grad der Strukturierung in einzelne Bücher, Kapitel und Paragraphen zeigen, was der Wissensvermittlung zugute kommt.

Die formale Leistung des Lehrdichters bestand in der didaktisch motivierten Kürzung (d. h. Straffung und Strukturierung eines durch Prosa bekannten Stoffes), in der Transposition in den Vers und der weiterführenden poetischen Gestaltung des Gegenstandes.[362]

Das den Lehrgedichten eigene fachsprachliche Vokabular, zumeist den Fachprosa-Vorlagen entlehnt, dient der Wissensvermittlung. Sie benötigen eine explikative Sprache zum Zwecke des Beschreibens, Erläuterns und Erklärens.

Das Kriterium der Gattungszugehörigkeit spielte bei der Konstituierung von Sammelhandschriften eine wesentliche Rolle, wie Haye bei seiner Untersuchung der Überlieferungsträger hinsichtlich der Gattungsfrage herausfand.[363]

Therese Fuhrer kommt in ihrem Artikel ‚Lehrdichtung‘ zu dem Schluss, dass „das überlieferte Corpus griechischer und lateinischer Texte, die sich selbst eine didaktische Intention zusprechen oder denen die Tradition eine solche zuspricht, zu heterogen [ist], als dass es Merkmale gäbe,

360 Siehe C. Meier, Pascua, rura, duces - Verschriftungsmodi der Artes mechanicae in Lehrdichtung und Fachprosa der römischen Kaiserzeit (Frühmittelalterliche Studien 28), Berlin–New York 1994, 1–50, hier: 20.

361 Haye, a. a. O., 184.

362 Nach Haye, a. a. O., 82.

363 Haye, a. a. O., 299ff., 400.

die das ‚Lehrgedicht' als literarische Gattung festlegen."[364] Da der deutsche Begriff ‚Lehrgedicht' eine Verengung darstelle und das Einbeziehen weiterer didaktischer Dichtung erschwere, schlägt sie deshalb den Begriff ‚Lehrdichtung' vor analog zu Ausdrücken wie didactic poem oder poetry, poésie, poème didactique.[365]

6.2.3. Tradition des griechischen und lateinischen Lehrgedichts

Die charakteristischen Merkmale des griechischen und des römischen Lehrgedichtes, die nun aufgezählt werden, fasste Pöhlmann zusammen:[366]

Für das griechische Lehrgedicht ist die Kleinform, d. h., dass es normalerweise ein Buch umfasst, die Regel. Der Binnengliederung dienen nichtdidaktische, epische Partien, die bei Hesiod[367] in den Zusammenhang integriert sind und im hellenistischen Lehrgedicht als dekorative Einlage dienen. Nikander führte die Sphragis am Buchende ein, welche Vergil und Ovid imitierten. Im griechischen Lehrgedicht nimmt der Dichter mit seinem Lehrvortrag die Stelle des Lehrers ein, das Publikum die Stelle des zuhörenden Schülers und normalerweise werden Götter oder Musen in Proömien zur Inspiration angerufen. Bedeutende Vertreter der griechischen Lehrdichtung[368] sind auch Parmenides[369], Empedokles[370] und Arat[371].

Die Geschichte der lateinischen Lehrdichtung wird durch Ennius (239–169 v. Chr.) eingeleitet.[372] Es sind Fragmente von Lucius Accius (ca. 170–90 v. Chr.) Porcius Licinus und Volcacius Sedigitus erhalten.[373] Das römi-

364 So T. Fuhrer, Lehrdichtung, Reallexikon für Antike und Christentum 22 (2008), 1037.

365 Fuhrer, a. a. O., 1041.

366 Pöhlmann, ANRW I 3, Berlin 1973, 835–901. Siehe dazu auch T. Fuhrer, Lehrdichtung, Reallexikon für Antike und Christentum 22 (2008), 1034–1043.

367 Hesiod (8. Jh. v. Chr.) ‚Werke und Tage' (ἔργα καὶ ἡμέραι).

368 Zur Gattung des griechischen Lehrgedichts siehe auch B. Effe, Typologie und literarhistorischer Kontext: Zur Gattungsgeschichte des griechischen Lehrgedichts, in: M. Horster/C. Reitz (Hrsg.), Wissensvermittlung in dichterischer Gestalt (Palingenesia, Bd. 85), Stuttgart 2005, 27–44.

369 Parmenides (um 500 v. Chr.) ‚Über das Sein'.

370 Empedokles von Agrigent (ca. 490–430 v. Chr.) ‚Über die Entstehung der Welt' (περὶ φύσεως).

371 Arat (um 310–245 v. Chr.) ‚Phainomena'. Siehe Kroll, RE XII 2 (1925), 1847 und Pöhlmann, ANRW I 3, Berlin 1973, 844–846.

372 Siehe zur Lehrdichtung des Ennius ausführlich: Kruschwitz – Schumacher, Das vorklassische Lehrgedicht der Römer, Heidelberg 2005, 40–53.

373 Siehe J. Granarolo, L'époque néotérique ou la poésie romaine d'avant-garde au dernier siècle de la République (Catulle excepté), ANRW I 3, Berlin 1973, 314ff.; weiterführend siehe die erste umfassende Darstellung des römischen Lehrgedichts

sche Lehrgedicht neigt zur Großform in mehreren Büchern, was seit Lukrez[374] ‚De rerum natura' zum Regelfall wird. Die einzelnen Bücher werden durch Proömien eingeleitet. Bei Ovid[375] erscheint die Sphragis *Naso magister erat* am Ende des zweiten und des dritten Buches,[376] die einzelnen Bücher werden durch Vor- und Rückverweise in den vier Proömien verknüpft. Im römischen Lehrgedicht tritt der Autor als Dichter auf, Adressaten und inspirierende Personen sind Mäzene und höhergestellte Principes, der Leser bleibt anonym. Man findet die Berufung auf Sachquellen und Stilvorbilder. Seit Vergil dient das Lehrgedicht auch der Panegyrik.[377]Als bekannte lateinische Lehrdichter sind ebenfalls Manilius[378] und Nemesian[379] zu nennen.[380]

Das mittellateinische Lehrgedicht, dessen primäres Ziel die Wissensvermittlung war, ist nach Hayes Untersuchungen eine „relativ klar faßbare Gattung".[381] Das Mittelalter hat meist anonyme Lehrdichter vorzuweisen. Mit Namen bekannte mittellateinische Lehrdichter waren zum Beispiel Walahfrid Strabo, Marbod von Rennes, Aegidius von Corbeil, Alexander von Neckam und Eberhard von Béthune.[382] Etwa ab 1200 konnte sich das Lehrgedicht als neues Unterrichtsmedium im Sinne des Schulbuchs etablieren, wie B. Pabst nachwies,[383] was mit der besseren Memorierbarkeit des in Versform gebrachten Anwendungswissens zu erklären ist.

---

in republikanischer Zeit von P. Kruschwitz und M. Schumacher, Das vorklassische Lehrgedicht der Römer, Heidelberg 2005.

374 Lukrez (um 96–55 v. Chr.) sechs Bücher ‚De rerum natura'.

375 Ovid (43 v.–18 n. Chr.) ‚Ars amatoria'.

376 Ov. ars 2, 744 und 3, 812.

377 Vergil (70–19 v. Chr.) vier Bücher ‚Georgica', siehe besonders VERG. georg. 3, 16; dazu M. v. Albrecht, Vergil. Bucolica, Georgica, Aeneis. Eine Einführung, Heidelberg 2006, 71; M. Erren, P. Vergilius Maro, Georgica. Bd. 2: Kommentar, Heidelberg 2003, 568–570.

378 Manilius ‚Astronomica' (Regierungszeit des Kaisers Tiberius 14–37 n. Chr.).

379 Nemesian (Ende 3. Jh.) ‚Cynegetica'.

380 Zur lateinischen Lehrdichtung siehe weiterführend u. a. K. Volk, The Poetics of Latin Didactic: Lucretius, Vergil, Ovidius, Manilius, Oxford 2002.

381 So T. Haye, Das lateinische Lehrgedicht im Mittelalter: Analyse einer Gattung, Leiden u. a. 1997, 399.

382 Weiterführend dazu siehe J. M. Ziolkowski, From Didactic Poetry to Bestselling Textbooks in the long Twelfth Century, in: A. Harder, A. A. MacDonald, G. J. Reinink, Calliope's Classroom. Studies in Didactic Poetry from Antiquity to Renaissance, Paris – Leuven – Dudley, MA 2007, 221–244.

383 Siehe B. Pabst, Ein Medienwechsel in der Theorie und Praxis. Die Umstellung von prosaischen auf versifizierte Schultexte im 12. bis 14. Jahrhundert und ihre Problematik, in: P. Stotz (Hrsg.), Dichten als Stoff-Vermittlung. Formen, Ziele, Wirkungen. Beiträge zur Praxis der Versifikation lateinischer Texte im Mittelalter, Zürich 2008, 151–174, bes. 156.

6.2.4. Das medizinisch-botanische bzw. pharmakologische Lehrgedicht

Bei medizinisch-botanischen Lehrgedichten kann man Gedichte, die von der Krankheit bzw. vom Körper und solche, die von den Pflanzen bzw. Heilmitteln ausgehen, unterscheiden.

Als ältester pharmakologischer Lehrdichter, dessen Werk erhalten ist, gilt Nikander, der in hellenistischer Zeit seine ‚Alexipharmaka' und ‚Theriaka' schuf.[384] In seiner Nachfolge dichtete Aemilius Macer die Lehrgedichte ‚Ornithogonia' und ‚Theriaca', von welchen nur wenige Fragmente erhalten sind.[385] Andromachos, der Leibarzt des Kaisers Nero, beschrieb in griechischer Sprache in 87 elegischen Distichen ein Heilmittel namens γαλήνη, welches, die Ingredienzien enthaltend, anwendbar war.[386] Marcellus von Side (1. Hälfte des 2. Jh. n. Chr.) schrieb 42 Bücher ‚Iatrika' in griechischer Sprache, die weitestgehend als verlorengegangen gelten. Erhalten ist jedoch ein 101 Verse umfassendes Fragment ‚De remediis ex piscibus' über die Fische, soweit sie der Gewinnung von Heilmitteln dienen.[387] Mit einem ‚Carmen Graecum de viribus herbarum', welches in der Tradition des Nikander in griechischen Hexametern abgefasst ist, liegt ein Fragment eines anonymen Gedichts über die Heilkräfte bzw. magische Wirkung von 15 Pflanzen vor, das in traditioneller epischer Sprache verfasst worden ist.[388]

Quintus Serenus beschrieb in seinem 1107 Hexameter umfassenden ‚Liber medicinalis', dem einzigen erhaltenen römischen Lehrgedicht der Medizin, 64 Rezepte, die zum Teil nach Krankheiten *a capite ad calcem* geordnet, zum anderen Teil bestimmten Erkrankungen zugeteilt sind. Er wird in die Zeit zwischen dem 3. und 4. Jahrhundert datiert, lässt sich aber nicht exakt einordnen. Quintus Serenus bietet einfachere Rezepte für ein breiteres Publikum.[389]

---

384 Siehe dazu Effe über medizinisch-pharmakologische Lehrgedichte in B. Effe, Dichtung und Lehre. Untersuchungen zur Typologie des antiken Lehrgedichts, (Zetemata. Monographien zur Klassischen Altertumswissenschaft; Heft 69) München 1977, 194–204 und zu Nikander Effe, a. a. O., 194ff.

385 Siehe Kap. 5.1.2. Zuschreibung an Aemilius Macer.

386 Effe, a. a. O., 195f.

387 Effe, a. a. O.,196.

388 Carmen Graecum de viribus herbarum, hrsg. M. Haupt, Berlin 1874; siehe B. Effe, Dichtung und Lehre. Untersuchungen zur Typologie des antiken Lehrgedichts, (Zetemata. Monographien zur Klassischen Altertumswissenschaft; Heft 69) München 1977, 198f.

389 Zu Quintus Serenus siehe Effe, a. a. O., 199ff., A. Önnerfors, Das medizinische Latein von Celsus bis Cassius Felix, ANRW II 37.1, Berlin – New York 1993, 274–277; K. Smolak, K.-D. Fischer, Q. Serenus, in: R. Herzog (Hrsg.), Handbuch der lateinischen Literatur der Antike, 5. Bd., München 1989, 315–320; A. Touwai-

In der karolingischen Zeit setzte Walahfrid Strabo die Gattungstradition mit seinem Gedicht ‚De cultura hortorum‘ (‚Hortulus‘) fort.[390] Önnerfors nennt den ‚Hortulus‘ des Walahfrid „ein echtes Lehrgedicht, ein Meisterstück des *prodesse* et *delectare*, des Belehrens und Erfreuens“.[391] Mit einem zeitlichen Abstand von etwa zweihundert Jahren schließt sich ‚Macer Floridus‘ an. Im Gegensatz zu Walahfrids Intentionen ist das Bestreben des Dichters des ‚Macer Floridus‘ und der ‚Spuria Macri‘ eher in der Vermittlung des Wissens über die Heilpflanzen bzw. in den ‚Spuria‘ auch über die Heilmittel aus dem Tier- und Mineralienbereich in gut memorierbarer Weise zu sehen.

Etwa zeitgleich mit Odo von Meung dichtete Marbod von Rennes (1035–1123) seinen ‚Liber lapidum seu de gemmis‘, ein 743 Hexameter umfassendes Gedicht, das in 60 Kapiteln die medizinischen Kräfte der Edelsteine und Halbedelsteine behandelt und der Steinheilkunde zugeordnet wird. Im Mittelalter war das Gedicht unter dem Namen ‚Lapidarius‘ sehr beliebt und tauchte in der handschriftlichen Überlieferung mitunter gemeinsam mit dem ‚Macer Floridus‘ auf. Der ‚Lapidarius‘ wurde wie der ‚Macer‘ bald in die Volkssprachen übersetzt, so im 12. Jahrhundert ins Altfranzösische, sodann ins Englische, Italienische, Hebräische und ins Dänische unter dem Namen des Henrik Harpestraeng[392] (gest. 1244). In seiner Verbreitung und Beliebtheit war er dem ‚Macer Floridus‘ vergleichbar.[393]

Von den Lehrgedichten des Aegidius von Corbeil (um 1140–1224), darunter ‚De urinis‘ und ‚De pulsibus‘, sind die ‚Libri de laudibus et virtu-

---

de [Ü.: T. Heinze], Serenus [1] Quinctius S. Sammonicus, Der Neue Pauly. Enzyklopädie der Antike Bd. 11, Stuttgart – Weimar 2001, 451–452.

390 Walahfrid Strabo, De cultura hortorum, vv. 152sq.: *Hoc simul in spatio, campi quo figitur imis | Haec tam laeta seges, vili quam carmine pinxi.* spielt auf die Georgica 1,1 des Vergil an, den sich Walahfrid als Vorbild nahm. Vgl. T. Haye, Das lateinische Lehrgedicht im Mittelalter: Analyse einer Gattung, Leiden u. a. 1997, 45f.

391 A. Önnerfors, Lateinische Literatur der Karolingerzeit, in: K. von See, Neues Handbuch der Literaturwissenschaft, Bd. 6: Europäisches Mittelalter, Wiesbaden 1985, 173.

392 Die Zuweisung des ‚Stenbog‘ an Harpestraeng gilt als unsicher, nach G. Keil, Harpestraeng, Henrik, VL^2 Bd. 3, Berlin – New York 1981, 476–477 hat sich die „Unechtheit bereits herausgestellt“.

393 Zu Marbod von Rennes ‚Liber lapidum‘ siehe die Editionen J. M. Riddle, Marbode of Rennes’ (1035–1123) De Lapidibus. Considered as a Medical Treatise with Text, Commentary and C. W. King’s Translation. Together with Text and Translation of Marbode’s Minor Works on Stones by John M. Riddle (Sudhoffs Archiv, Beiheft 20), Wiesbaden 1977; M. E. Herrera, Marbodo de Rennes, Lapidario, Liber Lapidum. Edición, traducción y commentario, Paris 2005. Siehe auch M. Manitius, Geschichte der lateinischen Literatur des Mittelalters 3. Bd., München III 719–730.

tibus compositorum medicaminum', die eine Bearbeitung des ,Liber iste' darstellen, pharmazeutisch interessant.[394]

Um 1200 ist das Gedicht ,De electione et viribus medicamentorum simplicium et compositorum' des Otho von Cremona vielleicht im Umkreis des ,Regimen sanitatis Salernitanum' entstanden. Choulant edierte es 1832 gemeinsam mit dem ,Macer Floridus'.[395]

Das berühmteste der diätetischen Lehrgedichte, das ,Regimen sanitatis Salernitanum', entstand in seinem „Textkern ... nicht vor 1250 und spätestens um 1300"[396] in der Schule zu Salerno.[397] Ursprünglich bestand diese Sammlung diätetischer Gesundheitsregeln in Versform aus 364 meist leoninischen Hexametern, später wuchs das Gedicht zu einem Kompendium von 3520 Versen an. In dieser Form ist das ,Regimen sanitatis Salernitanum' auch als ,Flos medicinae scholae Salerni' bekannt.[398]

---

394 Siehe P. Dilg, Das medizinisch-botanische Lehrgedicht des lateinischen Mittelalters – ein Überblick 79; Aegidii Corboliensis carmina medica, rec. L. Choulant, Leipzig 1826; J. Schönen, Die Medikamentenverse des Gilles de Corbeil, Diss. Bonn 1972; G. Keil, Aegidius Corbeilensis, LexMA Bd. 1, 175–176.

395 Siehe ,De electione et viribus medicamentorum simplicium et compositorum', in: L. Choulant (Hrsg.), Macer Floridus De viribus herbarum una cum Walafridi Strabonis, Othonis Cremonensis et Ioannis Folcz carminibus similis argumenti secundum codices manuscriptos et veteres editiones recensuit... instruxit Ludovicus Choulant, Lipsiae 1832, 158–177; P. Dilg, Materia medica mediaevalis: Die Arzneimittelverse des Otho von Cremona, in: G. Keil, P. Schnitzer (Hrsg.), Das Lorscher Arzneibuch und die frühmittelalterliche Medizin. Verhandlungen des medizinhistorischen Symposiums im September 1989 in Lorsch, Lorsch 1991, 129–147; P. Dilg, Otho v. Cremona, LexMA Bd. 6, 1559.

396 So G. Keil, ,Regimen sanitatis Salernitanum', in: W. E. Gerabek, B. D. Haage, G. Keil, W. Wegner (Hrsg.), Enzyklopädie Medizingeschichte, Berlin 2005, 1224.

397 Über die Entstehungszeit des ,Regimen sanitatis Salernitanum' ist man sich nicht einig: Zacher setzt dessen Entstehung an den Anfang des 12. Jahrhunderts; H. Stadler geht davon aus, dass das ,Regimen sanitatis Salernitanum' 1101 publiziert wurde; Resak weist darauf hin, dass das ,Regimen sanitatis Salernitanum' nach Sudhoff erst aus der Mitte des 13. Jahrhunderts stammt; nach Haage entstand die Urfassung des ,Regimen' nicht vor der 2. Hälfte des 13. Jahrhunderts; siehe Zacher 191, Stadler, Quellen, 65, Resak 17, B. D. Haage, Regimen sanitatis Salernitanum, LexMA Bd. 7, 574–575; G. Keil, ,Regimen sanitatis Salernitanum', in: W. E. Gerabek, B. D. Haage, G. Keil, W. Wegner (Hrsg.), Enzyklopädie Medizingeschichte, Berlin 2005, 1224–1225.

398 Siehe dazu die Ausgaben ,Flos medicinae scholae Salerni' in S. de Renzi (Hrsg.), Collectio Salernitana, Tomo primo, Napoli 1852, 445–516; dems., Collectio Salernitana, T. 5, Napoli 1859, 1–104 und ,Regimen sanitatis Salernitanum' in P. Tesdorpf und T. Tesdorpf-Sickenberger, Das medizinische Lehrgedicht der Hohen Schule zu Salerno. [lat./deutsch], Berlin, Stuttgart, Leipzig 1915, 65–91. Siehe auch G. Keil, ,Regimen sanitatis Salernitanum' (Salernitanisches Gesundheitsgedicht; ,Flos medicinae [Salernitanae]'), VL^2 Bd. 7, Berlin – New York 1989, 1105–1111; dens., ,Regimen sanitatis Salernitanum', in: W. E. Gerabek, B. D.

Die Vermutung, dass die deutschsprachigen medizinischen Texte des Spätmittelalters in Versform und Reim ein Laienpublikum als Adressat hatten, in Prosa dagegen den professionellen Arzt,[399] gilt für die lateinische medizinische Literatur des Mittelalters nicht.[400] Gegen die Ansicht, dass diese medizinische Literatur, hauptsächlich in Form von Arzneibüchern, mehr für Laien als für Ärzte bestimmt gewesen sei, spricht vor allem, was sie an Kenntnissen über Pflanzen und Arzneimittelzubereitung voraussetzten. Sie werden wohl dem medizinischen Unterricht an den Kloster- und Kathedralschulen gedient haben. Aegidius von Corbeil verfasste sein Lehrgedicht ‚De medicaminibus‘ für *viri docti*.[401]

6.3. Fachprosa

6.3.1. Beziehung des Lehrgedichts zur Fachprosa

Bis zum 5. Jahrhundert v. Chr. wurde Literatur in poetischer Sprache verfasst, weil diese im Gegensatz zur Prosa hoch entwickelt war. Die Lehrdichtung wurde bis dahin durch das Metrum des Epos bestimmt. Die Prosa entwickelte sich erst im Laufe des 5. Jahrhunderts v. Chr. zu einer für sachliche Themen geeigneten Darstellungsform. So kam es vorübergehend zur Zurückdrängung des Lehrgedichts als Instrument ernsthafter Wissensvermittlung[402] und zur Bevorzugung der Fachprosa. Seit der hellenistischen Zeit, beginnend mit Arat[403], wurden Themen aus der Fachprosa poetisch in Lehrdichtung gestaltet.[404]

Die lateinischen Fachprosaschriften waren vor allem praktischen Themen wie Ackerbau, Landwirtschaft, Viehzucht und medizinischen Themenkomplexen, aber auch der Architektur und Philologie gewidmet. Als

---

Haage, G. Keil, W. Wegner (Hrsg.), Enzyklopädie Medizingeschichte, Berlin 2005, 1224–1225.

399 So T. Haye, Das lateinische Lehrgedicht im Mittelalter: Analyse einer Gattung, Leiden u. a. 1997, 123.

400 So Haye, a. a. O., 124.

401 Aegidius Corbeiensis, De medicaminibus I, v. 19f.: *Sed non verbosis cauponibus et male salsis | sed magis doctisque viris haec vina propino*. Siehe Haye, a. a. O., 124.

402 So Pöhlmann, ANRW I 3, Berlin 1973, 843.

403 Siehe Pöhlmann, ANRW I 3, Berlin 1973, 844–846.

404 Auch Goethe ist in seinen Ästhetischen Schriften, Über das Lehrgedicht, Goethe, Werke. Jubiläumsausgabe, Bd. 6, Frankfurt a. Main – Leipzig, 1998, 354, der Meinung, dass „selbst der begabteste Dichter es sich zur Ehre rechnen sollte, irgend ein Kapitel des Wissenswerten also behandelt zu haben“. Zu Goethes Lehrgedichten zählt man den ‚Zauberlehrling‘ und ‚Die Metamorphose der Pflanzen – Eine Elegie‘.

Beispiel für lateinische Fachprosa ist zuerst ‚De agri cultura' von M. Porcius Cato Censorius (234–149 v. Chr.), die älteste erhaltene Prosaschrift der lateinischen Literatur, zu nennen. Auch die ‚Rerum rusticarum libri' des M. Terentius Varro (116–27 v. Chr.) sind vollständig erhalten. Vitruv widmete seine ‚De architectura libri decem' 14 v. Chr. dem Kaiser Augustus. Von den landwirtschaftlichen, philologischen und historischen Schriften des Gaius Julius Hyginus (um 64 v. Chr.–17 n. Chr.) sind nur Fragmente erhalten. Die umfangreiche Enzyklopädie ‚Naturalis Historia' Plinius' des Älteren (23/4–79) ist in 37 Büchern erhalten. Columella (1. Jh. n. Chr.) verfasste zwölf Bücher ‚De re rustica', deren zehntes Buch er in Hexametern dichtete. Vertreter der medizinischen Fachprosa werden weiter unten berücksichtigt.

Fachprosaschriften behandelten spezielle Wissensgebiete, für die sie zum Zwecke der Stoffvermittlung angelegt wurden. Für die Lehrdichtung dienten sie ebenfalls als Stoffquelle. Christel Meier vermutet, dass sich die Kluft zwischen in Versen gefassten Werken über die *Artes mechanicae* und Prosafachschriften erheblich verringern wird, da es bei gleichen Stoffen gleichlautende Erklärungen, verwandte Legitimationsaspekte, eine Lehrsituation, poetische Praktiken wie Götteranruf, Inspirationsnotwendigkeit und wiederholte Vorreden als Werkzäsuren in beiden Werkarten gibt.[405] Die Fachprosa übernimmt aber auch von der Lehrdichtung Gedankengut und Darstellungsprinzipien, wie C. Schindler u. a. für Columella und Plinius nachweist.[406] Zwischen Fachprosaschriften und Lehrgedichten bestehen Parallelen und Berührungspunkte. Beiden gemeinsam ist die Darstellung von Fachwissen, bei der der Stoff im Vordergrund steht, die didaktische Komponente, methodisches Vorgehen, Memorierbarkeit und die Fachsprache.[407]

6.3.2. Medizinische Fachprosa

Vorlagen für medizinisch-botanische Lehrgedichte waren zum einen medizinische Fachtexte, zum anderen die Pharmakographie bzw. Kräuterbü-

---

405 C. Meier, Pascua, rura, duces – Verschriftungsmodi der Artes mechanicae in Lehrdichtung und Fachprosa der römischen Kaiserzeit (Frühmittelalterliche Studien 28), Berlin – New York 1994, 10.

406 Siehe C. Schindler, Vom Kochrezept zu den Sternen: Aspekte der Gattungsgenese und Gattungsentwicklung im römischen Lehrgedicht, in: M. Horster/C. Reitz (Hrsg.), Wissensvermittlung in dichterischer Gestalt (Palingenesia, Bd. 85), Stuttgart 2005, 202–203.

407 Die Berührungspunkte zwischen Fachprosa und Lehrgedicht wurden herausgearbeitet im Tagungsband von M. Horster/C. Reitz (Hrsg.), Wissensvermittlung in dichterischer Gestalt (Palingenesia, Bd. 85), Stuttgart 2005, siehe 7–13.

cher, weshalb hier beide Gruppen mit ihren wichtigsten Vertretern aus der griechischen und lateinischen Literatur vorgestellt werden.

Die griechische Literatur weist zuerst das umfangreiche ‚Corpus Hippocraticum‘ auf, das zum großen Teil auf Hippokrates von Kos (um 460–um 370 v. Chr.), der die Medizin als Wissenschaft begründete, zurückgeht. Galen (129–200 n. Chr.) war nach Hippokrates der bedeutendste Arzt der Antike und fasste als medizinischer Schriftsteller das gesamte Wissen der griechischen Medizin unter Erweiterung durch eigene Beobachtungen zusammen.

Die lateinische Fachprosa beginnt mit Aulus Cornelius Celsus, der unter Tiberius (14–37 n. Chr.) seine lateinische Enzyklopädie ‚Artes‘ schrieb, von der nur die acht Bücher über die Medizin (‚De medicina libri octo‘) erhalten sind.[408]

Plinius stellte in seiner ‚Naturalis historia‘ medizinische Exzerpte zusammen.[409] Die Bücher 20–27 behandeln Heilmittel aus dem Pflanzenreich, die Bücher 28–32 handeln über Heilmittel aus dem Tierreich und die Bücher 33–37 über Mineralien. In der Spätantike entstanden Auszüge der heilkundlichen Angaben aus der ‚Naturalis historia‘ und Bearbeitungen des medizinischen Teils in der ‚Medicina Plinii‘ und der ‚Physica Plinii‘.[410] Die ‚Medicina Plinii‘[411] wurde von einem anonymen Verfasser im 3. oder 4. Jahrhundert in drei Büchern zusammengestellt. Durch Einarbeitung weiterer Quellen, u. a. des Gargilius Martialis, entstand im 6./7. Jahrhundert die als ‚Physica Plinii‘ überlieferte Fassung.[412]

---

408 Siehe C. Schulze, Aulus Cornelius Celsus – Arzt oder Laie? Autor, Konzept und Adressaten der ‚De medicina libri octo‘, Trier 1999.

409 PLIN. nat. ed. A. Ernout, R. Pépin et al., Paris 1947ff.

410 Siehe A. Önnerfors, Das medizinische Latein von Celsus bis Cassius Felix, ANRW II 37, 1, Berlin – New York 1993, 277–278.

411 A. Önnerfors (Hrsg.), Plinii Secundi Iunioris qui fertur de medicina libri tres, Berlin 1964 (CML III); vgl. A. Önnerfors, Die mittelalterlichen Fassungen der Medicina Plinii, in: ders., Mediaevalia. Abhandlungen und Aufsätze (Lateinische Sprache und Literatur des Mittelalters 6), Frankfurt a. M./Bern/Las Vegas 1977, 9–18. 312–315 (Anm.). Siehe auch: C. Estel, Über die volksmedizinischen Anteile der ‚Medicina Plinii Secundi Junioris‘ nach der Edition von Önnerfors 1964, Diss. Erfurt 1967 (masch.); H. Gertler, Über den medizinisch-pharmazeutischen Gehalt der Medicina Plinii Secundi Junioris, Beiträge zur Geschichte der Universität Erfurt (1292–1816). Materialien der 1. Jahrestagung der Arbeitsgemeinschaft für Geschichte der Medizin in der Gesellschaft für Gesundheitsschutz vom 10. bis 13. Oktober 1966 in Erfurt, Heft 14 (1968/69), 49–53.

412 A. Önnerfors (Hrsg.), Physica Plinii Bambergensis (Cod. Bamb. med. 2, fol. 93^{v}–232^{r}) Primum edidit (Bibliotheca Graeca et Latina II), Hildesheim – New York 1975; vgl. K.-D. Fischer, Physica Plinii, LexMA Bd. 6, 2111.

Gargilius Martialis[413] behandelte in der ersten Hälfte des 3. Jahrhunderts in seinem Werk ‚Medicinae ex holeribus et pomis' in 60 Kapiteln pflanzliche Heilmittel, wobei jedes Kapitel einer Pflanze gewidmet ist.[414]

Oreibasios (325–403) stellte in den Büchern 11–15 seines Sammelwerkes ‚Iatrikai Synagogai'[415] die *Materia medica*, einfache Heilmittel, in alphabetischer Reihenfolge dar.[416] Spätlateinische Übersetzungen seines Werkes[417] entstanden im 5. und 6. Jahrhundert in oder bei Ravenna, wo es zu der Zeit eine bekannte Medizinschule gab, an der griechische medizinische Werke übersetzt wurden.[418] Ein ‚Opus agriculturae' in 13 Büchern verfasste Palladius (4. Jh.), außerdem ein Buch über Veterinärmedizin ‚De veterinaria medicina', das zu seinem Werk als 14. Buch hinzugezählt wird, und eine in Distichen verfasste Abhandlung über die Veredelung von Bäumen ‚De insitione'.[419] Theodorus Priscianus (um 400) schrieb eine griechische medizinische Schrift über leicht zu beschaffende Arzneimittel, welche nur in seiner eigenen lateinischen Übersetzung ‚Euporiston libri III' erhalten ist.[420] Marcellus Empiricus (um 400 n. Chr.), Staatsbeamter unter Theodosius I., verfasste ein lateinisches Rezeptbuch ‚De medicamentis' für seine Söhne.[421] Cassius Felix, Arzt aus Citra, behandelte in seinem im Jahre 447 entstandenen Kompendium ‚Medicinae liber' 84 Krankheiten und

413 Siehe B. Maire (Hrsg.), Gargilius Martialis. Les remèdes tirés des légumes et des fruits, Paris 2002, 11–14; Gargilius Martialis war römischer Ritter aus Mauretanien mit militärischer Laufbahn und vielseitiger Schriftsteller, geb. etwa 210 n. Chr, gest. 260 n. Chr.; vgl. CIL VIII 9047 und auch CIL VIII 20751.

414 Garg. Mart. med. ed. B. Maire, Paris 2002.

415 Oribasii Collectionum medicarum reliquiae, ed. J. Raeder, Amsterdam 1964 (Corpus medicorum Graecorum 6, 1) [Reprogr. Nachdr.].

416 Siehe J. M. Alonso-Núñez, Oreibasios 1. Leben, Werke, LexMA Bd. 6, München – Zürich 1993, 1445; A. Touwaide [Ü.: Th. Heinze], Oreibasios, Der Neue Pauly. Enzyklopädie der Antike Bd. 9, Stuttgart – Weimar 2000, 15–16.

417 Siehe H. Mørland, Die lateinischen Oribasiusübersetzungen, Osloae 1932 und Oribasius Latinus, herausgegeben von H. Mørland, 1. Teil (Symbolae Osloenses, fasc. suppl. X), Oslo 1940.

418 Siehe K.-D. Fischer, Oreibasios 2. Lat. Übersetzungen, LexMA Bd. 6, München – Zürich 1993, 1445–1446.

419 Siehe zu Palladius K. Ruffing, Palladius, Der Neue Pauly. Enzyklopädie der Antike Band 9, Stuttgart 2000, 194–195; A. Önnerfors, Das medizinische Latein von Celsus bis Cassius Felix, ANRW II 37.1, Berlin – New York 1993, 344 Anm. 170.

420 Siehe A. Önnerfors, Das medizinische Latein von Celsus bis Cassius Felix, ANRW II 37.1, Berlin – New York 1993, 288ff.

421 Zu Marcellus Empiricus siehe M. Ewers, Marcellus Empiricus: De medicamentis. Christliche Abhandlung über Barmherzigkeit oder abergläubische Rezeptsammlung? (Bochumer Altertumswissenschaftliches Kolloquium, Band 83), Trier 2009, bes. 11–22; A. Önnerfors, Das medizinische Latein von Celsus bis Cassius Felix, ANRW II 37.1, Berlin – New York 1993, 319ff.

deren Heilmittel.[422] Von Vegetius (um 400 n. Chr.) ist ein Werk über Veterinärmedizin ‚Digestorum artis mulo medicinae' erhalten.[423]

6.4. Pharmakographie

Die Pharmakographie umfasst die medizingeschichtliche Gattung der Kräuterbücher[424]. In der Medizingeschichte wird der ‚Macer Floridus' in den Zusammenhang der Kräuterbücher gestellt, der Aspekt des Lehrgedichts tritt in den Hintergrund. Der Übergang vom Lehrgedicht zur Fachprosa ist fließend, da es sich bei den Kräuterbüchern um eine bestimmte Sorte von medizinischer Fachprosa handelt, welche die Arzneipflanzen illustrieren.

Die Pharmakographie, die in Gestalt von Herbarien, Kräuterbüchern oder Drogenkunden erscheint, beschreibt zuerst eine Pflanze bzw. einen Arzneistoff und bringt daran anschließend die Indikationen. Das Grundschema des Aufbaus der einzelnen Kapitel in Kräuterbüchern, das in der Praxis aber so kaum realisiert wurde, umfasst nach der Pflanzenbeschreibung in der Regel die Indikation, die Heilanzeigen der Pflanze, Zubereitung und Verabreichung, Rezepte nach dem Prinzip *a capite ad calcem* sowie die Applikation mit einer Gliederung nach den Teilen der Pflanze (Wurzel, Blatt, Blüte).

Die Pharmakographie gab es ansatzweise schon in der ägyptischen medizinischen Literatur, z. B. im Papyrus Ebers 251.[425] Von Theophrast (372–287 v. Chr.), einem Schüler des Aristoteles, ist eine ‚Naturgeschichte der Gewächse' in neun Büchern erhalten, deren neuntes Buch den Arzneipflanzen gewidmet ist.

Kräuterbücher, die durch Aneinanderreihung pharmakographischer Kapitel entstanden, gibt es seit dem 4. Jh. v. Chr. Als erster Verfasser einer solchen Drogenkunde mit Betonung der Pharmakologie und Medikamentenherstellung gilt Diokles von Karystos mit seinem ‚Rhizotomikon'.[426] Krateuas, Leibarzt am Hofe von König Mithridates VI. Eupator von Pontos

---

422 Siehe A. Önnerfors, Das medizinische Latein von Celsus bis Cassius Felix, ANRW II 37.1, Berlin – New York 1993, 336ff.; V. Nutton, Cassius Felix, Der Neue Pauly. Enzyklopädie der Antike Band 2, Stuttgart – Weimar 1997, 1016.

423 Siehe dazu A. Önnerfors, Das medizinische Latein von Celsus bis Cassius Felix, ANRW II 37.1, Berlin – New York 1993, 345 Anm. 173. Edition durch E. Lommatzsch, Leipzig 1903.

424 Zur Definition der Kräuterbücher siehe G. Keil – P. Dilg, Kräuterbücher, LexMA Bd. 5, 1476–1477.

425 Siehe G. Keil, Phytotherapie im Mittelalter, Scientiarum Historia 20, 1994, 9.

426 Siehe dazu G. Keil, a. a. O., 9.

(121–63 v. Chr.), übernahm Titel und Inhalt des Werkes des Diokles. Krateuas gab genauere Pflanzenbeschreibungen und Angaben der medizinischen Wirkung als Theophrast. Mit Nikanders ‚Alexipharmaka' ist ein pharmakobotanisches Lehrgedicht des 3./2. Jahrhunderts v. Chr. bekannt.

Aus der frühen Kaiserzeit sind die Bücher 22–27 der ‚Naturalis historia' des Plinius und des Pedanius Dioskurides ‚De materia medica' für die Pflanzenheilkunde von Bedeutung.

Pedanios Dioskurides[427] beschrieb in den fünf Büchern seines Werkes ‚De materia medica'[428] das pharmakologische Wissen seiner Zeit. In etwa eintausend Kapiteln werden zuerst Aromata und Öle, Salben und Bäume behandelt, im zweiten Buch tierische Arzneistoffe, Getreidearten und Gemüse, das dritte und vierte Buch behandeln Wurzeln, Extrakte sowie Kräuter, das fünfte die Weinsorten und Mineralien. In den einzelnen Kapiteln werden zuerst die Namen des Stoffes genannt, dann folgen Beschreibung, Herkunft, Zubereitung und medizinische Anwendung. Das griechische Werk des Dioskurides ist in zwei Hauptgruppen von Handschriften erhalten. Die eine bewahrt die ursprüngliche Anordnung in fünf Büchern, die andere bringt den Text alphabetisch umgearbeitet. Der sog. ‚Wiener Dioskurides', eine 512/13 angefertigte Handschrift, überliefert den griechischen Text. Die erste alphabetische griechische Fassung stammt aus dem 3.–5. Jahrhundert, die zweite aus dem 9. Jahrhundert. Es gab auch bald Übersetzungen ins Lateinische[429] und eine Bearbeitung, die unter dem Namen ‚Dioscorides De herbis femininis' bekannt ist. Pseudo-Dioscorides ‚De herbis femininis' wurde von einem unbekannten Autor des späten 5. oder 6. Jahrhunderts aus der *Materia medica* des Dioskurides und anderen Quellen kompiliert und beschreibt 71 Medizinalpflanzen mit ihren Heil-

---

427 Pedanios Dioskurides aus Anazarba in Kilikien, Arzt in Rom, verfasste zwischen 60 und 78 n. Chr. ‚De materia medica', worin er 813 pflanzliche, 101 tierische und 102 mineralische Arzneimittel behandelte. Dioskurides diente (nach J. M. Riddle, Dioskurides im Mittelalter, LexMA Bd. 3, 1096) im Mittelalter als Vorbild und Fundgrube für ‚Macer Floridus', das ‚Circa Instans', Avicenna, Nikolaos Myrepsos und die Enzyklopädien des Bartholomaeus Anglicus und des Vinzenz von Beauvais. Siehe auch Stadler, Allgemeine medicinische Central-Zeitung 1900, No. 14, 165.

428 Ausgabe: Wellmann, Pedanii Dioscuridis Anazarbei De Materia Medica libri quinque, Berlin 1906–1914 (Neudruck 1958); J. Berendes, Des Pedanios Dioskurides aus Anazarbos Arzneimittellehre in fünf Büchern. Übersetzt und mit Erklärungen versehen von Prof. Dr. J. Berendes, Stuttgart 1902 (Neudruck Wiesbaden 1970); siehe M. Aufmesser, Etymologische und wortgeschichtliche Erläuterungen zu De materia medica des Pedanius Dioscurides Anazarbeus, Hildesheim, Zürich, New York 2000; siehe J. M. Riddle, Dioskurides im Mittelalter, LexMA Bd. 3, 1095–1097.

429 Dazu siehe Stadler, Allgemeine medicinische Central-Zeitung 1900, No. 14, 166.

kräften.[430] Argumente für die Zuschreibung von ‚De herbis femininis‘, bisher einem Pseudo-Dioscorides zugeschrieben, an Gargilius Martialis sind zahlreich.[431] Als eine ziemlich wortgetreue lateinische Übersetzung des griechischen Dioskurides entstand im 6. Jahrhundert im von den Goten beherrschten Italien der nach seiner Schrift sogenannte langobardische ‚Dioscorides‘.[432] Im 11. Jahrhundert entstand die alphabetisierte Fassung ‚Dyascorides‘.[433] Der ‚Dyascorides‘[434] ist die in Salerno bzw. in salernitanischer Zeit durch Zusätze aus dem lateinischen Oribasius, Gargilius Martialis, Pseudo-Apuleius, Galen ad Paternum, Isidor u. a. erweiterte und in alphabetische Anordnung gebrachte Fassung des sog. ‚langobardischen Dioscorides‘, dessen Kapitel zumeist ziemlich unverändert blieben, manchmal aber getilgt und eventuell durch solche aus den genannten Quellen ersetzt wurden.[435] H. Stadler, der die Vorrede des lateinischen ‚Dioscorides‘ herausgab,[436] stellte fest, dass die Vorrede der alphabetischen Redak-

---

430 Vgl. J. M. Riddle, Pseudo-Dioscorides' Ex herbis femininis and Early Medieval Medical Botany, Journal of the History of Biology, vol. 14, no. 1 (Spring 1981), 43–81; H. Kästner (Hrsg.), Pseudo-Dioscorides De herbis femininis, Hermes 31, 1896, 578–636. Hermes 32, 1897, 160. (Ps. Diosc. herb. fem.)

431 Siehe B. Maire, Gargilius Martialis, Paris 2002, XX–XXI.

432 Ed. Auracher, Hofmann, Stadler, RF 1 (1883), RF 10 (1899), RF 11 (1901), RF 13 (1902). Siehe dazu auch J. M. Riddle, Dioscorides, in: Catalogus translationum et commentariorum: Mediaeval and Renaissance Latin Translations and Commentaries, Vol. 4, edited by F. E. Cranz and P. O. Kristeller, Washington D.C. 1980, 6–8. 20–23.

433 Siehe J. Riddle, The latin alphabetical Dioscorides, in: Beiträge zum XIII. Internationalen Kongress für Geschichte der Wissenschaft, Moskau, 18.–24. August 1971, Sektion III/VI, Moskwa 1974, 204–209; dens., Dioscorides, in: Catalogus translationum et commentariorum: Mediaeval and Renaissance Latin Translations and Commentaries, Vol. 4, edited by F. E. Cranz and P. O. Kristeller, Washington D.C. 1980, 6–8. 23–27. Rose, Über die Medicina Plinii, Hermes 8, 63, datiert die lateinische alphabetische Umarbeitung des ‚Dioscorides‘ (= ‚Dyascorides‘) nach der Art der mit hineingearbeiteten Quellen ins elfte Jahrhundert.

434 Siehe dazu H. Stadler, Der lateinische Dioscorides der Münchener Hof- und Staatsbibliothek und die Bedeutung dieser Übersetzung für einen Teil der mittelalterlichen Medicin, Allgemeine medicinische Central-Zeitung 1900, no. 15, 179.

435 Quellen, welche für die Herstellung der alphabetischen Bearbeitung ‚Dyascorides‘ neben der lateinischen Übersetzung benutzt wurden, hat schon V. Rose, Hermes 8, 38 adn. 2 und 63 angegeben; siehe auch H. Stadler, RF 10, 370; J. M. Riddle, The latin alphabetical Dioscorides, in: Beiträge zum XIII. Internationalen Kongress für Geschichte der Wissenschaft, Moskau, 18.–24. August 1971, Sektion III/VI, Moskwa 1974, 204–209; dens., Dioscorides, in: Catalogus translationum et commentariorum: Mediaeval and Renaissance Latin Translations and Commentaries, Vol. 4, edited by F. E. Cranz and P. O. Kristeller, Washington D.C. 1980, 6–8. 24.

436 H. Stadler, Die Vorrede des lateinischen Dioskorides, Archiv für lateinische Lexikographie und Grammatik, Leipzig 1902, 11–20.

tion, wie sie im ‚Dyascorides, de simplicibus (medicinis)' vorliegt, etwas gekürzt und umgestaltet ist gegenüber der ursprünglichen Form des langobardischen ‚Dioscorides', wie sie Auracher[437] herausgab. Der ‚Dyascorides' wurde handschriftlich reicher als der sog. langobardische ‚Dioscorides', den er verdrängte, überliefert, beherrschte als verbreitetes medizinisches Kompendium das späte Mittelalter und wurde 1478 bei Johannes Allemannus von Medemblick in Colle als Inkunabel gedruckt.[438] J. M. Riddle vermutet, dass die überarbeitete alphabetische Fassung im 11. Jahrhundert von Constantinus Africanus zusammengestellt wurde, jedenfalls sicher ein Werk der Schule von Salerno sei.[439] Auch Sigerist gab diese Möglichkeit mit Hinweis auf den Codex Bamberg L. III. 9, in dem der alphabetische ‚Dyascorides' dem Constantinus Africanus zugeschrieben wird, zu bedenken.[440]

Das Lehrgedicht ‚Liber medicinalis' des Quintus Serenus[441] wird ebenfalls unter die Kräuterbücher eingeordnet. Aus dem 4. Jahrhundert ist das als ‚Pseudo-Apuleius'[442] bekannte, etwa 130 Pflanzenkapitel umfassende illustrierte Herbar überliefert, das auf griechische Quellen zurückgehend auch Dioskurides-Texte aufnahm. Der St. Galler ‚Botanicus'[443] hat den ‚Pseudo-Apuleius' als eine von zwei Hauptquellen. Der ‚Pseudo-Apuleius' lag auch Walahfrid in der Bibliothek der Reichenau vor.[444] Walahfrids ‚Hortulus' wird den Kräuterbüchern ebenso wie der später entstandene ‚Macer Floridus' zugeordnet. Es reihen sich das um 1150 in Salerno als Arzneibuch mit etwa 270 Drogenmonographien konzipierte ‚Circa Instans'[445] und der sog. ‚Liber iste'[446] ein. Albertus Magnus (1193–1280), der

437 T. M. Auracher, Der longobardische Dioskorides des Marcellus Virgilius, RF I (1882), 54–56.

438 Siehe Fischer, Mittelalterliche Pflanzenkunde, 63–70.

439 J. M. Riddle, Dioskurides im Mittelalter, LexMA Bd. 3, 1096.

440 Siehe H. E. Sigerist, Journal of the History of Medicine, 1958, 133.

441 SER. med. ed. Vollmer, CML II 3, 1916; cf. R. Pépin 1950.

442 PS. APVL. herb. = Pseudoapulei Herbarius, in: E. Howald, et H. E. Sigerist (Hrsg.), Antonii Musae De herba vettonica liber. Pseudoapulei herbarius. Anonymi de taxone liber. Sexti Placiti liber medicinae ex animalibus etc. (CML IV) Leipzig 1927, 227–232.

443 BOTAN. Sangall. = M. Niederer, Der St. Galler Botanicus. Ein frühmittelalterliches Herbar. Kritische Edition, Übersetzung und Kommentar (Lateinische Sprache und Literatur des Mittelalters Bd. 38), Bern, Bruxelles u. a. 2005.

444 Siehe O. Schönberger, Walahfrid Strabo, De cultura hortorum (‚Hortulus'). Über den Gartenbau Lat./Dt., Stuttgart, 2002, 102.

445 Siehe G. Keil, Circa instans, LexMA Bd. 2, 2094–2097. CIRCA INSTANS = Liber de simplici medicina dictus ‚Circa instans', Lugduni 1512.

das naturphilosophische Denken des Aristoteles mit dem christlichen Glauben zu verbinden suchte, beschrieb in seinem Buch ‚De vegetabilibus‘[447] die Heilpflanzen als Botaniker. Der in Salerno wirkende Matthaeus Silvaticus (gest. 1342) behandelte in seinem ‚Liber pandectarum medicinae‘ auch Heilpflanzen.[448]

Zu einer Fortsetzung und Zusammenfassung des Wissens kam es in den gedruckten und mit Holzschnitten und nach der Natur gezeichneten Illustrationen versehenen volkssprachigen Kräuterbüchern,[449] wie dem ‚Gart der Gesundheit‘, dem lateinischen ‚Ortus Sanitatis‘ und den Kräuterbüchern von Otto Brunfels[450], Hieronymus Bock (1498–1554), Leonhart Fuchs (1501–1566) sowie Adam Lonitzer (Lonicerus, 1528–1586) und Jacob Theodor, gen. Tabernaemontanus[451]. Den Kräuterbüchern von Otto Brunfels und Leonhard Fuchs gehen ihre eigenen lateinischen Versionen voraus. Das Kräuterbuch des Hieronymus Bock wurde dagegen später ins Lateinische übersetzt.[452] In der Wahl des Stoffes, d. h. in der Behandlung der gesamten *Materia medica*, wird die Nähe der Kräuterbücher zur arzneikundlich-medizinischen Literatur erkennbar.

Ein besonders erfolgreiches volkssprachig verfasstes Kräuterbuch stellt der ‚Gart der Gesundheit‘ dar, ein Gemeinschaftswerk des Mainzer Arztes Johannes Wonnecke von Kaub (Cuba)[453], des Utrechter Zeichners Erhard

---

446 Siehe G. Keil, Liber iste, LexMA Bd. 5, 1945. E. Müller (Hrsg.), Der Traktat Liber iste (die sogenannten Glossae Platearii) aus dem Breslauer Codex Salernitanus, Berlin 1942.

447 ALBERT. M. veget. = E. Meyer, C. Jessen (Hrsg.), Alberti Magni ... ‚De vegetabilibus‘ libri VII, 1867.

448 Siehe G. Keil, Matthaeus Silvaticus, LexMA Bd. 6, 400.

449 Zu den frühneuzeitlichen Kräuterbüchern siehe M. Habermann, Deutsche Fachtexte der frühen Neuzeit, 98ff.; dies., Kräuterbücher im Wandel. Untersuchungen zur Textorganisation an ausgewählten Werken des 15. bis 18. Jahrhunderts, in: F. Simmler (Hrsg.), Textsorten deutscher Prosa vom 12./13. bis 18. Jahrhundert und ihre Merkmale, Bern – Berlin – Bruxelles u. a. 2002, 551–571.

450 Otto Brunfels (1489/90 Mainz–1534 Bern), war zunächst Karthäusermönch, Studium der Medizin in Basel, Stadtarzt in Bern, Anhänger Luthers. Siehe M. Habermann, Deutsche Fachtexte der frühen Neuzeit, 98 Anm. 2.

451 Tabernaemontanus (um 1525 Bergzabern–1590 Heidelberg) verfasste ein Neuw Kreuterbuch; vgl. M. Habermann, Deutsche Fachtexte der frühen Neuzeit, 106 Anm. 25.

452 Siehe dazu M. Habermann, Deutsche Fachtexte der frühen Neuzeit, 105.

453 Johann Wonnecke (latinisierte Herkunftsbezeichnung de Cuba) aus Kaub am Mittelrhein, geb. um 1430, studierte seit 1448 in Köln, ab 1451 in Erfurt, erwarb dort 1453 das Bakkalaureat an der Artistenfakultät, vermutlich dort zum Magister der Medizin promoviert, 1455–1460 Arzt in Frankfurt a. M., dann Leibarzt verschiedener Würdenträger des Mainzer Hofes, ab 1484 Frankfurter Stadtarzt, dort um 1503 oder 1504 gestorben; aus G. Keil, ‚Gart‘, ‚Herbarius‘, ‚Hortus‘, in: G.

Rewich und des Mainzer Druckers Peter Schöffer, der den ‚Gart' 1485 veröffentlicht hat. Die Gart-Tradition nutzte als Quellen das salernitanische ‚Circa Instans', den ‚Älteren deutschen Macer' und Konrad von Megenbergs Buch der Natur.[454] Der ‚Hortus sanitatis', der 1491 in Mainz bei Jakob Meydenbach erschien und als lateinische Ausgabe des ‚Gart der Gesundheit' geplant war, stellt keine Übersetzung des ‚Gart' dar, sondern bietet nach Umstellungen in der Stoffanordnung weitere Kapitel aus dem Tier- und Mineralienbereich.[455]

Hieronymus Bock, Schüler des Brunfels, übernimmt sein Wissen teilweise unverändert von seinen Vorbildern, an deren Spitze sich Dioskurides, Plinius, der Araber Serapion der Jüngere (11. Jh.), Galen u. a. befinden.[456] Von Leonhart Fuchs[457] erschienen 1542 in Basel sein lateinisches Kräuterbuch ‚De historia stirpium commentarii insignis' und 1543 sein ‚New Kreutterbuch' in deutscher Sprache mit 511 ganzseitigen Holzschnitten. In seinem Werk vereinen sich exakte Naturbeobachtungen und ausgiebige Benutzung der antiken Literatur, vor allem Dioskurides, Plinius, Galen und ‚Macer Floridus'.[458]

Eine deutsche Übersetzung des Dioskurides, die 1546 erschien, verfasste Johann Dantz von Ast[459] nach griechischen und lateinischen Editionen als Quellen. Nach der Übersetzung des Dantz von Ast besorgte der Frankfurter Stadtarzt und Herausgeber Peter Uffenbach 1610 eine neu bearbeitete Dioskurides-Ausgabe.[460]

Keil, (Hrsg.), gelêrter der arzenîe, ouch apotêker. Festschr. Willem F. Daems (Würzburger medizinhistorische Forschungen 24), Pattensen/Hannover 1982, 598.

454 Zum Gart der Gesundheit siehe G. Keil, Gart der Gesundheit, VL² Bd. 2, Berlin – New York 1980, 1075; G. Keil, Gart der Gesundheit, LexMA Bd. 4, 1120–1121; M. Habermann, Deutsche Fachtexte der frühen Neuzeit, 246.

455 Vgl. G. Keil, Hortus sanitatis, VL² Bd. 4, Berlin – New York 1983, 154–163; G. Keil, Hortus sanitatis, LexMA Bd. 5, 130–131; M. Habermann, Deutsche Fachtexte der frühen Neuzeit, 246.

456 Siehe auch B. Hoppe, Das Kräuterbuch des Hieronymus Bock, Stuttgart 1969, 71.

457 Leonhart Fuchs war von 1535 bis zu seinem Tode Professor der Medizin in Tübingen.

458 Vgl. H. Haas, 2000 Jahre Kräuterbücher, 1988, 23; bei C. Nissen, Kräuterbücher aus fünf Jahrhunderten, Zürich – München – Olten 1956, 48 siehe die Stammtafel der Kräuterbücher (Tafel von A. Schmid, Bern 1939).

459 Johann Dantz von Ast, Arzt in Frankfurt, gest. 1546.

460 Kreutterbuch deß uralten unnd in aller Welt berühmtesten Griechischen Scribenten Pedanii Dioscoridis Anazarbaei, Von allerley wolriechenden Kräutern, Gewürtzen, köstlichen Oelen und Salben ... In 7 sonderbare Bücher unterschieden. Erstlich durch Ioannem Danzium von Ast, der Artzney Doctorem, verteutscht. Nun mehr aber von Petro Uffenbach, bestelten Medico zu Franckfurt auffs newe übersehen, verbessert ..., Frankfurt a. M. 1610 [Reprint München 1968]. Zu den lateinischen

In den volkssprachigen Kräuterbüchern ändert sich die Art der Stoffpräsentation durch eine weitergehende Gliederungsstruktur, Gestaltung der Überschriften, Titelblattgestaltung und Erschließung durch Register.[461] Über die volkssprachigen Kräuterbücher gelangte antikes Wissen über die Heilkräfte der Pflanzen bis in unsere heutigen Kräuterbücher.

6.5. ‚Macer Floridus‘ als medizinisch-botanisches Lehrgedicht

Das Lehrgedicht ‚Macer Floridus‘ reiht sich in die Gattungstradition in Nachfolge des Walahfrid Strabo ein. Die Lehrer-Schüler-Situation ergibt sich durch das Thema. Die Lehrsituation entsteht dadurch, dass der Rezipient etwas über Heilpflanzen bzw. Heilmittel und deren Anwendung erfährt. Bisweilen wird die zweite Person im ‚Macer‘ und in den ‚Spuria Macri‘ auch angesprochen. Es ist in der für das Lehrgedicht gebräuchlichen Versform, dem Hexameter, zur besseren Memorierbarkeit geschrieben.

Hier liegt ein Ineinandergreifen verschiedener Gattungstraditionen vor. Der ‚Macer Floridus‘ hat als Lehrgedicht Bezug auf Prätexte aus unterschiedlichen Reihen. So wird es möglich, das Werk als Lehrgedicht und als Kräuterbuch einzuordnen. Die Vorbilder sind in der Tradition des Lehrgedichts zu sehen. Quellen sind in der medizinischen Fachliteratur und speziell in der Pharmakographie zu suchen, wie in der ‚Naturalis historia‘ des Plinius und bei Gargilius Martialis, besonders in den lateinischen Dioskurides-Bearbeitungen. Über diese Quellen wird auch ältere Fachliteratur zitiert. Die Darstellungsweise der einzelnen Drogenkapitel entspricht der in den Kräuterbüchern.

Dem Lehrgedicht ‚Macer Floridus‘ fehlen Prolog und Epilog. Durch zwei kurze Binnenprologe, zu Beginn des ersten Kapitels und am Anfang des sog. „Gewürzanhangs“, erfolgt eine Differenzierung, durch die sich der „Gewürzanhang“ von der Urfassung abhebt.[462]

---

und griechischen Dioskurides-Ausgaben des 16. Jahrhunderts siehe M. Habermann, Deutsche Fachtexte der frühen Neuzeit, 102–103.

461 Siehe M. Habermann, Kräuterbücher im Wandel. Untersuchungen zur Textorganisation an ausgewählten Werken des 15. bis 18. Jahrhunderts, in: F. Simmler (Hrsg.), Textsorten deutscher Prosa vom 12./13. bis 18. Jahrhundert und ihre Merkmale, Bern – Berlin – Bruxelles u. a. 2002, 551–571.

462 Siehe dazu ausführlicher das Kapitel 8.1.1. zu Aufbau und Gliederung des ‚Macer Floridus‘.

7. Rezeptionsformen des Lehrgedichts ‚Macer Floridus'

7.1. ‚Macer Floridus' in der Schulliteratur des Mittelalters

Die Nutzung des ‚Macer Floridus' erstreckt sich im Wesentlichen auf drei Bereiche: das Lehrgedicht fand Verwendung in der Schulliteratur, als drogenkundliches Handbuch und in der praktischen medizinischen und pharmazeutischen Ausbildung.

Im späten Mittelalter fand der ‚Macer Floridus' Verwendung im Schulbetrieb. Unter dem mittelalterlichen Schulbetrieb sind vor allem die Lateinschulen des 9.–15. Jahrhunderts zu verstehen, deren Unterrichtsorte Kloster-, Dom-[463] und Pfarrschulen[464] waren. Bis ins 11. Jahrhundert handelte es sich vor allem um monastische, im wesentlichen benediktinische, außerhalb der Städte liegende Schulen.[465] Klosterschulen gab es bereits seit Theoderich, planmäßig eingerichtet wurden sie unter Karl dem Großen seit der sogenannten Karolingischen Renaissance. Seit dem 11. Jahrhundert dienten Domschulen an den Bischofssitzen der Ausbildung des weltlichen Klerus.[466]

Da das mittelalterliche Lehrsystem auf dem gedächtnismäßigen Einprägen der Lernstoffe beruhte,[467] musste die Schulliteratur Formen bieten, in denen der Stoff leicht zu memorieren war. Dafür geeignet waren vor allem die Dialogform, Merkverse und Lehrgedichte.

Texte, die im frühen und hohen Mittelalter an den Kloster- und später auch Domschulen gelesen wurden und die Art, wie man mit ihnen arbeite-

463 Siehe dazu auch J. Ehlers, Dom- und Klosterschulen in Deutschland und Frankreich im 10. und 11. Jahrhundert, in: M. Kintzinger, S. Lorenz, M. Walter (Hrsg.), Schule und Schüler im Mittelalter. Beiträge zur europäischen Bildungsgeschichte des 9. bis 15. Jahrhunderts, Köln – Weimar – Wien 1996, 29–52; M. Fuhrmann, Latein und Europa. Geschichte des gelehrten Unterrichts in Deutschland von Karl dem Grossen bis Wilhelm II, Köln 2001, 13–16; U. Köpf, Theologie und Kirchenleitung von der Alten Kirche zum Mittelalter. Einleitende Bemerkungen, in: ders. (Hrsg.), Wissenschaftliche Theologie und Kirchenleitung. Beiträge zur Geschichte einer spannungsreichen Beziehung für Rolf Schäfer zum 70. Geburtstag, Tübingen 2001, 15–18.

464 Siehe M. Fuhrmann, Latein und Europa. Geschichte des gelehrten Unterrichts in Deutschland von Karl dem Grossen bis Wilhelm II, Köln 2001, 13. 16.

465 Siehe N. Henkel, Deutsche Übersetzungen lateinischer Schultexte. Ihre Verbreitung und Funktion im Mittelalter und in der frühen Neuzeit. Mit einem Verzeichnis der Texte. München 1988, 13.

466 N. Henkel, a. a. O.

467 So Hajdu, Das mnemotechnische Schrifttum des Mittelalters, Budapest 1936, 55.

te, hat erstmals Glauche[468] in größerem Zusammenhang erschlossen. Es handelt sich meist um in Versform abgefasste Texte, die nicht originär als Schultexte konzipiert wurden. Henkel[469] ergänzt Glauches Textbestand um Werke, die vor 1200 entstanden sind, deren Verwendung als Schultext erst im 13. oder 14. Jahrhundert bei Eberhard dem Deutschen, Hugo von Trimberg und Hugo Spechtshart bezeugt ist. Zu den wichtigsten dieser Schultexte wird auch Odo von Meung ‚De viribus herbarum‘ gezählt. Ihre Verwendung in der Schule bald nach ihrer Abfassung ist als sicher anzunehmen.[470] Bereits Manitius zählt Odo Magdunensis zu den mittelalterlichen Schulautoren.[471]

Henkel[472] nennt den lateinischen ‚Macer Floridus‘ unter den Lektüretexten, die im mittelalterlichen Schulbetrieb oder im Artes-Studium der Universitäten im deutschen Sprachraum bearbeitet wurden. Folgende Quellen bezeugen die Verwendung des Werkes innerhalb der Schullektüre: Eberhards des Deutschen ‚Laborintus‘, Hugos von Trimberg ‚Registrum multorum auctorum‘[473] (nach 1284) und Hugo Spechtshart von Reutlingens[474] ‚Forma discendi‘ (1346).

Von Konrad Spechtshart von Reutlingen, Schulmeister und Neffe[475] des Hugo Spechtshart von Reutlingen, wurden um 1360 in seinem Kommentar für den Schulgebrauch zum ‚Speculum grammaticae‘ des Hugo

468 G. Glauche, Schullektüre im Mittelalter. Entstehung und Wandlungen des Lektürekanons bis 1200, nach der Quelle dargestellt, München 1970.

469 N. Henkel, Deutsche Übersetzungen lateinischer Schultexte: ihre Verbreitung und Funktion im Mittelalter und in der frühen Neuzeit (Münchener Texte und Untersuchungen zur deutschen Literatur des Mittelalters 90), München 1988.

470 Laut N. Henkel, Deutsche Übersetzungen lateinischer Schultexte, 10–13.

471 M. Manitius, Zur Überlieferungsgeschichte mittelalterlicher Schulautoren. 20. Odo Magdunensis, Mitteilungen der Gesellschaft für deutsche Erziehungs- und Schulgeschichte 16 (I), Berlin 1906, 251–253. Auch Crossgrove, The Alleges source of the German Macer, schreibt S. 11: „Macer Floridus was widely used in medieval and early modern medical education“.

472 Siehe N. Henkel, Deutsche Übersetzungen lateinischer Schultexte, 59.

473 Hugo von Trimberg, Registrum Multorum Auctorum, ed. K. Langosch, Berlin 1942, 171, v. 266–272.

474 Hugo Spechtshart von Reutlingen, Forma discendi, 603sq.

475 T. Haye, Das lateinische Lehrgedicht im Mittelalter: Analyse einer Gattung, Leiden u. a. 1997, 123 vertritt die Ansicht, dass Konrad Hugos Onkel ist. Ausführlich dazu D. Klein, Wortsammlung und Versgrammatik. Das ‚Speculum grammaticae‘ Hugo und Konrad Spechtsharts aus Reutlingen und seine Quellen, in: K. Grubmüller (Hrsg.), Schulliteratur im späten Mittelalter, München 2000, 99–164, biographische Angaben zu Hugo und Konrad 99–100. Klein behält die traditionelle Auffassung, dass Hugo der Onkel Konrads ist, bei.

Spechtshart von Reutlingen zwei Zitate aus ‚Macer Floridus' verwendet, wobei die Quelle als ‚Macer de viribus herbarum' angegeben wird.[476]

Konrad von Mure (1210–1281) benutzte für seinen ‚Fabularius seu Repertorium vocabularium', welcher als Repräsentant für die Geistes- und Unterrichtsgeschichte seiner Zeit gilt, wahrscheinlich auch den ‚Macer Floridus'.[477] Der ‚Fabularius', Konrads wichtigstes Werk, ist ein alphabetisch angeordnetes Handbuch, das reiches Quellenmaterial aus nahezu allen Gebieten des hochmittelalterlichen Wissens bietet. Anton Mayer[478] notiert, dass Konrad zwei Leute des Namens Macer kennt, den einen aus Ovid (Ov. trist. 4, 10, 43–44), den anderen aus den ‚Disticha Catonis' (Ps. Cato dist. 2 prol. 2sq.): *Macer etiam est proprium nomen cuiusdam poete, qui multa scripsit de viribus herbarum. Cato: Herbarum vires Macer tibi carmine dicit.*[479] Mayer schließt nicht aus, dass Konrad auch das unter dem Namen Macer gehende Gedicht des Odo Magdunensis ‚De viribus herbarum' in Auge hatte.[480]

Einen weiteren Hinweis darauf, dass ‚Macer Floridus' zu Unterrichtszwecken benutzt wurde, stellen die sieben bisher bekannten Handschriften des ‚Macer Floridus' mit Übersetzungen in deutsche Reime dar.[481] Über zwei solcher Handschriften aus seinem eigenen Besitz berichtete Thierfelder[482], auf eine dritte verwies er, bei der es sich um eine Handschrift aus dem Anfang des 15. Jahrhunderts handelt, welche in der Gothaer Bibliothek aufbewahrt wird, in der über den Kolumnen die Kräuternamen lateinisch sowie deutsch geschrieben stehen und die deutsche gereimte Übersetzung jeweils unter den lateinischen Text eingeschaltet ist.[483] Drei

---

476 Siehe S. Baumgarte, Der Kommentar zum ‚Speculum grammaticae', in: K. Grubmüller (Hrsg.), Schulliteratur im späten Mittelalter, München 2000, 165–242, hier: 201. Es handelt sich um Odo Magd. herb. v. 366sq.

477 E. Kleinschmidt, Konrad von Mure, VL^2 Bd. 5, Berlin – New York 1985, 236–244, zum Fabularius: 241–242; A. Mayer, Die Quellen zum Fabularius des Konrad von Mure, Nürnberg 1916.

478 A. Mayer, Die Quellen zum Fabularius des Konrad von Mure, Nürnberg 1916, 9–10.

479 Konrad von Mure, Conradi de Mure Fabularius, cura et studio T. van de Loo (Corpus Christianorum: Continuatio mediaevalis; 210), Turnhout 2006, 372.

480 So Mayer, a. a. O., 10.

481 Siehe im Kap. 3.1.2. Überlieferung in Handschriften.

482 J. G. Thierfelder, Zwei Handschriften des Macer Floridus mit Übersetzung in deutsche Reime, in: Serapeum, Leipzig 1862, 7–12. Siehe Kap. 2.2.4. Spuria im lateinischen ‚Macer Floridus' mit deutscher Reimfassung.

483 Siehe F. Jakobs, XII. Mittelhochdeutsche Gedichte. 25. Pseudo-Macri Carmen de viribus herbarum, in: F. Jakobs und F. A. Ukert (Hrsg.), Beiträge zur ältern Litteratur oder Merkwürdigkeiten der Herzogl. öffentlichen Bibliothek zu Gotha, Viertes Heft oder zweiten Bandes zweites Heft, Leipzig 1837, 330–332.

Handschriften mit der deutschen Reimfassung befinden sich außerdem in Klagenfurt, Vicenza und München, eine Handschrift aus Kremsmünster gilt als verschollen.[484]

7.2. ‚Macer Floridus' in der medizinischen und pharmazeutischen Ausbildung

An den Kathedralschulen und Klosterschulen des frühen Mittelalters wurde der allgemeine Wissensstand erhalten und gepflegt. In der Hofschule Karls des Großen wurde 806 von Alkuin postuliert: „ut infantes artem medicinalem discere mittantur".[485] Im medizinischen Unterricht hat man sich in der Regel auf die theoretische Medizin beschränkt. Im Mittelalter unterteilte man die Medizin in die *Theorica* und die *Practica*. Der Medizinunterricht in Form der Textkommentierung bestand durch das ganze Mittelalter fort. Die Einweisung in die ärztliche Praxis vollzog sich dagegen wohl meist als Einzelunterricht, fernab vom Schulbetrieb des Quadriviums.[486]

In den Schulen Frankreichs, besonders in Chartres und an der Loire, wirkten bedeutende Lehrer der Medizin wie Heribrand und sein Zeitgenosse Fulbert als auch Ivo in Chartres, an der Loire Jean Le Sourd, Raoul le Clerc, Tetbert und Guillaume Firmat. „Als schließliche Blüte schon spezifisch französischer Form ist das Kräutergedicht Odos von Meung an der Loire aufzufassen, das als ‚Macer Floridus' geht, den Namen pseudonymisch aus der Antike entlehnend, auch dies ein spezifisch frühmittelalterlicher Zug."[487] Es ist sehr wahrscheinlich, dass der ‚Macer Floridus' im Mittelalter in der medizinischen Praxis in Klöstern als drogenkundliches Handbuch[488] benutzt wurde. Er wurde sicherlich auch in der praktischen Ausbildung der Ärzte in den Klöstern zu Rate gezogen.

Im 15. Jahrhundert wird ‚Macer Floridus' als Fachbuch für Apotheker empfohlen: Im ‚Compendium aromatariorum' des Saladin Ferro von Asco-

484 Siehe Schnell – Crossgrove, Vulgatfassung, 36; auch N. Henkel, Deutsche Übersetzungen lateinischer Schultexte. Ihre Verbreitung und Funktion im Mittelalter und in der frühen Neuzeit. Mit einem Verzeichnis der Texte. München 1988, 279–280.

485 Zitat bei: K. Sudhoff, Medizinischer Unterricht und seine Lehrbehelfe im frühen Mittelalter, 28.

486 K. Sudhoff, Medizinischer Unterricht und seine Lehrbehelfe im frühen Mittelalter, 32–33.

487 K. Sudhoff, a. a. O., 32–33.

488 So Schnell – Crossgrove, Vulgatfassung, 21.

li[489], einem Lehrbuch für Apotheker, das zwischen 1441 und 1443 entstand und 1488 in Bologna zum ersten Mal gedruckt wurde, liegt ein Beleg dafür vor, dass der ‚Macer Floridus' in Oberitalien zur Ausbildung von Apothekern herangezogen wurde.[490] In diesem Compendium werden die folgenden Bücher aufgezählt, die ein Apotheker kennen und zu Rate ziehen sollte: Avicennas und Serapions ‚De simplicibus', das Synonymenverzeichnis ‚Clavis sanationis' des Simon von Genua, den ‚Liber servitoris', das Werk des Mesue, das ‚Antidotarium' des Nicolaus Salernitanus, das ‚Circa Instans', die ‚Materia medica' des Dioskurides und den ‚Macer Floridus' in Versen.

8. Das Werk ‚Macer Floridus, De viribus herbarum' und die ‚Spuria Macri'

8.1. Aufbau und Gliederung

8.1.1. ‚Macer Floridus'

Der Umfang des Werkes ist aufgrund der reichen handschriftlichen Überlieferung nicht endgültig geklärt.[491] In Choulants Edition besteht der ‚Macer Floridus' aus 77 Kapiteln und umfasst 2269 Hexameter-Verse. Prolog, Widmung und *captatio benevolentiae* fehlen dem Lehrgedicht ‚Macer Floridus'.[492]

Eine Gliederung in zwei Teile ist erkennbar, von denen jeder mit einer kurzen, wenige Verse umfassenden Einleitung beginnt. Die ersten 65 Kapitel bis zum Vers 2055 sind einheimischen Kräutern gewidmet und beginnen im ersten Kapitel mit folgenden einleitenden Versen: *Herbarum quasdam dicturus carmine vires | Herbarum matrem, dedit Artemisia nomen | Cui graecus sermo, iustum puto ponere primo*. Die letzten zwölf Kapitel bilden den sogenannten „Gewürzanhang", der ausländische Heilpflanzen und zumeist nur über Fernhandel erhältliche exotische Gewürze enthält:

---

489 Saladin von Ascolo, Compendium aromatariorum, hrsg. von L. Zimmermann, Leipzig 1919.

490 Siehe R. Schmitz, Geschichte der Pharmazie, Bd. I: Von den Anfängen bis zum Ausgang des Mittelalters, Eschborn 1998, 500.

491 Siehe Kap. 4. Die Entstehung und Datierung des ‚Macer Foridus'.

492 Das Fehlen von Prolog und Epilog werte ich als Hinweis darauf, dass der Verfasser nicht so sehr bedacht war, wie z. B. Walahfrid Strabo ein poetisches Werk zu schaffen, sondern es kam ihm in erster Linie darauf an, in gut memorierbarer Weise sein sachliches Thema in Verse zu kleiden. Auch in Hinblick auf die Möglichkeit der Erweiterung durch weitere Drogenkapitel wird er auf einen Epilog verzichtet haben.

piper, pirethrum, gingiber, cyminum, galanga, zedoar, gariofilus, cinnama, costus, spica, thus, aloe. Der „Gewürzanhang" (v. 2056 bis 2060) wird wie folgt eingeleitet: *Carmine iam dictis aliquot vulgaribus herbis | Nunc species illas, quas cunctis iam probe notas | Usus venendi fecit, tentabo referre, | Atque prius Piperis (quod notius ipsa coquina | Quam medicina facit) vires puto discutiendas.*

Die Pflanzen der ersten drei Kapitel, *Artemisia* (Beifuß, Artemisia vulgaris), *Abrotanum* (Stabwurz, Artemisia abrotanum) und *Absinthium* (Wermut, Artemisia absinthium), gehören derselben Gattung an.[493] Danach ist kein gliederndes botanisches System mehr zu erkennen. Daher war es möglich, nach dem Prinzip der additiven Reihung weitere Kapitel aus anderen Kräuterbüchern hinzuzufügen.

Die Gliederung der einzelnen Kapitel[494] beginnt meist mit der Nennung des lateinischen Pflanzennamens, dem der griechische zugeordnet ist. Bisweilen folgt ein volkstümlicher, romanischer Name in latinisierter Form. Die Etymologie des Namens wird häufig erklärt. An zweiter Stelle erfolgt die humoralpathologische Einordnung der Pflanze mit Angaben über Grade der Trockenheit und Wärme. In Kräuterbüchern erscheint nach der Nennung des Pflanzennamens, der Synonyme und eventueller Etymologien zumeist die Einordnung der Pflanze bzw. des Heilmittels nach den Primärqualitäten entsprechend der Humoralpathologie, der Lehre von den vier Körpersäften.[495]

Crossgrove stellte fest, dass Qualitätsangaben, die im Normalfall am Anfang eines Kapitels stehen, bei den 77 Kapiteln des ‚Macer Floridus' in

---

493 Schnell – Crossgrove, Vulgatfassung, 23.

494 Siehe Manitius, Geschichte der lateinischen Literatur des Mittelalters II, 541f.

495 Die Lehre von den vier Körpersäften wurde von dem koischen Arzt Hippokrates (um 460–370 v. Chr.) entwickelt. Den vier Körpersäften Blut, Schleim, gelbe Galle und schwarze Galle werden die Primärqualitäten Feucht/Warm, Feucht/Kalt, Trocken/Warm und Trocken/Kalt sowie die vier Jahreszeiten Frühling, Winter, Sommer und Herbst zugeordnet. Ausgewogenheit der Säfte bedeutet danach Gesundheit, ein schlechtes Mischungsverhältnis Krankheit. Galen von Pergamon (129–ca. 215 n. Chr.) entwickelte die Viersäftelehre des Hippokrates weiter, indem er nach der Elementenlehre des Aristoteles den vier Körpersäften die vier Elemente Luft, Wasser, Feuer und Erde gegenüberstellte und Körpersaft und Element durch je zwei Primärqualitäten, von denen die eine dem thermischen, die andere dem hygrischen Gegensatzpaar entstammt, verband. Galen wendete die Lehre von den vier Körpersäften und den vier Elementen auch auf die Pharmakologie an. In seinem Werk ‚Über die Mischung und Wirkung der einfachen Heilmittel' beurteilt er die Heilmittel nach den in ihnen vorherrschenden Primärqualitäten, die er je nach Intensität in vier Graden abstufte. Nach Keil, Phytotherapie, 8–9 und J. Kollesch – D. Nickel, Corpus Medicorum Graecorum/Latinorum (Broschüre), Berlin 2004, 3 und 8.

nicht weniger als 22 Fällen fehlen.[496] Die sich anschließenden Rezepte sind oft allgemein und ohne Gewichtsangaben gehalten, auf die aus der ganzen Pflanze herzustellenden Arzneien folgen solche aus der Blüte, der Wurzel oder aus der Pflanze herzustellende Pflaster. Der Verfasser tritt in dem Gedicht an acht Stellen mit seiner eigenen Erfahrung[497] und insgesamt durch etwa vierzig Eigenaussagen[498] in Erscheinung.

8.1.2. ‚Spuria Macri'

8.1.2.1. Aufbau

Die ‚Spuria Macri' bestehen aus zwanzig Kapiteln mit insgesamt 487 Hexameter-Versen. Der Umfang der einzelnen Kapitel variiert zwischen 10 und 49 Versen. Prolog und Epilog fehlen.

Die ‚Spuria Macri' behandeln Heilmittel aus allen drei Bereichen der *Materia medica*, während der ursprüngliche ‚Macer Floridus' und die weiteren bekannten Spuria nur Heilpflanzen behandeln. Die *Materia medica* fand sich in der mittelalterlichen Literatur wiefolgt gegliedert: in den Herbarien wurden die *Vegetabilia* dargestellt, die Bestiarien behandelten die *Animalia* und die Lapidarien die *Mineralia*. Seit alters machen die Heilpflanzen den Hauptanteil der *Materia medica* aus. Das spiegelt sich auch im Gliederungsprinzip der ‚Spuria' wider. Die ersten elf Kapitel sind pflanzlichen Heilmitteln gewidmet: *Aaron, Agrimonia, Sambucus et Ebulus, Bryonia, Alga Palustris sive Nymphaea, Faba, Nux Avellana, Batus sive Rubus, Myrica, Iuniperus* und *Salix*. Darauf folgen sechs Kapitel aus dem Bereich der tierischen Heilmittel: *Fel, Fimus, Caseus, Araneae Tela, Cochleae, Cornu Cervi*. Als Kapitel 18 nimmt *Acetum* (Essig) als pflanzliches Produkt eine Sonderstellung ein. Bereits Dioskurides behandelt Weine und Essig gesondert. Die letzten beiden Kapitel beinhalten mineralische Heilmittel: *Sulphur Vivum* und *Alumen*.

Es besteht keine alphabetische Gliederung, obwohl man am Anfang eine gewisse alphabetische Ordnung nach den lateinischen bzw. griechischen Pflanzenbezeichnungen erkennen möchte, beginnend mit *Aaron, Agrimonia* und *Acte*, dem griechischen Namen für *Sambucus/Ebulus* wie im ‚Dyascorides'.

---

496 W. Crossgrove, ‚Macer'-Miszellen, in: G. Keil (Hrsg.), gelêrter der arzenîe, ouch apotêker. Beiträge zur Wissenschaftsgeschichte, Festschrift zum 70. Geburtstag von Willem F. Daems, 405 adn. 10.

497 Siehe Manitius, Geschichte der lateinischen Literatur des Mittelalters, 541: v. 631ff., v. 1175, v. 1541ff., v. 1816ff., v. 851, v. 904, v. 2053, v. 2200f.

498 Siehe dazu den Index von J. G. Mayer und J. Goehl, Höhepunkte der Klostermedizin, Holzminden – Leipzig 2991, 168–169.

8.1.2.2. Binnengliederung

Die Gliederung der einzelnen Kapitel entspricht im großen und ganzen der von Drogenmonographien, wie sie in der Tradition der Pharmakographie überliefert und in der Kräuterbuchliteratur ausgebaut wurde. Zu Beginn eines Kräuterbuchkapitels steht gewöhnlich die Nomenklatur mit lateinischen, griechischen oder aus anderen Sprachen entlehnten Synonymen. Im Kapitel 5 *Alga palustris sive Nymphaea* finden sich zwei Synonyme: *Cacabus Veneris* und *Papaver palustre*.

Darauf werden die der Pflanze bzw. dem Heilmittel innewohnenden Heilkräfte (*virtutes*), d. h. die medizinische oder pharmazeutische Wirkung, beschrieben.

An dieser Stelle erfolgt in der Pharmakographie gewöhnlich die humoralpathologische Einordnung der Pflanze oder des Heilmittels. Die Pflanze wird nach den Primärqualitäten bestimmt und oft werden auch die Intensitätsgrade nach Galen angegeben. Innerhalb der ‚Spuria' ist im 20. Kapitel *Alumen* eine humoralpathologische Klassifikation mit Gradangabe zu finden. Im dritten Kapitel *Sambucus et Ebulus* wird die humoralpathologische Eigenschaft *siccae virtutis* genannt. Im Kapitel 6 *Faba* wird *vis frigoris in medio atque caloris* bezeichnet. Im Kapitel 7 *Nux Avellana* wird die *humida virtus* genannt. Im Kapitel 18 *Acetum* gibt es die humoralpathologische Eigenschaft *frigida*.

Hierauf folgt gegebenenfalls eine Pflanzenbeschreibung bzw. morphologische Beschreibung der Pflanze. In drei ‚Spuria'-Kapiteln kommen Pflanzenbeschreibungen vor, die in den 77 ‚Macer Floridus'-Kapiteln fehlen.[499] Im Kapitel 1 *Aaron* erfolgt eine ausführlichere Pflanzenbeschreibung, im Kapitel 3 *Sambucus et Ebulus* eine kurze Beschreibung der beiden Arten, im Kapitel 4 *Bryonia* eine ausführliche Beschreibung der Pflanze, im Kapitel 5 *Alga palustris sive Nymphaea* eine ausführliche Pflanzenbeschreibung mit Fundortangabe, Erntezeit und Aufbewahrungshinweisen. Im Kapitel 13 *Fimus* werden innerhalb des Kapitels die verschiedenen Arten aufgezählt. Das Kapitel 19 *Sulphur vivum* enthält eine kurze Beschreibung des Aussehens. Kapitel 20 *Alumen* bringt eine Angabe darüber, dass es verschiedene Arten gibt.

Zur jeweiligen Pflanze bzw. dem Heilmittel wird häufig eine allgemeine Meinung oder wie im Kapitel 3 die Meinung der Kundigen (*dicunt*), oder auch der Bekanntheitsgrad mit *omnibus nota* in Kap. 2 *Agrimonia* und Kap. 8 *Batus sive Rubus* wiedergegeben. Auf ein Zitat oder eine fremde Meinung weisen in Kap. 8 *dicunt* bezüglich der erprobten Eigenschaften und in Kap. 12 *creditur* hin. In Kap. 16 *Cochleae* wird die allgemeine Meinung mit *non admirandae ... sunt medicinae* wiedergegeben. Im Kapi-

499 Ein Hinweis darauf auch bei E. Meyer, a. a. O., 434.

tel 19 *Sulphur vivum* wird die erprobte Heilwirkung mit *ut dicunt* genannt, im Kapitel 20 *Alumen* wird mit *dicitur* die Nennung verschiedener Arten angezeigt.

Den Hauptteil der Kapitel bilden die Indikationen bzw. Heilanzeigen, Anwendungsgebiete, -möglichkeiten, -vorschriften und Rezepte. Die Gliederung des heilkundlichen Teils ist nach zwei Prinzipien möglich: durch die Anordnung nach der Applikation (d. h. nach Zubereitung und Verabreichung der Heilpflanzen) oder durch die Anordnung nach der Indikation (Heilanzeige der Pflanze), innerhalb welcher die Rezepte nach dem Prinzip der anatomischen Reihung *a capite ad calcem* (vom Scheitel bis zur Sohle) geordnet sind. Bei der Anordnung nach der Applikation erfolgt die Gliederung nach den Teilen der Pflanze, nach der Art der Zubereitung oder nach weiteren Zutaten. In der Praxis werden beide Prinzipien gewöhnlich miteinander verknüpft.

Eine Gliederung *a capite ad calcem* ist in den ‚Spuria'-Kapiteln meist nicht erkennbar. Dagegen werden häufig erst die Mittel zur inneren Anwendung, z. B. Trank zur Einnahme, zur Behandlung innerer Krankheiten besprochen, dann folgen die Mittel zur äußeren Anwendung, zur Behandlung von Wunden, Haut und Haaren, wie Pflaster zum Auflegen oder Salben. Dieses Schema wird aber auch nicht immer eingehalten.

In den Rezepten werden Maßangaben nur spärlich eingesetzt: im Kap. 2 *Agrimonia* v. 24 *tribus cyathis*, v. 25 *pondera drachmarum*, im Kap. 4 *Bryonia* v. 80 *unica drachma*, v. 84 *pondus geminatum*, im Kap. 11 *Salix* v. 295 *bis binas drachmas ... et ... quinque*, im Kap. 17 *Cornu cervi* v. 423 *cochlear geminatum*, im Kap. 19 *Sulphur vivum* v. 459 *cum mensura cochlearis*.

Mitunter kommen Zeitangaben vor, im Kap. 4 v. 81 wird die Dauer der Anwendung angegeben *annum per totum*, v. 97 mit *temporibus veris* die Zeit für die Herstellung des Saftes. Im Kap. 5 ist in v. 123 mit *tempore autumni* die Jahreszeit angegeben, in der die Wurzel gesammelt und getrocknet werden soll. Im Kap. 8 *Batus sive Rubus* ist in v. 215 *tempore mora* von der Reifezeit der Früchte die Rede. Im Kap. 10 *Iuniperus* v. 246 bezeichnet *tribus atque tribus ... diebus* die Zubereitungszeit. Im Kap. 11 *Salix* ist in v. 274 die Blütezeit gemeint: *tempore quo rami multo sunt flore gravati*. Kap. 13 *Fimus* enthält in v. 366 die Zeitangabe *in tribus ... diebus*, in der die Heilung eintreten soll.

Eine Herstellungsvorschrift für Hirschhornasche findet sich im Kap. 17 *Cornu cervi* v. 414–419.

Bisweilen wird auch eine Empfehlung zur Aufbewahrung gegeben, und zwar in Kap. 1 *Aaron* v. 16–17 und Kap. 5 *Alga palustris sive Nymphaea* v. 123.

Am Schluss des 4. Kapitels *Bryonia* erfolgt ein Vergleich der Wirkung mit einer verwandten Pflanze der gleichen Gattung.

8.2. Sprache, Stil und Versbau der ‚Spuria Macri'

8.2.1. Sprache

8.2.1.1. Allgemeines

Zur Sprache des ‚Macer Floridus' liegen noch keine Untersuchungen vor. Der Index von K. Goehl und J. G. Mayer[500] erschließt jedoch den Wortschatz des ‚Macer'.

Zwei wesentliche Unterscheidungsmerkmale der ‚Spuria Macri' im Vergleich mit dem ‚Macer Floridus' bestehen darin, dass die ‚Spuria Macri' häufiger leoninischen Reim aufweisen[501] und der Dichter der ‚Spuria' nie seine Quellen angibt, während im ‚Macer Floridus' häufig Quellen genannt werden. Auf eine Verwendung von Quellen lassen aber zum Beispiel die folgenden Ausdrücke schließen, die zur Wiedergabe einer fremden Meinung dienen: *probatur* (vv. 79, 250, 258, 305, 379), *probata ... a multis* (v. 189/190), *fertur* (vv. 81, 167, 217, 252, 267, 363, 366, 371, 383, 390, 470), *putatur* (vv. 11, 45, 50), *creditur* (vv. 221, 260, 328), *extet* (v. 383), *dicitur* (vv. 36, 59, 63, 241, 374), *dicuntur* (vv. 66, 118, 476), *dicunt* (v. 34, 190, 216, 264, 407, 441), *dicunt periti* (v. 251), *ut dicunt* (vv. 159, 456), *confirmant ... docti* (v. 401).

Eigenaussagen des Dichters sind selten. Der Verfasser der ‚Spuria' tritt nur dreimal als ‚ich'-Sprecher in der 1. Person Singular hervor, in v. 428 *dixi* (*dixi* kommt auch viermal im ‚Macer Floridus' vor), v. 52 *scripsi* und v. 482 *feci*, was bezogen auf die Anzahl der Verse 0,6% ausmacht. Dass der Verfasser als Individuum in den Hintergrund tritt, lässt sich hier als Kennzeichen der Sachbezogenheit des Fachtextes erklären, die durch das Fehlen affektiver Elemente zum Ausdruck kommt.[502] Im ‚Macer Floridus' finden sich dagegen immerhin etwa 40 Eigenaussagen, also 1,76% auf die Versanzahl bezogen. Eine zweite Person (2. Ps. Sg.) wird in den ‚Spuria'-Versen nur viermal (0,8%) angesprochen: v. 78 *sociabis*, v. 92 *si coniungis*, v. 347 *si iungis* und v. 393 *foveas si*. Damit kann ein Hinweis auf

500 In: J. G. Mayer und K. Goehl, Höhepunkte der Klostermedizin. Der ‚Macer floridus' und das Herbarium des Vitus Auslasser. Hrsg. mit einer Einleitung und deutschen Übersetzung von J. G. Mayer und K. Goehl. Holzminden: Reprintverlag Leipzig 2001, 125–177.

501 Siehe Kap. 8.2.5. Reim.

502 Siehe dazu T. H. Savory, The Language of Science, London 1967 (rev. Ausgabe), 133ff. 166.

die Lehrer-Schüler-Beziehung im Lehrgedicht vorliegen, wenn auch die 2. Pers. Sg. Präs. und Futur I mit ‚man' übersetzt werden kann. Im ‚Macer Floridus' wird in 3,3% der Verse 66mal eine zweite Person angesprochen und achtmal durch einen Imperativ aufgefordert.

8.2.1.2. Griechische Lehn- und Fremdwörter

Die lateinische medizinische Fachsprache hat eine Vielzahl griechischer Lehn- und Fremdwörter übernommen. Über spätantike Übersetzungen aus dem Griechischen ins Lateinische gelangten die medizinischen Fachausdrücke ins Mittellateinische. Griechische Lehnwörter wie *eustomachus, cacostomachus, thermanticus* und *diaphoreticus* sind typische Bildungen der frühmittelalterlichen Übersetzungsliteratur.[503]

Die ‚Spuria Macri' enthalten zahlreiche griechische Lehn- und Fremdwörter, bei denen es sich hauptsächlich um medizinisches und botanisches Fachvokabular und um Maßangaben handelt. Das Fachvokabular stammt aus der verwendeten Literatur wie z. B. dem langobardischen ‚Dioscorides'. Die heilkundlichen und botanischen Angaben gehen letztendlich auf die griechische medizinische Fachprosa und auf griechische Pharmakographen zurück.

Mit Hilfe von Saalfelds ‚Tensaurus italograecus'[504] wurde eine Liste der in den ‚Spuria' enthaltenen griechischen Lehn- und Fremdwörter angelegt. Eine Erklärung zu Herkunft und Bedeutung der Wörter erfolgt ad locum im sprachlichen Kommentar. Die in den ‚Spuria' vorkommenden griechischen Lehn- und Fremdwörter lassen sich in folgende Gruppen untergliedern[505]:

Krankheitsbezeichnungen: *achor, alopecia, anthrax, apoplexia, apostema, arthritis, canceroma, catarrhus, chironia, condyloma, haemorrhoidae, herpes, ischias, lepra, lethargus, nyctalops, parotis, phlegma, podagra, rheuma, spasma, staphyloma, synanche.*

Patienten: *asthmaticus, cardiacus, coeliacus, dysentericus, dyspnoicus, empyicus, epilepticus, haemoptyicus, hydropicus, ictericus, paralyticus.*

Körperteile: *pulmo, splen, stomachus, thorax, urina.*

Farbadjektive: *croceus, leuce, melaenus, purpureus, roseus.*

Adjektive, auf Heilkräfte der Medikamente bezogen: *diaphoreticus, eustomachus, septicus, stypticus, thermanticus, traumaticus, xeranticus.*

---

503 So G. Baader, Die Entwicklung der medizinischen Fachsprache in der Antike und im frühen Mittelalter, in: G. Baader und G. Keil (Hrsg.), Medizin im mittelalterlichen Abendland (Wege der Forschung Bd. 363), Darmstadt 1982, 437.

504 G. A. E. A. Saalfeld, Tensaurus italograecus. Ausführliches historisch-kritisches Wörterbuch der griechischen Lehn- und Fremdwörter im Lateinischen, Wien 1884 (reprographischer Nachdruck: Hildesheim 1964).

505 Die Erläuterungen zu den einzelnen Wörtern erfolgen im Kommentar.

Adjektiv, auf eine Krankheit bezogen: *phagedaenicus*.

Maßangaben und Behältnisse: *caccabus, cyathus, drachma, hora*.

Pflanzenreich: *acte, ampelos, aron, batos, blitum* (*bleta*), *bryonia, caccabus Veneris, chamaeacte, colocasia, cyclamen, dragantum, tragacanthum, lilium, mecon, morum, myrica, myrrha, myrtus, nardus, nymphaea, piper, resina, sperma, terebint*(*h*)*inus, thus*.

Tierreich: *arachne, araneus, capo, cochlea, cornu, scorpio*.

Mineralien: *argilla, asbestos, cadmea, calix, halosanthos, nitrum*.

Heilmittel: *cataplasma, cauter, collyrium, emplastrum, spongia*.

Heilmittelbestandteile/Vehikel: *cera, lympha, oleum, olivum, oxymel, ptisana*.

Sonstige: *strangulo*.

Eine Rückübersetzung ins Griechische liegt mit *melaena* in v. 122 *radix melaena* vor.[506] In den Quellen langobardischer ‚Dioscorides' und ‚Dyascorides' steht an dieser Stelle *nigra*. Auf *melaena* wurde der ‚Spuria'-Verfasser bei der Bearbeitung des vorhergehenden Kapitels *Bryonia* sowohl im langobardischen ‚Dioscorides' als auch im ‚Dyascorides' aufmerksam. Auf das Kapitel DIOSC. 4, 177 *De ampelos leuce* folgt 4, 178 *De ampelos melani. Ampelos melena, quam maxime vitae nigra dicunt* und auf DYASC. p. 28[a] *Ampelos leuce* folgt *Ampelos melana id est vitis nigra*. Es handelt sich bei dem Wort *melaena* um eine der sprachlichen Variationen des Verfassers.

8.2.1.3. Poetismen

Ast: die von Dichtern verwendete Partikel *ast* für *at*[507] kommt insgesamt sechsmal (vv. 6, 95, 132, 166, 387, 406) vor.

Quīs für *quibus*, Dat./Abl. Pl., ist zugleich poetisch und umgangssprachlich.[508] In v. 428 steht *quīs* im Dativ in Abhängigkeit von *medicari* für *quibus*.

Die 3. Pers. Pl. Perf. Akt. auf *-ēre* statt *-ērunt* wird in der Dichtung bevorzugt.[509] Diese Nebenform auf *-ēre* kommt in v. 182 *tribuere* und v. 185 *sensere* vor.

Von den Partikeln kommt häufig *atque* ‚und' vor: vv. 23, 74, 138, 185, 194, 235, 246, 248, 306, 316, 333, 342, 372, 416, 448, 453, 458, 462, 465.

---

506 Auch bei Manitius, Geschichte der lateinischen Literatur des Mittelalters II, 543 notiert.

507 Vgl. M. Leumann, Die lateinische Dichtersprache, Museum Helveticum 4, 1947, 133; H–Sz 489.

508 Siehe M. Leumann, a. a. O., 116–139, hier: 127.

509 Leumann, ebenda 127; siehe Stotz, HLSMA 4, X § 31. 9.

Zu den nichtklassischen Wörtern gehören *et sic* ‚und dann' (vv. 82, 234, 386) und *mox* in der Bedeutung von *statim* ‚sofort' (vv. 417, 433).[510]

8.2.1.4. Neologismen und seltene Wörter

Die ‚Spuria Macri' weisen zwölf nur im Mittellateinischen belegte Wörter und weitere seltene Wörter auf, die hier in der Reihenfolge ihres Vorkommens aufgeführt werden[511]: **castica* (v. 1), *proiectorius, -a, -um* (vv. 14, 135, 139), **cancromatus, -a, -um* (v. 26), **paracollesis* (v. 57), **attribulo (attribulatus)* (v. 170; einzige Belegstelle im MLW), **rhegma* für *rheuma* (v. 234), **bleta* (v. 300; statt **blita*), **collyriolum* (v. 314; einzige Belegstelle im MLW), **olibanum* (v. 368), **arachnes* (v. 449), **extenuatrix* (v. 456; einzige Belegstelle im MLW), **attractorius* (v. 457; einzige Belegstelle im MLW), **farsa* (v. 481), *elimatio* (v. 239), *capillosus* (v. 254), *thermanticus* (v. 304), *aspredo* (v. 310; einzige Belegstelle im MLW), *furfura* (v. 325; im Neutrum nur hier vorkommend), *mollifico* (v. 380), *haemoptoicis* (v. 421; für *haemoptyicis*), *zerna* (v. 198. 449. 464), *mundificare* (v. 478).

Fünf der selteneren Wörter kommen bereits im ‚Macer Floridus' vor: *lacrymum* im ‚Macer Floridus' vv. 212. 364. 2220, *lachryma* in ‚Spuria' v. 240; *commasticare* im ‚Macer Floridus' v. 584, ‚Spuria' v. 197; *digestivus* im ‚Macer Floridus' vv. 888. 1570, ‚Spuria' v. 149; *cacostomachus* im ‚Macer Floridus' v. 1963, ‚Spuria' v. 45; *zerna* im ‚Macer Floridus' v. 2019.[512]

8.2.1.5. Gebrauch von Namen

Es kommen fünf Namen vor: *Syrorum, Asianae, Veneris*, *Matiana* und *Chironia*. In drei Fällen dienen die Namen der näheren Bestimmung von Pflanzen: *Asianae, Veneris* und *Mantiana*. Das deckt sich mit der Erkenntnis von Langslow[513], dass die Namen, die als medizinische Fachtermini genutzt werden, sich meist auf die Therapie beziehen. Eine Ausnahme bildet der Terminus *Chironeum*, der eine Krankheit beschreibt. Langslow bezieht sich dafür auf folgende Stellen: Cels. 5. 28. 5 *Chironeum ulcus*, Theod. 71. 16 *Chironia*, Theod. 73. 13 *Chironia vulnera*.

---

510 Vgl. D. Langslow, Die lateinische Übersetzung der Therapeutica des Alexander von Tralles: Bemerkungen zur Textüberlieferung und zum Wortschatz, in: S. Sconocchia e F. Cavati, Testi medici latini antichi. Le parole della medicina: Lessico e storia, Bologna 2004, 192–194.

511 Weitere Erläuterungen zu den einzelnen Wörtern befinden sich im Kommentar.

512 Aufzählung nach Manitius, Geschichte der lateinischen Literatur des Mittelalters II, 546.

513 Siehe D. R. Langslow, Medical Latin in the Roman Empire, Oxford – New York 2000, 130f.

8.2.1.6. Synonyme und Variationen

Der Verfasser der ‚Spuria Macri' nutzte die *Variatio sermonis*, um seine Fachprosavorlagen in ein Lehrgedicht umzusetzen. Um Abwechslung in der eigenen Dichtung und gegenüber seinen Quellen, unter denen hauptsächlich der langobardische ‚Dioscorides' und der ‚Dyascorides' zu verstehen sind, zu erreichen, verwendete er Synonyme, variierte den Einsatz von Simplex und Kompositum[514] und wechselte bei Partikeln und Partizipien.

Vielleicht hielt der Dichter der ‚Spuria' die verwendeten Synonyme für poetischer und dem Versmaß des Hexameters für angemessen. Er versuchte dadurch, sich von der Fachprosa abzuheben. Zum Beispiel schrieb er *frondes* (was bei Dichtern wie Horaz und Ovid vorkommt) statt *folia*, *unda* (vgl. bei Cic., Verg., Hor.) und *lympha* (vgl. bei Verg., Lucr.) für *aqua*. Bei den regelmäßig ausgewählten Variationen kann es sich zum Teil um vom Dichter extra gesuchte poetische Ausdrücke handeln.[515] Zur Untersuchung dieser Variationen und Synonyme zog ich die rezipierten Stellen des ‚Dyascorides' heran, weil der ‚Dyascorides' neben den anderen benutzten Quellen die Hauptquelle für die ‚Spuria Macri' darstellt. Während der Autor sich recht treu an die einzelnen Sätze seiner Textvorlage hält, tauscht er häufig einzelne Wörter gegen Synonyme aus. Bei diesem Verfahren lässt sich eine gewisse Systematik feststellen. Besonders häufig ist eine Variation der Wörter, die eine Verbindung zwischen Arzneimittel und Trägersubstanz (z. B. Wasser, Wein usw.) bzw. zwischen zwei Stoffen ausdrücken, zu beobachten. *Cum* wird durch Formen von *mixtus, -a, -um, coniunctus, -a, -um, iunctus, -a, -um* umschrieben.

In der folgenden Zusammenstellung wird immer dem Ausgangswort aus dem ‚Dyascorides' (fett gedruckt) die entsprechende Variation oder das Synonym des ‚Spuria'-Verfassers hinzugefügt. Bei den unterstrichenen Wörtern handelt es sich um eine Änderung der Wortart oder eine andere Änderung.

In: *iuncto*; ***mixtus, -a, -um***: *cum*; *coniunctus, -a, -um*; *admixto*; Ablativ (Partizip *uncto* v. 371); ***cum***: *adiungi*; *mixtus, -a, -um*; *commixtus, -a, -um*; *coniungere*; *iungere/iuncto*; bloßer Ablativ; *comitante*; *in*; *ammixto*; ***addito***: *cum*; *coniuncta*; *comitatus*; ***iuncto***: *cum*; *admixto*; *adiuncta*; *sociatum*; ***impositus, -a, -um***: *iuncta*; *additus*; ***adhibita***: *addita*.

Adjektive:
(ignem) acrem - *(ignem) atrum*; ***actum*** - *atrum*; ***adsanitatem*** - <u>*sanas*</u>; ***alba*** - *candida* (zweimal); ***albi*** - *nivei*; ***album (colorem)*** - *candens ... niveique (coloris)*; ***albus*** - *pallidior, niveus*; ***bonum*** - *gratum*; ***bubalino*** - *bubulo*;

514 Vgl. H-Sz 818ff.
515 Siehe auch Stotz HLSMA 4, X § 33. 7.

cacostomica - *cacostomacha*; **caprinum** - *taurino*; **eustomacus** - *stomacho bonus*; **fortior** - *melior*; **grossa** - *crassa*; **grossitudinem** - *crassas*; **infrigidari** - *frigida*; **masculi** - *mascli*; **matricis mulierum** - *muliebrem*; **mulierum** - *muliebri*; **maximum** - *utile*; **nigra** - *melaena*; **novo** - *recenti*; **rudo** - *humo*; **silvestrium** - *nemorosae*; **similia** - *assimilantes*; **sine sale** - *insulsus*; **stiptica** - *styptica*; **stipticis** - *septica*; **subnigra** - *nigra*; **veterem** - *antiquam*; **veterem** - *inveteratam*; **vetustissime** - *veterem*.

Verben:
abstinet - *sistit*; **abstringit** - *stringit*; **accepta** - *sumpta cibo*; **addito** - *comitatus*; **addito** - *coniuncta*; **adhibetur** - *est adaptus*; **adhibita** - *addita*; **adhibita** - *facta*; **adhibita** - *imposito*; **adhibitus** - *facto*; **admixto** - *adiuncta*; **admixto** - *sociatum*; **attenuenda** - *tenuanda*; **axungie mixtum** - *uncto*; **bibita** - *potandum*; **bibita/ -um** - *potata* (zweimal); **bibitum** - *potus*; **bibitur** - *sumi*; **bibitus** - *datus*; **bibitus** - *potus sumptus* (zweimal); **in cibo sumpte** - *mendentis*; **coagulatos** - *glomeratos*; **cohibet** - *reprimit*; **combustus** - *ustus*; **comestus** - *prandentis*; **compescit** - *curat*, *emendat*; **confirmat** - *consolidat*; **conquassata** - *attrita*; **constringentes** - *adstringentes*; **contractiones (nervorum)** - *contractos (nervos)*; **coque** - *ardeat*; **curat** - *cedunt*, *depellit*, *iuvet*; **desiccat** - *siccare*; **deterget** - *aufert*; **disleniunt** - *iuvant*; **expellit** - *reddit*; **ad expuendum** - *movendo*; **exustus** - *combustus*; **facere potest** - *valet*; **facere** - *prodesse*; **fluxum** - *manantem*; **glutinant** - *consolidare*, *solidare*; **illinitus** - *unctas*; **imponantur** - *subponantur*; **imposita** - *iuncta*; **impositum** - *additus*; **incutiunt** - *cogunt*; **inflatione** - *inflando*; **inflationes** - *inflat*; **iunctum** - *mixto*; **manducari** - *mandi*; **manducantur** - *mandi*; **masticata** - *commasticatae*; **medetur** - *prodest*; **medens** - *valet*; **medetur** - *iuvatur*, *pellit*, *sanat*; **medicatur** - *iuvant*; **misceatur** - *iugatus*; **miscetur** - *sociabis*; **mittigat** - *cedit*; **mixto** - *coniuncta*, *coniuncto*; **mixtum** - *admixto*; **mundat, purgat** - *pellunt*; **nascitur** - *crescit*; **obustionibus** - *usta*; **occurrit** - *iuvat*, *percurant*; **perducit** - *reddit*; **perfluens** - *abundans*; **pernecat** - *necando*; *effugat*; **potata** - *bibendo*; **potate** - *dentur*; **prodest** - *curat*; **prohibendo** - *cohibendo*; **provocat** - *contribuit*; **purgat** - *curat*, *pellit*; **reddit** - *reparat*; **reicit** - *extrahit*; **reponitur** - *recondi, abscondi*; **resplendens** - *splendens*; **restituit** - *reddit*; **sananda** - *removendos*; **sanat** - *curant, reddit*; **siccatus** - *calente*; **solvit** - *resolvit*; **(tumorem) spergit** - *curat*; **subvenit** - *levare, sanant*; **suffusionem** - *suffusos*; **sumptae** - *potae*; **supradictis** - *praememoratis*; **supradicta** - *praedicta*; **suspendit** - *sanat*; **tollit** - *lenire*, *sedabit*; **trite** - *contritae*; **tumores** - *turgentes*; **vocant** - *dicitur*.

Substantive:
aceto - *acerrima vina, vino acri*; **actis** - *sambucus*; **adipe** - *pinguedo* (zweimal); **agrimone** - *agrimonia*; **alopitias** - *alopeciam*; **anserino** - *anse-*

ris; ***aqua*** - *lympha* (dreimal); ***aqua(m)*** - *unda(s)* (zweimal); ***aquis stantibus*** - *stagnis*; ***arbor*** - *corpore*; ***asininus*** - *aselli*; ***bibitum*** - *potio facto*; ***cabellinus*** - *equi*; ***calefacit*** - *calor*; ***calidam*** - *caloris*; ***caminum*** - *fornace*; ***canceromata*** - *cancromata*; ***canis*** - *latrantis*; ***canticam*** - *castica*; ***capillos*** - *caesaries* (zweimal); ***capiti*** - *cervicem* (zweimal); ***cataplasmis*** - *emplastris*; ***catarrum et superfluum*** - *fluxus*; ***cathiniam*** - *cadmia*; ***causas*** - *vitiis*; ***ciatis*** - *cyathis*; ***cocta*** - *decoctio*; ***combustionibus*** - *ambustis igni*; ***defluentem*** - *fluorem*; ***dolores*** - *tumor*; ***dracontee*** - *viperina* (zweimal); ***dragaganto*** - *tragacantho*; ***duritias*** - *dura*; ***elixatura*** - *decoctio, humores*; ***epilenticis (-os)*** - *caducum (-os)*; ***fagedenica*** - *farsam*; ***feminarum*** - *muliebres*; ***fluxum*** - *fluorem*; ***folia*** - *frondes* (siebenmal), *herba*; ***frigidam*** - *frigoris*; ***fumigatus*** - *fumo*; ***glaucomata*** - *staphylomata*; ***herbe*** - *foliorum*; ***herpetas*** - *zernas*; ***homines*** - *corporibus*; ***humorem*** - *sputa*; ***infantibus*** - *pueriles*; ***infantium*** - *puerorum*; ***leprosos*** - *lepram*; ***libidinis*** - *veneris*; ***limpidum*** - *nivei*; ***mamillas*** - *mammas*; ***maritimi*** - *maris*; ***matricis*** - *mulieribus*; ***menstrua*** - *fluxum mulierem* (zweimal); ***obstacula*** - *morbis*; ***oculorum*** - *luminibus*; ***oleo*** - *olivo*; ***oleo roseo*** - *roseo* (zweimal), ***oleus*** - *olus*; ***olla*** - *vas*; ***papillorum*** - *mammarum*; ***pediculosus et lentigines*** - *lendes ... vermes*; ***percussum*** - *percussuras*; ***podagricis*** - *podagrae*; ***porcinum*** - *porcus*; ***posita*** - *cataplasma*; ***potata*** - *potae*; ***procreatio*** - *creatio*; ***ptiriacis id est q. furfures*** - *furfura*; ***remedium*** - *medicamine*; ***reumaticantibus*** - *rhegmata*; ***sanguinem*** - *cruor*; ***sanguis*** - *cruorem*; ***sciatice passioni et sciaticis*** - *ischiadem*; ***scrofas*** - *struma*; ***semen*** - *sperma*; ***sinanticos*** - *synanchen*; ***spasmantibus*** - *spasmata*; ***spica nardi*** - *spica nardoque*; ***spuentibus*** - *sputum*; ***stomaticis*** - *stomachum patientem*; ***suffusiones et percussuras oculorum*** - *percussos ... fusosque*; ***taurinum*** - *taurus*; ***thure masculo*** - *olibani*; ***tramanticis*** - *traumaticis*; ***tumorem matricis*** - *matricis*; ***ulceribus*** - *vulnus*; ***urcinum*** - *ursus*; ***urinam*** - *lotio* (zweimal), ***ursino*** - *ursi*; ***ventrem*** - *alvum* (zweimal), ***verno*** (adj.) - *veris*; ***vino*** - *mero*; ***virtus*** - *vis* (zweimal); ***vitia*** - *morbos*; ***vulneribus*** - *ulcus*; ***ystericos*** - *uteros*; ***yrcinum*** - *hircus*.

Sonstige:
non mediocriter - *in mediocri*; ***non fortem*** - *non ... tantus fortassis*; ***duo*** - *duplex*; ***sicut*** - *ut*; ***non*** - *haud*; ***extrinsecus*** - *exterius*; ***enim*** - *etenim*; ***mediocriter*** - *mediocri*; ***cuius*** - *quarum*; ***cum florescere cepit*** - *tempore quo rami multo sunt flore gravati*; ***offocationes stericas*** - *uteri vitium et morbum, qui strangulat*; ***atque cum aqua*** - *lymphaeque iugatus*; ***stericis mulierum propendentibus*** - *prociduos ... uteros ... muliebres*; ***graeci*** - *graece* (adv.); ***fluxum sanguinis*** - *manantem cruorem*; ***omnes*** - *multis*.

8.2.1.7. Orthographische Besonderheiten

Quum: Die Schreibung *quum* für die Konjunktion *cum*, die im Mittelalter häufig anzutreffen ist,[516] kommt viermal vor (vv. 116, 215, 403, 480).

Qu für *c* ist öfter in lateinischen Inschriften, besonders in Versinschriften anzutreffen, z. B. in Wörtern wie *quoi* oder *quom*.[517] *Quum* für *cum* steht z. B. zweimal in CIL VI 21521 a 1. 7. (carm.). *Qu* wird in mittellateinischen Texten bisweilen durch *c* ersetzt, seltener umgekehrt.[518] Die Schreibung von *qu* für *c* ist im Mittelalter verbreitet, beginnt aber schon im antiken Vulgärlatein.[519]

Quamcunque und *nanque*: *N* für *m* vor *qu* kommt bereits in antiken lateinischen Inschriften vor und ist häufiger in den Carmina unter den Inschriften anzutreffen.[520] Von dem Relativpronomen *quicumque* befinden sich z. B. die Formen *quaecunque* für *quaecumque* (acc. plur. n.) in CIL VI 930, 17 und *quicunque* für *quicumque* (nom. sing. m.) in CIL VI 13927 (carm.). In den ‚Spuria Macri' steht *quamcunque* (v. 265) für *quamcumque*. An das deklinierte verallgemeinernde Relativum wurde das Suffix *-cumque*, hier archaisierend *-cunque*, angehängt. Weitere Beispiele in den römischen Inschriften sind *nunqua(m)* in CIL VI 26708 und VI 1289 (= I^2 11 carm.). Hier fügt sich *nanque* (v. 261) für *namque* aus den ‚Spuria' ein. Mittelalterlich ist *nanque* aber auch belegt, ebenso *quicunque* (z. B. HRABAN. carm. 20, 7). Im ‚Macer Floridus' wurden alle 19 vorkommenden Formen von *quicumque* mit *-cun-* geschrieben, vgl. z. B. ODO MAGD. herb. 54, 154, 309, 704, 1069, 1779, 2251. Ein *m* vor (labio)velarem Okklusivlaut wurde oft als velarer Nasallaut (ng) gesprochen, wofür dann *n* geschrieben wurde.[521]

Gemination:
pp für *p*: In dem Wort *apperiunt* (v. 32), von *aperio*, liegt eine Gemination von *p* vor. Die Schreibung von *pp* für *p* ist im Mittelalter verbreitet, bereits im antiken Latein kommt die Gemination von *p* infolge von Präfixassimila-

516 Siehe MLW II 2094–2101.

517 Siehe CIL VI 6, 3 Inscriptiones Urbis Romae Latinae. Pars sexta. Indices, Fasciculus tertius: Grammatica quaedam erroresque quadratarii et alias rationes scribendi notabiliores composuit A. E. Gordon adiutante J. Stiefbold Gordon auxerunt et edenda curaverunt U. Jansen et H. Krummrey, Berolini, Novi Eboraci 2006, 285.

518 Siehe U. Kindermann, Einführung in die lateinische Literatur des mittelalterlichen Europa, Turnhout 1998, 41.

519 Stotz, HLSMA 3, VII § 111. 4f.

520 Siehe dazu CIL VI 6, 3, 279.

521 So Stotz, HLSMA 3 VII § 249.7; siehe auch Leumann, Lateinische Laut- und Formenlehre, 215.

tion vor. Bei dem im Mittelalter verbreiteten *apperire* liegt ein gleich anlautendes Präverbkompositum vor. [522]

cc für *c*: Die Gemination von *c* zu *cc*[523] kommt z. B. bei *baccarum* (v. 242) (zu *baca*) vor. Auf die recht dauerhaft gewordene Nebenform *bacca* zu *baca* geht das it. *bacca* zurück.[524]

Auch *succus* für *sucus* ist im Mittelalter verbreitet, man vergleiche dazu das it. *succo*. In den ‚Spuria Macri' kommt *succus* für *sucus* häufig, *succidus* für *sucidus* zweimal und *exsucco* (v. 97) für *exsuco* vor.

c für *cc*: Der umgekehrte Fall, die Einfachschreibung vorher doppelter Buchstaben, liegt bei den Wörtern *cacabus* (v. 108) und *cacabo* (v. 416) statt *caccabus* vor. Die sogenannte Geminatenvereinfachung *c* für *cc* ist auch im Mittelalter recht verbreitet.[525]

Austausch von Buchstaben:
o für *y*[526]: in *haemoptoicis* (v. 421) für *haemoptyicis* steht wahrscheinlich infolge analysierend-etymologischer Bemühung, wie Stotz dies auch für die Schreibung *metonomia* statt *metonymia* nach *nomen* annimmt. Hier wurde *haemoptoicus* anstelle von *haemoptyicus* (gr. αἱμοπτυικός) nach dem Substantiv *haemoptois, -idis* (gr. αἱμοπτοίς) gebildet.

e für *ī*[527]: Einige Lehnwörter aus dem Griechischen zeigen *e* anstelle von *ī*, so auch in v. 300 **bleta* statt **blita* (gr. βλίτον).

v für *b*: In v. 296 steht *asvesti* für *asbesti.* Vermutlich wurde das *s* vor dem *v* als Sonorlaut ausgesprochen. Laut Stotz[528] kann für Frankreich und das nördliche Italien im Mittelalter eine sonorisierte Aussprache des *s* als Laut [z] auch für das Lateinische angenommen werden. Nach Sonorlauten ist manchmal *v* für *b* eingetreten.[529]

ci für *ti*: Die Schreibung *ci* für *ti* (vor Vokal)[530] erscheint schon in spätantiken Inschriften. Im Hoch- und Spätmittelalter ist die Erscheinung allgemein verbreitet und betrifft häufig bestimmte Suffixe, z. B. *-itium*. Auch bei dem Suffix *-tio* ist die Schreibung mit *c* häufig. In v. 93 steht *spacio* vulgärlateinisch statt *spatio*.

---

522 Stotz, HLSMA 3, VII § 212, §212. 1, §212. 2. Vgl. MLW 1 734, 13–15.

523 Stotz, HLSMA 3, VII § 165.

524 Stotz, HLSMA 3, VII § 165. 1., in Anm. 275 verweist Stotz auf ThLL II 1657, 12–15 und MLW 1 1302f.

525 Stotz, HLSMA 3, VII § 162.

526 Siehe Stotz, HLSMA 3, VII § 65.

527 Stotz, HLSMA 3, VII § 29. 7.

528 Stotz, HLSMA 3, VII § 270.

529 Stotz, HLSMA 3, VII § 215. 5.

530 Stotz, HLSMA 3, VII § 182.

Beispiele für lautliche Wechselformen:

-cl- für *-cul-*: Als Poetismen fanden besondere Lautformen gängiger Wörter, so synkopierte Formen auf *-clum* für solche auf *-culum*, auch in Prosatexte Eingang[531], eine solche Lautform ist *mascli* in v. 350, die dort aus metrischen Gründen eingefügt wurde. Als ähnliche lautliche Wechselformen nennt Leumann z. B. *saecula/saeclis, pericula/periclis.*[532]

-cr- für *-cer-*: In v. 26 *cancromata vulnera* liegt eine lautliche Wechselform von **canceromatus (-cr-), -a, -um* (cf. MLW II 151, 67sq.) vor, in beiden im MLW belegten Stellen ist das *-e-* ausgefallen.

-ld- für *-lid-*: In v. 457 kommt die verkürzte Form *calda* von *calidus, -a, -um* vor.

-g- für *-u-*: *rhegmata* (v. 234) steht für *rheumata*.

ch für *c, y* für *i*: *lachryma* (v. 240) statt *lacrima* ist ein typisch mediävaler Hyperkorrektismus.[533] *ch* für *c* schrieb man im Mittelalter in griechischen Lehnwörtern oder solchen, die man dafür hielt, aus Unsicherheit oder hyperurbanen Bestrebungen wurden auch rein lateinische Wörter mit *ch* geschrieben. Das *h* nach *c* besaß keinen eigenen Lautwert.[534] Die Schreibung *y* für *i* bezeichnet Stotz als Prototyp der hyperurbanen Bestrebungen, mit denen wie bereits in der Antike besonders im Mittelalter rein lateinischen Wörtern der Anschein gegeben wurde, aus dem Griechischen zu stammen. In einer Reihe von Wörtern war die Schreibung mit *y* allgemein gebräuchlich, wozu Stotz auch *lac(h)ryma* u. a. zählt.[535]

8.2.1.8. Wortbildung

Neutra auf die Endungen *-men* und *-mentum*:

Neutra auf *-mentum* waren zu allen Zeiten verbreitet. Die deverbativen Ableitungen auf *-men* galten seit alter Zeit für dichterisch.[536] Die kürzere Endung *-men,* eine Nebenform der Endung *-mentum,* wird in der Dichtung bevorzugt.[537]

Medicamen (v. 255) kommt neunmal, *medicamentum* dagegen nur dreimal vor. Von den dichterischen Formen je einmal vertreten sind *cognomen* (v. 109), *examen* (v. 255), *ligamen* (v. 166), *lumen* (v. 167). *Iuva-*

---

531 Siehe Stotz, HLSMA 4, X § 33. 2.

532 M. Leumann, Die lateinische Dichtersprache, Museum Helveticum 4, 1947, 129.

533 So T. A.-P. Klein (Hrsg.), Odo von Magdeburg, Ernestus (Spolia Berolinensia Bd. 18), Hildesheim 2000, LIX.

534 Stotz, HLSMA 3, VII § 131, bes. § 131. 4.

535 Stotz, HLSMA 3, VII § 63, bes. § 63. 9.

536 So Stotz, HLSMA 4, X § 33. 4.

537 Vgl. Stotz, HLSMA 2, VI § 63; Leumann, Die lateinische Dichtersprache, Museum Helveticum 4, 1947, 130; cf. H-Sz 744.

men (v. 46) und *velamen* (v. 286) kommen zweimal, *semen* kommt siebenmal vor.

Das aus *-men* erweiterte Suffix *-mentum* diente im römischen Latein der Bildung von Verbalsubstantiven zur Bezeichnung einer Tätigkeit, des Ergebnisses einer Tätigkeit oder eines Mittels hierzu.[538] Von den Formen auf *-mentum* erscheinen *fomentum* (v. 49) fünfmal und einmal *tomentum* (v. 313). Bei den beiden Wörtern auf *-mentum* handelt es sich hier um fachsprachliches Vokabular.

Inchoativa auf *-scere* sind in den ‚Spuria Macri' bisweilen anzutreffen: *compescere, mollescere, nigrescere, frigescere, noscere, pascere, miscere, commiscere, vesci.* Die häufigere Verwendung der Inchoativa ist auch ein Merkmal der lateinischen medizinischen Fachliteratur.[539]

Metrisch bedingte Adjektive[540]: Adjektive auf *-eus* kommen einem metrischen Bedürfnis entgegen. Die Adjektive auf *-osus*, „die keineswegs poetisch sind", wie Leumann sagt, sind in der Dichtersprache stark vermehrt wurden. Die poetischen Adjektive enden auf *-eus, -idus, -osus, -orus*.[541] Die folgenden Adjektive können als metrisch bedingt betrachtet werden: *argillosus* (v. 120), *candidus* (vv. 59, 398), *capillosus* (v. 254), *capreus* (v. 330), *croceus* (v. 5), *frigidus* (v. 147), *humidus* (v. 176), *leprosus* (v. 325, 469), *liquidus* (vv. 137, 390), *luteus* (v. 177), *nemorosus* (v. 364), *niveus* (v. 114), *nodosus* (v. 122), *nucleus, purpureus* (v. 5), *ridiculosus* (v. 254), *roseus* (v. 163), *saniosus, turgidus* (v. 345, 446), *viscidus.*

Aus metrischen Gründen wurden wahrscheinlich einige der unter den Synonymen und Variationen genannten Wörter verwendet, z. B. mehrmals *caesaries* für *capilli.* In v. 53 und v. 191 ist aus *capillum/capillos* der Quellen (PLIN., DIOSC., DYASC.) *caesaries* bzw. *caesariem* geworden, den Stellen v. 251 und v. 286 liegt keine bekannte Quelle zugrunde.

8.2.1.9. Syntax

Ablativus absolutus und das Participium coniunctum werden verwendet, z. B. *posito cataplasmate* (vv. 127, 145), *cataplasmate facto* (vv. 10, 75, 339), *commixto ... aceto* (v. 370), *uncto ... mixto ... olivo* (v. 53), *velamine tecta | vel mitra* (v. 286–287), *lacte sed admixto* (v. 317), *amixto tragacan-*

538 So Stotz, HLSMA 2, VI § 64.

539 Siehe G. Baader, Entwicklung der medizinischen Fachsprache, 434.

540 Vgl. H-Sz 753–754.

541 Siehe dazu M. Leumann, Die lateinische Dichtersprache, Museum Helveticum 4, 1947, 130.

tho (v. 424), *hastas et frondes ... assimilantes* (v. 60), *radix ... uncta* (v. 66), *morsusque illatos ... tabe repletos* (v. 86), *coniuncta melle vorata* (v. 86), *conquassatos artus altoque cadentes* (v. 90), *elixatura ex vino potata* (v. 219), *potus ... de calice sumptus, harum de ligno vel de radicibus acto* (v. 225), *unguine si nitrum facto fuerit sociatum* (v. 326), *cum succo taurino felle iugato* (v. 319), *potaque cum vino de semine potio facta* (v. 51).

Konstruktionen nach Verba sentiendi und declarandi:
Beispiele für die klassische Konstruktion *dicunt* + AcI findet man z. B. in v. 34, v. 36 und v. 66.
In v. 407 *eustomachas dicunt terrenas* liegt ein Beispiel für *dicunt* + AcI mit Ellipse von *esse*[542] vor.
Verwendung von *quod, quia, ut*[543]:
Im Mittellateinischen stehen neben den klassischen Akkusativ-Infinitiv-Konstruktionen abhängige Aussagesätze, die durch *quod* eingeleitet werden: Beispiele für *dicunt quod* in v. 190 *et dicunt styptica quod sit et xerantica* und v. 216 *dicunt fervoris vim quod teneant mediocris*; ein Beispiel für *fertur quod* in v. 383 *fertur quod pinguior extet*.
Ein indirekter Fragesatz, der von einem Verbum dicendi abhängig ist,[544] befindet sich in v. 428 in Abhängigkeit von *dixi*: *Quīs cinis exusti valeat dixi medicari*.

Schwankender Modus in Nebensätzen:
Dass der Modus in den Nebensätzen schwankt und nach Konjunktionen, die im klassischen Latein den Indikativ verlangen, der Konjunktiv steht und umgekehrt, kommt allgemein mittellateinisch vor.[545] Ein schwankender Einsatz der Modi ist z. B. in v. 263 anzutreffen: *possit* statt *potest*.

de (mit Ablativ) statt Genitiv[546]:
De mit Ablativ statt eines Genitivus objectivus kommt in v. 302 *multis non de virtute peritis* vor, wo *peritus* mit Genitivus objectivus bei Adjektiven, die ein Kundigsein, Eingedenksein bedeuten,[547] erwartet wird.

542 Vgl. Stotz, HLSMA 4, IX § 94.
543 Stotz, HLSMA 4, IX § 103–110.
544 Siehe Menge² 2000 § 521.
545 Siehe U. Kindermann, Einführung in die lateinische Literatur des mittelalterlichen Europa, Turnhout 1998, 42.
546 Stotz HLSMA 4, IX § 34.
547 Siehe Menge², 2000 § 298, 2a.

In v. 188 *de raptis damna capillis* wird *damnum* mit *de* konstruiert, eigentlich müsste es klassisch mit dem Genitiv des eingebüßten Objekts konstruiert werden.

de (mit Ablativ) statt Ablativus loci:
In v. 115 *semen habet croceum medio de flore locatum* erwartet man eher einen Ablativus loci, etwa *medio in flore.*[548]

de (mit Ablativ) statt Ablativus instrumentalis:
In v. 487 *lotave de lympha* könnte eher *lotave lympha* stehen, also ein Ablativus instrumentalis ohne *de*. Nach ThLL VII/2, 2, 1048–1049 kommt *lavare* mit Abl. oder *in* mit Abl. vor, bei Fachschriftstellern aber auch mit *ab, de, ex.*

Die periphrastische Steigerung durch *plus* und *magis*, wobei die Komparation mit *magis* schon im antiken Latein verwendet wurde, kommt im Mittelalter häufig vor.[549] Die Komparation durch *magis* mit Adjektiv, wie sie im Mittellateinischen häufig erfolgt,[550] findet man in den ‚Spuria' nur in v. 119 *spissum latumque magis*, Komparation mit *plus* in v. 131 *plus iusto.*

Die Bedeutung des Präfix hat sich häufig abgenutzt oder wird außer Acht gelassen, so dass präfigierte Wörter im Sinn des Simplex gebraucht werden,[551] in den ‚Spuria Macri' z. B. bei dem Verb *miscere* und seinen Komposita, die auch je nach metrischen Erfordernissen verwendet wurden. Simplex pro composito liegt in v. 44 vor, wo *ponunt* für *deponunt* steht.

Der Superlativ anstelle des Positivs in v. 347 *acerrima vina* ist metrisch bedingt. Stotz verweist bei dem Phänomen Superlativ anstelle des Positivs auf Erwägungen des Satzrhythmus.[552]

Wortumstellung liegt vor in v. 204 *foliorum et*, wo ein nachgestelltes *et* statt eines angehängten *-que* steht, auch in v. 393 *foveas si,* v. 437 *fuerit si dedita,* v. 33 *appositae si sint* und v. 444 *fuerint quae facta recenter.*

548 Zu *medius* beim Ablativus loci siehe Menge^2, 2000, § 388, 2b.
549 Stotz, HLSMA 4, IX § 46. 3.
550 Siehe Kindermann, Einführung, 42.
551 Siehe Stotz, HLSMA 2, V § 78. 1; H-Sz 300.
552 Siehe Stotz, HLSMA 4, IX § 41.

8.2.2. Medizinische Fachsprache in den ‚Spuria Macri'

8.2.2.1. Allgemeine Entwicklung der medizinischen Fachsprache im lateinischen Mittelalter

In der Spätantike entwickelte sich die lateinische Sprache in zwei Richtungen. Das gesprochene Latein, die lebendige gesprochene Sprache, wird als Vulgärlatein bezeichnet und wandelte sich schließlich in die einzelnen romanischen Volkssprachen. Auf der anderen Seite steht das Schriftlatein, das sich eher konservativ verhielt und langsamer Veränderungen unterzogen war. Das war die geschriebene Sprache der Gebildeten und der Literatur. Aus dem spätlateinischen geschriebenen Latein entstand das Mittellatein unter dem Einfluss des Vulgärlateins. Die Berufs- und Fachsprachen entstanden durch Differenzierung als Sondersprachen aus dem Sprechlatein der Gebildeten, deren Merkmal u. a. der weniger sorgsame Umgang mit der Sprache und das Bedürfnis nach Kürze ist.[553]

Das medizinische Latein als Fachsprache bezeichnet das Latein, dessen sich Ärzte und Pharmakologen bei ihrer schriftlichen und mündlichen Kommunikation bedienten. Es weist ein spezielles Vokabular auf. Im weiteren Sinne ist das medizinische Latein die Summe von Texten medizinischen Inhalts.[554] Langslow spricht von der Fachsprache als Varietät einer Sprache mit ihrer eigenen Geschichte.[555] Das charakteristische Kennzeichen einer Fachsprache sind ihre besondere Lexik, der Fachwortschatz, die spezifischen Fachtermini. Für die Morphologie sind vor allem die Komposita, typische Verbal- und Nominalsuffixe sowie in griechischen und römischen Fachsprachen häufig anzutreffende Deminutiva interessant.[556] Metaphern spielen bei der Bildung des medizinischen Fachwortschatzes ebenfalls eine Rolle.[557]

8.2.2.2. Spezieller Wortschatz

Für die medizinische Fachsprache sind Erscheinungen der Flexion, der Wortbildungslehre und des Wortschatzes wichtig[558], weshalb vor allem der

553 Siehe dazu ausführlich G. Baader, Die Entwicklung der medizinischen Fachsprache in der Antike und im frühen Mittelalter, in: G. Baader und G. Keil (Hrsg.), Medizin im mittelalterlichen Abendland, Darmstadt 1982, 417–442, bes. 417–420.

554 Siehe D. R. Langslow, Medical Latin in the Roman Empire, Oxford – New York 2000, 28.

555 Siehe Langslow, a. a. O., 26.

556 Siehe auch T. Fögen, Metasprachliche Reflexionen antiker Autoren zu den Charakteristika von Fachtexten und Fachsprachen, in: M. Horster/C. Reitz (Hrsg.), Antike Fachschriftsteller: Literarischer Diskurs und sozialer Kontext, Stuttgart 2003, 31–60, bes. 55.

557 Dazu Langslow, a. a. O., 178–185.

558 G. Baader, Die Entwicklung der medizinischen Fachsprache, 432.

in den ‚Spuria Macri' verwendete Wortschatz hier besondere Aufmerksamkeit erfährt. In den ‚Spuria Macri' kommt Vokabular vor, das in der lateinischen medizinischen Literatur typisch für pharmazeutische Ausdrücke hinsichtlich der Heilmittelherstellung ist.[559] Hier erfolgt eine Zusammenstellung der technischen Verben für die Behandlung und Zubereitung der pflanzlichen, tierischen und mineralischen Simplicia. Häufig werden bei den Verben auch Komposita mit *ad-*, *con-*, *ex-*, *in-*, *per*, *re-* verwendet. Ebenso wurden Bezeichnungen der Kranken, der Krankheiten und der Heilmittel zusammengestellt.

Verben die sich auf das Zerkleinern beziehen:
**attribulare, secare, terere, atterere, conterere.*

Verben, die sich auf die Heilmittelherstellung beziehen:
agere, conficere, parare, siccare, tinguere, intingere, deducere, exsuccare, subigere.

Verben, die ein Hinzufügen bedeuten:
addere, apponere, sociare, associare, iungere, adiungere, coniungere, iugare, comitare.

Verben, die Vermischen ausdrücken:
miscere, admiscere, ammiscere, commiscere, permiscere, agitare.

Verben für das Erwärmen:
excalefacere, fervere, fovere.

Verb für das Kochen:
coquere.

Verben für das Verbrennen:
ardere, urere, adurere, exurere, perurere.

Verben für das Aufbewahren:
colligere, recondere, servare, includere, recludere, integere.

Verben, die auf die Zubereitungen und Darreichungsformen zielen:
- allgemein: *contribuere;*
- für die äußere Anwendung: *abluere, colluere, admovere, linere, illinere, ponere, apponere, imponere, supponere, inducere, unguere, inungere, perungere, fricare*;
- für die innere Anwendung: *sumere, assumere, bibere, haurire, prandere, potare, vorare, dare, infundere, mandere.*

Verben, die die Wirkung der Heilmittel anzeigen:
coercere, cogere, cohibere, solvere, purgare, deponere, auferre (tumorem), cedere, compescere, consumere (splen), corrodere, corrumpere,

559 Zum Vergleich kann man die Untersuchung von G. Maggiulli, I verbi delle preparazioni farmaceutiche nell'Herbarius dello Ps. Apuleio, in: S. Sconocchia e F. Cavati, Testi medici latini antichi. Le parole della medicina: Lessico e storia, Bologna 2004, 143–154 heranziehen, wo gleiches und ähnliches Vokabular für die Heilmittelherstellung und -verabreichung vorkommt.

effugare, enecare, expellere, extenuare (humores), extrahere, fugere, fugare, frigescere (instinctus), inflare, interficere, levare, mollescere, mollificare, mundare, mundificare, necare, nutrire, pellere, propellere, placare, prohibere, provocare (urinam), removere, reparare, replere, reprimere, resolvere, retardare, retendere, retinere, retrahere, sedare, solidare, stringere, adstringere, constringere, restringere, suspendere, tenere, tenuare, tollere, vacuare, vestire.

Verben des Heilens:
auxilium conferre, subvenire, succurrere, consolidare, valere, reddere sana/ sano, curare, emendare, iuvare, mederi, medicare, medicari, operari, percurare, prodesse, subvenire, salutem ferre, suffragium ferre.

Verben, die einen Krankheitszustand bezeichnen:
tumere, turgere.

Kranker:
asthmaticus, caducus, cardiacus, coeliacus, dysentericus, dyspnoicus, empyicus, epilepticus, haemoptoicus, hydropicus, ictericus, leprosus, nyctalops, paralyticus.

Krankheitsbezeichnungen, krankhafte Veränderungen des Körpers, Parasiten:
*abortus, achora, alopecia, ambustum, anthrax, apoplexia, apostema, arthritis, aspredo, caligo, calvities, cancer, cholera, cicatrix, clavus, condyloma, duritia, *farsa, febris, fistula, fluor, fluxus, haemorrhoidae, herpeta, ictus, ignis sacer, ischias, lapillus, lens, lentigo, lepra, lethargus, lippus, livor, lumbricus, macies, macula, menstrua, morbus, morsus, nebula oculorum, percussura, parotis, phlegma, plaga, podagra, profluvium, prurigo, pustula, putredo, quartana, rhegmata, rheuma, sanies, scabies, scotoma, spasma, splen, staphylomata, struma, synanche, tabes, tumor, tussis, ulcus, vermis, verruca, vitium, vomitus, vulnus, zerna.*

Betroffene Körperteile:
alvus, anus, artus, auris, caesaries, callus, capillus, caput, cerebrum, cervix, cilium, collum, corpus, coxa, cruor, dens, fauces, frons, gingiva, iecur, lotium, lumbus, lumen, mamma, matrix, nares, nervus, oculus, os (gen.: *oris*), *os* (gen.: *ossis*), *palpebra, pectus, pars, pes, pilus, pulmo, sanguis, scapula, sputum, stomachus, testis, testiculus, thorax, tibia, urina, uterus, uva, venter, veretrum, vesica, vulva.*

Pflanzen bzw. Simplicia:
*aaron, absinthium, acetum, acte, agrimonia, alga palustris, alumen, ampelos leuce, arachne, aranea, argenti spuma, nux avellana, bacca, batus, bleta, bryonia, cacabus Veneris, cadmia, carica, caseus, *castica, chamaeacte, cochlea, cornu, cyclamen, dragantum, ebulus, faba, fel, fimus, foenum graecum, galla, iuniperus, lilium, lupinus, mala Matiana, mecon, morum, myrica, myrrha, myrtus, nardus, nymphaea, *olibanum, papaver,*

piper, porrum, rubus, salix, sambucus, spica, sulphur, tamaricum, tela aranea, terebinthina, thus, tragacanthum, vitis, sulphur vivum.

Vorkommende Tiere:
anser, aper, arachne, aranea, asellus, capo, capra, ciconia, cochlea, culex, draco, equus, hircus, latrans, ovis, pavo, perdix, porcus, prester, scorpio, taurus, ursus, vacca, vipera.

Ingredienzien, Vehikel:
adeps, albumen, aqua, argilla, asvestus, axungia, cera, lympha, mel, mulsa, nitrum, oleum, olivum, ovum, oxymel, passum, pinguedo, pix, polenta, resina, roseus, sal, spuma, stercus, succus, succida lana, unda, vinum, ius.

Medikament/Darreichungsform:
*appositus, cataplasma, cibus, collyrium, *collyriolum, decoctio, dentifricium, elixatura, emplastrum, esca, fomentum, ligamen, medela, medicamen, medicamentum, mitra, pessarium, potio, potus, pulvis, tomentum, unguentum, unguen.*

Die folgenden Adjektive werden der *virtus* zur näheren Bestimmung der Qualität/Primärqualität, pharmazeutischen Wirkung oder Eigenschaft beigefügt: *viscida, proiectoria, acris, diuretica, styptica, xerantica, incensiva, desiccativa, coercentis, extenuatrix, diaphoretica, attractoria.* Bei der Angabe der medizinischen Wirksamkeit der Pflanzen und Heilmittel unterscheidet der Verfasser zwischen *virtus* und *vis* bzw. er verwendet beide Begriffe auch synonym.

8.2.2.3. Besonderheiten der medizinischen Fachsprache

Das Suffix *-osus* bildet Adjektive mit der Bedeutung ‚reich an, versorgt mit', ‚ähnlich'. Zahlreiche neue Wörter auf *-osus* erscheinen in allen Perioden des Lateins und es wird eines der produktivsten Suffixe, die vom Lateinischen ins Romanische überliefert werden.[560] Im Medizinerlatein sind die Adjektive auf *-osus* neben solchen auf *-orius* und *-ivus* seit dem 5. Jahrhundert häufig anzutreffen.[561] In den ‚Spuria Macri' gibt es folgende Adjektive auf *-osus*: *argillosus* (v. 120), *capillosus* (v. 254), *leprosus* (vv. 325, 469), *nemorosus* (v. 364), *ridiculosus* (v. 254), *saniosus* (v. 56). Vier dieser Adjektive sind speziell medizinisches Vokabular.

Das Präfix *per-* ‚durch und durch, gründlich' wurde einigen Verben, die sich auf die Heilmittelherstellung und den Heilungsprozess beziehen, verbunden, z. B. *percuro, permisceo, perungo, peruro.*

---

560 Vgl. Langslow, a. a. O., 340.
561 So G. Baader, Die Entwicklung der medizinischen Fachsprache in der Antike und im frühen Mittelalter, 441.

Das medizinische Lexem auf *-icus*: Die Bezeichnung des Kranken erfolgt häufig auf die Endung *-icus,* wie die vorher aufgezählten Beispiele zeigen (z. B. *asthmaticus*).

Von den für eine Fachsprache typischen Deminutiva kommt hier *testiculus* (v. 146), das für *testes* steht und seine deminutive Bedeutung abgelegt hat, vor.[562] Der Verfasser hat das Wort bereits in seiner Quelle vorgefunden, bei ‚Dyascorides' steht an dieser Stelle *testiculos*. Das Basiswort *testis* (vv. 129, 168, 324) als auch das Deminutivum kommen in den ‚Spuria' in synonymer Bedeutung vor. Weitere Deminutiva sind *capillus* (vv. 188, 290), welches Langslow auch bei Celsus, Theodorus und Cassius als der Fachsprache eigen ermittelt hat,[563] und *folliculus* (v. 170). Auch *asellus* (v. 361) steht in der Bedeutung seines Basiswortes.

Metaphorische Ausdrücke befinden sich auch unter dem Fachvokabular. Die medizinische Bedeutung steht in metaphorischer Beziehung zur ursprünglichen Bedeutung des Wortes.[564] *Lumen* (v. 167) bedeutet ursprünglich ‚Licht', erhält über ‚die Fähigkeit des Sehens' seine Bedeutung ‚Auge'. Die medizinische Bedeutung für *fistula* ‚Fistel, Geschwür' wurde aus der ursprünglichen Bedeutung ‚Röhre' abgeleitet. Einige Bezeichnungen für Teile des menschlichen Körpers sind Metaphern: *vesica* ‚Blase; Harnblase', *caput* ‚Kopf; Haupt', *ōs* ‚Mund; Mündung', *latus* ‚Seite'; aus *anus* ‚Ring' wurde die Bedeutung ‚After' nach dem ringförmigen Schließmuskel hergeleitet.

Vor allem im ‚Galle'-Kapitel und im ‚Käse'-Kapitel, aber auch an anderen Stellen kommen Stoffadjektive, die aus Tiernamen abgeleitet wurden, vor. Die Deminutivform *ovillus*[565], von *ovis* abgeleitet, kommt in den Zusammensetzungen *pinguedo ovilla* (v. 142), *fimus ovillus* (vv. 338, 359), *caseus ovillus* (v. 382) vor. Das Stoffadjektiv zu *bos, bubulinus,* wurde aus dem bereits bestehenden Adjektiv *bubulus* durch Anfügen des Suffix *-inus* gebildet, es ist einmal bei Marcellus (MARCELL. med. 9, 34) belegt.[566] *Bubulinus* (v. 388) und *bubulus* (v. 387) kommen auf *caseus* bezogen vor und *fimo bubulino* (v. 10). Von *capra* abgeleitete Adjektive sind *caprinus* (v. 388), *capreus* (v. 330) und *capreoli* (vv. 64, 307). Von *taurus* abgeleitet ist das Adjektiv *taurinus* (vv. 315, 319), von *ursus ursinus* (v. 328), von *viperina viperinus* (vv. 2, 3, 6, 17).[567]

---

562 Siehe zu den Demunitiva Leumann, Lateinische Laut-und Formenlehre, 305.

563 Siehe Langslow, a. a. O., 330.

564 Langslow, a. a. O., 178.

565 Vgl. die von *ovis* gebildeten Adjektive *ovinus* und *ovilis*, siehe auch E. Liechtenhan, Sprachliche Bemerkungen zu Marcellus Empiricus, Basel 1917, 68.

566 Siehe Liechtenhan, a. a. O., 67.

567 Vgl. dazu auch Liechtenhan, a. a. O., 57–59.

Die kontrahierte Form *mascli* in der Verbindung *medicamina bovis mascli* (v. 350) steht statt *masculinus.*[568] Anstelle der Adjektive wurde auch der Genitiv der Tiernamen verwendet, z. B. v. 327 *fel ovis, ursi.*

Das ‚rezeptabschließende' oder ‚empfehlende' *enim*, das in der medizinischen Literatur häufig den letzten Satz eines Rezeptes oder einer Behandlungsmaßnahme einleitet, um die Wirksamkeit des Medikamentes zu bestätigen,[569] kommt viermal vor: v. 124 *eius enim pulvis multum fert utilitas*; v. 338 *fimus ovillus enim ... nigras emendat maculas*, v. 354 *curat enim sumptus in aqua*, allerdings auch in nicht empfehlender Weise in v.150 *Prandia sumpta fabae non digestiva probantur, inflat enim, nisi sit aqua bis mutata coquendo*. Nach Langslow[570] findet sich dieses *enim* von Scribonius Largus bis ins hohe Mittelalter.

Bei Fachwörtern konnte es zu einem Bedeutungswandel kommen. In v. 202 *cardiacos et stomachum patientem* liegen mit *cardiacus* und *stomachus* zwei Wörter vor, die im Laufe der Zeit ihre Bedeutung geändert haben, hier aber auf Grund der Quellenlage in ihrer ursprünglichen Bedeutung vorkommen. *Cardiacus* kann ‚der Herzkranke' oder ‚der am Magen Leidende' heißen, *stomachus* ‚der Magen' oder ‚die Speiseröhre'.

Ein Genuswechsel liegt zweimal für das Wort *splen* vor: in den Versen 30 und 93 steht statt des klassischen Akk. maskulin *splenem* ein Akk. neutrum *splen.*

Phraseologische Verbindungen sind z. B. *provocat urinam* (v. 88), *urinamque movet* (v. 103) (auch bei Celsus, Scribonius, Theodorus und Cassius Felix)[571]; *ignis sacer* (auch bei Celsus, Scribonius und Theodorus)[572] ist in den ‚Spuria' u. a. als *ignis ater* belegt; *nebula oculorum* (v. 20)*, lac muliebre* (vv. 100, 317), *macula alba* (v. 171) (auch bei Theodorus). *Palpebras ... aspredine plenas* (v. 310) entspricht den Ausdrücken *aspritudo palpebrarum* (bei Celsus) und *asperitates palpebrarum* (bei Cassius).[573]

568 Vgl. Liechtenhan, a. a. O., 68.

569 Siehe dazu D. Langslow, Die lateinische Übersetzung der Therapeutica des Alexander von Tralles: Bemerkungen zur Textüberlieferung und zum Wortschatz, in: S. Sconocchia – F. Cavati, Testi medici latini antichi. Le parole della medicina: Lessico e storia, Bologna 2004, 195–196; ders., Latin discourse particles, ‚medical Latin' and ‚classical Latin', Mnemosyne, The Journal of classical studies, 53, 2000, 537–560, bes. 550–553.

570 Langslow, a. a. O.

571 Langslow, Medical Latin in the Roman Empire, 217.

572 Vgl. Langslow, a. a. O., 218.

573 Siehe Langslow, a. a. O., 225; vgl. *asperitas* im MLW I 1039.

Von den Verbindungen mit *fluxus* findet man die folgenden in den ‚Spuria': *fluxus muliebrem* gleich viermal, *ventris fluxum, fluxus sudoris* und *fluxum cruoris*, mit *fluor* v. 394 *sanguinis ... fluorem*.

Dolor kommt in Verbindung mit dem Genitiv des schmerzenden Körperteils vor: *vesicae dolor* (vv. 126, 424), *dolor ventris* (v. 23), *dolor lateris* (vv. 91, 357), *dolor dentis* (v. 220), *dolor auris* (vv. 317, 397). Desweiteren kommen mit *dolor* in v. 173 *cervicem ... dolorem* (Nackenschmerz) und in v. 141 *arthritim ... dolorem* (Gichtschmerz) vor.

Splenem consumere ist ebenfalls als phraseologische Verbindung zu verstehen, die u. a. bei SER. med. v. 414 und PLIN. nat. 23, 25 vorkommt (vgl. ThLL s. v. *consumere*), hier in Vers 30 in der Form *splen consumere*.

8.2.3. Stil

8.2.3.1. Anreicherung des Ausdrucks

Stotz weist darauf hin, dass in der Dichtung oft Stütz- und Füllwörter, die sonst keine logische Funktion besaßen, verwendet wurden, um den Vers vollständig zu machen.[574] Die von den Dichtern verwendeten Füllwörter, die oft fast inhaltsleer und kaum zu übersetzen sind, haben semasiologische Auswirkungen und solche auf Verstechnik und Versstil.[575] Auch der ‚Spuria'-Dichter nutzte Füllwörter, z. B. *et* in v. 110 und v. 156.

Abundanz von koordinierenden Konjunktionen[576] liegt z. B. mit *-que* und *et* in v. 58, *-que* und *-que* in v. 155 vor. Doppeltes *-que* kommt in v. 155, v. 421 und v. 458, *-que* und *et* in v. 58, doppeltes *et* in v. 146 und v. 449 vor. Anwendungen von syntaktisch überschüssigem *-que* sind im mittelalterlichen Latein zahlreich.[577] In v. 209 tritt eine Häufung von *-que ... et ... -que* auf. Eine Häufung von Partikeln erfolgt auch in v. 163 *at ... et ... et* und in v. 223–224 *et ... et ... et*.

Pleonasmus wird u. a. erreicht durch Wortwiederholungen, „Hypercharakterisierung", Hinzufügungen, die für das Verständnis nicht nötig wären[578], z. B. v. 204–205 *sole calente siccatus*, v. 428 *cinis exusti* und v. 270 *corticis exusti cinis*, v. 251 *caesariem capiti*, v. 321 *traumaticis medicaminibus, quae vulnera curant*, v. 342 *ambustis igni*, v. 344 *carbonibus excalefactum* und v. 414 *exuri ... ignibus*.

Synonymenhäufung liegt vor allem zu Beginn des 5. Kapitels in den vv. 107–109 vor, wo für die Seerose vier Synonyme genannt werden: *alga palustris, Nymphaea, cacabus Veneris, papaver palustre*. Im Kap. 4 wer-

---

574 Stotz, HLSMA 4, X § 6.2.

575 So Stotz, HLSMA 2, V § 67.

576 Siehe Stotz, HLSMA 4, X § 21.

577 Siehe Stotz, HLSMA 4, X § 21. 4.

578 Siehe dazu G. Maurach, Lateinische Dichtersprache, Darmstadt 1995, 221.

den drei Synonyme verwendet: *ampelos leuce, bryonia* und *candida vitis*. Das Kapitel 3 enthält für Holunder und Niederholunder je zwei Synonyme: *sambucus* und *acte* sowie *chamaeactae* und *ebulus*.

Innerhalb der ‚Spuria Macri‘ kommt es zur Wiederholung von Wortgruppen. Der Dichter verwendet verschiedene Wortgruppen mehrmals, man könnte sie als Selbstzitate des Dichters auffassen. Zwei Kapitel beginnen mit fast dem gleichen Wortlaut, und zwar Kap. 2 *Omnibus est herba haec nobis agrimonia nota* und Kap. 8 *Omnibus est nota ipse Batus*. *Licet inveteratam* begegnet an zwei Versenden, in v. 181 und v. 232. Zwischen *Cinis exusti* (v. 428) und *corticis exusti cinis* (v. 270) besteht Ähnlichkeit durch gleiche Wörter. Zweimal steht *posito cataplasmate* (vv. 127, 145) und dreimal *cataplasmate facto* (vv. 10, 75, 339). Drei Verse beginnen mit *vesicae*: v. 43 *vesicae fractos ...*, v. 126 *vesicaeque ... dolorem*, v. 424 *vesicaeque dolor*.

8.2.3.2. Stilmittel (Klang-, Wort- und Satzfiguren)

Der ‚Spuria‘-Dichter nutzte Elemente des *ornatus facilis* als Klang-, Wort- und Satzfiguren, wie die Alliteration, Satz- und Wortparallelismus, Chiasmus, Anapher.

Die Alliteration[579] von zwei aufeinanderfolgenden Wörtern ist in den ‚Spuria Macri‘ häufig anzutreffen: v. 2 *forma frondas*, v. 18 *herbae haec*, v. 19 *inest illi*, v. 40 *phlegmata purgant*, v. 48 *si super*, v. 56 *sanant saniosis*, v. 67 *viscida virtus*, v. 68 *est ex*, v. 70 *vulnera vel*, v. 74 *collata colorem*, v. 75 *vino veluti*, v. 76 *spergit, simul*, v. 80 *potandum praebita*, v. 84 *praedictum pondus*, v. 90 *artus altosque*, v. 105 *habet huic*, v. 116 *floruerit, formam*, v. 124 *eius enim*, v. 126 *sic sumpta*, v. 135 *est eius*, v. 139 *proiectoria partim*, v. 142 *anseris adiuncta*, v. 144 *farina fabe*, v. 154 *coniuncta coquatur*, v. 157 *farina fabae*, v. 166 *attrita ast*, v. 171 *additus alba*, v. 173 *cogunt cervicem*, v. 174 *distendunt dantque*, v. 175 *pectus, pulmonem*, v. 179 *iuvat in*, v. 185 *atque ad*, v. 210 *melle medetur*, v. 214 *proprie prodesse*, v. 219 *elixatura ex*, v. 223 *effugat et*, v. 228 *imposita in*, v. 229 *fumigii fructusque*, v. 230 *summus, si*, v. 231 *stomacho, sic*, v. 250 *prodesse probatur*, v. 254 *capillosum caput*, v. 256 *coniungere cura*, v. 258 *posse probatur*, v. 294 *spumam sociare*, v. 295 *bis binas*, v. 303 *quoniam quit*, v. 306 *perdices ... pavones*, v. 314 *si subponatur*, v. 322 *quidem, quia*, v. 326 *facto fuerit*, v. 329 *inde iuvatur*, v. 332 *succurrere strumis*, v. 337 *sint, sed*, v. 341 *sic sanat*, v. 342 *cum cera*, v. 349 *solvit, struma*, v. 352 *foetore fugabit*, v. 357 *sanat solitosque*, v. 376 *super scapulam*, v. 384 *et elixus*, v. 389 *prodest, potius*, v. 390 *lac liquidum*, v. 406 *est eadem*, v.

579 Zur Alliteration siehe Stotz, HLSMA 4, X § 29; H-Sz 700–704; Maurach, Dichtersprache, 212f.

414 *ignibus illud*, v. 438 *vino vel*, v. 439 *serpenteque suo*, v. 446 *fomento, fieri*, v. 454 *sulphur splendentis*, v. 458 *astque asthmaticis*.

In einigen Versen alliterieren zweimal zwei Wörter: v. 6 *ast alba* und *veluti viperina*, v. 8 *non nimis* und *sale sumptae*, v. 38 *est ebulus* und *cui conscribunt*, v. 83 *obtenebrat oculos* und *saepe scomata*, v. 127 *et est* und *cataplasmate cedit*, v. 443 *si sit* und *coctus cibus*. Alliteration von *si sit* kommt noch in den Versen 27, 281, 338, 358, Alliteration von *si sint* in den Versen 33, 77, 147, 299 vor.

Zwei gleiche Wörter alliterieren in v. 305 *aliis, aliis* und v. 404 *quaedam quaedamque*.

Alliteration von drei Wörtern begegnet in einigen Versen: v. 11 *podagrae ... posse putatur*, v. 31 *cum ... coctae curant* und *paralytica potae*, v. 52 *supra scripsi ... se*, v. 57 *pro posse ... paracollesin*, v. 60 *hastas ... habet haec*, v. 78 *septica sunt sociabis*, v. 88 *provocat ... potu, pellitque*, v. 94 *cum caricis ... cataplasma*, v. 125 *sumpta ... spleni ... sic*, v. 128 *et ... emendat et*, v. 156 *sic ... stomacho suffragia*, v. 168 *cum ... ... curat cataplasma*, v. 234 *spasmata sis ... ... sic*, v. 242 *drachma ... drachma draganti*, v. 298 *paulo ... perscripsi ... posse*, v. 350 *maiora ... ... medicamina mascli*, v. 365 *cum ... cyatho ... comitati*, v. 397 *cum ... compescit cocta*, v. 455 *multam multis ... ... medelam*, v. 456 *est eius ... ... extenuatrix*.

Alliteration von vier Wörtern ist selten: v. 101 *succo si sit sociata*, v. 289 *cum callida cervicem colluat*, v. 293 *consimilem capiti conferre colorem*, v. 431 *cum ... cornu crudum coquat*, v. 461 *si sumptum sit ... sed*.

Nur im letzten Kapitel liegt keine Alliteration vor.

Von den Wortfiguren begegnet die Gemination[580] z. B. in v. 246 *si* ***tribus*** *atque* ***tribus*** *oleo commixta die****bus***, v. 404–405 ***terrenae quaedam quaedam****que* ... | ... ***terrenae*** (Chiasmus und Gemination), die Epanalepse in v. 65–66 ***cum*** *vino* ... | ... ***cum*** *lotio*, v. 101–102 ***succo*** ... | ***succus*** *praestat* ***idem****, baccarum* ***succus*** *e****idem***, v. 233–234 *Auxilium* ***contra*** *potis est conferre venena,* | *Spas****mata sic contra*** *valet et* ***sic*** *rheg****mata contra***. (Chiasmus und Epanalepse) v. 242–243 *Huius cum* ***drachma*** *baccarum* ***drachma*** *draganthi,* | *absinthii* ***drachma*** *et praedictis associata.* v. 250–251 *Si* ***caput*** *ungatur,* ***capiti*** *prodesse probatur,* | *Caesariem* ***capiti*** *dicunt servare periti.*

Anadiplose oder Reduplicatio[581] kommt vor in v. 305 ***magis*** *est* ***aliis, aliis minus*** *esse* (Chiasmus und Anadiplose), v. 398 *candida quae* ***magis est, magis est*** *virtute probanda.*

580 Stotz, HLSMA 4, X § 7.
581 Stotz, HLSMA 4, X § 8.

Anapher liegt vor in v. 7 *vel cruda potest, vel cocta*, v. 32–33 *Apperiunt ... | Apposita*, v. 178–179 *nil ... nil*, v. 223–224 *et ... et ... | et*, v. 225–226 *de ... | ... de ... de*.

Eine Figura etymologica[582] findet sich in v. 32 *tritae quae sunt contrita*, v. 128 *emendat ... mendas*, v. 181 *veterem ... inveteratam*, v. 63–64 *consimile | similes*, v. 245 *iungantur coniunctaque cuncta terantur*.

Auffällig und vielleicht vom Dichter beabsichtigt ist z. B. eine Häufung des Buchstaben *x* in v. 46 *eximium radix ... elixa* und fünf aufeinanderfolgende, auf *-s* endende Wörter in v. 113 *multis flos eius similis quos*.

Überlange Wörter bzw. vielsilbige Wörter werden im lateinischen Hexameter normalerweise eher gemieden, in den ‚Spuria Macri' sind jedoch etliche zu finden, was vor allem den fachsprachlichen Quellen und dem medizinischen Vokabular geschuldet ist. Der Vers 421 besteht aus drei überlangen Wörtern: *coeliacis haemoptoicisque dysentericisque*. Lange Wörter am Versende befinden sich in den Versen 364 *nemorosae*, 374 *parotidarum*, 337 *decipiuntur*, 393 *febricitantis* 421 *dysentericisque*, 456 *extenuatrix*.

Von den Satzfiguren begegnet der Parallelismus in v. 37 *maior habet nomen actes, minor at chamaeactes*, v. 69 ***quae**que Chironi**a** sun**t**, ... **quae** phagedaenic**a** sana**nt***, v. 134–135 ***qu**ia **partim** styptic**a** virtus | est eius, **partim qu**oque proiectori**a***, v. 139 *styptic**a** ... **partim** ... proiectori**a** **partim***, v. 146 ***et** testiculo**s** **et** mamma**s***, v. 155 *est**que** ... ventri**que,*** v. 244 *Myrti **tres** nigrae, gallae quoque **tres** Asianae*, v. 307 *capreolique ... nemoris, hircique capones*, v. 309–310 *calig**ine** **plenos** | ... aspred**ine** **plenas***, v. 361 ***fimus** adust**us** equi, vel crud**us** **fimus** asel**li***, v. 421–422 *coeliac**is**, haemop**toicisque** dysenter**icisque**, | icter**icis***, v. 449 ***et** ... **et***, v. 458 ***-que** ... **-que***.

Chiasmus ist in folgenden Versen anzutreffen v. 233–234 *Auxilium **contra** potis est conferre venena, | spas**mata** **sic** **contra** valet* (Chiasmus und Epanalepse); v. 305 ***magis** est **aliis**, **aliis** **minus** esse* (Chiasmus und Gemination); v. 242–243 ***drachma** draganthi, | absinthii **drachma**.*

Enjambement kommt öfter vor: vv. 7, 10, 24, 32, 35, 39, 46, 65, 67, 80, 95, 97, 102, 105, 107, 121, 133–135, 139, 142, 147, 154, 157, 161, 163, 166, 170, 174, 187, 189–192, 197, 204, 213, 218–222, 228–229, 239–240, 246, 256–258, 260, 264, 266, 273, 277, 286, 292, 295–296, 302, 309, 311–312, 317, 319, 327–328, 343, 346, 355, 367–368, 372–373, 376, 392, 398, 407, 409–410, 415, 417, 432, 434, 437, 445, 452, 461–462, 464, 469, 473, 479, 481, 483. Besonders häufig wurde das Enjambement in den Kapiteln 4, 6, 9, 10, 11, 12 und 13 angewandt, im Kapitel 14 aber gemieden.

582 Vgl. Stotz, HLSMA 4, X § 17; H-Sz 790–793; Maurach, Dichtersprache, 222.

Als ein Stilmittel syntaktischer Raffinierung nennt Maurach[583] bei den Numeralia die multiplikative Zerlegung metrisch unbequemer Kardinalia, die seit Ennius als Requisit der Dichtersprache gilt. Bei der multiplikativen Zerlegung in v. 295 *bis binas drachmas* wurde die Kardinalzahl durch ein Distributiv ersetzt, was Maurach als vornemlich poetisch einstuft. *Bis* mit Distributiv ist jedoch eine späte Übersteigerung. Diese Erscheinung ist auch im ‚Macer' anzutreffen, siehe die Stellen ODO MAGD. herb. 1827 *bis binas* (*dragmas*) und 1859 *bis binos obolos*.

8.2.3.3. Anleihen bei älteren Dichtern

In den Klosterschulen waren die Dichtübungen dem Grammatikunterricht zugeordnet, wie sich für das 10. Jahrhundert anhand von Nachrichten Ekkehards IV. für das Kloster Sankt Gallen nachweisen lässt.[584] Stotz vermutet für diese Zeit, dass die Weitergabe des dichterischen Handwerkszeugs in persönlicher Unterweisung weniger Schüler erfolgte. Der grammatische Lehrstoff wurde anhand von Dichterstellen erarbeitet. In der mittelalterlichen Schuldichtung war Nachahmung antiker Vorbilder erwünscht.[585] In der antiken Literatur wird eine Konstanz der sprachlichen Form innerhalb der Gattungen befolgt und Imitatio anerkannter Vorbilder gefordert.[586] Diese Konstanz sowie die Praxis der Imitatio lassen sich innerhalb der Gattungen auf die mittelalterliche Literatur ausdehnen. Es wurden bereits bekannte Versmuster und Versenden verwendet.

Auch der Lehrer Odo Magdunensis diente als Vorbild. Besonderheiten, die nur in ODO MAGD. herb. und PS. ODO MAGD. herb. vorkommen, sind z. B.: v. 21 *anthracas*: Endung *-as* und Länge *-thrāc-* wie in ODO MAGD. herb. 496; v. 26 *apposituque*: *appositus* m. mit dem Ablativ *-u* als medizinischer Terminus technicus kommt bei ODO MAGD. herb. 603 und an dieser Stelle vor; v. 47 *hydrŏpicis*: *hȳdrōpĭcis*, hier ist das *-ŏ-* kurz gemessen, wie ODO MAGD. herb. 178; v. 76 *āpostemata*: *ăpōstēmata,* hier *āp-* metrisch lang, vgl. ODO MAGD. herb. 379.

Die folgenden Übersichten zeigen, seit welchen lateinischen Schriftstellern die vom Dichter verwendeten Versanfänge und Versschlüsse nachweisbar sind. Um diese Übersicht zu erstellen, wertete ich P. Mastandrea, De fine versus. Repertorio di clausole ricorrenti nella poesia dattilica Latina. Dalle

583 Maurach, Dichtersprache, 43–44.

584 Siehe P. Stotz, Dichten als Schulfach – Aspekte mittelalterlicher Schuldichtung, MlatJb 16 (1981) 4f.

585 Ausführlich dazu Stotz, a. a. O., 9.

586 M. Leumann, Die lateinische Dichtersprache, Mus. Helv. 4, 1947, 117.

origini a Sidonio Apollinare. Vol. I A–O, Vol. II P–X, Hildesheim – Zürich – New York 1993 und das Hexameterlexikon von O. Schumann aus.

In sechs Fällen gibt es gleiche Versenden, in sieben gleiche Versanfänge, die schon in der lateinischen daktylischen Dichtung vorliegen. Die Verse, in denen formelhafte Versanfänge und Versenden leicht abgewandelt wurden, sind zahlreicher. Die Nutzung formelhaften Versgutes lässt darauf schließen, dass der ‚Spuria'-Dichter anhand der als Schulautoren bekannten Dichter in einer Klosterschule geschult war.

Gleiche Versanfänge und -enden in der lateinischen daktylischen Dichtung:[587]

15 *Non tamen* (O. Schumann, Hexameterlexikon T. 3 p. 560–561 *non tamen ignoro*)
EUPOL. 1, 350 p. 46
18 *Omnibus est* (O. Schumann, Hexameterlexikon T. 4 p. 43 *omnibus es*)
ALCUIN. carm. 21, 7 p. 242 *omnibus es mitis sancta pietate magistra*
26 *vulnera sanat* (Mastandrea p. 962; O. Schumann, Hexameterlexikon T. 5 p. 756 *vulnera san(at)*)
STAT. Theb. 6, 867 *pectora, subdit amor stimulas et vulnera sanat*
ALCUIN. carm. 116, 7 p. 347 *Aeneus en serpens, populi qui vulnera sanat*
CB 11, 26 p. 26 *Nummus mollificat adamantem, vulnera sanat*
PROV. FRID. 12 p. 19 *Egrorum medicus non semper vulnera sanat*
36 *dicitur esse* (Mastandrea p. 218)
LVCR. 3, 102 *ut bona saepe valetudo cum dicitur esse*
MANIL. 2, 740 *dodecatemorii quota sit quod dicitur esse*
56 *Vulneribus* (O. Schumann, Hexameterlexikon T. 5 p. 759)
VERG. georg. 3, 221 *Vulneribus crebris, lavit ater corpora sanguis*
SIL. 7, 707 *Vulneribus fessum ac multo labente cruore*
130 *omnia possunt* (Mastandrea p. 592)
VERG. georg. 2, 109 *nec vero terrae ferre omnes omnia possunt.*
173 *ferre dolorem* (Mastandrea p. 592)
VERG. Aen. 6, 464 *hunc tantum tibi me discessu ferre dolorem.*
LYGD. 2, 3 *durus et ille fuit, qui tantum ferre dolorem.*
VAL. FL. 1, 766 *vela dedit potui quae tantum ferre dolorem.*
ANTHOLOGIA LATINA, carm. in codic. 806, 54 *tertia quod Caesar simulavit ferre dolorem.*
217 *Artibus in medicis* (O. Schumann, Hexameterlexikon T. 1 p. 128 *Artibus ingenuis*)

587 Die fettgedruckten Ziffern bezeichnen die ‚Spuria Macri'-Verse.

OV. pont. 1, 6, 7; OV. pont. 2, 7, 47; THEODULF. carm. 36, 24 p. 528; ERMOLD. Ludow. 4, 28 p. 59

274 *Tempore quo*
(O. Schumann, Hexameterlexikon T. 5 p. 398–400 *Tempore quo ...* persaepe)
z. B.: LVCR. 2, 164; LVCR. 5, 904; CATULL 68, 15; PROP. 5, 10, 7; VERG. Aen. 9, 80; OV. epist. 4, 67; VAL. FL. 2, 82; SIL. 3, 101; ALDH. carm. eccl. 4, 7, 25 p. 26

286 *velamine tecta* (Mastandrea p. 895)
LVCAN 9, 1012 *colla gerit Magni Phario velamine tecta.*
SIL. 8, 187 *tunc, ut erat tenui corpus velamine tecta*
ANTHOLOGIA LATINA, carm. in codic. 742, 65 *tuque puella, caput niveo velamine tecta*

321 *vulnera curant* (Mastandrea p. 961)
STAT. Theb. 11, 278 *hi quaerunt artus, illi anxia vulnera curant.*

396 *Vulneribus, servans* (O. Schumann, Hexameterlexikon T. 5 p. 759 *vulneribus*)
ALCUIN. carm. 114, 1, 6 p. 345 *Vulneribus sanans vulnera nostra suis*

475 *Nec minus hoc* (O. Schumann, Hexameterlexikon T. 3 p. 498 *Nec minus et*)
VERG. Aen. 11, 203 *Nec minus et miseri diversa in parte Latini.*

Geringfügig abweichende Versanfänge und -enden:

11 *posse putatur* (Mastandrea p. 681)
LVCR. 5, 756 *tempore eodem aliud facere id non posse put**e**tur*
LACT. Phoen. 1, 49 *sed neque olor moriens imitari posse put**e**tur*

15 *Non tamen* (O. Schumann, Hexameterlexikon T. 3 p. 560–561 *n(on) tamen idcirco*)
PROP. 3, 15 (22), 27; OV. fast. 6, 418; OV. trist. 2, 243; OV. trist. 2, 265; OV. met. 11, 449; PRVD. ham. 350 p. 128; PRVD. c. Symm. 2, 1012 p. 246

26 *vulnera sanat* (Mastandrea p. 962)
CLAVD. carm. min. 26, 97 *non venas reserant nec vulnere vulnera sana**nt***
(O. Schumann, Hexameterlexikon T. 5 p. 756 *vulnera san(at)*)
CLAVD. carm. 49, 97 p. 311 *Non venas reserant nec vulnere sana**nt***
HRABAN. cruc. 27, 16 c. 257 B ... *cuius sacra vulnera sana**nt***
AUDRAD. carm. 3, 4, 259 p. 115 *Adstitit omnipotens illorum vulnera sana**ns***
VITA Leud. 1, 692 p. 24 ... *atque cruore pio iam vulnera sane**t***

33 *reddere sana* (O. Schumann, Hexameterlexikon T. 4 p. 470 *reddere sanum*)

AMARC. 1, 355 p. 71 *Hoc equidem, reor, hoc medicamen reddere sa-**num** (Me queat)*

36 *dicitur esse* (Mastandrea p. 218)

ANTHOLOGIA LATINA, carm. in codic. 761, 26 *nam zonas similes aequales dici**mus** esse*

61 *posse movere* (Mastandrea p. 680)

LVCR. 1, 375 ... *posse mover**i***

OV. epist. 7, 5 ... *posse mover**i***

OV. met. 6, 307 ... *posse mover**i***

OV. met. 11, 177 ... *posse mover**i***

138 *atque caloris* (Mastandrea p. 71)

LVCR. 4, 707 ... *atque c**o**lor**e**s*

ANTHOLOGIA LATINA, carm. in codic. 551, 2 ... *atque c**o**lor**e**s*

189 *virtusque probata* (Mastandrea p. 929)

AVSON. De XII Caesaribus 2, 87 ... *virtut**e** prob**aret***

ANTHOLOGIA LATINA, carmina epigraphica 1356, 1 ... *virtut**e** proba**tum***

194 *atque venena* (Mastandrea p. 72)

LVCR. 1, 759 *deinde inimica modis multis sunt atque venen**o***

LVCR. 4, 633 *nunc aliis alius qui sit cibus atque venen**um***

HOR. sat. 1, 7, 1 *pro scripti Regis Rupilipus atque venen**um***

HOR. sat. 1, 8, 19 *quantum carminibus quae versant atque venen**is***

196 *ore tumores* (Mastandrea p. 605)

PROP. 2, 30, 18 P *turpia cum faceret Palladis or**a** tumor.*

ANTHOLOGIA LATINA, carm. in codic. 169, 2 P *permulcet citri aureus or**a** tumor*

204 *sole calente* (Mastandrea p. 808)

LVCAN. 9, 625 *accipit Oceanum demisso sole calent**em***

LVCAN. 10, 435 *misit in Aegyptum primo quoque sole calent**em***

SIL. 2, 60 *Cinyphiumque Macen et iniquo e sole calente**s***

212 *frondesque virentes* (Mastandrea p. 317)

OV. met. 11, 27 *praeda canum est, vatemque petunt et fronde virentes*

OV. met. 11, 108 *vixque sibi credens, non alte fronde virent**em***

298 *cetera posse* (Mastandrea p. 124)

OV. met. 1, 77 *deerat adhuc et quod dominari in cetera posse**t***

OV. Pont. 3, 3, 71 *utque hoc, sic utinam defendere cetera poss**em***

305 *esse probatur* (Mastandrea p. 252)

LVCIL. 1, 488 ... *eese probat**um***

LVCR. 2, 528 ... *esse proba**vi***

OV. Pont. 2, 11, 18 P ... *esse probat*

MART. 3, 46, 3 ... *esse probat**o***

SIDON. carm. 15, 104 ... *esse prob**entur***

316 *vulnera reddit* (Mastandrea p. 962)
Ov. fast. 5, 469 *saeve Celer, crudelem animam per vulnera redd**as***
Ov. fast. 6, 747 *namque pio iuveni vitam sine vulnera redd**am***
321 *vulnera curant* (Mastandrea p. 961)
Sil. 6, 551 ... *vulnera cura*
Anthologia Latina, carm. in codic. 808, 94 ... *vulner**e** curas*
238 *melle iugatus* (Mastandrea p. 491)
Ser. med. 1, 137 *praeterea nitrum debes cum melle iugatu**m***
335 *servetur ad usum* (Mastandrea p. 788
Moret. 1, 20 *quam fixam paries illos serv**abat in** usus*
Lvcan. 9, 905 *sustinuere diem, caeli serv**antur in** usus*
Val. Fl. 1, 462 *at frater magnos Lynceus serv**atus in** usus*
398 *virtute probanda* (Mastandrea p. 929)
Avson. De XII Caesaribus 2, 87 *Punica origo illi, set qui virtute probar**et***
Anthologia Latina, carmina epigraphica 135, 601 *Eutropium hic, Christe, tuum virtute probat**um***
450 *sulphure vivo* (Mastandrea p. 827)
Lvcan. 3, 682 *affixus taedis et tecto sulpure viv**ax***
Ser. med. 1, 35 *aut tu fenuculum nitrumque et sulpura viv**a***
485 *ore cruoris* (Mastandrea p. 612)
Sil. 4–17 (saepe) ... *ore cru**ento***
Verg. georg. 3, 516; Verg. Aen. 10, 349 ... *ore cruor**em***
Sil. 4, 166; Ov. met. 15, 98; Petronius, Bellum civile 1, 96 ... *or**a** cruor**e***
Val. Fl. 6, 705; Sil. 15, 432 ... *ore cruor**es***
Sil. 1, 424; 10, 246; 10, 276 *or**a** cruor**em***

8.2.4. Beobachtungen zur Prosodie und Metrik

Der ‚Macer Floridus' und die ‚Spuria Macri' wurden in dem für Lehrgedichte klassischen Versmaß, dem Hexameter verfasst.
Manitius stellte bereits fest, dass die Prosodie des ‚Macer Floridus' bei lateinischen Wörtern nur wenige Verstöße gegen den klassischen Gebrauch begehe; bei den häufigen griechischen Wörtern sei die Prosodie frei und dementsprechend fehlerhaft.[588]
Die prosodischen Besonderheiten der ‚Spuria Macri' sind im Index prosodiacus (Kap. VI.2.) aufgelistet.

Synaloephe (Elision), deren relativ häufige Verwendung im ‚Macer Floridus' laut Manitius auf eine Entstehung des ‚Macer' im 11. Jahrhun-

588 Manitius, Geschichte der lateinischen Literatur des Mittelalters II, 545.

dert deutet,[589] kommt in den ‚Spuria' in folgenden Versen vor: vv. 7, 18, 21, 27, 45, 55, 57, 77, 86, 95, 132, 159, 161, 163, 164, 185, 189, 202, 211, 215, 219, 228, 235, 239, 248, 310, 311, 342 (dreimal hintereinander), 346, 359, 391, 413, 416, 417, 421, 426, 435, 437, 439, 442, 448, 457, 458, 462. Eine Häufung von Synaloephen ist im Kapitel 17 zu beobachten. In den Kapiteln 11, 14, 16 und 20 kommt keine Synaloephe vor. Die Dichte der Synaloephen in den ‚Spuria Macri' kann man als relativ hoch bewerten, wenn man mit Klopsch mindestens 10 auf 100 Verse als relativ große Synaloephendichte bezeichnet.[590]

Aphaerese begegnet in vv. 6, 11, 27, 35, 36, 40, 59, 63, 67, 109, 151, 204, 235, 243, 293, 299, 313 (zweimal), 341, 417, 420 (zweimal). In fast der Hälfte der Kapitel (Kap. 2, 7, 9, 14, 15, 16, 18, 20) wird die Aphaerese vermieden.

Ein Hiat kommt nur einmal in v. 417 vor, da Hiate im Mittelalter gemieden werden.

Zur Gestaltung des Versschlusses verwendete der ‚Spuria'-Dichter häufig viersilbige und längere Wörter. Der lateinische und mittellateinische Hexameter meidet normalerweise vielsilbige Schlusswörter. Vielsilbige Versschlüsse wurden jedoch u. a. im ‚Asinarius', ‚Rapularius', vom Dichter der Alexius-Vita und in der Verslegende vom hl. Alexius, in der ‚Anonymi Historia Troyana Daretis Frigii' benutzt.[591] Normalerweise endet die Zeile auf ein zwei- oder dreisilbiges Wort.[592]

In den ‚Spuria' kommt ein Sechssilbler am Versende dreimal vor, davon zweimal mit angehängtem *-que*: v. 125 *coeliacisque*, v. 203 *haemorrhoidarum*, v. 421 *dysentericisque*. Ein Fünfsilbler bildet 22 mal das Versende: v. 60 *assimilantes*, v. 61 *asperiores*, v. 85 *praememoratis*, v. 106 *inferiores*, v. 124 *utilitatis*, v. 132 *candidiorem*, v. 170 *attribulatus*, v. 181 *inveteratam*, v. 200 *consolidare*, v. 209 *coeliacisque*, v. 232 *inveteratam*, v. 241 *parotidarum*, v. 243 *associata*, v. 247 *conficiantur*, v. 254 *ridiculosum*, v. 259 *conficiatur*, v. 337 *decipiuntur*, v. 344 *excalefactum*, v. 374 *parotidarum*, v. 380 *mollificatur*, v. 393 *febricitantis*, v. 456 *extenu-*

---

589 Siehe Manitius, a. a. O.

590 Siehe Klopsch, Verslehre, 83.

591 Siehe W. Meyer, Gesammelte Abhandlungen zur mittellateinischen Rythmik Bd. I, Berlin 1905, 77; H. Christensen, Das Alexanderlied Walthers von Châtillon, Halle a. S. 1905, 67; K. Langosch, Asinarius und Rapularius. Herausgegeben von Karl Langosch, Heidelberg 1929, 10; F. Wagner, Die Verslegende vom hl. Alexius „Duxit Romanus vir nobilis Eufemianus", MlatJb 1, Köln 1964, 84 mit Anm. 33; F. Wagner, Die metrische Alexius-Vita „Eufemianus erat, ceu lectio sacra revelat", MlatJb 2, Köln 1965, 151; J. Stohlmann, Anonymi Historia Troyana Daretis Frigii. Untersuchungen und kritische Ausgabe (Beihefte zum MlatJb 1), Wuppertal – Ratingen – Düsseldorf 1968, 89.

592 J. W. Halporn und M. Ostwald, Lateinische Metrik, Göttingen 1962, 16.

atrix. Viersilbige Wörter bilden 79mal das Versende, von denen in 35 Fällen nicht gegen die metrischen Gesetze der klassischen Dichter verstoßen wird:[593] einmal geht diesen ein viersilbiges voraus[594], 15 mal gehen zwei zweisilbige voraus[595], 19 mal ein einsilbiges[596]. Es bleiben 44 auf Viersilbler ausgehende Versenden: v. 3 *viperinae*, v. 20 *oculorum*, v. 38 *breviorem*, v. 56 *saniosis*, v. 65 *bibituro*, v. 73 *inimicam*, v. 84 *geminatum*, v. 94 *cataplasma*, v. 96 *glomeratos*, v. 117 *capitella*, v. 118 *Matiana*, v. 119 *reperitur*, v. 148 *mediocri*, v. 157 *medicatur*, v. 159 *operari*, v. 163 *comitante*, v. 169 *pueriles*, v. 183 *removendos*, v. 193 *muliebrem*, v. 202 *patientem*, v. 216 *mediocris*, v. 221 *cohibendo*, v. 231 *medicando*, v. 275 *oculorum*, v. 276 *tenuanda*, v. 312 *puerorum*, v. 317 *muliebri*, v. 326 *sociatum*, v. 342 *medicatur*, v. 346 *moderatur*, v. 351 *muliebres*, v. 364 *nemorosae*, v. 371 *medicari*, v. 386 *maculantes*, v. 405 *meliores*, v. 423 *geminatum*, v. 424 *tragacantho*, v. 426 *oculorum*, v. 428 *medicari*, v. 433 *foveatur*, v. 459 *cochlearis*, v. 466 *prohibetur*, v. 475 *sociatum*, v. 487 *resolutum*.

8.2.5. Reim

Der ‚einsilbige Reim' (‚Flexionsreim'[597]) ist in der antiken lateinischen Dichtung im Hexameter wie im Pentameter sehr häufig,[598] wird allerdings noch nicht leoninisch genannt. Für den antik sehr seltenen mittelaltertypischen zweisilbigen und im eigentlichen Sinne leoninischen Reim kann man z. B. auf Ovid *Ars amatoria* 1,59 verweisen[599], für den zweisilbigen Reim zweier aufeinanderfolgender Verse auf Horaz *Ars poetica* 99f. *sunto/... agunto*.

---

593 Siehe dazu F. Wagner, Die Verslegende vom hl. Alexius „Duxit Romanus vir nobilis Eufemianus", MlatJb 1, Köln 1964, 84.

594 v. 100 *muliebri*.

595 v. 62 *breviores*, v. 98 *sociatus*, v. 112 *sociatum*, v. 180 *resolutae*, v. 218 *foliorum*, v. 224 *muliebrem*, v. 253 *calvitiei*, v. 262 *ciliorum*, v. 269 *muliebres*, v. 278 *stimulantes*, v. 294 *sociare*, v. 318 *superare*, v. 369 *muliebrem*, v. 429 *referendum*, v. 451 *meliores*.

596 v. 2 *viperina*, v. 12 *mediocri*, v. 17 *viperinae*, v. 25 *memoratis*, v. 37 *Chamaeactes*, v. 68 *medicatos*, v. 78 *sociabis*, v. 103 *mediocri*, v. 143 *ratione*, v. 244 *Asianae*, v. 248 *speciebus*, v. 255 *medicamen*, v. 257 *perhibetur*, v. 272 *ratione*, v. 388 *bubulinus*, v. 402 *medicinae*, v. 409 *perhibetur*, v. 422 *muliebrem*, v. 427 *operantur*.

597 H-Sz II 704.

598 Z. B. J. W. Halporn und M. Ostwald, Lateinische Metrik, Göttingen 1962, 16f.

599 J. W. Halporn und M. Ostwald, a. a. O., 16 unten.

8.2.5.1. Der Reim im lateinischen Mittelalter

Im 9. Jahrhundert begann der Reim[600] in Nordfrankreich, Ende des 9. Jahrhunderts in Deutschland immer beliebter zu werden und wurde zum fast selbstverständlichen Schmuck der Dichtung im 10. und 11. Jahrhundert.[601] Reim und Homoioteleuton dienten als stilistisches Schmuckmittel.

Im 10. Jahrhundert wurde der Gebrauch des leoninischen Reims bis zum Ausgang des Mittelalters charakteristisch für den Hexameter.[602] Bereits zu Beginn des 9. Jahrhunderts wurde die Kunst des leoninischen Hexameters in der Schule von Reims gepflegt.[603] Die leoninischen Hexameter reimen das vor der Penthemimeres stehende Wort mit dem Wort am Schluss des Verses.[604] Für den leoninischen Reim gibt es unterschiedliche Definitionen, die dessen Entwicklungsstufen wiedergeben.

Zunächst war der leoninische Reim seit der Karolingerzeit ein einsilbiger Reim nach Karl Streckers Darstellung der Entwicklung des leoninischen Reims im 9. Jahrhundert.[605] Auch Stotz bezeichnet als Leoniner „einsilbigen Vollreim zwischen der Silbe vor der Penthemimeres-) Zäsur und am Versschluß" im Hexameter (sowie zwischen Diärese und Versschluss im Pentameter) und führt als frühes Beispiel die Verse SEDUL. carm. pasch. 1, 199–200 und 203 an.[606]

---

600 Stotz definiert den Reim als „die vollständige Übereinstimmung der Lautformen zweier oder mehrerer, im allgemeinen nicht benachbarter Wörter innerhalb einer kurzen, überschaubaren Texteinheit in bezug auf mindestens die letzte Silbe von deren Vokal an" (HLSMA 4, X § 27.1).

601 So Klopsch, Verslehre, 42–43 und 76. Zur Entwicklung des Reims siehe C. M. M. Bayer, Zur Entwicklung des Reimes in lateinischen metrischen Inschriften vom Ende des 8. bis zur Mitte des 13. Jahrhunderts, in: E. Könsgen (Hrsg.), Arbor amoena comis. 25 Jahre Mittellateinisches Seminar in Bonn 1965–1990, Stuttgart 1990, 113–132; H. Lüdtke, Kontinuität und Innovation: Zur Entstehung des Reims in der abendländischen Dichtung, in: H. L. C. Tristram (Hrsg.), Metrik und Medienwechsel. Metrics and Media (ScriptOralia 35), Tübingen 1991, 80–93; siehe dazu auch F. Stella, Il verso europeo, Atti del seminario di metrica comparata, a cura di F. Stella, Firenze 1995.

602 D. Norberg, Introduction a l'étude de la versification latine médiévale, Stockholm 1958, 40.

603 So L. Traube, Einleitung in die lateinische Philologie des Mittelalters, München 1965 (unveränderter Nachdruck der 1911 erschienenen ersten Auflage), 112.

604 L. Traube, a. a. O., 111.

605 K. Strecker, Studien zu karolingischen Dichtern, NA 44, Berlin 1922, 209–251, bes. 213–216, hier 215. Strecker verweist auf die heute veraltete Abhandlung von W. Grimm, Zur Geschichte des Reims, in: Abhandlungen der Königlichen Preußischen Akademie der Wissenschaften zu Berlin, Philol.-hist., 1851, 521–713, bes. 627–691.

606 Stotz, HLSMA 4, X § 28.4.

Seit dem Anfang des 11. Jahrhunderts wurde bewusster nach dem vorher seltenen Zweisilbenreim gestrebt.[607] Von den Steinen nennt reine leoninische Hexameter diejenigen mit reinem Zweisilbenreim.[608] Die höchste Blüte erlebte der zweisilbige leoninische Reim Mitte des 12. Jahrhunderts. Im Hinblick auf die Entwicklung des Reims in Inschriften beobachtete Bayer bisweilen schon zweisilbig reine Reime ab dem zweiten Viertel des 11. Jahrhunderts und vereinzelt noch nach der Mitte des 12. Jahrhunderts einsilbige oder bloß assonierend zweisilbige Reime.[609] Seit dem 12. Jahrhundert wird der mit Zäsurreim versehene Hexameter oder Pentameter als *versus leoninus* bezeichnet,[610] weil er nach Papst Leo I. benannt sein soll.[611]

8.2.5.2. Reim in den ‚Spuria Macri'

Bald nach der Edition des ‚Macer Floridus' durch Choulant hat Jacob Grimm in seiner Abhandlung über lateinische Gedichte des 10. und 11. Jahrhunderts auch unser Lehrgedicht untersucht und als erster darauf verwiesen, dass die ‚Spuria Macri' häufig reimende Hexameter enthalten: „Macer Floridus (ein dichter des zehnten jh., aber kein deutscher) hat wenige leonine (106. 110. 156. 193. 194. 195. 225. 226); desto häufiger werden sie in den spuriis Macri."[612] Die von Jacob Grimm[613] genannten Leonine im ‚Macer Floridus' sind einsilbig bis auf v. 193 und v. 194, die zweisilbig reimen. Sonst weist der ‚Macer' Reime in etwa 18% der Verse, davon einige Caudati auf.[614]

---

607 W. von den Steinen, Literarische Anfänge in Basel. Anhang. Zur Chronologie des reinen Leoninus, in: W. von den Steinen, Menschen im Mittelalter, Bern und München 1967, 188.

608 W. von den Steinen, a. a. O., 164 und 188.

609 C. M. M. Bayer, Zur Entwicklung des Reimes in lateinischen metrischen Inschriften vom Ende des 8. bis zur Mitte des 13. Jahrhunderts, in: E. Könsgen (Hrsg.), Arbor amoena comis. 25 Jahre Mittellateinisches Seminar in Bonn 1965–1990, Stuttgart 1990, 123. Zu den unterschiedlichen Qualitäten des Reims siehe besonders ausführlich Bayer, a. a. O., 113 Anm. 2.

610 Klopsch, Verslehre, 47.

611 Zur Namenserklärung nach Papst Leo I. siehe C. Erdmann, Festgabe K. Strecker, Leipzig 1941, 16ff. Die Benennung „leoninisch" hielt J. Grimm für unrichtig, behielt sie aber als allgemein verständliche bei, siehe J. Grimm, in: J. Grimm und A. Schmeller (Hrsg.), Lateinische Gedichte des X. und XI. Jh., Göttingen 1838, S. XXIII.

612 J. Grimm, a. a. O., S. XXVI mit Anm.

613 J. Grimm, in: J. Grimm und A. Schmeller (Hrsg.), Lateinische Gedichte des X. und XI. Jh., Göttingen 1838, S. XXVI.

614 L. Choulant, Graphische Incunabeln, 93, hielt die Hexameter des ‚Macer Floridus' für reimlos.

Der Dichter der ‚Spuria Macri' wandte verschiedene Reimformen an, am häufigsten den einsilbigen leoninischen Reim (in 105 Versen). Zweisilbig reiner leoninischer Reim wurde sparsam eingesetzt (in 25 Versen), ebenso zweisilbig assonierender leoninischer Reim (in 20 Versen). Der leoninische Reim ist nicht durchgängig durchgeführt. Von den Endreimen wurden Collaterales, Unisoni und Caudati genutzt.[615]

Das Kap. 10 ist reich an Reim: achtmal kommt zweisilbig reiner leoninischer Reim (vv. 245, 247, 250, 251, 252, 254, 255, 256), dreimal zweisilbig assonierender leoninischer Reim (vv. 231, 246, 253), fünfmal einsilbiger leoninischer Reim (vv. 232, 244, 260, 263, 265) vor, das Kapitel enthält außerdem zwei Unisoni (vv. 233, 234; vv. 236, 237) und sechs Caudati (vv. 228, 229, 230; vv. 248, 249; vv. 257, 258, 259; vv. 260, 261; vv. 262, 263; vv. 264, 265). Im Kap. 13 gibt es sechs doppelt gereimte Hexameter (vv. 345, 361, 363, 364, 365, 367). Die übrigen Kapitel weisen acht weitere doppelt gereimte Hexameter auf (vv. 2, 60, 75, 139, 182, 183, 390). Doppelt gereimte Hexameter hat z. B. Broecker auch im vierten Carmen des Gottfried von Reims beobachtet.[616] Drei Reimpaare finden sich im v. 274. Das kurze Kap. 14 weist viel Reim auf: leoninischen Reim (v. 382), Collaterales (vv. 379, 380, 381; vv. 384, 385) und Unisoni (vv. 386, 387; vv. 388, 389). Der Dichter verbindet die Kap. 14 und 15 durch Unisoni (vv. 390, 391). Sonst hat Kap. 15 kaum Reim. Am Ende von Kap. 17 gibt es eine Häufung von zweisilbig reinem leoninischem Reim (vv. 430, 432, 433, 434, 435, 436), zweisilbig assonierendem leoninischem Reim (vv. 423, 439) und Unisoni (vv. 437, 438). Auch Kap. 17 und 18 sind durch Unisoni verknüpft (vv. 439, 440). Das Kap. 19 weist in unregelmäßigen Abständen einsilbigen leoninischen Reim (vv. 454, 455, 459, 461, 469, 471, 473), zweisilbig assonierenden leoninischen Reim (v. 468) und am Ende Unisoni (vv. 472, 474, 475) auf. Auffällig ist, dass der Dichter im

615 Zur Nomenklatur der Reimformen siehe U. Kindermann, Einführung in die lateinische Literatur des mittelalterlichen Europa, Turnhout 1998, 118–119 und C. M. M. Bayer, Zur Entwicklung des Reimes in lateinischen metrischen Inschriften vom Ende des 8. bis zur Mitte des 13. Jahrhunderts, in: E. Könsgen (Hrsg.), Arbor amoena comis. 25 Jahre Mittellateinisches Seminar in Bonn 1965–1990, Stuttgart 1990, 113. 119: Collaterales („Jeweils Zäsuren und jeweils Enden zweier Verse reimen miteinander; ab, ab", je zwei Reimbindungen pro Verspaar), Unisoni („Zäsuren und Enden reimen miteinander", je vier Reimbindungen pro Verspaar), Caudati (endgereimte Verse, je eine Reimbindung pro Verspaar).

616 E. Broecker, Gottfried von Reims, Kritische Gesamtausgabe. Mit einer Untersuchung zur Verfasserfrage und Edition der ihm zugeschriebenen Carmina. Eingeleitet, herausgegeben und kommentiert von Elmar Broecker, Frankfurt am Main 2002, 106–107 mit Verweis in Anm. 532 auf P. Klopsch, Einführung in die mittellateinische Verslehre, Darmstadt 1972, 78 und W. Meyer, Gesammelte Abhandlungen zur Mittellateinischen Rythmik, Bd. I, Berlin 1905, 86.

Kap. 20 keinen leoninischen Reim verwendete. Dreifache Binnenreime[617] finden Anwendung (vv. 53, 94, 170, 382). Das nicht zum Reim gehörende Homoioteleuton[618] kommt vor.[619]

Die unsystematische und schwankende Reimtechnik, die unregelmäßige Anwendung zweisilbig reinen und zweisilbig assonierenden leoninischen Reims und das anteilmäßig häufigere Vorkommen des einsilbigen leoninischen Reims in den ‚Spuria' deutet auf die 2. Hälfte des 11. Jahrhunderts. Als vergleichbare Beispiele aus dem letzten Viertel des 11. Jahrhunderts für Dichter, die in reinen leoninischen Hexametern reimen, nennt von den Steinen[620] u. a. den Libell des Gottfried von Reims an Bischof Hugo von Langres[621] und Marbod von Rennes, Langosch[622] nennt den Ruodlieb, der aber meist einsilbig rein gereimt ist.

Zweisilbig reinen leoninischen Reim findet man in 25 Versen: v. 4 *palmarum ... duarum*, v. 74 *morem ... colorem*, v. 82 *laedit ... caedit*, v. 102 *idem ... eidem*, v. 139 *partim ... partim*, v. 184 *pipere ... dedere*, v. 217 *medicis ... Myricis*, v. 245 *iungantur ... terantur*, v. 247 *recludantur ... conficiantur*, v. 250 *iungatur ... probatur*, v. 251 *capiti ... periti*, v. 252 *absentem ... cadentem*, v. 254 *capillosum ... ridiculosum*, v. 255 *examen ... medicamen*, v. 256 *mensura ... cura*, v. 343 *pascentis ... recentis*, v. 345 *fomento ... lento*, v. 408 *obustarum ... earum*, v. 430 *dentes ... dolentes*, v. 432 *factum ... retractum*, v. 433 *assumatur ... foveatur*, v. 434 *medicamentum ... retendum*, v. 435 *adstringens ... ingens*, v. 436 *fugiet ... fiet*, v. 451 *livores ... meliores*, zweisilbig assonierenden leoninischen Reim in zwanzig Versen: v. 14 *totius ... virtus*, v. 31 *coctae ... potae,* v. 68 *cancros ... medicatos*, v.

617 Siehe F. Wagner, Die metrische Alexius-Vita „Eufemianus erat, ceu lectio sacra revelat", MlatJb 2, Köln 1965, 148.

618 Siehe zum Homoioteleuton D. R. Shackleton Bailey, Homoeoteleuton in Latin dactylic verse (Beiträge zur Altertumskunde 31), Stuttgart – Leipzig 1994; H-Sz II 704–7; siehe auch Stotz, HLSMA 4, X § 27.8.: Homoioteleuton wird verstanden i. S. gleichen Silbenauslautes aufeinander folgender Wörter.

619 Z. B. in den vv. 12, 66, 72, 109, 112, 115, 154, 156, 185, 282, 295, 317, 327, 347, 368, 422, 480, 486.

620 W. von den Steinen, Literarische Anfänge in Basel. Anhang. Zur Chronologie des reinen Leoninus, in: W. von den Steinen, Menschen im Mittelalter, Bern und München 1967, 190–191.

621 Siehe W. von den Steinen, a. a. O., 190 Anm. 18 und E. Broecker, Gottfried von Reims, Kritische Gesamtausgabe. Mit einer Untersuchung zur Verfasserfrage und Edition der ihm zugeschriebenen Carmina. Eingeleitet, herausgegeben und kommentiert von E. Broecker, Frankfurt am Main 2002, 58 zur Datierung, 105–107 zum Reim, 206–225 4. Carmen: Godefridus ad Lingonensem episcopum.

622 K. Langosch, Kleine Schriften. Hrsg. von P. Klopsch, (Spolia Berolinensia: Berliner Beiträge zur Mediävistik 1), Hildesheim 1986, 176–178.

137 *alopecias ... ipsas*, v. 187 *pinguedo ... terendo*, v. 188 *alopeciis ... capillis*, v. 197 *commasticatae ... subactae*, v. 216 *fervoris ... mediocris*, v. 223 *lendes ... vermes*, 231 *stomacho ... medicando*, v. 246 *tribus .... diebus*, v. 253 *fidei ... calvitei*, v. 274 *rami ... gravati*, v. 279 *desiccat ... fiat*, v. 288 *steterit ... manebit*, v. 310 *palpebras[que] ... plenas*, v. 325 *curat ... purgat*, v. 353 *modicum ... fimum*, v. 361 *equi ... aselli* , v. 382 *minus ... ovillus*, v. 423 *purgandum ... geminatum*, v. 468 *sanam ... podagram*.

Beim einsilbigen Reim, der schon in der antiken lateinischen Dichtung häufiger vorkommt, handelt es sich in den meisten Fällen um „Flexionsreim".[623] Einsilbiger leoninischer Reim[624] findet sich in 105 Versen: v. 3 *tantae ... viperinae*, v. 9 *dissimilis ... vis*, v. 10 *fimo ... facto*, v. 20 *radicum ... oculorum*, v. 22 *serpentis ... latrantis*, v. 28 *percussuras ... actas*, v. 34 *sambuci ... periti*, v. 39 *olus ... huius*, v. 43 *fractos ... lapillos*, v. 55 *mixta ... polenta*, v. 58 *leuce[que] ... graece*, v. 59 *nobis s ... vitis*, v. 64 *similes ... plicantes*, v. 75 *vino ... facto*, v. 78 *medicamentis ... sociabis*, v. 81 *totum ... caducum*, v. 84 *praedictum ... geminatum*, v. 85 *causis ... praememoratis*, v. 86 *illatos ... repletos*, v. 110 *stagnis ... aquosis*, v. 115 *croceum ... locatum*, v. 123 *autumni ... recondi*, v. 124 *pulvis ... utilitatis*, v. 140 *quare ... modeste*, v. 142 *adiuncta ... ovilla*, v. 143 *podagrae ... ratione*, v. 145 *contractos ... nervos*, v. 171 *maculas ... albas*, v. 173 *cervicem ... dolorem*, v. 174 *stomachum ... solutum*, v. 176 *effectus ... virtus*, v. 178 *virtutis ... prioris*, v. 179 *stillantes ... fluores*, v. 180 *contritae ... resolutae*, v. 182 *tritas ... bibendas*, v. 183 *morbos ... removendos*, v. 185 *pellendum ... catarrhum*, v. 186 *destillantis ... ventris*, v. 195 *gingivas ... tutas*, v. 200 *solae ... consolidare*, v. 203 *vitium ... haemorrhoidarum*, v. 206 *succus ... tractus*, v. 208 *maturum ... alvum*, v. 212 *flores ... virentes*, v. 218 *tamaricum ... foliorum*, v. 225 *potus ... sumptus*, v. 226 *ligno ... acto*, v. 232 *nimiam ... inveteratam*, v. 244 *nigrae ... Asianae*, v. 260 *exustae ... nigellae*, v. 263 *damnum ... earum*, v. 265 *cutem ... carentem*, v. 266 *parentes ... omnes*, v. 271 *pedibus ... inunctus*, v. 275 *mammarum ... oculorum*, v. 285 *facto ... filo*, v. 289 *calida ... unda*, v. 292 *soli ... triti*, v. 293 *consimilem ... colorem*, v. 296 *lympha ... soluta*, v. 301 *spernendum ... amarum*, v. 302 *multis ... peritis*, v. 303 *iniuste ... iuvare*, v. 304 *omni ... felli*, v. 309 *oculos ... plenos*, v. 314 *collyriolum ... anum*, v. 319 *succo ... iugato*, v. 320 *tali ... pelli*, v. 326 *nitrum ... sociatum*, v. 330 *capreum ... inunctum*, v. 331 *palpebras ... crassas*, v. 332 *deturbatis ... strumis*, v. 344 *positum ... excalefactum*, v. 348 *cataplasmatibus ... iugatus*, v. 349 *solvit ... cedit*, v. 355

623 Siehe J. W. Halporn und M. Ostwald, Lateinische Metrik, Göttingen 1962, 16–17.

624 Siehe auch zum einsilbigen leoninischen Reim aus der zweiten Hälfte des elften Jahrhunderts am Beispiel des ‚Ruodlieb' K. Langosch, Kleine Schriften, hrsg. von P. Klopsch (Spolia Berolinensia: Berliner Beiträge zur Mediävistik 1), Hildesheim 1986, 176–178.

siccus ... iugatus, v. 356 *vomitum ... cruentum*, v. 357 *veteres ... dolores*, v. 362 *emplastrum ... acetum*, v. 363 *manantem ... cruorem*, v. 364 *caprae ... nemorosae*, v. 365 *vini ... comitati*, v. 367 *folio ... bibendo*, v. 371 *veteri ... medicari*, v. 402 *admirandae ... medicinae*, v. 403 *medicinalis ... iuris*, v. 404 *terrenae ... marinae*, v. 405 *pares ... meliores*, v. 417 *intecto[que] ... incluso, v. 419 ustum ... votum, v. 428 exusti ... medicari , v. 429 coctum ... referendum*, v. 431 *lima ... unda*, v. 442 *manantem* (Elision![625]) ... *cruorem*, v. 445 *intincta ... lana*, v. 447 *admotum ... anum*, v. 450 *fomento ... viro*, v. 452 *mixtum ... unctum*, v. 454 *splendentis ... coloris*, v. 455 *multam ... medelam*, v. 459 *ictericis ... cochlearis*, v. 461 *sumptum ... abortum*, v. 469 *coniuncto ... aceto*, v. 471 *sumptis ... venenis*, v. 473 *lanis ... lumbis*.

Collaterales kommen dreimal vor: v. 73 *cicatricem ... inimic**am***, v. 74 *morem ... color**em***; v. 379 *insulsus ... probatur*, 380 *illius ... mollificatur*, v. 381 *macr**is** ... reparatur*; v. 384 *elixus ... noscit*, v. 385 *oculus ... poscit*.

Durch Unisoni reimen Verse vierzehnmal, von denen dreimal drei Verse durch Reim verbunden sind:

v. 1 *nostra ... lingua*, v. 2 *forma ... viperina*;

v. 41 *tenerae ... hastae*, v. 42 *haustae ... iugatae;*

v. 60 *frondes ... assimilantes*, v. 61 *laeves ... asperiores*, v. 62 *maiores ... breviores*;

v. 168 *testes ... tumentes*, v. 169 *propendentes ... pueriles*;

v. 233 *contra ... venena*, v. 234 *contra ... contra*;

v. 236 *succus ... morsus*, v. 237 *combustus ... iugatus*;

v. 290 *flavos ... capillos*, v. 291 *crudos ... lupinos*;

v. 333 *reponendum ... parandum*, v. 334 *spatium ... ligatum*, v. 335 *siccatum ... usum*;

v. 386 *livores ... maculantes*, v. 387 *omnes ... tumores*;

v. 388 *caprinus ... bubulinus*, v. 389 *potius ... nocivus*;

v. 390 *pingues ... carnes*, v. 391 *adstringentes ... vires*;

v. 437 *limatura ... cruda,* v. 438 *aqua ... ipsa*;

v. 439 *suo ... fumo,* v. 440 *desiccando ... aceto*;

v. 472 *nitrum ... acetum*, v. 474 *auxilium ... divum*, v. 475 *solum ... sociatum.*

Von den Endreimen gibt es 30 Caudati: v. 15 *illi*, v. 16 *recondi*; v. 47 *ipsa*, v. 48 *hausta*; v. 94 *cataplasma*, v. 95 *facta*; v. 152 *pellit*, v. 153 *addit*; v. 154 *aceto*, v. 155 *soluto*; v. 166 *iuncta*, v. 167 *opima*; v. 192 *fluentem*, v. 193 *muliebrem*; v. 199 *ore*, v. 200 *consolidare*; v. 206 *tractus*, v. 207 *adaptus*; v. 219 *tumorem*, v. 220 *dolorem*; v. 221 *cohibendo*, v. 222 *necando*; v. 228 *odore*, v. 229 *odorque*, v. 230 *ore*; v. 248 *speciebus*, v. 249 *re-*

625 Die reimende Silbe darf in Elision stehen, so K. Strecker, Studien zu den karolingischen Dichtern, in: NA 44, 215.

bus; v. 257 *perhibetur*, v. 258 *probatur*, v. 259 *conficiatur*; v. 260 *nigellae*, v. 261 *puellae*; v. 262 *ciliorum*, v. 263 *earum*; v. 264 *potentem*, v. 265 *carentem*; v. 281 *myrrhae*, v. 282 *undae*; v. 294 *sociare*, v. 295 *quinque*; v. 296 *soluta*, v. 297 *sola*; v. 299 *mitrae*, v. 300 *bletae*; v. 306 *pavones*, v. 307 *capones*; v. 338 *aceto*, v. 339 *facto*; v. 359 *ovillus*, v. 360 *iugatus*; v. 407 *alvum*, v. 408 *earum*; v. 412 *habetur*, v. 413 *medetur*; v. 424 *tragacantho*, v. 425 *facto*; v. 447 *propenden**tem** iuv**at** anum*, v. 448 *ign**em** fug**at** atrum*; v. 476 *esse*, v. 477 *calensque*; v. 482 *acri*, v. 483 *tumori*.

Beispiele für doppelt gereimte Hexameter:

v. 183 *iecoris morbos ... pulmonis removendos*, v. 363 *vulnere manantem ... retinere cruorem*, v. 364 *fimus ... caprae ... tritus nemorosae*, v. 365 *solo ... vini cyatho ... comitati*, v. 390 *liquidum pingues sumptum ... carnes*.

Dreifach gereimter Hexameter:

v. 274 *temp**ore** qu**o** r**ami** mult**o** ... fl**ore** grav**ati***.

Beispiele für dreifache Binnenreime:

v. 53 *uncto ... mixto ... olivo*, v. 94 *omnia ... praedicta ... cataplasma*, v. 170 *eius ... tritus ... attribulatus*, v. 382 *minus ... plus ... ovillus*.

9. Vorbilder und Quellen

9.1. Vorbilder und Quellen des ‚Macer Floridus'

Der ‚Hortulus' des Walahfrid Strabo, der im Mittelalter nicht sehr verbreitet war und nur in vier Handschriften überliefert ist,[626] diente dem Verfasser des ‚Macer' als Vorbild. Er setzte sich mit Walahfrid in einem Punkte kritisch auseinander: In den Versen ODO MAGD. herb. 900sqq. bezweifelt er die Behauptung Walahfrids über die Wirkung des Liebstöckels (WALAHFR. hort. v. 229sqq.).

Die Hauptquellen des ‚Macer Floridus' stammen aus der Fachliteratur: Plinius, Gargilius Martialis, Palladius, die ‚Apla' des Oribasius, der langobardische ‚Dioscorides', der alphabetische ‚Dyascorides', für die letzten zwölf Kapitel („Gewürzanhang") und Kap. 49 *Paeonia* Constantinus Africanus und Etymologien aus Isidor.[627] Benedikt Konrad Vollmann vermutet,

626 Siehe dazu O. Schönberger (Hrsg.), Walahfrid Strabo, De cultura hortorum (Hortulus). Über den Gartenbau. Lateinisch/Deutsch. Übersetzt und herausgegeben von Otto Schönberger, Stuttgart 2002, 112–113.

627 Siehe Keil, 16. O. v. Meung, LexMA Bd. 6, 1360; Rose, Über die Medicina Plinii, Hermes 8, 64; Stadler wies als Quellen Plinius, Gargilius, den ‚Dyascorides alphabeticus' und Constantinus Africanus nach: H. Stadler, Die Quellen des Macer Floridus, Archiv für die Geschichte der Naturwissenschaften und Technik I, Leipzig 1909, 52–65; H. Stadler, Der lateinische Dioscorides der Münchener Hof- und

dass der Verfasser des lateinischen ‚Macer Floridus' den Text kleinteilig aus der ihm bekannten medizinischen Fachliteratur kompiliert hat.[628]

Aus der ‚Medicina' des Gargilius Martialis, der selbst nicht erwähnt wird, von dem aber weitere Gewährsmänner abgeschrieben sind,[629] stammen, wie Rose nachgewiesen hat, 26 Abschnitte.[630]

Als Quelle fand Rose den „schon im 11. Jahrhundert ... wieder hervorgetretene(n) und verbreiterte(n) alte(n) Plinius", den er oft zitiert findet, z. B. 17. 107. 264 (= PLIN. nat. 26, 24. 27, 45. 25, 80), „obwohl man ... einen vermittelnden Zeugen für ihn lieber voraussetzen möchte"[631]. Auch Manitius schließt die Benutzung eines den Plinius schon exzerpierenden Werkes nicht aus. Er stellte fest, dass das ganze Werk aus älteren Quellen zusammengestellt ist, dass Plinius, der an zwanzig Stellen genannt wird, viel häufiger benutzt wurde, indem der Text des Plinius auseinandergezogen wurde und andere Quellen dazwischen eingearbeitet wurden.[632] Nach Manitius stammen 38 Abschnitte (mit den ‚Spuria') aus dem lateinischen ‚Dioscorides', wobei Plinius oder Gargilius mit Stücken aus ‚Dioscorides' zusammengearbeitet sind.[633] Stadler vermutet, dass Plinius „in einem Exzerpte aus den medizinischen Büchern"[634] als Quelle diente. Auch Flood geht davon aus, dass im ‚Macer Floridus' Plinius sozusagen aus zweiter Hand über den Umweg der Benutzung der ‚Medicina' des Gargilius Martialis an etwa zwanzig Stellen genannt wird: Er verglich dazu die *Mentha*-Kapitel aus ‚Macer', Gargilius und Plinius.[635] Aus Plinius fanden

Staatsbibliothek und die Bedeutung dieser Übersetzung für einen Teil der mittelalterlichen Medicin, Allgemeine medicinische Central-Zeitung 1900, no. 15, 179.

628 Diese Information von Benedikt Konrad Vollmann (München) bei B. Schnell, Übersetzungen in der Fachliteratur, Wolfram-Studien 14, 190 Anm. 31.

629 Rose, Hermes 8, 64, ist der Meinung, dass „fast sämmtliche Citate (gelegentlich auch das des Plinius Odo 39 v. 1186 Choulant = Mart. c. 29) aus den Medicinae des Martialis einfach übertragen sind."

630 V. Rose, Über die Medicina Plinii, Hermes 8, 63.

631 So Rose, Hermes 8, 64.

632 Manitius, Geschichte der lateinischen Literatur des Mittelalters II, 542f.

633 Manitius, a. a. O., 542.

634 H. Stadler, Die Quellen des Macer Floridus, Archiv für die Geschichte der Naturwissenschaften und der Technik 1, Leipzig 1909, 52.

635 B. P. Flood, Jr., Pliny and the Medieval ‚Macer' Medical Text, Journal of the History of Medicine, 1977, 395–402.

Baader und Hoffmann im ‚Macer' die Verwendung von Kreuzwurz[636] als zahnmedizinisches Mittel und Kressensaft ins Ohr geträufelt[637].

Baader und Hoffmann[638] identifizierten Mittel gegen Zahnschmerz, die im ‚Macer Floridus' aus der langobardischen Dioskuridesübersetzung stammen, nämlich die Verwendung von Wegerich[639], Polei[640], Rosenöl[641], Melisse[642], Schöllkraut[643], schwarzer Nieswurz[644], Bilsenkraut[645] und Bertram[646]. Baader vermutet, dass Odo von Meung der Codex Parisinus latinus 9332, geschrieben in insularer Schrift des 9. Jahrhunderts in Fleury, der u. a. den langobardischen ‚Dioscorides' und Oribasius ‚Ad Eustathium' enthält, zur Verfügung stand.[647] Oribasius wird selten im ‚Macer' verwendet und man findet ihn auch im ‚Dyascorides'. Die Benutzung des ‚Dioscorides' erstreckt sich auf Buch 1–4, Buch 5 hat Odo laut Manitius unberücksichtigt gelassen.[648] Von einer sicheren Benutzung des ‚Dyascorides' im ‚Macer' geht Stadler aus.[649]

Dass einige Anwendungen des ‚Macer' nicht aus Vorlagen stammen, vermuten Baader und Hoffmann: z. B. die Einreibung mit Zwiebelsaft,[650]

---

636 G. Baader, W. Hoffmann-Axthelm, Die Entwicklung der Zahn-, Mund- und Kieferheilkunde im europäischen Mittelalter, Medizinhistorisches Journal Band 6, Heft 2/3, 1971, 121 Anm. 119: ODO MAGD. herb. 1685–1689 = PLIN. nat. XXV 167.

637 Baader – Hoffmann, a. a. O., Anm. 120: ODO MAGD. herb. 995–997 = PLIN. nat. XX 129.

638 G. Baader, W. Hoffmann-Axthelm, Die Entwicklung der Zahn-, Mund- und Kieferheilkunde im europäischen Mittelalter, Medizinhistorisches Journal Band 6, Heft 2/3, 1971, 121.

639 Baader – Hoffmann, a. a. O., Anm. 111: ODO MAGD. herb. 226–228 = DIOSC. II 126,4.

640 Baader – Hoffmann, a. a. O., Anm. 112: ODO MAGD. herb. 657 = DIOSC. III 31.

641 Baader – Hoffmann, a. a. O., Anm. 113: ODO MAGD. herb. 797f. = DIOSC. I 43,4.

642 Baader – Hoffmann, a. a. O., Anm. 114: ODO MAGD. herb. 1661f. = DIOSC. III 104.

643 Baader – Hoffmann, a. a. O., Anm. 115: ODO MAGD. herb. 1706 = DIOSC. II 180,2.

644 Baader – Hoffmann, a. a. O., Anm. 116: ODO MAGD. herb. 1854 = DIOSC. IV 162,3.

645 Baader – Hoffmann, a. a. O., Anm. 117: ODO MAGD. herb. 1945–1947 = DIOSC. IV 68,5.

646 Baader – Hoffmann, a. a. O., Anm. 118: ODO MAGD. herb. 2087–2089 = DIOSC. III 73.

647 Siehe dazu Baader – Hoffmann, a. a. O.

648 Manitius, a. a. O., 542.

649 H. Stadler, Der lateinische Dioscorides der Münchener Hof- und Staatsbibliothek und die Bedeutung dieser Übersetzung für einen Teil der mittelalterlichen Medicin, Allgemeine medicinische Central-Zeitung 1900, no. 15, 179.

650 Baader – Hoffmann, a. a. O., Anm. 122: ODO MAGD. herb. 1115f.

die Verwendung von Pastinakwurzel gegen Zahnschmerz[651], die Applikation von zerriebenem Origanum[652] sowie das Spälen mit einem Sauerampferdekokt[653].

Von seinen Quellen nennt Odo die folgenden medizinischen Autoritäten: Anaxilaus, Apollodorus, Asclepius, Cato, Chrysippus, Diocles, Dioscorides, Galenus, Hippokrates (Ipocras), Justus, Melicius, Menemachus, Palladius, Philo, Plinius, Praxagoras, Sextus Niger, Strabus (Walahfrid Strabo), Themison, Xenocrates.[654]

9.2. Vorbilder und Quellen der ‚Spuria Macri'

Die ‚Spuria Macri' basieren auf der Dioskurides-Tradition, indirekt auf der Arzneimittellehre des Dioskurides, hauptsächlich auf der lateinischen Übersetzung, dem sog. langobardischen ‚Dioscorides', und auf der alphabetischen Version ‚Dyascorides' aus dem 11. Jahrhundert, die die Hauptquelle darstellt.[655] Gargilius Martialis kommt für das 7. Kapitel als Quelle in Betracht, Sextus Placitus und Scribonius Largus für das 17. Kapitel, Constantinus Africanus für das 20. Kapitel. Desweiteren haben Plinius und ‚Pseudo-Apuleius' für einzelne Anwendungen und Isidor für die Etymologien als Vorbilder gedient. Zu Galen bzw. vermutlich einer lateinischen Galen-Übersetzung bestehen nach Cornarius geringfügige inhaltliche Übereinstimmungen.

9.2.1. Dioscorides graecus

Als älteste, aber nur indirekte Quelle ist die Arzneimittellehre ‚De materia medica'[656] des griechischen Arztes Pedanios Dioskurides aus dem 1. Jahrhundert zu betrachten. Häufig besteht eine Übereinstimmung im Inhalt und in der Textanordnung des Stoffes mit dem griechischen Dioskurides. Für die ‚Spuria'-Kapitel dienten Kapitel des Dioskurides indirekt in lateinischer Übersetzung als Quelle: Kap. 1 *Aaron*: DIOSC. gr. 2, 167 ἄρον; Kap. 2 *Agrimonia*: DIOSC. gr. 4, 41 εὐπατόριος; Kap. 3 *Sambucus et ebulus*: DIOSC. gr. 4, 173 ἀκτῆ; Kap. 4 *Bryonia*: DIOSC. gr. 4, 182 ἄμπελος λευκή;

651 Baader – Hoffmann, a. a. O., Anm. 123: ODO MAGD. herb. 1276f.

652 Baader – Hoffmann, a. a. O., Anm. 124: ODO MAGD. herb. 1319.

653 Baader – Hoffmann, a. a. O., Anm. 125: ODO MAGD. herb. 2002–2005.

654 Siehe J. G. Mayer und K. Goehl, Höhepunkte der Klostermedizin. Der ‚Macer floridus' und das Herbarium des Vitus Auslasser. Hrsg. mit einer Einleitung und deutschen Übersetzung von J. G. Mayer und K. Goehl. Holzminden: Reprintverlag Leipzig 2001, 168: Register.

655 Siehe dazu im Kap. 6.4. Pharmakographie.

656 Hrsg. Wellmann.

Kap. 5 *Alga palustris sive Nymphaea*: DIOSC. gr. 3, 132 νυμφαία; Kap. 6 *Faba*: DIOSC. gr. 2, 105 κύαμος; Kap. 7 *Nux avellana*: DIOSC. gr. 1, 125, 3 κάρυα τὰ δε Ποντικά Kapitel 8 *Batus sive Rubus*: DIOSC. gr. 4, 37 βάτος und 4, 38 βάτος ἰδαῖα, Kap. 9 *Myrica*: DIOSC. gr. 1, 87 Μυρίκη; Kap. 10 *Iuniperus*: DIOSC. gr. 1, 75 ἄρκευθος, Kap. 11 *Salix*: DIOSC. gr.1, 104 ἰτέα; Kap. 12 *Fel*: DIOSC. gr. 2, 78 χολή; Kap. 13 *Fimus*: DIOSC. gr. 2, 80 ἀπόπατος βοὸς νομάδος; Kap. 14 *Caseus*: 2, 71 τυρός; Kap. 15 *Araneae tela*: DIOSC. gr. 2, 63 ἀράχνη τὸ ζῷον; Kap. 16 *Cochleae*: DIOSC. gr. 2, 9 κοχλίας χερσαῖος; Kap. 17 *Cornu cervi*: DIOSC. gr. 2, 59 ἐλάφου κέρας; Kap. 18 *Acetum*: DIOSC. gr. 5, 13 ὄξος; Kap. 19 *Sulphur vivum* DIOSC. gr. 5, 107 θεῖον; Kap. 20 *Alumen*: DIOSC. gr. 5, 99 χαλκῖτις und 5, 106 στυπτερίας. Bei den mineralischen Substanzen der Arzneimittel gibt es eine Traditionslinie vom Corpus Hippocraticum bis zu Dioskurides.[657]

9.2.2. ‚Dioscorides longobardus'/ latinus

Der langobardische ‚Dioscorides' scheint unserem Autor in erheblichem Umfang als Vorlage gedient zu haben. Der sog. ‚Dioscorides longobardus'[658] entstand im 6. Jahrhundert wahrscheinlich in Italien und stellt eine lateinische Übersetzung des Werkes ‚De materia medica' des Pedanios Dioskurides dar, in der unter einigen Auslassungen die ursprüngliche Anordnung beibehalten wurde.[659] Die folgenden ‚Dioscorides'-Kapitel dienten als Quelle: DIOSC. 2, 153 *De aron*; DIOSC. 2, (*)163 *De argemone*; DIOSC. 4, 168 *De actidisse id est sambucu*; DIOSC. 4, 177 *De ampelos leuce aut brionia*; DIOSC. 3, 143 *De nymfea*; DIOSC. 2, 88 *De faba*, DIOSC. 1, 137 *De carea basilisca id est nuces alexandrinas*; DIOSC. 4, 34 *De bato*; DIOSC. 1, 97 (ed. Hofmann – Auracher) *De tamarj... id est mirjce*, 1, 95 (ed. Mihăescu) *De tamarice id est mirice*; DIOSC. 1, 84 *de arceutidos id est zinziperu*; DIOSC. 5, 137 *de alosanctos* (nur zu v. 280); DIOSC. 2, 59 *De omne felle*; DIOSC. 2,61–63 *De stercore bubulo, De fimo berbecino, De fimo caponis*, DIOSC. 2, 48 *De caseo viride*; DIOSC. 2, 43 *De araneis parietum* und *De alio genere aranei*; DIOSC. 2, 7 *De coclea terrena*; DIOSC. 2, 38 *De cornu cerbinu*; DIOSC. 5, 35 *De aceto*; DIOSC. 5, 132 *De sulfure*; DIOSC. 5, 131 p. 224, 4–225, 19 *De stipterias*. Häufig stimmen Inhalt, Anordnung und Reihenfolge der Sätze der ‚Dioscorides'-Kapitel mit den Versen der ‚Spuria'-Kapitel überein. Im Kap. 12 *Fel* besteht auch eine Übereinstimmung in der

657 Siehe D. Goltz, Geschichte der Mineralnamen, 108.

658 Hrsg. Auracher, Hofmann, Stadler, RF 1 (1883), RF 10 (1899), RF 11 (1901), RF 13 (1902).

659 Siehe J. M. Riddle, Dioscorides, in: F. E. Cranz and P. O. Kristeller (Hrsg.), Catalogus translationum et commentariorum: Mediaeval and Renaissance Latin Translations and Commentaries Vol. 4, Washington D.C. 1980, 20–23; dens., Dioskurides im Mittelalter, LexMA Bd. 3, 1095–1097.

Wortwahl. Im v. 110 wurde das Wort *stagnis* eindeutig aus dem ‚Dioscorides' übernommen. Meist variieren die Vokabeln. Manitius[660] war der Meinung, dass der Verfasser der ‚Spuria' die Kapitel 4 und 5 bis v. 129 aus dem lateinischen ‚Dioscorides' abgeschrieben hat. Für die Verse 131 und 135–136 des Kap. 5 *Nymphaea* hat der ‚Spuria'-Dichter eine andere Quelle benutzt, denn dieser Text fehlt im ‚Dioscorides' und im ‚Dyascorides'. Den Inhalt der Verse 138–148 des Kap. 6 *Faba* hat der ‚Dyascorides' aus einer anderen Quelle übernommen, da der Text im ‚Dioscorides' nicht vorkommt.

9.2.3. ‚Dyascorides'

Als Hauptquelle wurde der alphabetisierte ‚Dyascorides'[661] aus dem 11. Jahrhundert benutzt. Stadler erkannte als erster, dass die ‚Spuria Macri' nichts sind „als der versivizierte Dyascorides, wie er uns gedruckt vorliegt".[662] Der Verfasser der ‚Spuria' hat das Kapitel *Aaron* des ‚Dyascorides' Satz für Satz in Verse umgewandelt. Für die weiteren Kapitel diente der ‚Dyascorides' gemeinsam mit anderen Vorlagen als Quelle. Ein Vergleich des langobardischen ‚Dioscorides' und des ‚Dyascorides' lässt darauf schließen, dass beide Quellen gleichzeitig genutzt wurden. Die Abhängigkeit des ‚Dyascorides' vom ‚Dioscorides' ist ersichtlich. Häufig hielt sich der ‚Spuria'-Dichter in der Anordnung der Sätze und der Wortwahl eng an seine Vorlage, bisweilen veränderte er die Reihenfolge der Sätze. Charakteristisch für ihn ist die Abwandlung von Wörtern durch Synonyme.[663] Die folgenden ‚Dyascorides'-Kapitel dienten dem Dichter der ‚Spuria Macri' als Quelle: p. $12^{a\text{-}b}$ *aaron*, p. 13^{b} *agrimone*, p. 30^{b} *actis*, p. 27^{a} *ampelos leuce aut brionia* und p. 28^{b} *ampelos melaena*, p. 130^{b} *nimpha*, p. 88^{a} *faba*, p. 36^{a} *avellane*, p. 41^{a} *batus*, p. 119^{b} *mirice* (*id est tamariscus*), p. 100^{a} *iuniperus*, p. 179^{b} *salix*, p. 90^{b} *fel*, p. 89^{a} *fimus verbicinus, fimus pellergie, fimus bubali pascentis recens*, p. 64^{b} *caseus*, p. 39^{b} *aranee tela*, p. 64^{a} *cornu cervi*, p. 29^{b} *acetum*, p. 175^{b} *sulphur eligendum vivum*, p. 35^{b} *aluminis species*. Bezüglich des 2. Kapitels *Agrimonia* scheint ‚Dyascorides' vor allem am Ende des Kapitels sehr von PS. APVL. herb. 31 abhängig zu sein und der ‚Spuria'-Dichter hat den ‚Dyascorides' und daneben vielleicht auch den Pseuo-Apuleius benutzt. Als Quelle des 7. Kapitels *Nux*

660 Manitius, Geschichte der lateinischen Literatur des Mittelalters II, 544.

661 Zum ‚Dyascorides' siehe J. M. Riddle, Dioscorides, in: F. E. Cranz and P. O. Kristeller (Hrsg.), Catalogus translationum et commentariorum: Mediaeval and Renaissance Latin Translations and Commentaries Vol. 4, Washington D.C. 1980, 23–27.

662 H. Stadler, Die Quellen des Macer Floridus, Archiv für die Geschichte der Naturwissenschaften und der Technik 1, Leipzig 1909, 64.

663 Siehe Kap. 8.2.1.6. Synonyme und Variationen.

Avellana dienten GARG. MART. med. 54 und DYASC. p. 36^a *avellane*, wobei ‚Dyascorides' aus Gargilius abgeschrieben zu sein scheint und unser Autor den ‚Dyascorides' benutzt hat. Die Verse 210–216 des Kap. 8 *Batus sive Rubus* haben nur ‚Dyascorides' als Quelle.

9.2.4. Plinius und die ‚Medicina Plinii'

Plinius ist eher keine direkt benutzte Quelle, aber therapeutische Anwendungen aus den medizinischen Kapiteln seiner ‚Naturalis historia' befinden sich mehrfach in den ‚Spuria': Kap. 1 *Aaron*: PLIN. nat. 24, 142. 145. 147, Kap. 2 *Agrimonia*: PLIN. nat. 26, 102. 146. 150, Kap. 3 *Sambucus et ebulus*: PLIN. nat. 24, 51–53; 26, 81, Kap. 4 *Bryonia*: PLIN. nat. 23, 21. 23. 26, Kap. 5 *Alga palustris sive Nymphaea*: PLIN. nat. 25, 75. 76. 132, Kap. 7 *Nux Avellana*: PLIN. nat. 23. 150, Kap. 9 *Myrica*: PLIN. nat. 24, 67–72, Kap. 10 *Iuniperus*: PLIN. nat. 24, 54. 55, Kap. 11 *Salix*: PLIN. nat. 24, 57. 58, Kap. 12 *Fel*: PLIN. nat. 23, 85; 28, 7. 91. 146. 164; 32, 77, Kap. 13 *Fimus*: PLIN. nat. 22, 104, Kap. 14 *Caseus*: PLIN. nat. 28, 131, Kap. 15 *Araneae tela*: PLIN. nat. 30, 104. 112, Kap. 16 *Cochleae*: PLIN. nat. 30, 112; 35, 6, 26, Kap. 17 *Cornu cervi*: PLIN. nat. 8, 118; 28, 149. 167. 194, Kap. 18 Acetum: 28, 54–56, Kap. 19 *Sulphur vivum*: PLIN. nat. 35, 175–177, Kap. 20 *Alumen*: PLIN. nat. 35, 183–185. 188. Es bestehen inhaltliche Gemeinsamkeiten, die jedoch anders formuliert sind. Lediglich im Kap. 17 *Cornu cervi* v. 439 die Vokabel *adusta* könnte aus PLIN. nat. 8, 118 (*adusto*) stammen, da sie an der Stelle nicht in den Quellen ‚Dioscorides' und ‚Dyascorides' vorkommt.

Die ‚Medicina Plinii' (‚Plinii Secundi Iunioris de medicina') aus dem 4. Jahrhundert war wohl auch kein direkt benutztes Werk, aber einige Anwendungen finden sich hier wie dort wieder. Beispiele dafür sind die folgenden: Mist als Mittel gegen Haarausfall PS. ODO MAGD. herb. 270 und PLIN. med. 1, 4; Galle gegen Ohrenschmerzen PS. ODO MAGD. herb. 318 und PLIN. med. 1, 6; Brombeerblätter gegen Mundkrankheiten PS. ODO MAGD. herb. 195, 196, 199 und PLIN. med. 1, 12; Hirschgeweihspäne gegen schmerzende Zähne PS. ODO MAGD. herb. 430–434 und PLIN. med. 1, 13; Bohne gegen Husten PS. ODO MAGD. herb. 152 und PLIN. med. 1, 24; Brombeere gegen Condylome PS. ODO MAGD. herb. 201 und PLIN. med. 2, 17; Pferdemist zum Stillen von Blutungen PS. ODO MAGD. herb. 361–363 und PLIN. med. 3, 2.[664]

---

664 Siehe dazu die Ausgabe von A. Önnerfors (Hrsg.), Plinii Secundi Iunioris qui feruntur de medicina libri tres, (CML III), Berolini 1964; Übersetzung von H. Gertler, Über die Bedeutung der ‚Medicina Plinii Secundi Iunioris'. Unter Berücksichtigung ihrer hauptsächlichen Auswirkungen und ihrer Tradition zugleich mit einer modernen deutschen Übersetzung nach der Edition von Önnerfors 1963, (Habil.-Schr.) Erfurt 1966.

9.2.5. *Gargilius Martialis*

Gargilius Martialis ‚Medicinae ex holeribus et pomis‘[665] Kapitel 54 *De abellana* diente als Vorbild für das 7. ‚Spuria‘-Kapitel *Nux avellana*. Das Gargilius-Kapitel findet sich jedoch bereits im ‚Dyascorides‘ recht getreu abgeschrieben. Der ‚Spuria‘-Dichter nutzte als Quelle Gargilius, vielleicht auch indirekt über den ‚Dyascorides‘. Der Prosatext wurde ziemlich wortgetreu in Verse gefasst. Gargilius ist auch eine Quelle für die zusätzlichen Kapitel des deutschen ‚Macer‘.[666]

9.2.6. *Pseudo-Apuleius*

Im ‚Herbarius‘ des Pseudo-Apuleius[667] finden sich Parallelen in den Pflanzennamen und Synonymen, der Beschreibung und der Heilmittelanwendung in einzelnen ‚Spuria‘-Kapiteln: Kap. 2 *Agrimonia*: PS. APVL. herb. 31, Kap. 3 *Sambucus et ebulus*: PS. APVL. herb. 92, Kap. 4 *Bryonia*: PS. APVL. herb. 67, Kap. 5 *Alga palustris sive Nymphaea*: PS. APVL. herb. 68 *Herba Nimfea*, Kap. 8 *Batus sive rubus*: PS. APVL. herb. 87.

9.2.7. *Isidor*

Die Enzyklopädie ‚Etymologiae sive origines‘ des Isidor von Sevilla kannte der Verfasser der ‚Spuria‘ vermutlich, kommen doch alle zwanzig Heilmittel, über die er schrieb, auch bei Isidor, zumeist im 17. Buch über Akkerbau, Früchte, Pflanzen und Öle, aber auch in den Büchern 11, 12, 16 und 20 vor. Im 17. Buch befinden sich folgende Pflanzen, die unter die ‚Spuria‘ fallen: *ampelos leuke (brionia, vitis alba), avellanae (ponticae), faba, iuniperus, myrica (tamarix), sambucus, salix*.[668] Darüber hinaus ist Isidor (ISID. orig. 17, 9, 90) Quelle für die Etymologie von *Bryonia* im 4. ‚Spuria‘-Kapitel v. 1–2.

9.2.8. *Scribonius Largus und Sextus Placitus*

Scribonius Largus (1. Jh.) (SCRIB. LARG. 141) und Sextus Placitus (5. Jh.) (PLAC. med. 1, 1–19 *De cervo*), kommen zusätzlich als Quellen für das 17. Kapitel ‚Hirschhorn‘ in Betracht.

---

665 GARG. MART. med. (ed. B. Maire) hrsg. B. Maire Gargilius Martialis. Les remèdes tirés des légumes et des fruits, Paris 2002, 74–75.

666 Siehe dazu Schnell – Crossgrove, Vulgatfassung, 60–63.

667 PS. APVL. herb. = Pseudoapulei Herbarius, in: E. Howald, et H. E. Sigerist (Hrsg.), Antonii Musae De herba vettonica liber. Pseudoapulei herbarius. Anonymi de taxone liber. Sexti Placiti liber medicinae ex animalibus etc. (CML IV) Leipzig 1927, 227–232.

668 Siehe auch das Pflanzenverzeichnis zu Isidors 17. Buch von H. Fischer, Mittelalterliche Pflanzenkunde, 8–9.

9.2.9. Constantinus Africanus

Der ‚De gradibus liber' des Constantinus Africanus (CONSTANT. AFRIC. grad. p. 382, 13–19 *Alumen*) diente für die Gradangabe der Primärqualitäten des Alauns wie auch für das ganze Kap. 20 *Alumen* als Quelle. Constantinus gliederte in seinem Werk die Heilmittel nach den humoralpathologischen Graden. *Alumen* kommt unter *‚De quarto gradu'* vor. Auch in einigen anderen Kapiteln finden sich Anklänge an Constantinus, z. B. in Kap. 2 *Agrimonia*, Kap. 9 *Myrica*, Kap. 11 *Salix* und Kap. 19 *Sulphur vivum*. Auf die *Mirica tamarix* (Kap. 9 *Myrica*) bei Plinius und Constantinus weist bereits Cornarius hin.

9.2.10. Walahfrid Strabo

In Walahfrid Strabos ‚Hortulus' cap. XXII *Agrimonia*, v. 359–368 finden sich Parallelen in der Heilmittelanwendung der *Agrimonia* zum 2. ‚Spuria'-Kapitel.

9.2.11. Galen

Dass Galen (129/30–210) oder eine lateinische Galen-Übersetzung als Vorbild einzelner Stellen gedient haben könnte, vermutete Cornarius in seinem Kommentar, den Choulant nach der Kühnschen Ausgabe spezifizierte. Zu v. 245 verweist Choulant p. 131–133 „de hac compositione cfr. Galen. de compos. med. sec. locos l. I. cap. 2; ed. Kühn, tom. 12, pag. 432" [GALEN, de compos. medic. sec. locos l. 1 cap. 2 (Kühn, t. 12 p. 432)]. Nach Cornarius soll die Anwendung v. 291 *crudos ... lupinos* auch bei „Galen lib. 2 de comp. phar. secundum locos cap. 3" überliefert sein. Choulant p. 133sq. ermittelte für diese Stelle „Gal. de. comp. med. sec. locos l. I. c. 3, ed. Kühn, tom 12. p. 445; ex Archigene" [GALEN, de compos. medic. sec. locos l. 1 cap. 3 (Kühn, t. 12 p. 445)].

9.2.12. Unbekannte Quelle oder Einschub des Verfassers

Für drei Abschnitte konnte bisher keine direkte Quelle ermittelt werden, und zwar für die Verse 175; 242–265; 280–300 und 473–475. Entweder bezieht sich der Verfasser in diesen Versen auf bisher unbekannte Quellen oder auf seine eigene Erfahrung. Die Verse 473–475 stellen vermutlich einen eigenen Zusatz des ‚Spuria'-Dichters dar. In den Abschnitten aus dem 10. und 11. Kapitel kann man einen Bezug zu Galen annehmen.[669] Im 10. Kapitel vermutet Cornarius in seinem Kommentar zu v. 242 *huius cum drachma baccarum drachma draganti* eine arabische Quelle: „ex Arabe aliquo transscripsit". Weiter notiert er im Kommentar „De iunipero ca. X:

669 Siehe Kap. 9.2.11. Galen.

ex Diosc. transscripsit omnia usque ad versum [236], qui versus cum sequentibus sex non genuini putantur, et tamen apud veteres interpretes habentur, unde huc sunt transsumpti" (bis v. 236 ist alles aus Dioscorides übertragen, die nächsten sechs Verse werden nicht für echt gehalten, sollen aber bei alten Interpreten vorkommen, woher der Verfasser sie übernommen haben soll). Choulant vermerkt über v. 239 und die fünf folgenden: „pro supposititiis haberi possunt" (man kann sie für unecht, für untergeschoben halten).

10. Rezeption

10.1. Rezeption des ‚Macer Floridus'

10.1.1. ‚Macer Floridus' als Quelle

10.1.1.1. ‚Circa Instans'

In Salerno wurde der ‚Macer' benutzt und rezipiert. Das ‚Circa Instans', das um 1150 in Salerno entstand und die Simplicia behandelt, hat neben dem ‚Liber de gradibus' des Constantinus Africanus und ‚Dioscorides longobardus' den ‚Macer Floridus' als Quelle,[670] aus dem es das Kapitel über den Wermut entnommen hat.[671]

10.1.1.2. Hildegard von Bingen ‚Physica'

Zwischen einigen Pflanzenkapiteln aus Hildegard von Bingens (1098–1179) ‚Physica' (der Originaltext ist zwischen 1150 und 1158 entstanden)[672] und dem ‚Macer Floridus' bestehen Berührungspunkte und Übereinstimmungen in der medizinischen Anwendung der Pflanzen, die Moulinier anführt.[673] Es handelt sich um die folgenden Pflanzen: Ingwer[674], Galgant[675], Beifuß[676], Wermut[677], Anis[678], Fenchel[679], Rose[680], Iris[681], weiße Nieswurz und schwarze Nieswurz[682], Malve[683], Aloe[684].

---

670 Siehe darüber G. Keil, Circa instans, LexMA Bd. 2, 2094–2097.

671 So F. Bazzi, Un inedito erbario del secolo XV, 237; ders., Ein unveröffentlichtes Herbar, 215.

672 So M.-L. Portmann, Hildegard von Bingen. Heilkraft der Natur – ‚Physica'. Übersetzt von M.-L. Portmann, Freiburg – Basel – Wien (3. Auflage) 1997, 11.

673 Siehe dazu L. Moulinier, Abbesse et Agronome: Hildegard et le savoir botanique de son temps, in: C. Burnett and P. Dronke, Hildegard of Bingen. The Context of her Thought and Art, edited by C. Burnett and P. Dronke, London 1998, 142f.

674 Siehe Moulinier, a. a. O., 142 Anm. 36; vgl. ODO. MAGD. herb. cap. 68 *Gingiber*.

675 Siehe Moulinier, a. a. O., 142 Anm. 37, HILDEG. phys. I, 13, col. 1134A–1135B *De galgan*; vgl. ODO. MAGD. herb. cap. 70 *Galanga*.

10.1.1.3. Bernardus Silvestris ‚Cosmographia'

Bernardus Silvestris (gest. nach 1159)[685] hat den ‚Macer Floridus' wahrscheinlich neben der ‚Naturgeschichte' des Plinius, den ‚Etymologien' Isidors, Ovids ‚Metamorphosen' und Vergils ‚Eclogen' als Quelle für das 3. Kapitel des ersten Buches ‚Megacosmos' seiner ‚Cosmographia' herangezogen.[686] In dem 3. Kapitel sind in einem Katalog von 119 Versen 126 Pflanzen/Kräuter aufgelistet und beschrieben.[687] Obwohl mehr als die Hälfte der bei Bernardus aufgezählten Pflanzen auch im ‚Macer' vorkommen, bezweifelt Dronke, dass der ‚Macer' eine direkte Quelle von Bernard war, da es wörtliche Parallelen in der medizinischen Anwendung nur für *vulgago* (Cosm. III 395–6, ODO MAGD. herb. 1523ff.) und *elna* (Cosm. III 401, ODO MAGD. herb. 1489ff.) gibt.[688] *Gingiber* (Cosm. III 325, ODO MAGD. herb. cap. 68) ist im Plinius (PLIN. nat. 12, 28–29) und im ‚Macer' anzu-

---

676 Siehe Moulinier, a. a. O., 142 Anm. 38, HILDEG. phys. I, 107 col. 1172A *De biboz*; vgl. ODO. MAGD. herb. cap. 1 *Artemisia.*

677 Siehe Moulinier, a. a. O., 142 Anm. 39, HILDEG. phys. I, 109, col. 1173B *De wermuda*; vgl. ODO. MAGD. herb. cap. 3 *Absinthium.*

678 Siehe Moulinier, a. a. O., 142 Anm. 40, HILDEG. phys. I, 67, col. 1158C *De dille*; vgl. ODO. MAGD. herb. cap. 10 *Anethum.*

679 Siehe Moulinier, a. a. O., 142 Anm. 41, HILDEG. phys. I, 66, col. 1157CD *De feniculo*; vgl. ODO. MAGD. herb. cap. 17 *Feniculum.*

680 Siehe Moulinier, a. a. O., 142 Anm. 42, HILDEG. phys. I, 22, col. 1139C *De rosa*; vgl. ODO. MAGD. herb. cap. 21 *Rosa.*

681 Siehe Moulinier, a. a. O., 142 Anm. 43, HILDEG. phys. I, 118, col. 1178B *De swertula*; vgl. ODO. MAGD. herb. cap. 43 *Iris.*

682 Siehe Moulinier, a. a. O., 142 Anm. 44, HILDEG. phys. I, 130, col. 1183C *De Sichterwurtz alba*; vgl. ODO. MAGD. herb. cap. 56 *Elleborus albus* und ODO. MAGD. herb. cap. 57 *Elleborus niger.*

683 Siehe Moulinier, a. a. O., 142 Anm. 45, HILDEG. phys. I, 97, col. 1167C *De babela*; vgl. ODO. MAGD. herb. cap. 62 *Malva.*

684 Siehe Moulinier, a. a. O., 142–143 Anm. 46, HILDEG. phys. I, 174, col. 1196C *De aloe*; vgl. ODO. MAGD. herb. cap. 77 *Aloe.*

685 Siehe A. Vernet (mit W. Wetherbee), Bernardus Silvestris, LexMA Bd. 1, 1978–1979.

686 Siehe P. Dronke (Hrsg.), Bernardus Silvestris, Cosmographia. Edited with introduction and notes by P. Dronke, Leiden 1978, 20; N. Palmer, Plant Names in the Cosmographia of Bernardus Silvestris, Scientiarum historia 20, 1994, 1–2, 40; L. Moulinier, Abbesse et Agronome: Hildegard et le savoir botanique de son temps, in: C. Burnett and P. Dronke, Hildegard of Bingen. The Context of her Thought and Art, edited by C. Burnett and P. Dronke, London 1998, 142.

687 N. Palmer, a. a. O., 39.

688 Siehe P. Dronke, a. a. O., 20.

treffen, *galanga* (Cosm. III 325–326, ODO MAGD. herb. 2125ff. cap. 70) findet sich weder in Plinius noch Isidor, nur im ‚Macer'.[689]

10.1.1.4. Alexander Neckam

Alexander Neckam (1157–1217) befasst sich in den Kapiteln 56 bis 84 des zweiten Buches seiner Enzyklopädie ‚De naturis rerum' mit den Pflanzen und greift für die pharmakologischen Abschnitte auf ‚Macer Floridus' zurück.[690] Er verweist in seinem Werk ‚De laudibus divinae sapientiae' bei seiner Darstellung der Pflanzenwelt auf den „auch gattungstypologisch verwandten Macer Floridus."[691] Der ‚Macer' diente Neckam als Hauptquelle für den Abschnitt über Kräuter sowohl in der ‚Laus sapientiae divinae' als auch in der ‚Suppletio defectuum'.[692] In der ‚Suppletio defectuum' I v. 265–588 sind die Kräuter in dem Abschnitt ‚De herbis' (dritter Hauptabschnitt der ersten ‚Distinctio') fast exakt in der gleichen Reihenfolge wie im ‚Macer Floridus' der Choulantschen Ausgabe von *De artemisia* bis *De cicuta* angeordnet.[693] Bei Neckam fehlen lediglich die letzten ‚Macer'-Kapitel, der sog. „Gewürzanhang", und die hier behandelten ‚Spuria Macri'. Dafür hat Neckam vier zusätzliche Pflanzenkapitel: v. 479–84 *De millefolio* und v. 547–70 *De columbina*, v. 571–76 *De croco*, v. 577–88 *De solsequio*. Zwei davon werden auf zusätzliche Spuria zum ‚Macer' zurückgehen, und zwar *De millefolio* auf ein Kapitel, das in der Fuldaer Handschrift C 9 als Kapitel 71,[694] und *De solsequio*, das im Wolfenbütteler Co-

689 P. Dronke, a. a. O., 20; N. Palmer, a. a. O., 45.

690 Siehe I. Ventura, L'erbario alfabetico del De Proprietatibus Rerum di Bartolomeo Anglico e le sue fonti: una panoramica sul ruolo della botanica nelle enciclopedie del XIII secolo, in: T. Stammen und W. E. J. Weber (Hrsg.), Wissenssicherung, Wissensordnung und Wissensverarbeitung. Das europäische Modell der Enzyklopädien (Colloquia Augustana Bd. 18), Berlin, 2004, 298.

691 So T. Haye, Das lateinische Lehrgedicht im Mittelalter: Analyse einer Gattung, Leiden u. a. 1997, 59 mit Anm. 63: Alexander Neckam, De laudibus divinae sapientiae, VII, vv. 1–5: *Herbarum species paucis perstringere paucas* (vielleicht in *multas* zu ändern), | *Quamvis difficilis sit labor iste, libet.* | *Harum virtutis vetus experientia tenans,* | *Scriptis festivo carmine plura dedit.* | *Macer lege metri diffusius explicat ista.*

692 Siehe C. J. McDonough (Hrsg.), Alexander Neckam, Suppletio Defectuum. Book I. Alexander Neckam on Plants, Birds and Animals. A Supplement to the *Laus Sapientiae Divine* edited from Paris, B. N. Lat., Ms 11867 by Christopher J. McDonough, Firenze 1999, XXX; P. Hochgürtel, Alexander Neckam, Suppletio Defectuum. Carmina minora cura et studio P. Hochgürtel (Corpus Christianorum. Continuatio Mediaevalis 221), Turnhout 2008, XCV–XCVII.

693 Siehe die Liste der Kapitel bei McDonough, a. a. O., 3–4.

694 P. Hochgürtel, Alexander Neckam, Suppletio Defectuum. Carmina minora cura et studio P. Hochgürtel (Corpus Christianorum. Continuatio Mediaevalis 221), Turnhout 2008, XCVI Anm. 215 vermutet, dass die Behandlung des *millefolium* bei

dex 58,6 Ms. Aug. fol. als Kapitel 7 und unter dem Titel *Solis sponsa* in der Fuldaer Handschrift C 9 als Kapitel 100, in der Vulgatfassung des ‚Deutschen Macer' als Kapitel 67 und in der lateinischen Rückübersetzung aus dem ‚Älteren deutschen Macer' als Kapitel 11 vorkommt.[695] Während der ‚Macer' die offensichtliche Quelle Neckams darstellt, sind Stücke aus den anderen literarischen Texten nahtlos eingefügt.[696]

10.1.1.5. ‚Antidotarium Nicolai'

Ein weiteres salernitanisches Werk soll aus dem ‚Macer' geschöpft haben, das ‚Antidotarium Nicolai',[697] das der Arzt Nicolaus Salernitanus um 1240 durch eine Auswahl von 140 Arzneimittelbeschreibungen aus dem großen Arzneischatz des ‚Antidotarius magnus' und durch deren Bearbeitung schuf.[698]

10.1.1.6. Gregor von Montesacro ‚De hominum deificatione'

Gregor von Montesacro (um 1190–1242/1248)[699] zog für sein enzyklopädisches Werk ‚De hominum deificatione'[700] den ‚Macer Floridus' neben anderen Quellen, wie dem ‚Dyascorides' (Dioscorides alphabeticus), zur Behandlung der Pflanzenkunde im 3. Buch (III, 540–1333) heran. Für mehr als 20 in Gregors drittem Buch behandelte Pflanzen stellte Bernhard Pabst bei den medizinischen Angaben eine Orientierung am Lehrgedicht ‚Macer Floridus' fest.[701] Als Beispiele führt er die Behandlung der Kamille bei Gregor in III, 1087ff. und im ‚Macer Floridus' v. 560–563, des Sellerie in III, 820 und im ‚Macer Floridus' v. 345 und v. 356, der Osterluzei in III,

---

Neckam sich durch ein umfangreicheres Exemplar des ‚Macer Floridus' erklären lässt.

695 Siehe die Übersicht Kap. IV.3. Weitere Spuria-Kapitel zum ‚Macer Floridus'.

696 So C. J. McDonough (Hrsg.), Alexander Neckam, Suppletio Defectuum. Book I. Alexander Neckam on Plants, Birds and Animals. A Supplement to the *Laus Sapientiae Divine* edited from Paris, B. N. Lat., Ms 11867 by Christopher J. McDonough, Firenze 1999, LV.

697 So L. Elaut, Para-historisch kommentaar op een berucht farmakologisch traktaat: de Macer Floridus, Scientiarum historia 1, Antwerpen 1959, 152.

698 D. Goltz, Mittelalterliche Pharmazie und Medizin. Dargestellt an Geschichte und Inhalt des Antidotarium Nikolai. Mit einem Nachdruck der Druckfassung von 1471, Stuttgart 1976.

699 Siehe U. Kindermann, Gregor v. Montesacro, LexMA Bd. 4, 1683–1684.

700 Edition durch B. Pabst, Gregor von Montesacro und die geistige Kultur Süditaliens unter Friedrich II. Mit text- und quellenkritischer Erstedition der Vers-Enzyklopädie Peri ton anthropon theopiisis (De hominum deificatione), Stuttgart 2002.

701 Siehe B. Pabst, a. a. O., 292–303.

893 und im ‚Macer Floridus' v. 1408f., der Stabwurz in III, 897 und im ‚Macer Floridus' v. 38–39 an.[702]

10.1.1.7. Vinzenz von Beauvais ‚Speculum naturale'

Vinzenz von Beauvais (vor 1200–um 1264),[703] welcher in seiner großen Enzyklopädie ‚Speculum maius' das Wissen seiner Zeit aus den Quellen zusammenstellte, hat in seinem ‚Speculum naturale',[704] einem Teil der Enzyklopädie, im *Liber nonus, De plantis*, und im *Liber decimus, De cultura agrorum et hortorum*, viel aus dem ‚Macer Floridus' zitiert. Er hat ganze Kapitel vollständig in Versen abgeschrieben und in seine Kapitel eingearbeitet. Choulant zählt in seinen ‚Prolegomena ad Macrum'[705] alle Kapitel auf, die Vinzenz von Beauvais aus dem ‚Macer' zitiert: im Buch X *artemisia* c. 39, *buglossa* c. 44, *melissophyllos* c. 102 (= ODO MAGD. herb. cap. 50 *barrocus*), *maurella* c. 103, *acidula* c. 132, *senecion* c. 133, *betonica* c. 152, im Buch XI *abrotanum* c. 12, *atriplex* c. 26, *caulis* c. 47, *cepa* c. 50, *cerefolium* c. 51, *enula* c. 57, *feniculum* c. 70, *galanga* c. 73, *lactuca* c. 76, *ligusticum* c. 81, *lilium* c. 84, *malva* c. 89, *mentha* c. 95, *nasturtium* c. 100, *nepeta* c. 101, *origanum* c. 108, *papaver* c. 111, *pastinaca* c. 112, *porrum* c. 118, *portulaca* c. 120, *pulegium* c. 122, *rosa* c. 134, 135, *ruta* c. 139, *salvia* c. 140, *satureia* c. 142, *allium* c. 144, *serpillum* c. 148, *sinapis* c. 150, *ostrutium* c. 155, *viola* c. 161, *urtica* c. 164, *iris* c. 167, *hyssopum* c. 169, *zedoar* c. 170, *zingiber* c. 172, im Buch XII *anethum* c. 2, *ciminum* c. 11, *feniculum* c. 14, *lactuca* c. 16, *nigella* c. 20, *sinapis* c. 29, *urtica* c. 30, *aloe* c. 115, im Buch XIV *cinnama* c. 70, *thus* c. 111, im Buch XV *gariofilus* c. 35, *piper* c. 65. Choulant weist darauf hin, dass 26 genuine Kapitel sowie die ‚Spuria' gänzlich fehlen.

10.1.1.8. Bartholomaeus Anglicus ‚De proprietatibus rerum'

Bartholomaeus Anglicus (gest. nach 1250)[706] nutzte in seinem enzyklopädischen Werk ‚De proprietatibus rerum', das er zwischen 1230 und 1240 verfasste, unter den Quellen für das 17. Buch über die Pflanzen unter anderem das Herbar des ‚Macer Floridus'.[707] Aus dem ‚Macer Floridus' ge-

702 So B. Pabst, a. a. O., 302–303.

703 Zu Vinzenz von Beauvais siehe R. Düchting, Vinzenz v. Beauvais, LexMA Bd. 8, 1705–1706.

704 Siehe C. Hünemörder, Vinzenz v. Beauvais. II. Zum Speculum naturale, LexMA Bd. 8, 1706–1707.

705 Choulant, Macer Floridus, De viribus herbarum, Leipzig 1832, 14–15.

706 Siehe C. Hünemörder/M. Mückshoff, Bartholom(a)eus Anglicus, LexMA Bd. 1, 1492–1493.

707 Siehe I. Ventura, L'erbario alfabetico del De Proprietatibus Rerum di Bartolomeo Anglico e le sue fonti: una panoramica sul ruolo della botanica nelle enciclopedie

wonnene Verse befinden sich bei Bartholomaeus Anglicus in den Kapiteln 39 (*De coriandro*) und 193 (*De urtica*), einfache Bezüge gibt es in den Kapiteln 12 (*De absinthio*), 16 (*De arthemisia*), 38 (*De cymino*), 128 (*De papavere*), 133 (*De porro*). Eine Vermittlung des ‚Macer Floridus', ohne dass der Autor genannt wird, kann man in den Kapiteln 139 (*De plantagine*) und 155 (*De sinapi*) erkennen.[708]

10.1.1.9. Petrus Hispanus ‚Thesaurus pauperum'

Im ‚Thesaurus pauperum' des Petrus Hispanus (aus der zweiten Hälfte des 13. Jahrhunderts) befinden sich Exzerpte aus dem ‚Macer Floridus', worauf Baader und Hoffmann-Axthelm [709] speziell im Hinblick auf Rezepte gegen Zahnschmerz hingewiesen haben. Im ‚Thesaurus pauperum' werden viele Quellen genannt: Dyascorides, Constantinus, Avicenna, Experimentator, Macer, Kyranus, Ysaac, Circa Instans, Galenus (in Passionibus, in Dinamidis u. a.), Gilbertus, Rogerius, Plinius, Albertus, Platearius, Petrus Lucrator, Constantinus in Antidotario, Sixtus, Esculapius, Sixtus ad Octavium, Rasis.[710] ‚Macer' wird im ‚Thesaurus pauperum' an dreizehn Stellen mit Nennung des Namens ‚Macer', viermal davon gemeinsam mit ‚Dyascorides' zitiert.[711]

---

del XIII secolo, in: T. Stammen und W. E. J. Weber (Hrsg.), Wissenssicherung, Wissensordnung und Wissensverarbeitung. Das europäische Modell der Enzyklopädien (Colloquia Augustana Bd. 18), Berlin, 2004, 291–337, bes. 317. 324–327. 337.

708 So I. Ventura, L'erbario alfabetico del De Proprietatibus Rerum di Bartolomeo Anglico e le sue fonti: una panoramica sul ruolo della botanica nelle enciclopedie del XIII secolo, in: T. Stammen und W. E. J. Weber (Hrsg.), Wissenssicherung, Wissensordnung und Wissensverarbeitung. Das europäische Modell der Enzyklopädien (Colloquia Augustana Bd. 18), Berlin, 2004, 325–326.

709 G. Baader, W. Hoffmann-Axthelm, Die Entwicklung der Zahn-, Mund- und Kieferheilkunde, Medizinhistorisches Journal Band 6, Heft 2/3, 1971, 141.

710 Siehe in der Edition: L. de Pina, M. H. da Rocha Pereira (Hrsg.), Thesaurus pauperum atribuido a Pedro Hispano. Texto latino, com tradução e notas por L. de Pina e M. H. da Rocha Pereira, Porto 1954–1955.

711 An den folgenden Stellen wird der ‚Macer' nach der Edition des ‚Thesaurus pauperum' von L. de Pina, M. H. da Rocha Pereira genannt und zitiert: S. 49: *absinthium. Macer [De casu capillorum]* [8.] *Item absinthium superligatum cito sanat. Macer.* S. 53: *absinthium. Macer [De pustulis capitis]* [1.] *Ad pustulas capitis sanandeas lavetur caput sepe in aqua ubi camomilla trita sit cocta et nichil melius. Macer.* S. 55: *Macer [De pustulis capitis]* [14.] *Item absinthium tritum et appositum capiti statim sanat. Macer.* S. 63: *Dyascorides et Macer [De litargia]* [12.] *Item satureia trita cocta in aceto et occipitio emplastrata letanter excitat dormientes. Dyascorides et Macer.* S. 71: *Macer* (zweimal) *[De dolore capitis]* [13.] *Item sucus portulace fronti inunctus dolorem et adorem capitis tollit. Macer.* [14.] *Item duas partes suci porrorum et tertiam mellis mitte in naribus; immensum dolorem capitis tollit. Macer.* S. 73: *Macer et Dyascorides* [20.] *Item sucus cepe naribus at-*

10.1.1.10. ‚Regimen sanitatis Salernitanum'

In das ‚Regimen sanitatis Salernitanum', das zum Kompendium erweitert auch ‚Flos medicinae scholae Salerni' genannt wird,[712] sind viele Verse des ‚Macer' eingeflossen.[713] Thorndike spricht von „the frequent use of his [i. e. Odo of Meung on the Loire, Macer Floridus, De viribus herbarum] poem in the ‚Regimen Salernitanum'".[714] Eine Zusammenstellung der rezipierten Verse nach der Edition von De Renzi (1852) erfolgt in der Tabelle Kap. IV.4. ‚Regimen sanitatis'/‚Flos medicinae scholae Salerni' – ‚Macer Floridus'/‚Spuria Macri'.[715]

10.1.1.11. Jan Yperman ‚Cyrurgie'

Der niederländische Arzt Jan Yperman (zweite Hälfte des 13. Jahrhunderts) zitiert in seiner Schrift ‚Cyrurgie' neben Constantinus Africanus, Pseudo-Mesue und Chirurgen von Roger bis zu seinem Lehrer Lanfranchi auch den ‚Macer'.[716] In zwei Kapiteln nennt Yperman den ‚Macer' namentlich.[717]

---

tractus caput optime purgat. Macer et Dyascorides. S. 89: *Macer [De epilentia]* [58.] *Item piretrum suspensum collo pueris sanat epilentiam odore suo. Macer.* S. 103: *Macer et Dyascorides [De dolore oculorum]* [52.] *Item betonica trita et emplastrata sanat ictum oculorum. Macer et Dyascorides.* S. 121: *sucus ysopi Macer [De infirmitatibus aurium]* [31.] *Item sucus ysopi cum oleo communi mixtus et auri tepidus iniectus gravem aurium dolorem tollit. Macer.* S. 129: *[De dolore dentium et gingivarum]* [10.] *Item ut numquam dentes doleant, limatura cornu cervi bulliatur in aqua in olla rudi et immitte sepe in ore ubi dolor est. Dyascorides* [14.] *Item in suco botri vitis coque corticem radicis mori usque ad medium, lava os et dentes et numquam dolebunt. Macer.* S. 133: [43.] *Item radicem iusquiami coque in aceto, quod teneatur in ore imissum; dentium dolorem tollit. Macer.* S. 135: [47.] *Item ysopus bulliatur in aceto et inde foveatur dens; dolorem cito tollit. Macer.*

712 S. de Renzi (Hrsg.), Collectio Salernitana T. 1, Neapel 1852, 445ff.; S. de Renzi (Hrsg.), Flos medicinae scholae Salerni, Collectio Salernitana T. 5, Naples 1859, 1–104.

713 So Zacher 191; siehe auch Manitius, Geschichte der lateinischen Literatur des Mittelalters II, 546 Anm. 3.

714 L. Thorndike, A History of Magic and Experimental Science during the first thirteen Centuries of our Era, Vol. I, London 1923, 613.

715 Siehe Kap. VI.4.

716 Hinweis von G. Baader, W. Hoffmann-Axthelm, Die Entwicklung der Zahn-, Mund- und Kieferheilkunde, Medizinhistorisches Journal Band 6, Heft 2/3, 1971, 144 mit Anm. 308.

717 Siehe De Cyrurgie van Meester Jan Yperman, uitgegeven door E.C. van Leersum (Bibliotheek van middelnederlandsche letterkunde), Leiden 1912, 21–24: Cap. 8. Die leri(n)ge va(n) bulen gevalle(n) of geslegen of gew(or)pe(n). of va(n) wonde(n) optie bulen. ... Ic meester Jan yperman genasser met vele lieden. dat andere meesters wilden hebben gesneden [ende ic ghenasse sonder sniden L] **Macer** seit

10.1.1.12. Hermann von Heiligenhafen

Hermann von Heiligenhafen, Magister artium in Paris, stellte 1284 einen ‚Herbarius communis' zusammen. Er schöpfte aus dem ‚Circa instans', dem ‚Macer Floridus' und über das ‚Speculum naturale' des Vinzenz von Beauvais aus den arabischen Autoren Avicenna und Rhazes.[718]

10.1.1.13. Witschuh von Alsfeld

Witschuh von Alsfeld hat im 14. Jahrhundert in 20 Reimpaaren die Gebrauchsanweisungen für das Register des ‚Macer' zusammengestellt. Dort erklärt er sowohl die Art der Registerhinweise als auch die Anordnung der Anweisungen *A capite ad calcem*.[719]

10.1.1.14. Codex Bellunensis

Der sog. Codex Bellunensis wurde im frühen 15. Jahrhundert nach Dioskurides und dem ‚Macer Floridus' als Gebrauchstext zusammengestellt und wird heute in der British Library Additional 41623 aufbewahrt.[720]

10.1.1.15. ‚Speyerer Kräuterbuch'

Das ‚Speyerer Kräuterbuch', das in der Berliner Handschrift Ms. germ. fol. 817 f. 2r–61v der Staatsbibliothek Preussischer Kulturbesitz als Textzeuge von 1456 vorliegt, enthält in einer deutschen Übersetzung einen Teil des ‚Liber de herbis' aus Hildegard von Bingens ‚Physica' mit Erweiterungen,

---

dat venkel gestampt met aysine ende daer af. 1. plaester gemaect. ende geleit op thoeft dat gebuult es dat geneest. Ende of thoeft es geswollen sonder vele belemmertheiden. so doet thoeft ierst ... sceeren. dan nemt pappele ende alsene ende ziedtse in watere. entie legt optie swillinge. dit saelt sachten ende slanken. Dit seggen die .4. meesters in hare gelose op roelandine [ende op rogerine L]; 183–185: Van clieren datmen heet scrouffelen. ... Een ander dat ons leert Diascorides. Nemt de wortele van lapacium ende die siedt in wijne ende leght laeu der op. Een ander dat ons leert **macer**. Nemt levende sulfer ende duvenmes. liinsaet nigellen saet. ana. partes equales Dit stoet al over een met warmen wijne dit siedt over een ende hier of maect plasteren leghtse warme der op si gaen te nienten.

718 B. D. Haage, W. Wegner, Deutsche Fachliteratur der Artes in Mittelalter und Früher Neuzeit, Unter Mitarb. von G. Keil und H. Haage-Naber (Grundlagen der Germanistik 43), Berlin 2007, 156, 214.

719 So B. D. Haage, W. Wegner, Deutsche Fachliteratur der Artes in Mittelalter und Früher Neuzeit, Unter Mitarb. von G. Keil und H. Haage-Naber (Grundlagen der Germanistik 43), Berlin 2007, S. 156, 214.

720 Siehe W.- D. Müller-Jahncke, Herbaria picta. Zur Tradition der illustrierten Kräuterbücher des Mittelalters, Pharmazie in unserer Zeit, 24. Jahrg. 1995, Nr. 2, 69.

die aus dem ‚Circa Instans' und dem lateinischen ‚Macer Floridus' gewonnen wurden.[721]

10.1.1.16. Kräuterbuchliteratur der Renaissance

In welchem Umfang die Rezepte aus dem ‚Macer Floridus' Eingang in die Kräuterbuchliteratur der Renaissance fanden, bleibt zu prüfen. Hieronymus Bock nannte ‚Macer' als seine Quelle. Nissen[722] sieht eine Traditionslinie, die vom ‚Macer Floridus' zu den Kräuterbüchern des Leonhart Fuchs führt.

10.1.2. Bearbeitungen und Übersetzungen in die Volkssprachen

10.1.2.1. Rezeption durch Heinrich von Huntingdon und mittelenglische Übersetzungen und Bearbeitungen

In der medizinischen Sammelhandschrift der British Library Ms. Sloane 3468 (15. Jh.) f. 31r–105v liegt eine Kräutertraktatkompilation vor, auf die bereits Valentin Rose aufmerksam gemacht hat[723] und die Bernd Ruppel untersucht hat, um Heinrich von Huntingdons verloren geglaubtes Gedicht ‚De herbis' zurückzugewinnen. Der Hauptteil des Kräutertraktats[724] besteht aus 193 alphabetisch nach den Pflanzennamen von *Abrotanum* bis *Ysopum* geordneten Artikeln, die durch Mehrfachnennungen bedingt aber nur etwa 130 Pflanzen beschreiben und deren medizinisch-pharmakologische Wirkungen behandeln. Der Traktat ist durch die am Rande rubrizierten Pflanzen- und Autorennamen als Kompilation aus ‚Macer Floridus' (als *Macer*), Robert Grosseteste (als *Grosthede*)[725] und, wie Bernd Ruppel nachweisen konnte, Heinrich von Huntingdon (als *Henricus* bzw. *Henricus poeta*) zu erkennen. Alle dem ‚Macer' zugewiesenen Artikel, die wortgetreu übernommen wurden, sind in Choulants Edition enthalten. In der Kräutertraktatkompilation fehlen acht Kapitel aus dem Gewürzanhang: Kap. 66 *Piper*, 68 *Zingiber*, 69 *Cyminum*, 70 *Galanga*, 71 *Zedoar*, 72 *Gariofilus*, 76 *Thus*

---

721 Siehe dazu ausführlich M. Embach, Die Schriften Hildegards von Bingen. Studien zu ihrer Überlieferung und Rezeption im Mittelalter und in der Frühen Neuzeit (Erudiri sapientia Bd.4), Berlin 2003, 334–337.

722 Siehe die Stammtafel der Kräuterbücher (Tafel von A. Schmid, Bern 1939) bei C. Nissen, Kräuterbücher aus fünf Jahrhunderten, Zürich u. a. 1956, 48.

723 V. Rose, Ptolemaeus und die Schule von Toledo, Hermes 8, 330–331 Anm. 3: cod. Lond. Ayscough. 3468.

724 Ausführliche Beschreibung der Handschrift und des Kräutertraktats bei B. Ruppel, Ein verschollenes Gedicht des 12. Jahrhunderts: Heinrich von Huntingdon ‚De herbis' (Frühmittelalterliche Studien 31), Berlin-New York 1997, 197–213, hier: 200f.

725 Ruppel, Frühmittelalterliche Studien 31, 201 erkannte, dass die 30 unter dem Rubrum *Grosthede* verzeichneten Artikel aus dem Herbar des Pseudo-Apuleius stammen.

und 77 *Aloe*.[726] Haye nennt diese Kräutertraktatkompilation „eine produktive Zusammenfassung der überlieferten Lehrgedichte über den Gartenbau" und beurteilt sie als „eine - für die Zeit nicht untypische - *Summa*".[727]

Heinrich von Huntingdon (um 1085–nach 1156) folgte in seinem Lehrgedicht ‚De herbis', das 1118–1135 datiert werden kann,[728] einem Macer aus jüngerer Zeit, wie John Leland feststellte[729], womit nur das Gedicht ‚Macer Floridus' gemeint sein kann. Ruppel verglich die 94 Artikel des Kräutertraktats der Handschrift Sloane 3468, die unter dem Rubrum *Henricus* stehen, mit Choulants Edition des ‚Macer Floridus' und erkannte, dass 48 davon überwiegend aus dem ‚Macer' entlehnt sind.[730] Ein weiterer Textzeuge für Heinrich von Huntingtons ‚De herbis' liegt in der Handschrift Prag, Knihovna metropolitní kapituly M VI (1359) f. 1r–47r (geschrieben 1443) vor.[731]

In England gab es vom 14. bis zum Ende des 15. Jahrhunderts drei Prosa-Übersetzungen und 25 Versionen.[732] Eine mittelenglische Prosaübersetzung des ‚Macer Floridus' aus dem 14. Jahrhundert gab Gösta Frisk[733] nach acht Handschriften, und zwar nach der Haupthandschrift Ms. X 91 der königlichen Bibliothek zu Stockholm und anderen Handschriften aus Oxford, London und Cambridge, heraus. Frisks Edition des ‚Macer' enthält zu den 77 Kapiteln in Choulants Macer-Fassung zusätzlich 27 Pflanzen, die A. G. Rigg nach deren Beschreibung als Pflanzen aus Heinrich von Huntingdons ‚De herbis' identifizierte und daraus den Schluss zog, dass der englische ‚Macer' sowohl den ‚Macer Floridus' als auch Heinrich von Huntingdons ‚De herbis' als Quelle nutzte.[734] Eine andere englische Version des Macer fertigte John Lelamour, Schulmeister von Hertford ca. 1373

726 So Ruppel, Frühmittelalterliche Studien 31, 201.

727 So T. Haye, Das lateinische Lehrgedicht im Mittelalter: Analyse einer Gattung, Leiden u. a. 1997, 150–151; B. Ruppel, Frühmittelalterliche Studien 31, 200 Anm. 18 weist darauf hin, dass bei Haye irrtümlich der Eindruck erweckt wird, Heinrich selbst sei der Kompilator.

728 So A. G. Rigg, Henry of Huntingdon's Herbal, Mediaeval Studies 65, 2003, 222.

729 Siehe B. Ruppel, Frühmittelalterliche Studien 31, 199.

730 So Ruppel, Frühmittelalterliche Studien 31, 203.

731 Siehe K. Graf von Sternberg, Abhandlung über die Pflanzenkunde in Böhmen, Prag 1818, 64–65; A. G. Rigg, Henry of Huntingdon's Herbal, Mediaeval Studies 65, 2003, 214; D. Greenway, Henry of Huntingdon as Poet: The De Herbis Rediscovered, Medium Aevum. Oxford 2005, Vol. 74, Iss. 2; 329.

732 Keil, LexMA Bd. 6, 1360.

733 G. Frisk (Hrsg.), A Middle English Translation of Macer Floridus de Viribus Herbarum (Essays and Studies on English Language and Literature III), Upsala 1949.

734 A. G. Rigg, Henry of Huntingdon's Herbal, Mediaeval Studies 65, 2003, 223. Siehe Kap. 2.2.6. Mittelenglische Spuria.

an.[735] Robbins zählt etwa 50 weitere mittelenglische Handschriften mit Kräuterbüchern auf, die in Beziehung zum ‚Macer' stehen.[736]

10.1.2.2. Hebräische Übersetzungen

Zu den frühesten Übersetzungen des ‚Macer Floridus' gehören die hebräischen. Steinschneider erkannte in einer Liste eines Anonymus (1197–1199) unter der Nr. 23 für eine Abhandlung über die Kräuter als Verfasser den ‚Macer' und fand in seinem Ms. 18 (‚Circa Instans') den Anfang einer hebräischen Übersetzung des ‚Macer'.[737] Diese beiden hebräischen Fassungen stammen nach Steinschneider aus dem 12. Jahrhundert. Die vermutlich früheste Übersetzung des lateinischen ‚Macer Floridus' ist eine hebräische aus dem 12. Jahrhundert, welche in einer Handschrift in der Staatsbibliothek zu Berlin, Preussischer Kulturbesitz, ms. 241, 4, fol. 72a–73b, erhalten ist. Bos und Mensching[738], die den Text edierten und auf sprachliche Besonderheiten hin untersuchten, zeigten anhand der okzitanischen Elemente in der hebräischen Übersetzung, dass der Text in die Macer-Floridus-Rezeption in Südfrankreich einzuordnen ist, was auch in Einklang mit vier verschiedenen okzitanischen Macer-Manuskripten, die von Corradini Bozzi[739] ediert wurden, steht. Gegen Ende des 12. Jahrhunderts begannen jüdische Gelehrte in den Medizinschulen von Toulouse und Montpellier in Südfrankreich, wo die okzitanische Sprache gesprochen wurde, die arabischen Übersetzungen der antiken medizinischen Quellen ins Lateinische und Hebräische sowie lateinische Texte ins Hebräische zu übersetzen.[740] Die Rezeption des ‚Macer Floridus'-Textes begann nicht weit vom Entstehungsort an der Loire entfernt in den südfranzösischen

735 Vgl. G. Frisk (Hrsg.), A Middle English Translation of Macer Floridus de Viribus Herbarum (Essays and Studies on English Language and Literature III), Upsala 1949, 16; R. H. Robbins, Medical Manuscripts in Middle English, Speculum. A Journal of Mediaeval Studies XLV, Cambridge, Massachusetts 1970, 402.

736 R. H. Robbins, Medical Manuscripts in Middle English, Speculum. A Journal of Mediaeval Studies XLV, Cambridge, Massachusetts 1970, 401.

737 M. Steinschneider, Die hebraeischen Uebersetzungen des Mittelalters und die Juden als Dolmetscher. Ein Beitrag zur Literaturgeschichte des Mittelalters, meist nach handschriftlichen Quellen, Berlin 1893, darin: 808–809, § 504. Macer Floridus.

738 G. Bos and G. Mensching, Macer Floridus: A Middle Hebrew Fragment with Romance Elements, The Jewish Quarterly Review, XCI, Nos. 1–2 (July–October, 2000), 17–51.

739 Siehe M. S. Corradini Bozzi, Ricettari medio-farmaceutici medievali nella Francia meridionale, vol. I, Florence 1997.

740 Siehe G. Mensching und G. Bos, „zerreibt man sie mit Essig ...". Hebräische und romanische Medizintexte im Mittelalter, in: ‚fundiert: Das Wissenschaftsmagazin der Freien Universität zu Berlin 2001'.

Medizinschulen, wie die hebräische Übersetzung belegt. Der hebräische Text des Manuskripts der Berliner Staatsbibliothek bietet die ersten fünf Kapitel in derselben Reihenfolge wie in Choulants Edition: *artemisia, abrotanum, absinthium, urtica* und *allium.*[741] Er beginnt übersetzt wie folgt: „So spricht der Verfasser, der Arzt, der den Namen Macer trägt: Ich wollte schon immer über die Mächte der Arzneien und die heilenden Kräuter sprechen. Daher werde ich über einige von ihnen kurz Bericht erstatten, so gut ich dies zu tun vermag."[742]

10.1.2.3. Deutsche Übersetzungen und Bearbeitungen

Auf deutsche Bearbeitungen des ‚Macer' hat 1872 zuerst Joseph Haupt[743] in Zusammenhang mit seiner Beschäftigung mit dem mitteldeutschen Arzneibuch des Meisters Bartholomäus aufmerksam gemacht.[744] Er hat Wiener medizinische Sammelhandschriften untersucht, die den ‚Bartholomäus' enthalten, und festgestellt, dass in einer ganzen Reihe dieser Abschnitte, die auch in einer Breslauer Handschrift (Rhedigeranus 291 der Stadtbibliothek), in Diemers Arzneibuch und in einer Kloster-Neuburger Handschrift übereinstimmen, der deutsche ‚Macer' mehrfach mit dem ‚Bartholomäus' verbunden auftritt oder sich in Gesellschaft von Auszügen aus dem ‚Bartholomäus' befindet, die schon früh angefertigt wurden. In seiner Studie hat Haupt als erster auf die unterschiedlichen deutschen ‚Macer'-Übersetzungen hingewiesen und sie ausführlich behandelt. Er unterschied eine ältere deutsche Prosafassung aus dem 13. Jahrhundert und eine jüngere aus dem 14. Jahrhundert.[745]

Deutsche Textbearbeitungen des lateinischen ‚Macer Floridus' gibt es seit dem 13. Jahrhundert. Der lateinische ‚Macer Floridus' ist sowohl für den ‚Älteren deutschen Macer' wie für die zahlreichen jüngeren deutschen Bearbeitungen die Hauptquelle.[746] Den einzigen vollständigen Abdruck des

741 G. Bos and G. Mensching, The Jewisch Quarterly Review, XCI, Nos. 1–2 (July–October, 2000), 19.

742 Quelle: G. Mensching und G. Bos, „zerreibt man sie mit Essig ...". Hebräische und romanische Medizintexte im Mittelalter, in: ‚fundiert: Das Wissenschaftsmagazin der Freien Universität zu Berlin 2001'.

743 J. Haupt, Über das mitteldeutsche Arzneibuch des Meisters Bartholomäus (Sitzungsberichte d. phil.-hist. cl. der kaiserl. Akad. d. Wiss. 1872, Bd. 71), Wien 1872, 451–566.

744 Hinweis bei J. Zacher, Macer Floridus und die Entstehung der deutschen Botanik, ZfdPh 12 (1881), 189–215, hier: 191 Anm. 4.

745 Haupt, Über das md. Arzneibuch des Meisters Bartholomaeus, 117.

746 Laut B. Schnell, Von den wurzen. Text- und überlieferungsgeschichtliche Studien zur pharmakographischen deutschen Literatur des Mittelalters. Med. Habilitationsschrift masch. Würzburg 1989, 102.

‚Älteren deutschen Macer' gab es bisher im ‚Breslauer Arzneibuch'[747] von Külz und Külz-Trosse. In ihrer überlieferungskritischen Ausgabe bezeichneten Schnell und Crossgrove den Text als Vulgatfassung des deutschen ‚Macer'.[748] Der ‚Ältere deutsche Macer' bzw. die Vulgatfassung entstand um 1200 bzw. in der 1. Hälfte des 13. Jahrhunderts im östlichen Mitteldeutschland, vermutlich in Thüringen, auf der Grundlage einer oder mehrerer erweiterter ‚Macer'-Fassungen mit Ergänzung des Stoffes aus zusätzlichen Quellen, versehen mit zwei Proömien, einer „Reimpaarvorrede" und einer „Prosa-Vorrede".[749] Der Bearbeiter des ‚Älteren deutschen Macer' übertrug seine hexametrische Vorlage in Prosa, änderte die Reihenfolge der Kapitel und erweiterte den Text um zusätzliche Drogenbeschreibungen.[750] In der Edition von Schnell[751], der die Leithandschrift des deutschen ‚Macer' zum ersten Mal abdruckte, enthält der ‚Ältere deutsche Macer' 95 Kapitel. Später nennt Schnell 97 Kapitel des ‚Älteren deutschen Macer'.[752] Quelle für den ‚Älteren deutschen Macer' muss eine erweiterte Abschrift der Constantinischen Bearbeitung des ‚Macer Floridus' gewesen sein.[753] Zwölf Kapitel der Erweiterung gehen größtenteils auf den ‚Liber de gradibus' des Constantinus Africanus zurück, wovon neun dieser Kapitel die von F. A. Reuß als Anhang an seine Walahfrid-Ausgabe aus einer Wolfenbütteler Handschrift abgedruckten Spuria sind. Am Schluss des ‚Älteren deutschen Macer' folgen acht weitere Kapitel, von denen sieben aus dem Kräuterbuch des Gargilius Martialis stammen, die nach Schnell entweder vom deutschen Bearbeiter hinzugefügt wurden oder schon in der lateinischen Vorlage enthalten waren. Das letzte Kapitel des ‚Älteren deutschen Macer', *Cerviboletum*, stammt aus einer unbekannten Quelle.[754] Es existiert eine lateinische Rückübersetzung aus der Prosafassung des ‚Älteren

747 C. Külz und E. Külz-Trosse, Das Breslauer Arzneibuch R. 291 der Stadtbibliothek, Dresden 1908.

748 B. Schnell in Zusammenarbeit mit W. Crossgrove, Der deutsche ‚Macer', Vulgatfassung. Mit einem Abdruck des lateinischen Macer Floridus ‚De viribus herbarum', Tübingen 2003.

749 Siehe dazu Schnell, Von den wurzen, 93f.

750 Siehe G. Keil, ‚Gart', ‚Herbarius', ‚Hortus', Anmerkungen zu den ältesten Kräuterbuch-Inkunabeln, in: G. Keil (Hrsg.), gelêrter der arzenîe, ouch apotêker. Festschrift Willem F. Daems (Würzburger medizinhistorische Forschungen 24), Pattensen/Hannover 1982, 599.

751 B. Schnell, Von den wurzen. Text- und überlieferungsgeschichtliche Studien zur pharmakographischen deutschen Literatur des Mittelalters. Med. Habilitationsschrift masch. Würzburg 1989.

752 B. Schnell, Übersetzungen in der Fachliteratur. Zum ‚Älteren deutschen Macer', Wolfram-Studien 14, 194–195.

753 B. Schnell, Wolfram-Studien 14, 194.

754 So B. Schnell, a. a. O., 194–195.

deutschen Macer‘ aus dem 15. Jahrhundert.[755] Der ‚Gart der Gesundheit‘ hat den ‚Älteren deutschen Macer‘ als Quelle,[756] der in einzelne Abschnitte zerpflückt in den ‚Gart der Gesundheit‘ des Johann Wonnecke eingegliedert wurde.[757] Keil[758] erkannte, dass Wonnecke seine Quellen ‚Macer Floridus‘ und das ‚Buch der Natur‘ Konrad von Megenbergs nicht nennt, sondern die Exzerpte aus dem ‚Älteren deutschen Macer‘ unter den Namen des Platearius, Dioscorides und anderer zitiert. Knapp ein Drittel des ‚Älteren deutschen Macer‘, das sind 28 Kapitel, sind als Quelle in das ‚Leipziger Drogenkompendium‘, eine in ostmitteldeutscher (sächsischer) Sprache geschriebene Handschrift zur *Materia medica* des Mittelalters, eingegangen.[759] Der ‚Wiener ältere Macer‘ ist eine eigenständige Übersetzung aus dem 13. Jahrhundert, hat nur acht einzelne Kapitel übersetzt und ist nur in einem Textzeugen überliefert.[760]

Die zweite deutsche Bearbeitung des ‚Macer Floridus‘, der ‚Jüngere deutsche Macer‘, „scheint sich enger an die lateinische Vorlage zu halten“[761], stammt aus Mitteldeutschland und entstand spätestens im 14. Jahrhundert. Jüngere deutsche Übersetzungen, die eine Reihe von eigenständigen Übertragungen darstellen, erfuhren keine weite Verbreitung.[762] Eine deutsche Reimpaarfassung des ‚Macer‘ aus dem 14. bzw. 15. Jahrhundert[763] existiert in sieben Handschriften[764]. Eine deutsche alphabetische Fassung des ‚Macer Floridus‘ wurde durch den Stadtschreiber von Mem-

755 Siehe R. Blum, Urform und Quelle des deutschen Macer, 1–13; Crossgrove The Alleged Source of the German ‚Macer‘, A Misapplied Rule, Res Publica Litterarum 3, Kansas 1980, 11–16; Staatsbibliothek zu Berlin - Preußischer Kulturbesitz, Ms. germ. oct. 477, 137^{r}–145^{v}.

756 So Keil: über H. Menhardt, in: Anzeiger für deutsches Altertum und deutsche Literatur 76. Bd., Wiesbaden 1965, bes. 132–134.

757 Siehe dazu G. Keil, ‚Gart‘, ‚Herbarius‘, ‚Hortus‘, 599–601.

758 G. Keil, ‚Gart‘, ‚Herbarius‘, ‚Hortus‘, 602.

759 Siehe J. G. Mayer, Das ‚Leipziger Drogenkompendium‘ (Leipzig, Universitätsbibliothek, Cod. 1224) und seine Quellen ‚Circa instans‘, ‚Aggregator‘ (Pseudo-Serapion), ‚Macer floridus‘ (bzw. ‚Älterer deutscher Macer‘), ‚Liber graduum‘ (Constantin) und ‚Liber iste‘ in: K. Goehl und J. G. Mayer (Hrsg.), Editionen und Studien zur lateinischen und deutschen Fachprosa des Mittelalters. Festgabe für Gundolf Keil zum 65. Geburtstag (Texte und Wissen Bd. 3), Würzburg 2000, 207–263, hier besonders 207–214 unter Verwendung des ‚Älteren deutschen Macer‘ aus Schnells Habilitationsschrift ‚Von den wurzen‘ zum Vergleich.

760 Schnell, Wolfram-Studien 14, 186; Schnell – Crossgrove, Vulgatfassung, IX.

761 So Schnell, Von den wurzen, 95; Schnell verweist auf Haupt, Bartholomäus, 451–566.

762 Schnell, Übersetzungen aus der Fachliteratur, Wolfram-Studien 14, 186–187.

763 Nach Schnell, Wolfram-Studien 14, 186 stammt die Reimpaarfassung aus dem 15. Jahrhundert.

764 Siehe auch im Kap. 3.1.2. Überlieferung in Handschriften.

mingen, Martin Huber, in einer von ihm geschriebenen Sammelhandschrift aus dem Jahr 1480 angefertigt.[765] Schnell nennt aus dem 15. Jahrhundert noch fünf späte Prosaübersetzungen[766] bzw. acht Prosaübersetzungen[767] und aus dem 16. Jahrhundert eine humanistisch geprägte Übersetzung. Laut Schnell gibt es über 120 Textzeugen mit Übersetzungen oder Exzerpten des lateinischen ‚Macer' in deutscher Sprache.[768]

10.1.2.4. Altdänische Bearbeitung

Die altdänische Bearbeitung des ‚Macer' stammt aus dem 13. Jahrhundert: Das ‚Danske Urtebog', das den ersten Teil des ‚Laegbog'[769] des dänischen Arztes Henrik Harpestraeng, der 1244 als Canonicus in Roskilde starb,[770] besteht aus einer freien Prosa-Übersetzung des ‚Macer'.[771] Die Zuweisung des ‚Danske Urtebog' an Henrik Harpestraeng gilt jedoch als unsicher.[772] In das ‚Danske Urtebog' wurden neben dem ‚Macer' die Salerner Drogenkunde[773] und das lateinische Herbar, das im Madrider Kodex Ms. 8769 (Madrid, Biblioteca nacional, 14. Jh.) überliefert ist, eingearbeitet.[774]

10.1.2.5. Mittelniederländische Fassung

Dass eine mittelniederländische Fassung des ‚Macer Floridus' existiert haben müsste, vermutete schon Willem Frans Daems, als er die mittelniederländischen Macerglossen in Ms. 6838 A der Pariser Nationalbibliothek herausgab.[775] Die Existenz einer mittelniederländischen Übersetzung, die wohl eine Fassung des ‚Älteren deutschen Macer' war, konnte Crossgrove

765 Nach B. D. Haage, W. Wegner, Deutsche Fachliteratur der Artes in Mittelalter und Früher Neuzeit, Unter Mitarb. von G. Keil und H. Haage-Naber (Grundlagen der Germanistik 43), Berlin 2007, 156, 214.

766 Schnell, Von den wurzen, 95.

767 Schnell, Wolfram-Studien 14, 186–187.

768 Siehe B. Schnell, Wolfram-Studien 14, 188–189 mit Anm. 23.

769 Henrik Harpestreng, Danske Laegbog fra det trettende aarhundrede af Chr. Molbech, Kopenhagen 1826.

770 Siehe zu Henrik Harpestraeng: P. Hauberg (Hrsg.), Henrik Harpestraeng. Liber herbarum, Kobenhavn 1939, 9–10; G. Keil, Harpestraeng, Henrik, VL^2 Bd. 3, Berlin – New York 1981, 476–479.

771 So Dilg, Das medizinisch-botanische Lehrgedicht des Mittelalters, 78.

772 So G. Keil, Harpestraeng, Henrik, VL^2 Bd. 3, Berlin – New York 1981, 476.

773 G. Keil, Harpestraeng, Henrik, VL^2 Bd. 3, Berlin – New York 1981, 476.

774 So U. Mauch, Ein mittelalterliches Kräuterbuch aus dem 14. Jahrhundert, eine neue Version des lateinischen Macer?, Gesnerus. Schweizerische Zeitschrift für Geschichte der Medizin und der Naturwissenschaften vol. 63 (2006), Nr. 3/4, 201–202 mit Anm. 61.

775 W. F. Daems, Die mnl. Macerglossen in Ms. 6838 A der Nationalen Bibliothek zu Paris, Janus 53 (1966), 17–29, hier 22.

nachweisen.[776] Es handelt sich dabei um ein Kräuterbuch aus einer mittelniederländischen Handschrift, die in Warschau im letzten Weltkrieg verbrannte. Das Kräuterbuch ging auf den ‚Macer Floridus' zurück und der überlieferte Anfang des Warschauer Textes entspricht dem Anfang der Prosavorrede des ‚Älteren deutschen Macer'.

10.1.2.6. Französische Übersetzungen und Bearbeitungen

Französische Übersetzungen sind aus den folgenden Handschriften, die überwiegend dem 15. Jahrhundert entstammen, bekannt: Paris, Bibliothèque Nationale, Fond français MS 2032[777], MS 2045[778] und MS 2047[779], Paris, Bibliothèque Sainte Geneviève MS 2261[780] und MS 3124[781]. Pansier[782] verzeichnet in Valencienne MS 330 und in Lille MS 863.[783] Zwei weitere Neufunde nennen Schnell und Crossgrove[784]: Berlin, SBBPK, Ms. Ham. 407 (um 1400), 11r–45v[785]; Kassel, Gesamthochschulbibliothek, 4^{0} Ms. Med. 1, 14r–15r (Kap. 16)[786].

Von Lucas Tremblay[787] liegt eine französische Bearbeitung der ersten sieben Kapitel des ‚Macer Floridus' vor, die den Kommentar des Guillermus Gueroaldus aus Caen in Übersetzung enthält und 1588 gedruckt wur-

776 W. Crossgrove, ‚Macer'-Miszellen, in: G. Keil (Hrsg.), gelêrter der arzenîe, ouch apotêker. Beiträge zur Wissenschaftsgeschichte. Festschrift zum 70. Geburtstag von Willem F. Daems, Pattensen/Hannover 1982, 403–405: I. Der deutsche ‚Macer' im Mittelniederländischen.

777 Manitius, Geschichte der lateinischen Literatur des Mittelalters II, 547 und Pansier, Archiv für Geschichte der Medizin 2, 396.

778 Manitius, a. a. O., 547 nennt außerdem MS 2046.

779 E. Wickersheimer, Dictionnaire biographique des médecins en France au moyen âge, Bd. 1, Genève 1936 (Réimpr. 1979), 584 Anm. 4.

780 Pansier, Archiv für Geschichte der Medizin 2, 396.

781 Pansier, a. a. O., 396.

782 Pansier, a. a. O., 396.

783 Diese sieben Handschriften mit französischen Übersetzungen sind auch bei Wickersheimer belegt: E. Wickersheimer, Dictionnaire biographique des médecins en France au moyen âge, Bd. 1, Genève 1936 (Réimpr. 1979), 584 Anm. 4.

784 Schnell – Crossgrove, Vulgatfassung, 39.

785 Siehe Helmut Boese, Die lateinischen Handschriften der Sammlung Hamilton zu Berlin, Wiesbaden 1966, 193f.

786 Siehe H. Broszinski, Manuscripta medica (Die Handschriften der Murhardschen Bibliothek der Stadt Kassel und Landesbibliothek, Bd. 3,1), Wiesbaden 1976, 19.

787 L. Tremblay, Les fleurs du livre des vertus des herbes, composé iadis en vers latins par Macer Floride. Et illustré des commentaires de M. Guillaume Gueroult, Medecin à Caen en Normandie. Le tout mis en Français par M. Lucas Tremblay, Rouen 1588; siehe L. Choulant, Handbuch der Bücherkunde für die ältere Medicin, Leipzig 1841 (unveränderter Abdruck der 2. Auflage: Graz 1956), 243.

de. In Südfrankreich entstanden bereits im 14. Jahrhundert vier okzitanische Versionen des ‚Macer Floridus'.[788]

10.1.2.7. Bearbeitungen auf der Iberischen Halbinsel

Auf der Iberischen Halbinsel ist eine frühe landessprachliche Tradition des ‚Macer Floridus' in Handschriften aus dem 14. Jahrhundert in Kastilisch, Aragonesisch und besonders Katalanisch bezeugt.[789] Zwei katalanische und zwei kastilische Handschriften aus dem 15. Jahrhundert enthalten ‚Macer Floridus'-Bearbeitungen.[790] Einen kastilischen ‚Macer herbolario' edierten Conerly, Ardemagni und Richards.[791]

10.1.2.8. Italienische Bearbeitung

Im Italienischen ist der ‚Macer' nach 1400 belegt.[792] Die von Franco Bazzi[793] beschriebene italienische Übersetzung des ‚Macer' stammt aus dem 15. Jahrhundert und befindet sich in einem Herbarium namens ‚Dynamidia' des Kodex A 13 der Stadtbibliothek von Bergamo. Der Kodex enthält im ersten Teil die Beschreibung der Heilwirkungen von 74 Drogen in italienischer Sprache, häufig in venetianischem Dialekt, mit beigefügten Pflanzendarstellungen und im zweiten Teil Darstellungen von 150 Pflanzen nebst ihrer Bezeichnungen.[794] Die 74 Kapitel des Herbariums, die eine Übersetzung des ‚Macer Floridus' darstellen, beginnen oft mit „Macer

788 Siehe M. S. Corradini Bozzi, Ricettari medio-farmaceutici medievali nella Francia meridionale, vol. I, Florence 1997.

789 Siehe G. Bos and G. Mensching, Macer Floridus: A Middle Hebrew Fragment with Romance Elements, The Jewisch Quarterly Review XCI, Nos. 1–2 (July–October, 2000), 18; G. Mensching, El ‚Macer Floridus' en la Península ibérica: Efectos y efectos secundarios de un herbario medieval, in: M. T. Navarro (Hrsg.), Textos medievales y renacentistas de la Romania. en Homenaja a la Profesora María Teresa Herrera, New York: Hispanic Seminary of Medieval Studies, 2002.

790 T. M. Capuano, Medieval Iberian Vernacular Versions of the Herbal Called Macer Floridus, Manuscripta 35 (1991), 182–202.

791 P. Conerly/E. J. Ardemagni/R. M. Richards (Hrsg.), The Text and Concordances of Seville Colombina Manuscript 7–6–27: Macer herbolario (Medieval Spanish Medical Text Series 7), Madison WI 1986; vgl. Schnell – Crossgrove, Vulgatfassung, 39–40.

792 Keil, LexMA Bd. 6, 1360.

793 F. Bazzi, Un inedito erbario del secolo XV: Presentazione e commento (Prima traduzione in volgare nota del Macer Floridus) (Atti della 3. Biennale della Marca per la storia dell'arte medica: Fermo, 24–25–26 apr. 1959), Fermo 1959.

794 F. Bazzi, Ein unveröffentlichtes Herbar aus dem 15. Jahrhundert. Präsentation und Kommentar. Die erste Übersetzung des Macer Floridus in eine Landessprache, in: G. Baader und G. Keil (Hrsg.), Medizin im mittelalterlichen Abendland, Darmstadt 1982, 212.

sagte“. Dem ‚Macer‘-Text zusätzlich neu hinzugefügt fand Bazzi eine andere Beschreibung der Lilie. Im zweiten Teil des Kodex, von welchem Bazzi ein Verzeichnis der dargestellten Pflanzen veröffentlicht[795], begegnen drei Pflanzen, die beim ‚Macer‘ als ‚Spuria‘ geführt werden: Bl. 65^r *Agrimonium*, Bl. 72^r *Brioniam*, Bl. 74^r *Tamarisco*.

10.1.3. Glossen

Seit dem 12. Jahrhundert gibt es lateinische ‚Macer‘-Texte, die mit deutschen Glossen versehen sind. Glossiert wurden hauptsächlich die Pflanzennamen, die gleichzeitig Kapitelnamen waren, sodass daraus Pflanzenlisten gebildet werden konnten.[796]

Der lateinische ‚Macer‘ wurde auch Ausgangspunkt für die Aufzählung von Benennungen in den Volkssprachen[797]. Manitius[798] führte als Beispiel dafür *Amplon. F 303* f. 83, 92^b, 95^b an: *Nomina quedam herbarum teutonice et latine secundum Macrum, Arthemisia biwos – virga pastoris wilde karde.*

Mittelniederländische Macerglossen, die in ein Verzeichnis lateinischer Pflanzennamen interliniert sind, das zu einem der Choulant-Ausgabe ähnlichen lateinischen ‚Macer‘ gehören dürfte, hat Daems nach Ms. 6839A der Pariser Nationalbibliothek veröffentlicht.[799] Er wies auf mittelenglische Macerglossen hin.[800]

Die Bedeutung des ‚Macer Floridus‘ über seine Zeit hinaus ist auch darin zu erkennen, dass Theophrast von Hohenheim, gen. Paracelsus, Scholien zu den ersten 37 ‚Macer‘-Kapiteln verfasste.[801]

---

795 Bazzi, in: G. Baader und G. Keil (Hrsg.), Medizin im mittelalterlichen Abendland, Darmstadt 1982, 219–221.

796 Vgl. W. Crossgrove, Macer, VL^2 5, Berlin – New York 1985, 1109–1110.

797 Hinweis bei Daems, Die mnl. Macerglossen, 23.

798 Manitius, Geschichte der lateinischen Literatur des Mittelalters II, 546.

799 Daems, Die mnl. Macerglossen, 24–27.

800 Daems, a. a. O., 24 Anm. 31a; F. Holthausen, Mittelenglische und altfranzösische Pflanzenglossen, Archiv für das Studium der neueren Sprachen und Literaturen (Braunschweig) LII (1898), Bd. 100, 158–159.

801 K. Sudhoff (Hrsg.), Theophrast von Hohenheim, gen. Paracelsus, Sämtliche Werke 1. Abteilung: Medizinische, naturwissenschaftliche und philosophische Schriften, hrsg. von Karl Sudhoff, Bd. 3, München und Berlin 1930, XLIX–L. 383–424 (Macer-Scholien).

10.2. Rezeption der ‚Spuria Macri' und Similien in der nachfolgenden Literatur

10.2.1. Rezeption und Similien in der lateinischen Regimen- und Pharmakopöenliteratur des Mittelalters

10.2.1.1. ‚Circa Instans'

Im ‚Circa Instans'[802] (um 1150), das die einfachen Arzneimittel alphabetisch angeordnet enthält, behandeln elf Kapitel Heilpflanzen bzw. -mittel, die auch unter den ‚Spuria Macri' vorkommen. Aus dem ersten ‚Spuria'-Kapitel *Aaron* stimmen die Verse 7–13 inhaltlich mit dem ‚Circa Instans'-Kapitel 34 *De aaron* überein. Das ‚Circa Instans'-Kapitel 7 *De alumine* zeigt teilweise eine inhaltliche Übereinstimmung besonders in der Gradeinteilung mit dem ‚Spuria'- Kapitel 20 *Alumen*. Inhaltliche Anklänge finden sich ebenfalls in den Kapiteln 9 *De rubo* mit der von Constantinus übernommenen *virtus styptica*, 12 *De sulphure*, 1 *De thamarisco* und 6 *De tela aranee*. Die Kapitel *De aceto, De ebulo, De eupatorio, De iunipero, De sambuco* sind anderen Inhaltes als die entsprechenden ‚Spuria'-Kapitel. Die teilweise Übereinstimmung ist wahrscheinlich auf gemeinsame Quellen zurückzuführen.

10.2.1.2. Die ‚Spuria Macri' im Vergleich mit Hildegard von Bingens ‚Physica'

Hildegard von Bingen behandelt in ihrem natur- und heilkundlichen Werk ‚Physica' vierzehn der auch unter den ‚Spuria Macri' vorkommenden Pflanzen bzw. tierischen und mineralischen Heilmittel: HILDEG. phys. 1, 49 *De Herba Aaron*; HILDEG. phys. 1, 114 *De Agrimonia*; HILDEG. phys. 1, 120 *De hatich* (*ebulus* ed.), HILDEG. phys. 1, 229 *de ebulo* und HILDEG. phys. 3, 44 *de Holderbaum*; HILDEG. phys. 1, 43 *De Stichwurtz* (= HILDEG. phys. 1, 204 *De Brionia*); HILDEG. phys. 1, 215 *De Nimphia*; HILDEG. phys. 1, 7 *De faba*; HILDEG. phys. 3, 11 *De Haselbaum*; HILDEG. phys. 1, 169 *Brema in qua bramber crescunt*; HILDEG. phys. 3, 43 *De Wacholderbaum*; HILDEG. phys. 3, 36 *De Wida*, 3, 37 *De Salwida* (Salweide) und 3, 39 *De Felbaum* (Silberweide), HILDEG. phys. 1, 180 *De lacte. Lac vaccarum et caprarum et ovium*; HILDEG. phys. 7, 10 *De cervo*; HILDEG. phys. 1, 183 *De aceto*; HILDEG. phys. 1, 188 *De sulphure*. Man findet jedoch kaum Berührungspunkte oder Übereinstimmung zwischen Hildegards Pflanzenkapiteln und den ‚Spuria Macri'-Kapiteln. Im Vergleich zwischen dem ‚Spuria'-Kap. 8 *Batus sive Rubus* und HILDEG. phys. 1, 169 *Brema in qua bramber crescunt* lässt sich feststellen, dass Hildegard die Brombeere auch

802 CIRCA INSTANS, Lugduni 1512 im Druck erschienen.

für Anschwellungen im Mund und Zahnprobleme nutzt. Die anderen Anwendungen stimmen nicht überein. HILDEG. phys. 3, 43 *De Wacholderbaum* zeigt fast keine Übereinstimmung mit dem Kap. 10 *Iuniperus*, außer dass der Wacholder auch für die Brust empfohlen wird. Hildegard rezipierte die ‚Spuria Macri' nicht.

10.2.1.3. Vinzenz von Beauvais

Vinzenz von Beauvais (vor 1200–um 1264), dessen ‚Speculum naturale'[803] nach Stadler „auf dem Boden des Dyascorides" steht,[804] verfasste im 9. Buch des ‚Speculum naturale'[805] ein Kapitel *De ebula*[806], in welchem er sich auf Platearius und auf Plinius beruft, sowie ein Kapitel *De Nymphea*[807], in welchem er Isidor und ‚Dioscorides' zitiert. Der Prosatext des Kapitels 109 *De Nymphea*, in dem Vinzenz als Quelle ‚Dioscorides' angibt, zeigt im Inhalt und in der Reihenfolge der Sätze große Übereinstimmung mit dem ‚Spuria'-Kapitel 5 *Alga Palustris sive Nymphaea,* da der ‚Spuria'-Dichter den lateinischen ‚Dyascorides' in Verse gebracht hat. Das ‚Dioscorides'-Zitat bei Vinzenz stimmt weitestgehend mit ‚Dyascorides' überein, mitunter verändert Vinzenz den Satzbau und stellt das Verb im Satz um. Im 11. Buch, *De Seminibus*, befindet sich ein Kapitel *De Faba*[808] ohne Bezug zum ‚Spuria'-Kapitel *Faba.* Die inhaltlichen Bezüge zwischen Vinzenz von Beauvais und den ‚Spuria Macri' gehen, wie es aussieht, auf die gemeinsame Quelle ‚Dyascorides' zurück.

10.2.1.4. ‚Thesaurus pauperum' des Petrus Hispanus

Im ‚Thesaurus pauperum' des Petrus Hispanus (um 1205–1277)[809] befindet sich ein Rezept gegen Ohrenschmerzen aus den Quellen „Experimentator" und „Constantinus",[810] das auch im ‚Spuria Macri'-Kapitel 12 *Fel* v. 315–319 vorkommt, welches jedoch nicht die Quelle war.

---

803 Vincentius Bellovacensis, Speculum naturale = Specvlvm Qvadruplex, Tomus Primus, Duaci 1624.

804 Stadler, Der lateinische Dioscorides der Münchener Hof- und Staatsbibliothek und die Bedeutung dieser Übersetzung für einen Teil der mittelalterlichen Medicin, Allgemeine medicinische Central-Zeitung 1900, no. 15, 179.

805 Vincentius Bellovacensis, Speculum naturale = Specvlvm Qvadruplex, Tomus Primus, Duaci 1624.

806 Sp. 602f., Cap. LXVIII.

807 Sp. 633, Cap. CIX.

808 Sp. 830, Cap. LXLI.

809 Siehe J. Telle, Petrus Hispanus, VL^2 Bd. 7, Berlin – New York 1989, 504–511, darin zum ‚Thesaurus pauperum' 506–509.

810 Thesaurus pauperum atribuido a Pedro Hispano. Texto latino, com tradução e notas por L. de Pina e M. H. da Rocha Pereira, Porto 1954–1955, 119.

10.2.1.5. ‚Regimen sanitatis Salernitanum' / ‚Flos medicinae scholae Salerni'

Der Kompilator des ‚Regimen sanitatis Salernitanum'[811] in seiner ursprünglichen Fassung von 364 Versen[812] kannte die ‚Spuria Macri' nicht, es gibt nur wenige Verse, die vielleicht auf gleiche Quellen zurückgehende Ähnlichkeiten aufweisen. Zu dem ‚Spuria'-Kapitel 11 *Salix* gibt es im ‚Regimen' Caput 72 *De salice* zwei vergleichbare Stellen. Aus dem ‚Spuria'-Kapitel 14 *Caseus* weisen vier Verse über den Nährwert von Käse und Milch Ähnlichkeit mit den entsprechenden Caput 37 *De caseo* und Caput 34 *De lacte* des ‚Regimen' auf. Das ‚Spuria'-Kapitel 18 *Acetum* und Caput 46 *De cerevisia et aceto* des ‚Regimen' enthalten gleiche Eigenschaften des Essigs.

Eine echte Rezeption von ‚Spuria Macri'-Kapiteln liegt in der zum Kompendium angewachsenen ‚Flos medicinae scholae Salerni' genannten Fassung des ‚Regimen sanitatis Salernitanum' vor. In de Renzis Edition (1852) des ‚Flos medicinae scholae Salerni'[813] befinden sich neun aus den ‚Spuria Macri' rezipierte Verse. Drei Verse wurden vollständig übernommen: Der Vers 54 aus dem 3. Kapitel *Sambucus* ist identisch mit ‚Flos medicinae scholae Salerni' §75 *Sambucus* v. 727, der Vers 726 hat Ähnlichkeit mit dem ‚Spuria'-Vers 40. Die Verse 277 und 279 aus dem ‚Spuria'-Kapitel *Salix* stimmen vollständig mit den entsprechenden Versen aus dem ‚Flos medicinae' überein. Die anderen rezipierten Verse erfuhren im ‚Flos medicinae' geringe Abweichungen: aus v. 278 wurde im ‚Flos medicinae' v. 1098 *cunctos* zu *omnes*. Aus dem v. 141 des ‚Spuria'-Kapitels *Faba* erfolgte im ‚Flos medicinae' §34 *Faba* v. 602 in der Mitte des Verses eine Wortumstellung, d. h. *cocta* steht vor *cum lympha*. Aus den Versen 192–193 des ‚Spuria'-Kapitels *Batus sive Rubus* wurde *abstinet* durch *continent* und *nimium* durch *etiam* ersetzt, was aber für den Inhalt unerheblich ist. Die zweite Vershälfte der Verse 702 und 703 des §71 *Rubus* stimmen im Wortlaut fast vollständig mit den ‚Spuria'-Versen 192–193 überein. Vom v. 232 des ‚Spuria'-Kapitels *Iuniperus* wurde im ‚Flos medicinae' §43 *Iuniperum* (v. 626–629) *licet* durch *atque* ersetzt. Aus dem v. 268 des ‚Spuria'-Kapitels *Salix* erfolgte im ‚Flos medicinae' v. 716 eine

811 Dazu ausführlich die Literaturangaben im Kap. 6.2.4. Das medizinisch-botanische bzw. pharmakologische Lehrgedicht.

812 Siehe die Edition des ‚Regimen sanitatis Salernitanum' in: P. Tesdorpf und T. Tesdorpf-Sickenberger, Das medizinische Lehrgedicht der Hohen Schule zu Salerno. [lat./deutsch]. Unter Beifügung des lateinischen Textes nach J. C. G. Ackermann, Berlin, Stuttgart, Leipzig 1915, 65–91.

813 Ed. S. de Renzi, Collectio Salernitana 1, Neapel 1852, 445ff.; siehe auch G. Keil, ‚Regimen sanitatis Salernitanum' (Salernitanisches Gesundheitsgedicht; ‚Flos medicinae [Salernitanae]'), VL^2 Bd. 7, Berlin – New York 1989, 1105–1111.

leichte Umstellung der Wörter, *habent* wurde durch *valent*, *vulnus* durch *vulnera* ersetzt. Mit dem ‚Spuria'-Kapitel 14 *Caseus* kann man aus dem ‚Flos medicinae' den §12 *Caseus* (v. 386–405) vergleichen, der aber keine Rezepte enthält, sondern nur Anweisungen zur Lebensführung. Im §9 *Acetum* (v. 262–264) des ‚Flos medicinae' besteht außer in der humoralpathologischen Einordnung keine Übereinstimmung mit dem ‚Spuria'-Kapitel 18 *Acetum*.

De Renzis Edition des ‚Flos medicinae scholae Salerni' von 1859[814] bietet eine erweiterte Fassung, vermehrt durch die Forschungsarbeit Baudry Balzacs. Unter diesen Erweiterungen befinden sich weitere rezipierte Verse aus den ‚Spuria Macri'. Aus dem 14. Kapitel *Caseus* stimmen das Ende des v. 382 mit dem Ende des v. 739 des ‚Flos medicinae', der Anfang des v. 379 mit dem Anfang des v. 741 des ‚Flos medicinae' überein. Der v. 740 des ‚Flos medicinae' ist inhaltlich und durch Vokabelwahl dem ‚Spuria'-Vers 384 vergleichbar. Im ‚Flos medicinae' gibt es einen §5 *Agrimonia* mit zwei Versen (v. 870–871), die keinem ‚Spuria'-Vers des gleichnamigen Kapitels entsprechen. Der §13 *Acetum* (v. 469–471) greift im v. 469 zwei Vokabeln des ‚Spuria'-Verses 440 auf.

Der Nachweis, dass in die erweiterte Kompendienfassung ‚Flos medicinae scholae Salerni' einzelne Verse aus den ‚Spuria Macri' übernommen wurden, wird durch einen Vergleich der entsprechenden Textstellen aus dem ‚Dyascorides' als Quelle der ‚Spuria Macri', den ‚Spuria Macri' und dem ‚Flos medicinae scholae Salerni' erbracht. Dazu wurden sechs Textstellen ausgewählt, für die sich ein einheitliches Bild ergibt: Alle ‚Spuria'-Kapitel, aus denen einige Verse mit Versen aus dem ‚Flos medicinae scholae Salerni' übereinstimmen oder fast übereinstimmen, haben als hauptsächliche Quelle den ‚Dyascorides'. Die Versivizierung erfolgte nach dem fortlaufenden Text der ‚Dyascorides'-Kapitel. Aus den ‚Spuria'-Kapiteln wurden einzelne Verse im ‚Flos medicinae' in einen neuen Kontext gestellt. In das Regimen ‚Flos medicinae scholae Salerni' sind neben den ‚Spuria Macri'-Versen auch etwa 105 Verse aus dem ‚Macer Floridus' übernommen worden. Es ist ausgeschlossen, dass ‚Macer' bzw. die ‚Spuria' nach dem ‚Regimen sanitatis Salernitanum' bzw. ‚Flos medicinae scholae Salerni' entstanden sind.

1. Das ‚Spuria'-Kapitel 10 *Iuniperus* hat von v. 227 bis v. 241 das ‚Dyascorides-Kapitel' p. 100^a als Quelle, welches der Reihenfolge nach recht wortgetreu unter Beibehaltung der Vokabeln bzw. entsprechender Synonyme in Verse gebracht wurde. Im ‚Dyascorides'-Kapitel p. 100^a steht: *tussim sedat veterem*. Der ‚Spuria'-Vers 232 *Et tussim nimiam sedat,*

814 S. de Renzi (Hrsg.), Flos medicinae scholae Salerni, Collectio Salernitana Tomo 5, Naples 1859, 1–104.

licet inveteratam ist fast identisch mit ‚Flos medicinae scholae Salerni' p. 465 v. 627 *et tussim nimiam sedant atque inveteratam.*

2. Das ‚Spuria'-Kapitel 3 *Sambucus et ebulus* v. 54 *Frondes appositae possunt auferre tumorem* hat ‚Dyascorides' p. 30[b] *folia eius viridia tumores spergunt* als Quelle, was man an den übernommenen bzw. durch Synonyme ersetzten Vokabeln sehen kann. Der ‚Spuria'-Vers 54 entspricht ‚Flos medicinae scholae Salerni' p. 469 v. 727.

Für die folgenden Verse ergibt die Gegenüberstellung:

‚Dyascorides' p. 30[b] *polente mixta combustionibus imposita praestolantur, morsibus caninis medetur, vulneribus paracollesin faciunt, saniosa vulnera as sanitatem perducunt.*

‚Spuria' v. 55–57 *Usta iuvant mixta tritae impositaeque polenta,* | *Vulneribus carnem replendo sanant saniosis.* | *Et pro posse illis cogunt paracollesin esse.*

‚Flos medicinae scholae Salerni' p. 469 (*Sarcocolla*) v. 729 *vulnera carne replet.*

3. Nach ‚Dyascorides' p. 88[a] *et arteticis in aqua cocta ... mitigat dolores* wurde das ‚Spuria'-Kapitel 6 *Faba* v. 141 *Mitigat arthritim cum lympha cocta dolorem* versiviziert. Der Vers entspricht ‚Flos medicinae scholae Salerni' p. 464 v. 602 *mitigat arthritim cocta cum lympha dolorem.*

4. Nach ‚Dyascorides' p. 41[a] *ventrem abstinet, fluxum matricis mulierum abstringit* wurde das ‚Spuria'-Kapitel 8 *Batus sive Rubus* v. 192 ex.–193 versifiziert: *ventremque fluentem* | *Abstinet et fluxum nimium stringit muliebrem.* Im ‚Flos medicinae scholae Salerni' p. 468 v. 702–703 wurde daraus: *ventremque fluentem* | *continent, et fluxum etiam etiam stringunt muliebrem.*

5. Das 11. ‚Spuria'-Kapitel *Salix* wurde bis v. 279 nach ‚Dyascorides' versifiziert. Aus ‚Dyascorides' p. 179[b] *folia glutinant vulnera cruenta* wurde im ‚Spuria'-Kapitel 11 *Salix* v. 268 *Vulnus habent eius frondes solidare cruentem.* Daraus entstand im ‚Flos medicinae scholae Salerni' p. 468 v. 716 *vulnera frondes eius valent solidare cruenta.*

6. Nach ‚Dyascorides' p. 179[b] *flos salicis cum aqua bibitus frigescere facit omnem calorem libidinis ita ut semen siccetur et procreatio desinat* wurden die ‚Spuria'-Verse 277–279 versifiziert: *Huius flos sumptus in aqua frigescere cogit* | *Instinctus veneris cunctos acres stimulantes* | *Et sic desiccat, ut nulla creatio fiat.* Daher stammen die drei Verse im ‚Flos medicinae scholae Salerni' p. 468 v. 712–714 *Hujus flos sumptus in aqua frigescere cogit* | *instinctus veneris omnes, acres, stimulantes;* | *et sic desiccat ut nulla creatio fiat.*

10.2.1.6. ‚Alphita II'

In ‚Alphita II', einer halbalphabetisch angeordneten, nach ihrem ersten Lemma benannten Synonymenliste medizinischer Fachausdrücke aus dem 13. Jahrhundert,[815] befinden sich zu zwölf der ‚Spuria'-Kapitel Lemmata vor allem der Pflanzennamen mit Synonymen und einigen kurzen Erklärungen in der Synonymenliste. Die ‚Spuria'-Kapitel 2, 3, 4, 5, 7, 9, 11, 13, 18, 19, und 20 dienten jedoch nicht als Quelle für ‚Alphita II'.[816]

10.2.1.7. Matthaeus Silvaticus

Im ‚Liber pandectarum medicinae' des Matthaeus Silvaticus (um 1280–1342)[817] finden sich einige der ‚Spuria'-Kapitel in erweiterter Form wieder. Aus dem ‚Spuria'-Kapitel 5 *Alga palustris sive Nymphaea* übernahm Matthaeus Silvaticus wahrscheinlich die Synonyme *caccabus Veneris* und *papaver palustre*. Entweder benutzten beide Autoren dieselbe Quelle, den ‚Dyascorides', oder Matthaeus Silvaticus benutzte eine durch Spuria erweiterte ‚Macer Floridus'-Fassung. Im ‚Liber pandectarum medicinae', in dem die Heilmittel alphabetisch geordnet sind, kommen folgende Kapitel, die es dem Namen nach auch als ‚Spuria'-Kapitel gibt, vor: Cap. 1 *Aaron* (f. 2^r), Cap. 26 unter *Alga marina*: *Alga palustris* (f. 11^r), Cap. 35 *Alumen* (f. 17^v–18^r), Cap. 55 *Argemonia* (f. 25^v–26^r), Cap. 250 *Faba* (f. 96^v), Cap. 269 *Fimus* (f. 101^v–102^v), Cap. 377 *Kameactis* (Randbemerkung gedruckt: *Ebulus, Sambucus*) (f. 135^r), Cap. 570 *Nux Avellana* (f. 165^v). Desweiteren sind alphabetisch eingeordnet und mit kurzer Anmerkung versehen genannt: *Batus, Brionia, Caseus, Coclea, Ebulus, Iuniperus, Salix.*

10.2.2. Rezeption in volkssprachlichen ‚Macer'-Versionen

Die altdänische Prosa-Übersetzung aus der ersten Hälfte des 13. Jahrhunderts des Henrik Harpestraeng,[818] dessen Verfasserschaft des ‚Danske Urtebog' in dem ihm zugeschriebenen ‚Danske Lægebog' jedoch als nicht gesichert gilt,[819] enthält ein Holunder-Kapitel *af hyllae.* xlvii. *Sambuca.*

---

815 Siehe die Ausgabe von Mowat und I. Mandrin, Griechische und griechisch vermittelte Elemente in der Synonymenliste ‚Alphita'. Ein Beitrag zur Geschichte der medizinischen Fachterminologie im lateinischen Mittelalter, Bern 2008.

816 Siehe die Stellenangaben aus ‚Alphita II' im Apparat.

817 Siehe G. Keil, Matthaeus, Silvaticus, LexMA Bd. 6, 400. Edition: Opus pandectarum medicinae, o. O. um 1520.

818 H. Harpestreng, Danske Lægebog fra det trettende Aarhundrede. Første Gang udgivet efter et Pergamentshaandskrift i det store Kongelige Bibliothek, med Indledning, Anmærkninger og Glossarium af C. Molbech, Kiöbenhavn 1826.

819 So G. Keil, Harpestraeng, Henrik, VL^2 Bd. 3, Berlin – New York 1981, 476.

hyllae,[820] ein Weiden-Kapitel *af pilae.* xlviii. *Salix,*[821] ein Kapitel zu Gediegenem Schwefel *af braenae steen.* xlvi. *sulphur*[822] und ein Alaun-Kapitel *af alumen.* xv.[823]Bei diesen vier Kapiteln handelt es sich allenfalls um die Übereinstimmung der behandelten Simplicia und eine freie Bearbeitung, nicht um eine Übersetzung der ‚Spuria'-Kapitel.

In der durch Bazzi bekannt gemachten italienischen ‚Macer'-Übersetzung aus dem 15. Jahrhundert kommen in einem Verzeichnis drei dem Namen nach auch unter den ‚Spuria' behandelte Pflanzenkapitel vor: Bl. 65^{r} *Agrimonium*, Bl. 72^{r} *Brioniam*, Bl. 74^{r} *Tamarisco.*[824]

10.2.3. Rezeption und Similien in den lateinischen und deutschen Kräuterbüchern der Frühen Neuzeit

10.2.3.1. ‚Gart der Gesundheit' / ‚Hortus sanitatis germanice'

Der ‚Gart der Gesundheit'[825], auf seinem Titelblatt auch ‚Hortus sanitatis germanice' genannt, nutzte die ‚Spuria Macri' eher nicht, sondern stützte sich vornehmlich auf die zu seiner Zeit neuen und in der Arzneizubereitung geschätzten arabischen Quellen. Zitiert werden u. a. „die meister", „Pandecta", „Platearius", „meister Diascorides", „meister Galienus", ‚Circa Instans', Avicenna, Plinius, Galen, „meister Rabbi Moyses", „Serapio in dem buch aggregatoris" und „meister Ysaac in dem buch genant de dietis particularibus". Die Gliederung der Kapitel erfolgt im allgemeinen einem Schema, nach dem zu Beginn Synonyme aufgezählt werden, gefolgt von humoralpathologischer Zuordnung der Pflanze nebst Gradeinteilung, der Beschreibung der Pflanze, sodann die Anwendungen als Arznei. Die einzelnen Kapitel sind durch Holzschnitte illustriert. Im ‚Hortus sanitatis germanice' sind die folgenden vierzehn durch die ‚Spuria Macri' bekannten Pflanzen und Heilmittel vertreten: Kap. 16 *Aaron,* Kap. 5 *Odermynge*, für den Holunder Kap. 161 *Ebulus attich* und Kap. 364 *Sambucus holler*, Kap. 68 *Brionia stickwortz oder raselwortz*, Kap. 279 *Nenufar* - seeblomen (... *grece nymphea*), Kap. 180 *Faba bonen*, Kap. 280 *Nux avellana haselnuß*, für *Myrica* Kap. 268 *Mirica* heyde und Kap. 407 *Tamariscus,* Kap. 218 *Iuniperus wegholler*, Kap. 357 *Salix eyn wyde,* Kap. 145 *Caseus kese*, Kap.

820 H. Harpestreng, Danske Lægebog, 128.

821 H. Harpestreng, Danske Lægebog, 128.

822 H. Harpestreng, Danske Lægebog, 127.

823 H. Harpestreng, Danske Lægebog, 53.

824 Siehe F. Bazzi, Ein unveröffentlichtes Herbar aus dem 15. Jahrhundert. Präsentation und Kommentar. Die erste Übersetzung des Macer Floridus in eine Landessprache, in: G. Baader und G. Keil (Hrsg.), Medizin im mittelalterlichen Abendland, Darmstadt 1982, 219–221 und dazu Kap. 10.1.2.8. Italienische Bearbeitung.

825 Siehe im Kap. 6.4. Pharmakographie.

49 *Acetum essig*, Kap. 379 *Sulphur swebel*, Kap. 45 *Alumen alun*. Die inhaltlichen Übereinstimmungen sind dem Similienapparat zu entnehmen. Die tierischen Heilmittel *Fel, Fimus, Araneae tela, Cochleae, Cornu cervi* sowie die Brombeere *Batus sive rubus* sind im ‚Hortus' nicht vertreten.

10.2.3.2. ‚Ortus Sanitatis'

Im ‚Ortus Sanitatis'[826] erfolgt in der Gliederung der einzelnen Pflanzenkapitel zunächst die Beschreibung der Pflanze. Unter der Überschrift *operationes* folgen die pharmazeutischen Anwendungen nach den verschiedenen Quellen angeordnet. Genannt werden von diesen u. a. ‚Dyascorides' („Dyas.", „Dia.", „Diasco."), ‚Pandecta' (des Matthaeus Silvaticus), Galienus, Serapion, Plinius, „Rabi Moyses", Avicenna („Avicen."), Hippokrates („Ypo."), „Aver.[roes]", „Ambrosius", eine „Glosa super Esaiam", Aristoteles, Homer, „Bedigar.", „Aben Mesuat.", „Palladius lib. III, Constantinus", „Isaac.", Esculapius, Haly, Solinus, „Aresto.", „Paulus", „Philologus"[827] (im Kap. 34 *Cervus*), „Ra. in lib. de aluminibo et salibo. Alchimista". Aus „Isidorus" stammt die Etymologie zu *Iuniperus* und *Salix*. Als Abbildungen zu den einzelnen Kapiteln dienen Holzschnitte. Im ‚Ortus Sanitatis' sind die folgenden auch unter den ‚Spuria' vorkommenden Heilmittel enthalten: Kap. 1 *Aaron*, Kap. 9 *Agrimonia*, Kap. 175 *Ebulus,* Kap. 75 *Brionia*, Kap. 311 *Nymphea,* Kap. 180 *Faba,* Kap. 313 *Nux avellana,* zu *Myrica* die Kap. 466 *Tamariscus domesticus* und Kap. 467 *Tamariscus agrestis,* Kap. 229 *Iuniperus,* Kap. 405 *Salix,* im *Tractatus de herbis* das Kap. 158 *Caseus,* im *Tractatus De Animalibus* das Kap. 34 *Cervus*, Kap. 55 *Acetum*, im *Tractatus De Lapidibus* die Kap. 123 *Sulphur* und Kap. 17 *Alumen.* Vermutlich gehen die Übereinstimmungen im Inhalt und Vokabular des ‚Ortus Sanitatis' der ‚Spuria'-Kapitel auf die gemeinsame Vorlage ‚Dyascorides' zurück. Man darf auch die Möglichkeit nicht ausschließen, dass der ‚Ortus Sanitatis'-Autor aus den ‚Spuria Macri' schöpfte und seine Quelle nicht nannte, wie dies bereits Keil für die Quellen des ‚Gart' vermutete, wo der ‚Macer' genutzt aber nicht genannt wurde.[828] Im ‚Ortus Sanitatis' sind Kapitel zu *Batus sive rubus, Fel, Fimus, Araneae tela* und *Cochleae* nicht vertreten.

10.2.3.3. Leonhart Fuchs ‚Historia stirpium'

Die Pflanzen, die in den ersten elf ‚Spuria Macri'-Kapiteln behandelt werden, hat auch Leonhart Fuchs (1501–1566) in seine Kräuterbücher, das lateinische mit dem Titel ‚Historia stirpium' (1542) und das deutsche

---

826 Siehe im Kap. 6.4. Pharmakographie zum ‚Hortus Sanitatis'.

827 Hier ist der ‚Physiologus' gemeint, er enthält ein Kapitel zum Hirsch.

828 Siehe im Kap. 6.4. Pharmakographie über den Gart der Gesundheit.

‚Kreutterbuch' (1543) aufgenommen. In ‚Historia stirpium' sind es die folgenden: Kap. 22 *De Aro,* Kap. 90 *De Eupatorio,* Kap. 20 *De acte* mit Drucken von *Sambucus – Holder* und *Ebulus – Attich,* Kap. 32 *De ampelo leuce* mit einer Abbildung *vitis alba - Stickwurtz,* Kap. 202 *De Nymphaea,* Kap. 145 *De Cyamo,* Cap. 150 *De Caryo Pontico* mit den Abbildungen *Avellana nux sylvestris - Haselnuß* und *Avellana domestica – Rotnuß*, Kap. 55 *De Bato*, Kap. 193 *De Myrice*, Kap. 26 *De Arceutho* mit den Abbildungen *Iuniperus minor – Weckholder* und *Baccae Iuniperi maioris* und Kap. 125 *De Itea* mit mehreren Abbildungen: *primum Salicis genus – Rot Weiden, Alterum Salicis genus – Geel Weiden, Tertium Salicis genus – Klein Weiden.* Die einzelnen Pflanzenkapitel in der ‚Historia stirpium' unterteilt Fuchs normalerweise in *nomina, genera, forma, locus, tempus, temperamentum, vires ex Dioscoride, ex Galeno, ex Plinio, appendix.* Die meisten Kapitel sind mit sorgfältig ausgeführten Drucken der Pflanzen ausgestattet. Zu den Weiden gibt er eine an Isidor angelehnte Etymologie. Inhaltliche Übereinstimmungen zu den ‚Spuria'-Kapiteln gibt es unter der Rubrik *vires ex Dioscoride* und *ex Plinio.* Die vergleichbaren Textstellen der ‚Spuria Macri' und bei Leonhart Fuchs weisen meist recht satz- und wortgetreue Übereinstimmung auf.

10.2.3.4. Leonhart Fuchs ‚Keutterbuch'

In seinem deutschen ‚Kreutterbuch' beschreibt Fuchs in den einzelnen Kapiteln „Namen", „Gestalt", „Statt seiner wachsung", „Zeit", „Die natur und complexion", „Die krafft und würckung". Die Kapitel sind mit getreu gezeichneten Drucken der Pflanzen ausgestattet. Mit den Pflanzenkapiteln der ‚Spuria Macri' wurden folgende Kapitel des ‚Kreutterbuchs' verglichen: Kap. 22 *Von Aron*, Kap. 90 *Von Odermenig,* Kap. 20 *Von Holder*, Kap. 32 *Von Stickwurtz*, Kap. 203 *Von Seeblumen*, Kap. 146 *Von Bonen*, Im Kap. 151 *Von Haselnuß*, Kap. 55 *Von Brombeer,* Kap. 194 *Von Tamarisck*, Kap. 26 *Von Weckholder*, Kap. 126 *Von Weiden.* Unter „Die natur und conplexion" und „Die krafft und würckung" gibt es inhaltliche Übereinstimmungen mit den entsprechenden ‚Spuria'-Kapiteln.

10.2.3.5. Hieronymus Bock

Hieronymus Bock (1498–1554) zitiert in seinem ‚Kreutterbuch' p. 403 Cap. 67 den Vers 177 (*Nucibus ex minimis nulli datur esca salubris*) aus dem 7. ‚Spuria'-Kapitel (Haselnuss) und nennt ‚Macer' als seine Quelle: „darumb spricht Macer. *Ex minimis nucibus nulli datur esca salubris*". In das ‚Kreutterbuch' des Hieronymus Bock, das 1565 überarbeitet und verbessert erschien, sind die im Folgenden aufgezählten elf Pflanzenkapitel aufgenommen worden, die auch die in den ‚Spuria' vorkommenden Pflanzen behandeln: *Von Aron* Cap. 80, *Von Odermeng* Cap. 175, *Holunder*

Cap. 23, *Von Hundskürbs/Bryonia* Cap. 95, *Von den Seeblumen* Cap. 48, *Von Teütschen bonen* Cap. 14, *Haselnuß* Cap. 67, *Brombeer und Hymbeeren* Cap. 11, *Tamariscenholtz* Cap. 5, *Weckholterbaum* Cap. 58, *Weiden/ Felbinger* Cap. 60. Es besteht teilweise eine inhaltliche Übereinstimmung bezüglich der Anwendungen mit den ‚Spuria-Macri'-Kapiteln. Möglicherweise geht sie auf die gemeinsame Nutzung der Dioskurides-Tradition zurück, obwohl Bock den ‚Macer' kannte, benutzte und sogar aus einem ‚Spuria'-Kapitel zitierte. Hieronymus Bock vereint den Inhalt aller ihm bekannten Quellen der Kräuterbücher, zitiert z. B. Avicenna, griechische Autoren, setzt sich mit Otto Brunfels auseinander, nennt oft „Diosc.", auch den ‚Macer' und lässt eigene Erkenntnisse und Beobachtungen einfließen. Die Frage, ob Bock die Edition des Cornarius kannte oder beide dieselbe Handschrift benutzten, muss hier offen bleiben. Der Aufbau der einzelnen Kapitel bei Bock beginnt mit einer ausführlichen Beschreibung der Pflanzen mit Wachstumsort, sodann folgen die Gliederungspunkte „Von den Namen", „Von der Krafft und Würckung", „Innerlich", „Eüsserlich".

10.2.3.6. ‚Dioscorides Kreutterbuch'

In das ‚Dioscorides Kreutterbuch' von 1610, nach der deutschen Übersetzung des Johann Dantz von Ast, von Peter Uffenbach herausgegeben, sind auch Pflanzen, tierische und mineralische Heilmittel aufgenommen. Das Buch enthält sorgfältig gearbeitete Holzschnitte. Zum Vergleich mit den ‚Spuria' wurden die folgenden Kapitel herangezogen: aus dem 1. Buch Kap. 161 *HaselNüß/Nuces ponticae. Avellanae*, Kap. 111 *Tamariscken/ Myrice. Tamarix*, Kap. 98 *Wacholter/Arceuthis Iuniperus,* Kap. 130 *Weiden/Itea, Salix*, aus dem 2. Buch Kap. 80 *Pfaffenpindt/Aron, Lupha*, Kap. 20 *Bonen/Cyamos. Faba*, aus dem 3. Buch Kap. 140 *Seeblumen/ Nymphaea*, aus dem 4. Buch Kap. 38 *Odermeng/Agrimonien, Eupatorium*, Kap. 169 *Holder/Acte, Sambucus*, Kap. 177 *Weisse Stickwurtz/Bryonia, Vitis alba*, Kap. 35 *Brombeer/Batus, Rubus* und Kap. 36 *Hindtbeer/Batus Idaeus*, *Rubus Idaeus*, aus dem 5. Buch *Von allerley Metallischen Artzneyen* Kap. 21 *Essig/Oxos, Acetum,* Kap. 113 *Schwefel/Thion, Sulphur*, Kap. 112 *Alaun/Stypteria, Alumen*, aus dem 7. Buch *Von allerley Thiern* Kap. 32 *Von der Gall/De ommi [i. e. omni] felle*, Kap. 84 *Von der Thier Mist/ De animalium Fimo,* Kap. 66 *Käß/Caseus*, Kap. 58 *Spinn/Arachne, Araneus*, Kap. 9 *Schnecken/Cochleae Terrestres*, Kap. 4 *Hirtzhorn/Cornu Cervi*.

Inhalt und Umfang richten sich nach dem griechischen Dioskurides und dem langobardischen ‚Dioscorides'. Es besteht teilweise inhaltliche Übereinstimmung mit den ‚Spuria'-Kapiteln wie bereits mit dem griechischen Dioskurides.

10.2.3.7. Fazit

Eine eindeutige Rezeption von Versen aus den ‚Spuria Macri' lässt sich lediglich im ‚Flos medicinae scholae Salerni' sowie bei Hieronymus Bock feststellen.

Die meisten Fälle der Similien beruhen wahrscheinlich auf Quellen wie dem Dioskurides und dem alphabetischen ‚Dyascorides'. Besonders beachtenswert ist hierbei die über einen großen Zeitraum beobachtete relative Konstanz der einzelnen Rezepte, Sätze und Wörter, auch wenn sie in die Volkssprachen übersetzt oder durch Synonyme ausgedrückt sind.

11. Zusammenfassung

Die ‚Spuria Macri' als ein Anhang an das im Mittelalter weit verbreitete Lehrgedicht ‚Macer Floridus, De viribus herbarum' bestehen aus zwanzig Kapiteln mit insgesamt 487 Hexameter-Versen. Sie liegen in den Editionen des Janus Cornarius und des Henricus Ranzovius (Heinrich von Rantzau) aus dem 16. Jahrhundert sowie des Medizinhistorikers Ludwig Choulant aus dem Jahre 1832 vor und erscheinen hier erstmals mit deutscher Übersetzung.

Der ‚Macer Floridus' wird in zahlreichen Handschriften des 11. bis 16. Jahrhunderts überliefert, in denen neben einer unterschiedlichen Anzahl und Anordnung der Kapitel verschiedene Spuria-Kapitel zu beobachten sind. Die Überlieferung des ‚Macer Floridus' erfolgte in medizinischen Sammelhandschriften und Kompendien, in Zusammenhang mit weiteren mittelalterlichen Lehrgedichten sowie im Kreis der Schultexte. Der ‚Macer Floridus' fand in der mittelalterlichen Schulliteratur, als drogenkundliches Handbuch und in der praktischen medizinischen und pharmazeutischen Ausbildung Verwendung.

Janus Cornarius veröffentlichte die ‚Spuria Macri' im Jahre 1540 als viertes Buch im Anhang an seine ‚Macer Floridus'-Ausgabe nach einer Handschrift, die bisher nicht aufgefunden wurde. Diese zwanzig Kapitel edierte ebenfalls nach einer verschollenen Handschrift Heinrich Rantzau (Henricus Ranzovius) in seiner ‚Macer Floridus'-Ausgabe von 1590. Die Fuldaer Handschrift C 9 (14. Jh.), die den ‚Macer Floridus' in alphabetischer Anordnung überliefert, beinhaltet vierzehn der ‚Spuria'-Kapitel in bearbeiteter Form unter Hinzufügung und Weglassen einzelner Verse und geringfügiger Veränderungen innerhalb der Verse.

Weitere lateinische Spuria wurden durch Reuss und Walchner aus der Wolfenbütteler Handschrift Cod. 58,6 Ms. Aug. fol. (1508) und der Editio princeps (1477) herausgegeben. Die Fuldaer Handschrift enthält einige zusätzliche Kapitel, ebenso die Oxforder Handschrift Digby MS 13

(12. Jh.). Zum deutschen Macer, in einer lateinischen Rückübersetzung und in mittelniederländischen Glossen sowie zur mittelenglischen Macerfassung gibt es Spuria.

Der ‚Macer Floridus' kann nach der ältesten erhaltenen Handschrift Wien Cod. 134, 3r–29r (11./12. Jh.) und den datierbaren Quellen, besonders Constantinus Africanus ‚Liber de gradibus' (zwischen 1076 und 1087) ins letzte Viertel des 11. Jahrhunderts datiert werden. Er entstand in mehreren Entwicklungsstufen, die früheste enthielt etwa 50 Kapitel. Mit dem nach dem ‚Liber de gradibus' des Constantinus hinzugedichteten „Gewürzanhang" umfasste er 77 Kapitel. Daran schlossen sich die hier behandelten ‚Spuria Macri' als auch andere Spuria an.

Der Verfasser des ‚Macer Floridus' war nach der Dresdner Handschrift Dc 160 (12. Jh.) ein sonst unbekannter Odo Magdunensis (Odo von Meung), vermutlich ein Arzt, wie die Wiener Handschrift Cod. 134 f. 3 *opus Macri physici de naturis herbarum* und ähnlich die Münchener Handschrift Clm 4583 (12. Jh.) vermerken. Zweimal nennen Handschriften einen *Macer philosophus*, mehrere Handschriften bezeugen einen Odo (siehe Kap. 5.1.1.). Die Überlieferung der vom Verfasser des ‚Macer Floridus' verwendeten Quellen, besonders des langobardischen ‚Dioscorides', weist auf eine sehr gut ausgestattete Bibliothek hin, vielleicht Fleury nach dem von dort stammenden Codex Parisinus lat. 9332, der die Dioscoridesübersetzung und die Übersetzung des Oribasius enthält (nach Baader, siehe Amn. 233).

Der Verfasser der ‚Spuria' war vermutlich ein Schüler des Odo von Meung, da er seine Kapitel auf die gleiche Art gliederte und auch die gleichen Quellen, wie z. B. ‚Dioscorides' und Constantinus Africanus, benutzte. Die aus Fleury stammende Handschrift MS Orléans, BM 283 (237) (zweite Hälfte des 11./12. Jh.), die den ‚Dyascorides' enthält, der die Hauptquelle der ‚Spuria Macri' darstellt, könnte vielleicht dem Dichter vorgelegen haben. Die verwendeten Quellen ‚Dyascorides' und Constantinus Africanus und die unregelmäßig durchgeführte Reimtechnik weisen auf eine Entstehungszeit der ‚Spuria' zum Ende des 11. Jahrhunderts hin. Die stilistische Gewohnheit des Verfassers, Ausdrücke aus seinen Quellen bei der Versifizierung durch Synonyme und Variationen zu ersetzen, deutet auf einen für die Schule von Fleury typischen Stil hin (siehe S. 70–71). Der Verfasser der ‚Spuria' übte wohl die ärztliche Praxis aus, da er dreimal mit seiner Erfahrung als ‚ich'-Sprecher in Erscheinung tritt.

In den ‚Spuria Macri' wird der dargebotene Inhalt durch die Gliederung in Kapitel erschlossen. Die Stoffpräsentation beginnt zum Anfang mit der alphabetischen Anordnung der Pflanzen nach der griechischen Pflanzenbezeichnung. Desweiteren lässt sich eine thematische Gruppierung erkennen, indem zuerst die Pflanzen, dann die Tiere bzw. Tierprodukte und schließlich Mineralien behandelt werden. Die Heilanzeigen sind nach innerer und äußerer Anwendung des Heilmittels zusammengestellt. Die Einzigartigkeit in der Komposition dieser zwanzig ‚Spuria Macri' besteht u. a. darin, dass tierische und mineralische Heilmittel integriert sind. Bei den weiteren bekannt gewordenen Spuria-Kapiteln handelt es sich ausschließlich um Pflanzenkapitel.

Der Verfasser nennt keine Quellen, Ausdrücke wie *ut dicunt, dicunt periti, confirmant docti* weisen jedoch auf die Verwendung von Quellen hin. Griechische Lehn- und Fremdwörter finden Verwendung, bei denen es sich um medizinisches und botanisches Fachvokabular handelt, das den Quellen entnommen ist. In v. 122 liegt eine Rückübersetzung des in den Quellen ‚Dioscorides' und ‚Dyascorides' vorkommenden *nigra* in *melaena* vor.

Die ‚Spuria' enthalten zwölf Neologismen, nur im Mittellateinischen belegte Wörter. Darunter befinden sich mit **attractorius*, **attribulare*, **collyriolum* und **extenuatrix* vier vermutliche Neuschöpfungen des Dichters. Von den dreizehn seltenen Wörtern sind *aspredo* und *furfura* (n.) im Mittellateinischen nur in den ‚Spuria' belegt.

Die Verwendung medizinischen Fachvokabulars ist durch die Stoffwahl vorgegeben. Für Rezepte und medizinische Anwendungen stand ein bestimmtes Repertoire von Fachbegriffen und syntaktischen Verbindungen zur Verfügung, das von den medizinischen Schriften der Antike tradiert und später weiterentwickelt wurde. Speziellen medizinischen Wortschatz verwendete der Dichter für die technischen Verben zur Zubereitung der Heilmittel, für Ausdrücke zur Behandlung, für die Bezeichnungen der Kranken, der Krankheiten und der Heilmittel. Die medizinische Fachsprache zeichnet sich in den ‚Spuria' z. B. durch den Gebrauch von Adjektiven mit dem Suffix *-osus*, die Verwendung von Deminutiva, Metaphern und phraseologischen Verbindungen aus (siehe Kap. 8.2.2.).

Die ‚Spuria Macri' lassen sich als kompositorische Einheit erkennen dadurch, dass Bezüge innerhalb der Verse hergestellt wurden, wie die Verbindung von Kapiteln durch Unisoni (Kap. 14 und 15, Kap. 17 und 18) und die Verwendung gleicher Wortgruppen an verschiedenen Stellen. Bestimmte Lexeme (*omnibus est nota, licet inveteratam, posito cataplasmate, cataplasmate facto*) kommen in den Versen mehrmals vor.

Stilistische Elemente des ‚ornatus facilis' fanden Verwendung, davon kommt die Alliteration, die nur im letzten Kapitel gemieden wird, häufig vor.

Versmaß und Reim wurden für die bessere Memorierbarkeit gewählt. Vom leoninischen Reim wurde zweisilbig reiner (in 25 Versen) und zweisilbig assonierender (in 20 Versen) sparsam eingesetzt, einsilbiger leoninischer Reim (in 105 Versen) kommt häufiger vor. Von den Endreimen wurden Collaterales, Unisoni und Caudati verwendet. Im Kap. 14 gibt es viel Reim, im Kap. 15 kaum Reim. Das letzte Kapitel weist keinen leoninischen Reim auf.

Anleihen bei älteren Dichtern sind ein Hinweis auf Dichtübungen in den Klosterschulen. Eine Nachahmung antiker Vorbilder kann in den Versanfängen und Versschlüssen nachgewiesen werden. Besonders häufig kommen geringfügig abweichende Versanfänge oder -enden von folgenden antiken Dichtern und einem frühmittelalterlichen Dichter vor: Ovid (insgesamt siebzehnmal: Ov. *met.* sechsmal, Ov. *Pont.* viermal, Ov. *fast.* dreimal, Ov. *trist.* zweimal), Lucrez (neunmal), Vergil *georg.* (zweimal), Vergil *Aen.* (dreimal), Lucan (dreimal), Properz (dreimal), Alcuin (dreimal), Statius und Valerius Flaccus (je zweimal).

Die Verse stehen in der Tradition des Lehrgedichts sowie auf Grund der verwendeten Quellen auf dem Boden der medizinischen und pharmakologischen Fachliteratur. Während im ‚Macer Floridus' oft auf Quellen hingewiesen wird, nennt der Dichter der ‚Spuria Macri' seine Quellen nicht. Folgende konnten ermittelt werden: Der ‚Dyascorides' aus dem 11. Jahrhundert, die alphabetische Version des sog. langobardischen ‚Dioscorides', stellt die Hauptquelle der ‚Spuria' dar. Als weitere Quellen dienten der langobardische ‚Dioscorides', Gargilius Martialis eventuell nur mittelbar, Scribonius Largus und Sextus Placitus zusätzlich für das 17. Kapitel, Constantinus Africanus für das 20. Kapitel, Plinius auch mittelbar und ‚Pseudo-Apuleius' für einzelne Anwendungen und Isidor für die Etymologien.

Der ‚Macer Floridus' wurde viel rezipiert und in die Volkssprachen übersetzt (siehe Kap. 10.1.). Eine eindeutige Rezeption der ‚Spuria Macri' liegt im Regimen ‚Flos medicinae scholae Salerni' vor, in das neun Verse aus den ‚Spuria' Eingang fanden. Drei ‚Spuria'-Verse (v. 54 aus dem *Sambucus*-Kapitel, vv. 277 und 279 aus dem *Salix*-Kapitel) wurden vollständig übernommen, die Verse 278, 141, 192–193, 232, 268 fanden mit nur geringfügigen Abweichungen Eingang, teilweise rezipiert wurden v. 382 und v. 379. Hieronymus Bock übernahm den ersten Vers des Haselnuss-Kapitels (v. 177) in sein Kräuterbuch (p. 403 cap. 67) und nennt Macer als seine Quelle. Elf Pflanzenkapitel von Bock zeigen inhaltliche Übereinstimmungen mit ‚Spuria'-Kapiteln, die entweder auf eine Benutzung der ‚Spuria' oder auf die gemeinsame Quelle ‚Dyascorides' zurückgehen. Das gleiche gilt für inhaltliche Übereinstimmungen im ‚Circa instans', bei Vinzenz von Beauvais, im ‚Thesaurus pauperum', im ‚Ortus sanitatis' und in den Kräuterbuchern des Leonhart Fuchs. Die teilweise inhaltliche Übereinstimmung mit Abschnitten des ‚Dioscorides Kreutterbuchs' in der Übersetzung des Johann Dantz von Ast (1610) geht bestimmt auf Dioskurides, ‚Dioscorides' und ‚Dyascorides' zurück. In den deutschen ‚Macer' fanden die vorliegenden ‚Spuria Macri‘ keine Aufnahme. Die Überlieferung der einzelnen Rezepte ist seit dem griechischen Dioskurides über das Mittelalter bis hin zu den Kräuterbüchern in der frühen Neuzeit von einer relativen Konstanz bezüglich der jeweils zu behandelnden Krankheiten, der Indikation und der Zusammensetzung der Heilmittel geprägt.

Dieses Lehrgedicht, dessen Schwerpunkt auf der guten Memorierbarkeit der Verse liegt, lässt sich ebenso der pharmakologischen Fachliteratur zurechnen, in dem durch das verwendete Fachvokabular sowie das fast vollständige Zurücktreten des Dichters in den Hintergrund die Sachbezogenheit des Inhalts hervorgehoben wird.

12. Kriterien zur Einrichtung des Textes

Den Text der ‚Spuria Macri‘ habe ich aus Ludwig Choulants Ausgabe des ‚Macer Floridus, De viribus herbarum‘, Leipzig 1832, 124–140 übernommen. Lediglich die Interpunktion habe ich an den Stellen, wo meine Interpretation von der Choulants abweicht, geändert.

Dem lateinischen Text der einzelnen Kapitel folgen jeweils drei Apparate: Im ersten führe ich die Stellenangaben aus den Editionen von Cornarius, Ranzovius und Choulant und deren eventuell abweichende Lesarten an sowie den abweichenden Text aus der Handschrift C 9 der Hochschul- und Landesbibliothek Fulda (= F). Im zweiten Apparat befinden sich die von mir aufgefundenen Quellen und Similien. Der dritte Apparat gibt die Rezeption und Similien in späteren Texten wieder.

II. ‚Spuria Macri‘ – Text und Übersetzung

1. Aaron

Est Aaron nostra, Syrorum Castica lingua.
Huic similes forma frondes sunt cum viperina,
Sed tamen huic tantae non sunt quantae viperinae.
Virgae palmarum fit magnitudo duarum,
Ipsaque purpurea, croceum profert quoque semen,
Radix ast alba est veluti viperina rotunda,
Quae mandi vel cruda potest vel cocta, ubi virtus
Viscida non nimis est eius iuncto sale sumptae,
Sed nec dissimilis in cunctis partibus est vis.
Eius cum fimo bubulo cataplasmate facto
Imposito et podagrae medicari posse putatur.
Extenuat pingues humores in mediocri,
Unde fit ut vacuet thoracem sputa movendo.
Herbae totius est proiectoria virtus,
Non tamen ut tantus fortassis sit calor illi.
Radix illius debet collecta recondi,
Ut solet abscondi cyclaminis et viperinae.

1$^{\text{capit.}}$ Corn. fol. 77b, De Aaro. cap. I; Ranz. pag. 94, De Aaro. cap. 83. Choulant p. 124; F = Fulda C 9 f. 9v cap. 17 De arona

4 *Virgae] Cuius* F *fit magnitudo] virgam reor esse* F **7** *vel ... cocta] cruda vel cocta* F *ubi] potest quia* F **8** *Viscida] Incida* F *iuncto]* F, Choulant; *iuncta* Corn., Ranz. **9** *Sed nec] Quamuis* F *in cunctis] cunctis in* F **10** *bubali cathaplasmate* F **11** *Imposito et] Et super imposito* F *medicari posse] conferre* F **14** *Herbae] Hec sic* F **15** *tamen ut] fit forte tum si* F *fortassis* om. F *sit] sic* F *illi] ipsi* F **16** *illius] ipsius* F *recondi] retundi* F.

1–2 cf. DIOSC. gr. 2, 167 ἄρον ... παρὰ Σύροις λοῦφα; PLIN. nat. 24, 142sqq.; DIOSC. 2, 153 p. 237, 29–30 De aron. aron, quod suri cantatita, folia habet draconteae similis *eqs.*; ORIB. eup. 2, 28 aron in Syria nascitur et Syro dicitur vocabulo; DYASC. p. 12^{a} Aaron, quam siri canticam vocant, folia habet dracontee simili; cf. DYASC. p. 78^{a} Dragontea sive ... ut latini colubrina vel viperina **2–3** DIOSC. gr. 2, 167 **3–4** DIOSC. 2, 153 p. 237, 30 sed minore et non varia, virga habens duorum palmorum; DYASC. p. 12^{a-b} sed minora et non varia virga habens duorum palmorum **5** DIOSC. 2, 153 p. 238, 1 colore purpureo, cuius semen colore croceo habet; DYASC. p. 12^{b} et colorem purpureum atque semen croci coloris **6–8** cf. DIOSC. gr. 2, 167; PLIN. nat. 24, 142 aros radicem nigram in latitudinem rotundam habet; DIOSC. 2, 153 p. 238, 1–2 radix alba similis dracontea et cruda et cocta manducari potest, quia non est valde viscida. et folia eius conposita in sale manducantur; cf. DIOSC. 2, 152 p. 237, 5–6 De dracontea. ... radix ... habens rotunditatem; DYASC. p. 12[b] habet radicem albam similem dracontee que cruda et cocta manducari potest quia non est valde viscica (sic) folia eius composita in sale manducantur **7** cf. DIOSC. gr. 2, 167 **9** DIOSC. 2, 153 p. 238, 4 virtus est in semen radice et folia simile draconteae; DYASC. p. 12[b] virtus in semine, radice et foliis similis dracontee. **10–11** cf. DIOSC. gr. 2, 167; DIOSC. 2, 153 p. 238, 4–5 fimo vubulo mixta cataplasmis adibiita pod[r]agricis medetur; DYASC. p. 12[b] mixta fimo bubalino et cataplasmis adhibita podagricis medetur; PLIN. nat. 24, 147 articulis podagricis **12–13** PLIN. nat. 24, 145 pura excreantibus; ... phthisicis ... et pulmonis vitiis. cf. DIOSC. 2, 152 p. 237, 13–14 De dracontea. ... tussientibus et catarron habentibus prestat effectum, umores toracis aurit non reversuros; DYASC. p. 12[b] radix eius extenuat pingues humores non mediocriter. unde ad expuendum thoracis humorem utilima est. **14** DYASC. p. 12[b] Tota herba proiectoriam habet virtutem **15** cf. DIOSC. 2, 152 p. 237, 12 De dracontea. ... uirtus est radici eius calida; DYASC. p. 12[b] non fortem sicut dragontea sic tamen calefacit. **16–17** cf. DIOSC. gr. 2, 167; DIOSC. 2, 153 p. 238, 5–6 radix eius similiter collecta reponitur sicut dracontea et ciclaminu; DYASC. p. 12[b] Radix eius collecta reponitur sicut dragontea et ciclamen.

1 *aaron ... castica*: CIRCA INSTANS p. 8a[r] cap. 34 De aaron; HORTUS SANITATIS GERMANICE cap. 16 Aaron grece, arabice Siricantica; ORTUS SANITATIS cap. 1 Aaron grece, Arabice Siricantica; HIERONYMUS BOCK *Kreutterbuch* p. 289sq. cap. 80 Aron ..., welches Diosc. ... Aron, Alumnon Lupha, Thymon, Colocasion, unnd Dracunculum nennet; FUCHS *Historia stirpium* cap. 32 p. 68 Aron ... graece, Arum et Aris latine dicitur; FUCHS *Kreutterbuch* cap. 22 Aron würt ... in Teutscher spraach auch Pfaffenpint, ... in Griechischer aber unnd Lateinischer zungen würt er Arum unnd Aris geheyssen; DIOSC. *Kreutterb. 1610* lib. 2 cap. 80 p. 136 griechisch Aron, und Syrisch Lupha genent. **2** *viperina*: ORTUS SANITATIS cap. 1 Latine ... serpentaria minor, ... folia tragontee similia; HIERONYMUS BOCK *Kreutterbuch* p. 289sq. cap. 80 Etliche nennen den Aron, Serpentariam, Colubrinam, oder Dracontiam minorem, ... gemelt ist der Naterwurtz; FUCHS *Historia stirpium* cap. 32 p. 68 Alii ... serpentariam minorem appellant, ... videtur ... Aron esse Dranunculus minor, cui Dioscorides folia ... Hedere similia esse dicit, ... folia emittit Dracunculo similia, sed longiora et minus maculata; FUCHS *Historia stirpium* cap. 86 p. 234 dracontia ... Dracunculus maior Latinis, nonnullis Serpentaria maior dicitur, ... Germani Schlangenkraut vocant; FUCHS *Kreutterbuch* cap. 32 Aron bringt bletter wie Schlangenkraut, doch breyter und lenger; DIOSC. *Kreutterb. 1610* lib. 2 cap. 80 p. 136 gewint Blätter wie die Naterwurtz. **3** *tantae non sunt quantae*: DIOSC. *Kreutterb. 1610* lib. 2 cap. 80 p. 136 jedoch länger. **4** *virgae palmarum ... duarum*: ORTUS SANITATIS cap. 1 virgae duarum palmarum; HIERONYMUS BOCK *Kreutterbuch* p. 289sq. cap. 80 etwa spannenlang. **5** *purpurea, croceum ... semen*: ORTUS SANITATIS cap. 1 colorem purpureum. Cuius semen coloris est crocei; HIERONYMUS BOCK *Kreutterbuch* p. 289sq. cap. 80 darinn findt man ein purpur braunes kölblin stehen, ... das selbig ist die blüet des Arons; FUCHS *Historia stirpium* cap. 32 p. 68 caulem dodrantalem, purpurascentem, pistilli figura, a quo croci colore fructus exit, ... crocea spectantur semina; FUCHS *Kreutterbuch* cap. 32 stengel ..., welcher ein wenig purpurbraun würt, ... auf seinem gipffel wechst ... das kölblin, welchs purpurbraun ist, ... im Herbst ... rot; DIOSC. *Kreutterb. 1610* lib. 2 cap. 80 p. 136 stengel auf Purpurfarb geneygt ... darauß ein Saffran geelber Same wächst. **6** *radix ... alba*: ORTUS SANITATIS cap. 1 radicem albam habete bulbi rotunditatem similem; FUCHS *Historia stirpium* cap.

32 p. 68 radix illi candida, Dracunculo similis, ... radicem etiam obtinet albam; FUCHS *Historia stirpium* cap. 86 p. 234 (dracontia ... habet) ... radicem grandem, rotundam, candidam; FUCHS *Kreutterbuch* cap. 22 seine wurtzel ist weiß, ... so die körner zeitig werden, würt sie rund; DIOSC. *Kreutterb. 1610* lib. 2 cap. 80 p. 136 Aron hat ein weisse Wurtzel. **7** *mandi vel cruda potest vel cocta*: CIRCA INSTANS p. 8a[r] cap. 34 folia cocta et cruda comedi possunt; ORTUS SANITATIS cap. 1 cruda et cocta manducari potest; HIERONYMUS BOCK *Kreutterbuch* p. 289sq. cap. 80 die alten schreiben Aron sei gut zu essen; FUCHS *Historia stirpium* cap. 32 p. 68 radix ... cocta comeditur, ... Galenus radicem Ari elixam mandi scribat; DIOSC. *Kreutterb. 1610* lib. 2 cap. 80 p. 136 gesotten ... in der Speiß gebraucht. **8** *iuncto sale*: CIRCA INSTANS p. 8a[r] cap. 34 cum sale; HORTUS SANITATIS GERMANICE cap. 16 die bletter diß kruts mit wenig saltz; ORTUS SANITATIS cap. 1 folia eius posita in sale manducantur. **8 et 11** *iuncto sale, ... podagrae*: Cf. HILDEG. phys. 1, 49 folia herbae Aaron mox cum modico sale ei ad comedendum dentur, et gicht cessabit. **9** *nec dissimilis in cunctis partibus est vis*: CIRCA INSTANS p. 8a[r] cap. 34 virtus est ei in semine, radice et foliis; HORTUS SANITATIS GERMANICE cap. 16 als dan spricht der meister Diascorides, Daz die togent des arons sy in dem samen, in dere wurzel und auch in dem krude; ORTUS SANITATIS cap. 1 virtus ... ipsius in semine radice et foliis; FUCHS *Historia stirpium* cap. 32 p. 70 vires ex Dioscoride. radix, semen, et folia easdem Dracunculo vires habent. **10–11** *eius cum fimo bubulo cataplasmate facto | imposito et podagrae medicari*: CIRCA INSTANS p. 8a[r] cap. 34 Mixta fimo bubali et cataplasmata podagricos iuvat; HORTUS SANITATIS GERMANICE cap. 16 und wan der eyns gemenget wirt mit kuwe myste und dar uß gemacht eyn plaster ist fast gut podagricis daruber gebunden; ORTUS SANITATIS cap. 1 mixta fimo bubalino et cataplasmatiibo adhibita podagricos medetur; HIERONYMUS BOCK *Kreutterbuch* p. 290 cap. 80 die grüne bletter von Aron, darüber gelegt, unnd seind solche bletter grün oder dürr, auch warhafftig nutz unnd gut zu alten bösen faulen schenckeln; FUCHS *Historia stirpium* cap. 32 p. 70 ex Dioscoride. ... radix privatim cum fimo bubulo illita podagricis prodest; DIOSC. *Kreutterb. 1610* lib. 2 cap. 80 p. 136 die Wurtzel mit Kuehmist ubergelegt wider das Podagra. **12** *extenuat pingues humores in mediocri*: ORTUS SANITATIS cap. 1 radix eius extenuat pingues humores non mediocriter; HIERONYMUS BOCK *Kreutterbuch* p. 289sq. cap. 80 der Aron ist hitziger druckener natur, darumb resolviert und zertheilet er alle grobe feüchtigkeit. **13** *unde fit ut vacuet thoracem sputa movendo*: CIRCA INSTANS p. 8a[r] cap. 34 unde ad expuendum pectoris hu[morem] est utilissima; ORTUS SANITATIS cap. 1 unde ad expellendum toracem humorem utilissima est; HIERONYMUS BOCK *Kreutterbuch* p. 289sq. cap. 80 Aron gepülvert und jederweilen eingenommen, ... mit II quintlin zuckers, ist den keichenden menschen fast nütz, dann sie zertheilet die zähen phlegmata, macht außwerffen, reinigt die lung und brust, ein berümpt artznei für den zähen husten; FUCHS *Historia stirpium* cap. 32 p. 70 ex Galeno. ... in thorace ac pulmone collectos crassos lentosque humores extussire studeat. **14** *herbae totius est proiectoria virtus*: ORTUS SANITATIS cap. 1 tota herba. Extenuatoriam habet virtutem. **12–14** HORTUS SANITATIS GERMANICE cap. 16 Der meister Galienus in synem andern buch genant de Cibis spricht daz aaron genutzet in der koste ist fast gut der bestopten brust und der bösen lungen, und dribet uß den groben slyme. **15** *calor*: HORTUS SANITATIS GERMANICE cap.16 Pandecta in dem capitel Aaron spricht daz der sy heyß und drucken in dem ersten grad, Platearius spricht daz Aron sy warme und drucken in dem dritten gradt; ORTUS SANITATIS cap. 1 calefacit. **16–17** *radix ... collecta recondi, | ut solet abscondi cyclaminis et viperinae*: ORTUS SANITATIS cap. 1 radix eius collecta reponitur sicut dragontea et ciclamis; DIOSC. *Kreutterb. 1610* lib. 2 cap. 80 p. 136 die Wurtzel wirdt auch wie die Naterwurtz gedört und zur bewahrung hingelegt.

1. Aronstab

Aron heißt er in unserer Sprache, in der Sprache der Syrer Castica.
Er hat Blätter, die in der Form denen des Schlangenkrautes[1] ähnlich sind,
dennoch hat er nicht so große wie das Schlangenkraut.
Die Größe eines Zweiges entspricht der zweier Hände,
und obwohl selbst purpurfarbig, bringt er safrangelben Samen hervor.
Die Wurzel ist weiß und ganz wie die des Schlangenkrautes scheibenrund,
diese kann entweder roh oder gekocht gegessen werden, wobei deren
klebrige Konsistenz nicht zu stark ist, wenn sie mit Salz zubereitet eingenommen wird.
Nicht unähnlich in allen Teilen ist die Wirksamkeit.
Durch einen mit Rindermist angefertigten Umschlag dieser Pflanze
glaubt man, dass, wenn dieser aufgelegt wird, er auch Fußgicht heilt.
Aron verdünnt zähe Flüssigkeiten ins Mäßige,
woraus folgt, dass er die Brust von Schleimbildungen befreien kann.
Das ganze Kraut hat eine auswerfende Eigenschaft,
aber kaum, weil es so große erhitzende Kraft besäße.
Seine Wurzel muss gesammelt und aufbewahrt werden,
wie gewöhnlich die der Erdscheibe bzw. des Schlangenkrautes zugedeckt aufbewahrt wird.

2. Agrimonia

Omnibus est herba haec nobis Agrimonia nota,
Acris inest illi nimis et diuretica virtus.
Succus radicum pellit nebulas oculorum.
Possunt anthracas folia in potu dare sanos,
Morsus serpentis pariter rabidique latrantis
Atque venena fugant ventrisque bibendo dolorem;
Sed tribus adiungi cyathis vini duo debent

1 auch Drachenwurz oder Schlangenwurz genannt

Pondera drachmarum radicibus e memoratis.
Appposituque suo cancromata vulnera sanant,
Luxata et, si sit tritis axungia mixta,
Et percussuras ferro vel fustibus actas
Verrucasque simul si coniungantur aceto.
Splen quoque consumunt sumptae pelluntque dolorem.
Cum vino coctae curant paralytica potae.
Apperiunt tritae quae sunt contrita valentque
Appositae si sint eadem cito reddere sana.

2$^{capit.}$ Corn. f. 78b De agrimonia. cap. II; Ranz. p. 76 De Agrimonia. 63. Choulant p. 125; F = Fulda C 9 f. 4r–4v cap. 2 De agrominia von der agromini

21 *anthracas folia in] antracas viride*s F *sanos] sanas* F **22** *rabidique] rapidique* F **23** *dolorem] dolores* F **24** *cyathis] cyatis* F **25** *drachmarum] dragmarum* F *e memoratis] prememoratis* F **26** *sanant] sanat* F **27** *Luxata et si sit] Et fluxum si sic* F **30** *pelluntque] laterisque* F post **30** duos versus praeb. F: *Harum dispersi cum vino pulvere morbi | Vel caude timuli creduntur posse iuvari* F **31** *paralytica] paralitica* F **32** *contrita] constricta* F.

18 Diosc. gr. 2, 207; cf. Diosc. 2, (*) 163 De argemone; cf. Botan. Sangall. 40, 3 herba agromonia; cf. Walahfr. hort. 359–361 Agrimonia. Hic quoque sarcocolam, ..., ordinibus facile est discernere pulchris; Dyasc. p. 13^{b} agrimone herba omnibus nota **19–20** Diosc. 2, (*)163 virtus est viscida, unde argemas purgat, caligines oculis detergit; Dyasc. p. 14^{a} ex qua (i. e. radix) dimittit croceum succum acrioris virtutis qui convenit nebulis oculorum. ... est enim diuretica; cf. Constant. Afric. grad. p. 350, 25 sarcocolla ... valet contra ophthalmiam et pustulas oculorum **20** cf. Ps. Apvl. herb. 31, 1 ad oculorum vitia vel dolorem **21** Dyasc. p. 14^{a} potatas antracas **22** cf. Ps. Apvl. herb. 31, 5 ad morsum serpentis. herbae argimoniae dragmas II cum vini ciatis II potui dato, discutit venenum mirifice; Dyasc. p. 14^{a} ad serpentum morsum canis et hominis rabidi et contra venena facit **23** cf. Ps. Apvl. herb. 31, 2 ad ventris dolorem. herbae argimoniae radicem tritam bibere dato; cf. Walahfr. hort. 363 trita domat ventris praedirum et pota dolorem; Dyasc. p. 14^{a} ad ventris dolorem sic potata **24–25** Plin. nat. 26, 102 sucus pondere ∗ I in vini duobus cyathis cotidie sumitur; Dyasc. p. 14^{a} in serpentium morsu . m . II . cum vini ciatis duobus data discutit mirifice venenum **26** Plin. nat. 26, 146 ad carcinomata argemonia ex melle efficacissima est; cf. Ps. Apvl. herb. 31, 3 ad vulnera et canceromata. herba argimonia viridis contusa et adposita vitia sanare apta est; cf. Diosc. 2, (*)163 folia eius cataplasmis adibita omnes tumores spargit; cf. Walahfr. hort. 364–368 si ... calybs infensus vulnera membris indiderit, ..., partique imponere tunsa patenti germina, ..., si tamen addatur mordens cataplasmati acetum; Dyasc. p. 14^{a} item vulnera canceromata viridis trita et imposita sanat; cf. Constant. Afric. grad. p. 346, 24–25 cuius frondes pistates cum axungia porcina vetustissima, valet contra vulnera ad sanandum difficillima **27** cf. Ps. Apvl. herb. 31, 4 ad luxum. herba argimonia contrita ...; Dyasc. p. 14^{a} ad luxum contrita et cum axungia posita mire dolori et tumoribus ex luxu concitatis occurrit **28** cf. Ps. Apvl. herb. 31, 6 ad percussum ferro; cf. Walahfr. hort. 364–368; Dyasc. p. 14^{a} ad percussum ferro **29** Plin. nat. 26, 150 verrucas tollit argemonia ex aceto; cf. Ps. Apvl. herb. 31, 7 ad verrucas tollendas. herba argimonia cum aceto inposita tollent verrucas; Dyasc. p. 14^{a} sude cum aceto imposita facit verucas tollit **30** cf. Plin. nat. 23, 25 splenem ternis obolis pota XXX diebus consumit; PLIN. nat. 26, 76 argemonia septem diebus in cibo sumpta lienem consumere dicitur; cf. PS. APVL. herb. 31, 8 ad splenis dolorem. herba argimonia in cibo sumpta splenem consumet; DYASC. p. 14[a] ad splenis dolorem in cibo sumpta splen consumit; cf. CONSTANT. AFRIC. grad. p. 346, 23–24 eupatorium ... dolorem epatis mitigat, duriciam eius solvit, et oppilationem eius aperit. **31** DYASC. p. 14[a] radix eius in vino cocta et potata paliticis (sic) prodest **32–33** cf. PLIN. nat. 26, 112 torpentibus membris prodest, item argemonia omnia, quae secari periclitentur, discutiendo; cf. PS. APVL. herb. 31, 9 herba argimonia contrita et inposita aperit et persanat; DYASC. p. 14[a] contrita et inposita aperit et persanat.

18 *omnibus ... agrimonia nota*: cf. ALPHITA II p. 3, 27sqq. Agimonia vel agrimonia ... gallice et anglice egremoigne; p. 6, 1 agrimonia, ferraria, lappa inversa idem, secundum Laurentium etiam vocatur adiascordion, filantropos; ORTUS SANITATIS cap. 9 agrimonia est herba omnibus nota. **19** *acris*: ORTUS SANITATIS cap. 9 Pli. ... agrimonia ... radicem habet, cuius succus est ... acris, Pan. ... est diuretica valde; FUCHS *Kreutterbuch* cap. 90 grosse und offenbarliche hitz. Zeiicht auch einwenig zusamen. **20** *succus radicum pellit nebulas oculorum*: HILDEG. phys. 1, 114 agrimoniam ... tritam super oculos pone ... atque caliginem oculorum fatigat, et eos clarificat; ORTUS SANITATIS cap. 9 Dyasc. ... radix ... succus ... praevenit nebuli oculorum. **21** *anthracas folia in potu*: ORTUS SANITATIS cap. 9 potata antraces, id est pustulas malas sanat; cf. HIERONYMUS BOCK *Kreutterbuch* p. 192 cap. 175 das gebrant wasser ist gut für das essen in dem mund, heylet auch andere schäden, damit geweschen und geseübert. **22–23** *morsus serpentis ... venena fugant*: HORTUS SANITATIS GERMANICE cap. 5 Odermynge ist gut den die gestochen synt von vergifftigen thieren also von slangen des safftes gedruncken. Und ob eyn dobende hunt eynen gebissen hette der neme odermynge; ORTUS SANITATIS cap. 9 ad serpentum morsum et canis et hominis rabidi et contra venena valet, facit ad ventris dolorem sic potata; FUCHS *Historia stirpium* cap. 90 vires. ex Dioscoride. semen aut herba in vino pota, dysentericis, iecinorosis, et serpentium morsibus auxiliatur; FUCHS *Kreutterbuch* cap. 90 sein same oder aber das kraut in wein gesotten und getruncken, ist gut zu der roten rhur, den lebersüchtigen, und denen so von den natern gebissen werden. **22–24** *morsus serpentis ... cyathis vini duo*: ORTUS SANITATIS cap. 9 serpentum morsum .z.II. cum vini ciatis duobus data discutit mirifice venenum; DIOSC. *Kreutterb. 1610* lib. 4 cap. 38 p. 266 Das kraut oder Same sindt gut mit Wein getruncken wider die rohte ruhr, Gebrechen der Leber, und der Schlangen Bisse. **23** *ventrisque bibendo dolorem*: cf. HIERONYMUS BOCK *Kreutterbuch* p. 192 cap. 175 Odermeng ist das fürnembst kraut der alten, zu allen verstopfften Lebern, die habens mit wein gesotten und zu trincken geben, und ist also gebraucht, nützlich für das darmgegicht; FUCHS *Historia stirpium* cap. 90 ex Plinio. semen dysentericis in vino potum auxiliatur unice. **26** *cancromata*: HORTUS SANITATIS GERMANICE cap. 5 Der meister Galienus spricht daz odermynge fast gut sy dem der den krebs hait; ORTUS SANITATIS cap. 9 vulnera canceromata viridis trita et imposita sanat. **26–27** *vulnera sanant ... axungia mixta*: HIERONYMUS BOCK *Kreutterbuch* p. 192 cap. 175 die bletter von Odermeng zerstossen mit schmär, unnd warm auffgelegt, bringt die ungeschickte mäler zurecht, sonderlich wann die wunden nit recht gehefft und geheylet seind worden; FUCHS *Kreutterbuch* cap. 90 die bletter der Odermenig mit alltem schweinem schmaltz oder schmär warm aufgelegt, heylet die wunden so sich nit leicht zur heylung schicken wöllen; DIOSC. *Kreutterb. 1610* lib. 4 cap. 38 p. 266 Seine Blätter zerstossen, und mit Schwein Schmaltz ubergelegt, heylen die Geschwere, die nit leichtlich zuheylen. **27** *luxata*: cf. HIERONYMUS BOCK *Kreutterbuch* p. 192 cap. 175 diß kraut ist im brauch, so jemand ein glid verzuckt oder verrenckt hat, der nem Odermeng grün oder dürr, thun darzu Weyssen kleyen, laß sie miteinander sieden in drauff wein, daß es dick würt als ein brey, und dann warm ubergelegt. **28** *percussuras ferro ... actas*: Ortus Sanitatis cap. 9 ad percussum ferro cum aceto imposita facit. **29** *verrucas ... aceto*: Hortus sanitatis germanice cap. 5 odermynge gemischet mit essig verdribet die wartzen; Ortus Sanitatis cap. 9 verrucas tollit sic similiter. **30** *splen*: Hortus sanitatis germanice cap. 5 wer eyn böse miltz hette der bruche odermynge un hirtzzung in der koste er geneset; Ortus Sanitatis cap. 9 ad splenis dolorem in cibo sumpta consumit; Fuchs *Kreutterbuch* cap. 90 Odermenig ist ... gut zu der verstopfftenleber, sterckt auch dieselbigen seer. **31** *paralytica*: Hortus sanitatis germanice cap. 5 die wurtzel von odermynge gesotten mit wyn und den genutzet ist gut den erlamten gliddern; Ortus Sanitatis cap. 9 radix eius in vino cocta et potata paraliticis prodest. **33** *reddere sana*: Fuchs *Kreutterbuch* cap. 90 heylet auch und seubert allerley schäden.

2. Odermennig

Uns allen ist dieses Kraut Odermennig bekannt,
es hat eine scharfe und überaus harntreibende Wirkung.
Der Saft der Wurzeln vertreibt die Nebel von den Augen.
Die Blätter können in einen Trank getan fressende Geschüre heilen,
Bisse einer Schlange auf gleiche Weise wie die eines tollwütigen Hundes,
und sie vertreiben Gifte sowie den Schmerz des Bauches durch Trinken;
aber drei Bechern Weines sollen zwei
Gewichte der Drachmen von den eben genannten Wurzeln hinzugefügt werden.
Und durch ihr Auflegen heilen sie Krebsgeschwürwunden,
Verrenkungen auch, wenn ihnen zerrieben Fett beigemischt wird,
und durch Schwert oder durch Holzspieße zugefügte Wunden
und Warzen, wenn die Wurzeln zugleich mit Essig vermischt werden.
Eingenommen zehren sie die Milz auf und vertreiben den Schmerz.
Mit Wein gekocht und getrunken heilen sie einseitige Lähmung.
Zerrieben öffnen sie Narben schwer verletzter Stellen und besitzen die Kraft,
aufgelegt dieselben schnell wieder zu heilen.

3. Sambucus et Ebulus

Duplex Sambuci dicunt genus esse periti.
Sunt diaphoreticae mediocriter utraque siccae et
Virtutis, verum et vis styptica dicitur esse.
Maior habet nomen Actes, minor at Chamaeactes.
Est Ebulus formam cui conscribunt breviorem.
Elixis ut olus cum lympha frondibus huius
Venter mollescit, choleramque et phlegmata purgant.
Haec eadem tenerae possunt sic ipsius hastae.
Cum foliis haustae vinoque terendo iugatae,
Vesicae fractos reddunt potando lapillos.
Sumpta cibo ponunt humorem ventris aquosum.
Esse cacostomacha at vescentibus herba putatur.
Eximium radix confert elixa iuvamen
Hydropicis, viperae succurrit morsibus ipsa,
Si super emplastri ponatur more vel hausta.
Addita fomento matricum dura resolvit.
Et multis vitiis muliebribus apta putatur.
Potaque cum vino de semine potio facta,
Quae supra scripsi per se depellere novit.
Uncto caesaries mixto nigrescit olivo.
Frondes appositae possunt auferre tumorem,
Usta iuvant mixta tritae impositaeque polenta,
Vulneribus carnem replendo sanant saniosis.
Et pro posse illis cogunt paracollesin esse.

3[capit.] Corn. f. 79a; Ranz. p. 77 De Sambuco et Ebulo. 64; Choulant p. 125sq.; F = Fulda C 9 f. 19 cap. 44 De ebulo von dem Attchen et de sambuco

35 *et] est* Ranz. *diaphoreticae] dyaforetice* F *et* om. F inter **35** et **36** duos versus praeb. F: *Si nimis adipibus reprobis si forte repletus* | *Ius bibe mox ebuli vome post eris inde quietus* F **36** *styptica] stiptica* Ranz. *Virtutis verum et vis styptica] Fertur virtutis et stiptica* F **37** *Actes] actis* F *at] est* F *Chamaeactes] cemeactis* F **39** *cum lympha] foliis cum* F *huius] eius* F **40** *Ventrem mollescunt pranse celerem quoque ponunt* F **41** *eadem] etiam* F **44** post **45** F **44** *ponunt] ponit* F **45** *at] fertur* F *putatur* om. F **47** *Hydropicis] Ydropicis* F *viperae] anguis* F **50** *Multis subsidium prestans vitiis mulierum* F **51** *Potaque cum vino] Cum vino bibita* F *potio] posito* F **53** *Uncto caesaries] Unctam caesariem* F *nigrescit] denigrescit* F **55** *Usta] Ista* F *impositaeque] positeque* F inter **55** et **56** versum praeb. F: *Morsus latrantium sic dantur posse probare* F **56** *sanant saniosis] bonas reparantque* F **57** *paracollesin] paracellosin* Ranz., sed falso, nam de agglutinatione (παρακόλλεσις) sermo est, quae contingit vulneribus saniosis ex usu ebuli (Choulant p. 125sq.); versum om. F. In F quindecim versus sequuntur: *Ydropicis surdis fomento sunt medicamen* | *Datque lotum sucis fugiendo superfluis auris* | *Tinnitus. vermes reddit moriendo fugates.* | *Prurigo fugit et scabies ipso tepefacto.* | *Si foveas. spleni morbus quoque tabe veneni* | *Sangui-*

nis humorem potu solvit glomeratum | Et sic congestum lac reddere quit resolutum | Idem sanguisugas reddit potando neccatas | Et tussim veterem fugat augmentat ne recentem | Prodest assumptus ortonoicis tepefactus | Et reumaturam gule cum gargario prohibere | Fertur sic etiam propendentem iuvat uvam | Mitigat et dentes decentes in ore colentes | Coctio radicum dum sit pars tertia limphe | Spleniticum mire fertur potata iuvare.

3[capit.] cf. Ps. Apvl. herb. 92 tit. herba ebulum **34** Plin. nat. 24, 51 sabucus habet alterum genus; cf. Isid. orig. 17, 7, 59 Sabucus mollis et pervia arbor; Diosc. 4, 168 p. 84, 3–4 De actidisse id est sambucu. Actidisse duo sunt genera; Dyasc. p. 30[b] actis duo sunt genera **35** Dyasc. p. 31[a] desiccative virtutis sunt et glutinatorie et mediocriter dyaforetice; cf. Constant. Afric. grad. p. 361, 15–16 sambucus ... est ... siccus in primo (*sc.* gradu) **36** Diosc. 4, 168 p. 84, 14–15 virtus est ei id est cameacta et stiptica; Dyasc. p. 30[b] virtus est ei acameacti stiptica **37–38** Plin. nat. 24, 51 chamaeacten ... acten; cf. Oribas. eup. 2A 12 actes dicitur sabucus, cameactes autem vocatur ebulus; Diosc. 4, 168 p. 84, 9–10 alterum genus, quod cameleti dicitur, a multis vero eicios acti appellatur; Dyasc. p. 30[b] cameactis ... brevior; p. 31 a actis dicitur sambucus, cameactis ebulus **39–40** Diosc. 4, 168 p. 84, 16–17 folia ipsa elixa et sumpta sicut olus ventrem mollit, maxime colera deponet; Dyasc. p. 30[b] folia ipsius elixa et sumpta sicut oleus ventrem molliunt et maxime coleram deponunt; cf. Constant. Afric. grad. p. 361, 17– p. 361, 20–21 stomachum mollit; ... si bibatur ..., phlegmaticos et melancholicos humores purgat **41–43** Plin. nat. 26, 81 ebulum teneris cum foliis tritum ex vino potum calculos pellit; haste ipse tenere elixe et comeste omnia suprascripta facere possunt; cf. Ps. Apvl. herb. 92, 1 ad cauculosos. herba ebulum tenerum cum foliis tritum ex vino potui datum cauculos expellit **44–45** Diosc. 4, 168 p. 84, 15–16 accepta humorem aquosum ventris deponit, cacostomaca est **46–48** Diosc. 4, 168 p. 84, 18–19 radix ipsa vino elixa ydropicis prodest, morsibus vipere inposita et bibita occurret; Dyasc. p. 30[b] radix elixa ydropicis eximium remedium est, morsibus vipere imposita et bibita occurrit **47** cf. Plin. nat. 24, 52; *hydropicis*: cf. Plin. nat. 26, 119–120 ebuli recentis radix excussa *sanat* hydropicos; cf. Ps. Apvl. herb. 92, 4 Ad idropicos. herbae ebuli radicis sucus ...; cf. Ps. Apvl. herb. 92, 3 tit. ad colubri morsum **49–50** cf. Plin. nat. 24, 52 vulvas emolliunt; Diosc. 4, 168 p. 84, 20–21 fomento adibita duritias matricis solvet et omnes causas memoratae matricis conponet; Dyasc. p. 30[b] cocta in aqua et fomento adhibita duritias matricis solvitet omnes eius causas memorate matricis componit **51–52** Diosc. 4, 168 p. 84, 21–22 semen eius cum vino omnia suprascripta facere novit; Dyasc. p. 30[b] semen eius cum vino bibitum omnia ut supra facere novit **53** cf. Plin. nat. 24, 52 tingunt capillum; cf. Ser. med. 47 ad capillos tinguendos. ... vel frons lentisci vel tristia poma sabuci; Diosc. 4, 168 p. 84, 22 cum oleo inunctus capillos nigrescit; Dyasc. p. 30[b] cum oleo inunctum capillos nigrescit **54** Diosc. 4, 168 p. 84, 22–85, 1 folia eius virida tumores spargent; Dyasc. p. 30[b] folia eius viridia tumores spergunt **55–57** cf. Plin. nat. 24, 51refrigerat etiam inflammationem, maxime recentia ambusta et canis morsus, cum polenta mollimis foliorum inlitis; Diosc. 4, 168 p. 85, 1–3 pulente mixta conbustionibus inpositi prestolantur, morsibus caninis medetur, vulneribus paracollesin facit, sinus vulnerum sanat; Dyasc. p. 30[b] polente mixta combustionibus imposita praestolantur, morsibus caninis medetur, vulneribus paracollesin faciunt, saniosa vulnera ad sanitatem perducunt.

34 *duplex sambuci ... genus:* Hortus sanitatis germanice cap. 161 der meister Plinius ... spricht daß do sy zweyerhande Cameactis, eyns Actis, das ander Cameactis; Hortus sanitatis germanice cap. 346 sambucus vel cameacctus latine; Ortus Sani-

TATIS cap. 175 (ebulus) (Sera. lib. aggre.) camecati duo sunt species; ORTUS SANITATIS cap. 406 (sambucus) Pli. Sambuce due sunt species; HIERONYMUS BOCK *Kreutterbuch* p. 368sq. cap. 24 Holder oder Holunder heißt zu Latin Sambucus; FUCHS *Historia stirpium* cap. 20 (de acte), p. 63 duo eius genera; FUCHS *Kreutterbuch* cap. 20 Des Holders findt man zweyerley geschlecht; DIOSC. *Kreutterb. 1610* lib. 4 cap. 169 deß Holders / Griechisch Acte, zu Latein Sambucus genennt / sindt zweyerley Geschlecht. **35** *siccae*: HORTUS SANITATIS GERMANICE cap. 161 attich ist von warmer und druckener complexion; HORTUS SANITATIS GERMANICE cap. 346 drücken an dem ersten [grad]; ORTUS SANITATIS cap. 175 (ebulus) (Sera. lib. aggre.) desiccat; ORTUS SANITATIS cap. 406 (sambucus) (Avicenna ...[et] Constantinus) sambuci ... sicci; HIERONYMUS BOCK *Kreutterbuch* p. 368sq. cap. 24 Galenus vermeint der Holder mach drucken, unnd heffte zusamen zur zeitigung; FUCHS *Historia stirpium* cap. 20 p. 63 Sambucus uterque calefaciendi ac desiccandi facultatem habet; FUCHS *Kreutterbuch* cap. 20 beyde Holder und Attich seind warmer unnd trückner natur und complexion. | *diaphoreticae ... siccae*: FUCHS *Historia stirpium* cap. 20 p. 66 (ex Dioscoride) exiccans ..., aquam educens; FUCHS *Kreutterbuch* cap. 20 Holder unnd Attich haben einerley würckung/ trücknen unnd treiben auß das wasser; DIOSC. *Kreutterb. 1610* lib. 4 cap. 169 Holder unnd (sic) Attich haben beyde eine Kraft damit sie trucknen / das Wasser ... treiben. **36** *styptica*: ORTUS SANITATIS cap. 175 (ebulus) virtus cameacti est stiptica; FUCHS *Historia stirpium* cap. 20 p. 63 amaritudo, et adstrictio modica abunde monstrant. **37–38** *actes, ... chamaeactes*: cf. ALPHITA II p. 2, 10 Acus (i. e. actis), sambucus, gall. seu, anglice allerte. p. 161, 15–19 Sambucus, actis idem. p. 28, 31sqq. Cameactis, interpretatur humilis sambucus, [i. actis enim] ebulus dicitur. gallice eble, ace. wellewort uel walwort. p. 51, 33–35 Ebulus vel Ebula, gall. eble, angl. wellevort ... ; HORTUS SANITATIS GERMANICE cap. 161 et sim. ORTUS SANITATIS cap. 175 (ebulus) Ebulus latine ... arabice cameactis. ... sambucus est actis ...ebulus est cameactis; HORTUS SANITATIS GERMANICE cap. 161 Cameactis daz ist Ebulus und heysset zu teutsche attich. Attich ist eyn krut und ist mynner wan holder; ORTUS SANITATIS cap. 406 (sambucus) actis est sambucus, kameactis dicitur ebulus ... kameactis est minor; FUCHS *Historia stirpium* cap. 20 (de acte) p. 63 duo ... genera. Unum arborescit, quod privatim officinae Sambucum, Germani Holder a concavitate vocant. Alterum Graecis χαμαιάκτη, quasi humilis, et coactae brevitatis Acte nominatur, Latinis Ebulus, Germanis Attich / vel niderer holder; FUCHS *Kreutterbuch* cap. 20 Eins wechst auff wie andere bäum /...würt ... genent Sambucus / unnd auf Teütsch Holder. Das ander geschlecht würdt von den Griechen Chameacte geheyssen / das ist auff Teütsch sovil als kurtzer oder nidrer Holder. Lateinisch würt diser Holder Ebulus/ und Teütsch Attich genent; DIOSC. *Kreutterb. 1610* lib. 4 cap. 169 das ein (acte) wirdt zum Baum ... Das ander Geschlecht deß Holders nennet man zu Teutsch Attich / Griechisch Chamaeacte, zu Latein Ebulus. Der Attich ist viel nidriger und kleiner denn der Holder / also das er den Kräutern besser wirdt zu gerechnet. **39–40** *elixis ut olus... frondibus ... venter mollescit ... choleram*: HORTUS SANITATIS GERMANICE cap. 161 Attich gesotten und dessen glich als köle erweychet den verharten buch; ORTUS SANITATIS cap. 175 (ebulus) folia ipsium elixa et sumpta sicut olus ventrem molliunt ... coleram deponunt; HIERONYMUS BOCK *Kreutterbuch* p. 368sq. cap. 24 Holder in leib genützt ist einer krefftigen außtreibenden natur. Dann Holderwurtzel inn wein gesotten und gedruncken, treibet auß die wassersucht mit gewalt; FUCHS *Historia stirpium* cap. 20 p. 66 (ex Diosc.) Folia olerum modo decocta, pituitam &bilem purgant; FUCHS *Kreutterbuch* cap. 20 die jungen dolden unnd bletter gleich wie andere kreüter gesotten / und in der Speis genossen / treiben auß den rotz/ pituitam genent / und die gallen; DIOSC. *Kreutterb. 1610* lib. 4 cap. 169 Ihrer (des Holder und Attich) beyder Blätter gekocht / wie man sonst den Kochkräutern thut / gessen / treiben die phlegmatische Feuchtigkeiten zusampt der Gall durch den Stulgang auß. **40** *venter* *mollescit*: FLOS MEDICINAE SCHOLAE SALERNI (ed. de Renzi 1852) p. 469 v. 726, (ed. de Renzi 1859) p. 31 v. 1112 stomachum mollem reddunt; ORTUS SANITATIS cap. 406 (sambucus) stomachum ... molliunt; HIERONYMUS BOCK *Kreutterbuch* p. 368sq. cap. 24 man mag aus jetzgemelten jungen schößlin ein pulver machen, und desselbigen eingeben in einer Eiweiß brüen, das erweichet den harten bauch. *phlegmata*: HORTUS SANITATIS GERMANICE cap. 346 Die rinden synt gar gut genutzt flegmaticis; ORTUS SANITATIS cap. 406 (sambucus) (Const.) flegmaticos excludit; FUCHS *Historia stirpium* cap. 20 p. 66 (ex Plin.) Foliorum mollissima ex oleo et sale eduntur ad pituitam bilemque detrahendam. ... Caules teneri minoris Sambuci in patinis cocti, alvum solvunt. **41** *eadem ... possunt ... hastae*: DIOSC. *Kreutterb. 1610* lib. 4 cap. 169 Dasselbige thun auch ihre zarte Zweiglin in jrrden Häfen gekocht. **44(–47)** *ponunt humorem ventris aquosum*: HORTUS SANITATIS GERMANICE cap. 161 Der meister Diascorides spricht daz attich die wesserige feuchtung in dem buch beneme do von getruncken; HORTUS SANITATIS GERMANICE cap. 346 Die bletter gesotten in wyn und den gedruncken benyme alle uberflüßigkeyt der füchtung und synt fast gut genutzt den waßersüchtigen; ORTUS SANITATIS cap. 175 (ebulus) acepta humorem aquosum ventris deponit; ORTUS SANITATIS cap. 406 (sambucus) (Plin.) alvo detrahens aquam; cf. HIERONYMUS BOCK *Kreutterbuch* p. 368 cap. 24 Man mag auß jetzgemelten jungen schößlin ein pulver machen, und desselbigen eingeben in einer Erweißbrüen, das erweichet den harten bauch; FUCHS *Kreutterbuch* cap. 20 sie (die wurtzel) treibt gewaltig das wasser auß dem leib; DIOSC. *Kreutterb. 1610* lib. 4 cap. 169 das Wasser durch den Stulgang treiben. **45** *cacostomacha*: ORTUS SANITATIS cap. 175 (ebulus) cacostomatica; FUCHS *Historia stirpium* cap. 20 p. 66 (ex Diosc.) stomacho nocens ; ... (ex Plin.) stomacho inutile est, alvo detrahens aquam; FUCHS *Kreutterbuch* cap. 20 doch seind sie dem magen schädlich; DIOSC. *Kreutterb. 1610* lib. 4 cap. 169 Holder und Attich ... sind jedoch dem Magen schädlich. **46–47** *radix ... hydropicis, viperae ... morisbus*: HORTUS SANITATIS GERMANICE cap. 161 Die wurtzel vun attich ist den wassersuchtigen die aller beste artzney ... do von gedruncken; ORTUS SANITATIS cap. 175 (ebulus) radix ... elixa hydropicis; ORTUS SANITATIS cap. 406 (sambucus) (Plin.) radix ... decocta ac potata hydropicos exinaniunt; HIERONYMUS BOCK *Kreutterbuch* p. 368sq. Cap. 24 Holderwurtzel inn wein gesotten und gedruncken, treibet auß die wassersucht mit gewalt; FUCHS *Historia stirpium* cap. 20 p. 66 (ex Diosc.) Radix in vino decocta et in cibis data hydropicis auxiliatur. Eodem modo pota viperarum morsibus subvenit; ... (ex Plin.) Radicis eius in vino decoctae duo cyathi poti, hydropicos exinaniunt; ... Resistunt folia serpentum ictibus in vino pota; FUCHS *Kreutterbuch* cap. 20 die wurtzel in wein gesotten / und in der speiß genossen / ist den wassersüchtigen seer gut / dann sie treibt gewaltig das wasser aus dem leib. Dergleichen getruncken / ist sie nützlich denen so von den natern /viperae geheyssen/ gebissen seind; DIOSC. *Kreutterb. 1610* lib. 4 cap. 169 Ihre Wurtzeln in Wein gesotten / unnd die Brüh davon getruncken / ist gut wider die Wassersucht / unnd heylet getruncken der Natern Bissz. | *viperae ... morsibus*: ORTUS SANITATIS cap. 175 (ebulus) morsibus vipe. imposita et bibita occurrit; ORTUS SANITATIS cap. 406 (sambucus) folia in vino pota serpentum ictibus resistunt; HIERONYMUS BOCK *Kreutterbuch* p. 368sq. cap. 24 so jemands von einem Schlangen oder Nater gestochen were der lege als bald grüne Holder bletter darüber. **49–50** *fomento matricum dura*: HORTUS SANITATIS GERMANICE cap. 161 Die wurtzel in wasser gekochet und den frauwen do mit unden uff gebehet benympt die hertte der muter genant matrix; ORTUS SANITATIS cap. 175 (ebulus) fomento ... duricies matricis solvit; ORTUS SANITATIS cap. 406 (sambucus) cathaplasmati mammillarum apostemata sanant; HIERONYMUS BOCK *Kreutterbuch* p. 368sq. cap. 24 ein bad von Holder blettern gemacht, unnd darein gesessen, erweichet die harte mutter so verschlossen ist; FUCHS *Historia stirpium* cap. 20 p. 66 (ex Diosc.) vulvas emollit et aperit; et quae circa eas sunt affectiones, decocta cum aqua insessione corrigit; ... (ex

Plin.) radices ... vulvas emolliumt foliorum decocto insidentium; FUCHS *Kreutterbuch* cap. 20 wann man die wurtzel in wasser seüdt / und darin sitzt / so erweycht sie und eröffnet die hertten und verschwollene muter; DIOSC. *Kreutterb. 1610* lib. 4 cap. 169 Dieselbige Wurtzeln in Wasser gesotten / erweichen die Härtigkeit der Beermuter ... und helffen den andern fählen und Gebrechen derselbigen ... wenn sich die Frawen in die Brüh setzen / darinn die Wurtzeln gesotten sindt. **51–52** *de semine potio ... quae supra scripsi ... depellere novit:* ORTUS SANITATIS cap. 175 (ebulus) Semen eius cum vino bibitum omnia similiter facere novit; FUCHS *Historia stirpium* cap. 20 p. 66 (ex Diosc.) Fructus cum vino potus eadem efficit; FUCHS *Kreutterbuch* cap. 20 sölche krafft haben auch die beer / so sie mit wein getruncken werden; DIOSC. *Kreutterb. 1610* lib. 4 cap. 169 dasselbige vermögen auch seine Körner und Frucht mit Wein getruncken. **53** *caesaries ... nigrescit*: ORTUS SANITATIS cap. 175 (ebulus) capillos nigrescit; ORTUS SANITATIS cap. 406 (sambucus) capillum tingunt; HIERONYMUS BOCK *Kreutterbuch* p. 368sq. cap. 24 der safft von den Holder zecken (dann also nennet man die beerlin) gibt ein gute blawe farb zum leinen tuch. Und schreiben etlich so man den safft anstreich, macht er das haar schwartz; FUCHS *Historia stirpium* cap. 20 p. 66 (ex Diosc.) illitus capillos denigrat; ... (ex Plin.) tingunt capillum; FUCHS *Kreutterbuch* cap. 20 Der safft von den beeren angestrichen / macht das har schwartz; DIOSC. *Kreutterb. 1610* lib. 4 cap. 169 wenn man das haar damit anstreicht / so wirdt es schwartz. **54–55** *frondes ... auferre tumorem*: = FLOS MEDICINAE SCHOLAE SALERNI (ed. de Renzi 1852) p. 469 v. 727, (ed. de Renzi 1859) p. 31 v. 1113 frondes appositae possunt auferre tumorem; ORTUS SANITATIS cap. 175 (ebulus) folia ... tumores spargunt; HIERONYMUS BOCK *Kreutterbuch* p. 368sq. cap. 24 Holder bletter zerknütscht, und mit Geissen unschlit erwallet und ubergeschlagen, soll den schmertzen stillen; FUCHS *Historia stirpium* cap. 20 p. 66 (ex Diosc.) Folia recentia ac tenera cum polenta illita inflammationes mitigant. Ambustis etiam, et canis morsibus illita succurrunt; ... (ex Plin.) refrigerat etiam inflammationem, maxime recentis ambusti; et canis morsum cum polenta, mollissimis foliorum illitis; FUCHS *Kreutterbuch* cap. 20 die frischen unnd zarten bletter mit gerstenmaltz vermengt / miltern die überige hitz, Sie seind auch gut zu dem brand / und denen so von einem wütenden hund gebissen seind... sie heylen auch die tieffen und holen wunden; DIOSC. *Kreutterb. 1610* lib. 4 cap. 169 Die frische / weiche Blätter mit Gerstenmaltz vermischt / unnd wie ein Pflaster ubergelegt / sänfftigen die hitzige Geschwulst der Augen / sind auch gut auff dieselbige weiß gebraucht wider den Brandt / unnd wider der Hunde Bissz. **55** *usta ... mixta ... impositaeque polenta*: ORTUS SANITATIS cap. 175 (ebulus) polenta mixta combustionibus imposita prestolantur. **56** *vulneribus carnem replendo*: FLOS MEDICINAE SCHOLAE SALERNI (ed. de Renzi 1852) p. 469 v. 729, (ed. de Renzi 1859) p. 31 v. 1115 vulnera carne replet; ORTUS SANITATIS cap. 406 (sambucus) (Plin.) vulnus claudit; (Const.) vulnera clausa aperit; HIERONYMUS BOCK *Kreutterbuch* p. 368sq. cap. 24 artznei ubergelegt auf faule schäden; FUCHS *Historia stirpium* cap. 20 p. 66 (ex Diosc.) Profunda et quae in cavernas dehiscunt ulcera agglutinant; DIOSC. *Kreutterb. 1610* lib. 4 cap. 169 heylen und hefften zusammen die tieffe fistelechte Geschwer. **56–57** *vulneribus ... paracollesin*: ORTUS SANITATIS cap. 175 (ebulus) vulneribus paracolesim faciunt.

3. Holunder und Zwergholunder

Dass es zwei Arten von Holunder gibt, sagen die Kundigen.
Sie sind mäßig als Schweißtreibende, beide sind ebenso von trockener
Qualität, aber ihre Kraft soll auch eine adstringierende sein.
Der größere hat den Namen Actes, der kleinere aber Chamaeactes.
Es ist der Zwergholunder, dem sie eine niedrigere Form zuschreiben.
Durch seine wie Gemüse mit Wasser gedünsteten Blätter
wird der Bauch weich und Galle und Schleim werden abgeführt.
Ebendasselbe vermögen, auf diese Art zubereitet, die zarten Triebe desselben.
Mit den Blättern und mit Wein durch Zusammenreiben vermischt und getrunken,
bewirken sie, dass Blasensteinchen durch den Trunk zerbrechen.
Eingenommen mit der Nahrung führen sie wasserreiche Feuchtigkeit des Leibes ab.
Man glaubt, dass das Kraut verderblich ist für den Magen derjenigen, die es essen.
Die gesottene Wurzel bringt vortreffliche Hilfe
den Wassersüchtigen, sie ist selbst gegen Schlangenbisse gut,
wenn sie nach Art eines Pflasters aufgelegt oder verzehrt wird.
Sie löst in einem erwärmenden Umschlag die harten Stellen der Gebärmutter,
und man glaubt, dass sie bei vielen weiblichen Leiden dienlich ist.
Ein mit Wein aus dem Samen bereiteter Trank getrunken
kann ohne Zusatz all das vertreiben, worüber ich oben gesprochen habe.
Durch eine mit Olivenöl gemischte Salbe wird das Haar dunkel gefärbt.
Aufgelegte Blätter können einen Tumor entfernen,
zerriebenen, mit Gerstengraupen gemischt und als Verband aufgelegt helfen sie gegen Brandwunden,
sie kurieren eitrige Wunden, indem sie ihr Fleisch ausfüllen,
und bringen sie nach bestem Vermögen zur Verheilung.

4. Bryonia

Ampelos est leuceque et dicta Bryonia graece,
Dicitur a nobis Latinis candida Vitis.
Hastas et frondes habet haec nostram assimilantes,
Sed nostrae laeves, illi sunt asperiores,
Nostrae maiores, illi paulo breviores,
Semen consimile est, minus etsi dicitur esse,
Capreoli similes multa se parte plicantes.
Qui si cum vino sunt elixi, bibituro
Ventrem cum lotio dicuntur posse movere.
Hastis et foliis radici et viscida virtus
Est, ex quo cancros cataplasmate dant medicatos,
Quaeque Chironia sunt, vel quae phagedaenica, sanant,
Vulnera, vel tibiis, ea tollunt cum sale trita.
Corporibus gratum radix fert uncta colorem,
Lentigines pellit, tendit rugas faciei.
Atque cicatricem loca si teneant inimicam,
Ad proprium morem reparat collata colorem,
Tritaque cum vino, veluti cataplasmate facto,
Duritias spergit, simul apostemata curans.
Extrahit ossa etiam, si sint in corpore fixa.
Hanc medicamentis quae septica sunt sociabis,
Coniunxisse quibus nimis esse necesse probatur.
Unica cum vino potandum praebita drachma
Annum per totum fertur sanare caducum;
Qui furtim laedit et sic apoplexia caedit,
Cedit et obtenebrat oculos quod saepe scotoma.
Et si praedictum pondus fuerit geminatum,
Tunc potius causis occurrit praememoratis,
Morsusque illatos sic curat tabe repletos;
Ne faciat mulier praegnans, hanc vitet, abortum,
Provocat urinam potu pellitque secundas.
Dyspnoicosque iuvat coniuncta melle vorata
Et conquassatos artus altoque cadentes.
Tussim placatam reddit laterisque dolorem,
Huius si pondus oboli coniungis aceto;
Triginta spacio splen siccat sumpta dierum.
Omnia cum caricis praedicta valet cataplasma,
Fomento ast uteros lympha decoctio facta
Purgat et infantes ponit nondum glomeratos.
Temporibus veris exsuccari solet herba

Et radix, cuius succus mulsae sociatus
Phlegmata deponit datus et iuvat omnia scripta.
Insuper et mammae lac contribuit muliebri,
Cum ptisanae succo si sit sociata coquendo;
Succus praestat idem, baccarum succus eidem
Urinamque movet intinctu, sed mediocri.
Sperma fugat lepram tritum scabiemque perunctum.
Consimiles vires habet huic Bryonia nigra
Appellata, tamen in cunctis inferiores.

$4^{\text{capit.}}$ Corn. 80a De Bryonia. cap. IIII; Ranz. p. 94 De Bryonia. 84; Choulant p. 126sq.; F = Fulda C 9 f. 11r–11v cap. 21 De brionia Von der hundes kürbsun wilde zitwan

58 *Ampelos] Ampleos* F *est leuceque et] leuce seu* F *Bryonia graece] brionia grece* F **59** *Latinis] romanis* F **60** *nostram] nostre* F *assimilantes] assimulantes* Ranz., *similantes* F **61** *laeves] leves* Corn., F *illi] ille* F **62** *illi] ille sunt* F *breviores] minores* F **63** *est, minus etsi] minus et sic* F **64** *multa se] se multa* F **65** *sunt] sint* F **66** *dicuntur] testantur* F **67** *et* om. F **68** *ex quo] et ob hoc* F *cancros] cancris* F *cataplasmate] cathaplasmate* F *medicatos] medicamen* F **69** *Quaeque] Que* F *quae phagedaenica, sanant] fagemenia curat* F **70** *tollunt] tollit* F *trita] tritis* F **72** *Lentigines] Lentigenes* Ranz. *tendit rugas] rugas tendit* F **73** *cicatricem] cicatricum* F *inimicam] nimis aptat* F **74** om. F **75** *veluti] veteri* F *cataplasmate] cathaplasmate* F **76** *spergit] spargit* Ranz. Spergere pro spargere non ita raro occurit apud scriptores medii aevi (Choulant p. 126sq.). **77** *etiam] quidem* F **78** *Hac medicamentes riptica quae sunt associarunt* F **79** *Coniunxisse quibus] Quae coniunxisse* F *probatur] probarunt* F **80** *Cum vino solo potande tradita dragma* F **81** *sanare] sedare* F **82** *Qui furtim laedit] Que statim ledit* F **82** *Si lotum tenebrae cedunt oculi scothomie* F **87** *praegnans, hanc vitet] hanc praegnans curat* F **88** *potu] sumptum* F **89** *Dyspnoicosque] Dispnoicosque* Ranz., *Disnoicos curat conmixto melle voratum* F **92** *oboli coniungis] obuli coniungas* F **93** *splen siccat] species sua* F **94** *praedicta] addicta* F *cataplasma] cathaplasma* F **95** *ast uteros] stericas* F *lympha] limpha* F **97** *veris] vernis* F *exsuccari] exsiccari* F **98** *sociatus] sociatur* Ranz., *Cuius si sucus mulse fuerit sociatus* F **99** *Phlegmata deponit] Deponit phlegma* F **100** *Insuper] Desuper* F *mammae] mammis* F *contribuit] attribuit* F *muliebri] mulieris* F **101** *Cum ptisane] Ptisaneo* F *succo] suco* F *sit] sint* F **102** *Succus] Siccis* F *baccarum succus eidem] paccarum sucus eisdem* F **103** *intinctu] vi tritum* F *mediocri] mediocre* F Post **104** quindecim versus novos praeb. F: *Nec minus est eadem stomacho species resoluta | In schlirosim positura praestare valet medicando | Laudibus hec digne tantis attollitur herba | Hac sine tyriaca quod non potio beata | Et spurcitiis medicaminibus sociatur | Et crescat donec oleo si iuncta coquatur | Detrahit yppapias livores supra oculorum | Vel palpebrarum . ficum quoque pellit ab ano | Frons excalcandi causa scalamque trahendi | Cum salibus medicis solet a doctis adhiberi | Extensamque reddit cutem . faciemque nitentem | Et storachiam fenugrecumque vel herbam | Iungas affodillos pariter maculas fugat atras | Frigida laxanda tamen est corpus prius unda | solaque gestata fertur mala cuncta iuvare.* **105** et **106** om. F.

58 cf. Diosc. gr. 4, 182 ἄμπελος λευκή; Plin. nat. 23, 21 vitis alba est quam Graeci ampelon leucen ... appellant; cf. Ps. Apvl. herb. 67, l. 6–7 a Graecis dicitur brionia, alii ampelos leuce, ... Itali vitis alba; Diosc. 4, 177 p. 87, 22 vitis nostras ampelos leuce aut brionia; cf. ISID. orig. 17, 9, 90 ἄμπελος λευκή, sive bryonia; DYASC. p. 27[a] ampelos leuce aut brionia **59** cf. PLIN. nat. 23, 21; DIOSC. 4, 177 p. 87, 22 candon; cf. ISID. orig. 17, 9, 90 quam Latini vitem albam vocant; DYASC. p. 27[a] ut latini vitis alba **60** DIOSC. 4, 177 p. 88, 1–2 hastas eius et folias et caprioli similia sunt viti nostrae; DYASC. p. 27[a] astas folia habet similia viti nostra **61–64** DIOSC. 4, 177 p. 88, 2 sed aspera et minora; DYASC. p. 27[a] aspera et minora capreoli similes sunt implicantes se, semen ipsius vue simile est et brotinosum **63** DIOSC. 4, 177 p. 88, 3 semen ... uba simile est **64** DIOSC. 4, 177 p. 88, 2 caprioli (*var. l.:* caprioli similes sunt implicantes se P.) **65–66** DIOSC. 4, 177 p. 88, 3 in initio elixi; DYASC. p. 27[a] capreoli in vino elixi et comesti ventrem et urinam movet **66** cf. PLIN. nat. 23, 21 hi decocti in cibo alvum et urinam cient; DIOSC. 4, 177 p. 88, 4 comesti urinam et ventrem molliunt (*var. l.:* ventr. et u. movent P.) **67** DIOSC. 4, 177 p. 88, 4–5 virtus est foliis et hastis ... et radici viscida; DYASC. p. 27[a] virtus est foliis et astis ipsius et radici viscida **68–70** cf. DIOSC. gr. 4, 182, 2; cf. PLIN. nat. 23, 22 folia et caules exulcerant corpus, utique ulcerum phagedaenis et gangraenis tibiarumque taedio cum sale inliniuntur. DIOSC. 4, 177 p. 88, 5–7 unde vulneribus cironis inposita medicatur, cancros et fagedenica vulnera curat, tibiis vulnera tollent sale addito et in cataplasma conposita; DYASC. p. 27[a] unde vulneribus chironiis imposita medicatur cancros et fagedaenica, vulnera ad sanitatem perducit, tibiis vulnera tollit sale addito et cataplasma composita **71** cf. PLIN. nat. 23, 26 sucus radicis ... inlitus ... laetiore ... colore et cutis teneritate mangonicat corpora; DIOSC. 4, 177, p. 88, 7–8 radix ... colorem bonum corpori reddet; DYASC. p. 27[a] radix vero eius colorem bonum corpori reddit; cf. ISID. orig. 17, 9, 90 **72** cf. PLIN. nat. 23, 23 vitia cutis in facie varosque et lentigines et suggillata emendat et cicatrices; DIOSC. 4, 177, p. 88, 8–9 rugas vultibus distendet, lentigines purgat; DYASC. p. 27[a] rugas vultibus distendit, lentigines purgat **73–74** DIOSC. 4, 177 p. 88, 9 nigris cicatricibus colorem proprium reddet; DYASC. p. 27[a–b] magnis cicatricibus colorem proprium reddit **75–76** DIOSC. 4, 177 p. 88, 10–11 cum vino in cataplasma adibita duritias sparget, apostemata curat; DYASC. p. 27[b] cum vino in cataplasma adhibita duritias spergit, apostemata curat **77–78** cf. PLIN. nat. 23, 24 ossa infracta extrahit; DIOSC. 4, 177 p. 88, 11–12 ossa corpori infixa, medicaminibus stipticis miscetur; DYASC. p. 27[b] ossa corpori infixa deicit medicaminibus stipticis miscetur **80–81** cf. DIOSC. gr. 4, 182, 3; cf. PLIN. nat. 23, 23 datur et comitialibus potus, item mente conmotis aut vertigine laborantibus, drachme pondere cotidie anno toto; DIOSC. 4, 177 p. 88, 12 epilenticis .ζ. i. bibita anno toto prestolatur; DYASC. p. 27[b] epilenticis . **3**.I. bibita anno toto praestolatur **82–83** DIOSC. 4, 177 p. 88, 13 apoplexie et scotomaticis prodest; DYASC. p. 27[b] appoplesie et stomaticis singulare praesidium est **84–87** cf. PLIN. nat. 23, 23 radix ... contra serpentium ictus trita drachmis duabus bibitur, ... serpentes fugat; DIOSC. 4, 177 p. 88, 14–15 .ζ.ii. acceptis singulis causis suprascriptis morsibus venenatis occurret, abortum facit; DYASC. p. 27[b] .II.**3**. acceptis singulis supradictis causis convenit, morsibus venenatis occurrit, abortum facit, plus vero accepta maniam facit **88** cf. DIOSC. gr. 4, 182, 3; cf. PLIN. nat. 23, 24–25 ciet menses et urinam, ... ex vino secundas feminarum adposita trahit; DIOSC. 4, 177 p. 88, 16 secundas deponit, urinam provocat; DYASC. p. 27[b] secundas deponit, urinam provocat **89** DIOSC. 4, 177 p. 88, 16–17 melle addito ut electuarium disnoicis ... opitulatur; DYASC. p. 27[b] melle addito ut electuarium datum dipnoicis et offocationibus opitulatur **90** DIOSC. 4, 177 p. 88, 18 de alto cadentibus et conquasationibus; DYASC. p. 27[b] alto cadentibus et conquassationibus ... remedium est **91** cf. PLIN. nat. 23, 25 contra lateris dolores; DIOSC. 4, 177, p. 88, 17–1) tussim et doloris lateris conpescit; DYASC. p. 27[b] tussim et dolorem lateris expellit **92–93** cf. DIOSC. gr. 4, 182, 3; cf. PLIN. nat. 23, 25 splenem ternis obolis pota XXX diebus consumit; cf. PS. APVL. herb. 67, 1 herba brionia ... ad splenem; DIOSC. 4, 177 p. 88, 19–20 obulus unus cum aceto bibitus splenem siccat diebus .XXX.; DYASC. p. 27[b] obolo .I. cum aceto bibita splen siccat diebus XXX **94**

Diosc. 4, 177 p. 88, 20–21 bibiti cum caricis cataplasma facta omnia suprascripta facere potest; Dyasc. p. 27[b] accepta cum caritis cataplasma factum omnia supradicta facere potest **95–96** cf. Diosc. gr. 4, 182, 4; Diosc. 4, 177 p. 88, 21–22 cocitur in aqua, et fomento adibita ysteram purgat et infantes non coagolatos deponet; Dyasc. p. 27[b] cocta in aqua et fomento adhibita ystericos purgat et infantes coagulatos non deponit **97–99** cf. Diosc. gr. 4, 182, 4; cf. Plin. nat. 23, 23 radix, numerosis utilitatibus nobilis; Diosc. 4, 177 p. 88, 22–24 verno tempore herba ipsa exucatur, qui sucus cum mulsa bibitus omnia suprascripta facere novit et fleuma deponit; Dyasc. p. 27[b] verno tempore herba ipsa exsucatur qui succus cum mulsa bibitus omnia ut supra facere novit et flegma deponit **100–101 et 104** cf. Plin. nat. 23, 22 semen ... succo rubente ... psoris et lepris inlinitur, lactis abundantiam facit coctum cum tritico potumque; Diosc. 4, 177 p. 88, 25–26 semen ... lac mulieribus provocat. sucus ... cum suco tisane coctus id mulieribus prestat; Dyasc. p. 27[b] semen vero eius tritum et perunctum scabiem et leprosos curat, lac mulieribus provocat. succus eius cum ptisana coctus id mulieribus prestat; cf. Isid. orig. 17, 9, 90 **104** Diosc. 4, 177 p. 88, 24–25 semen ... tritus et perunctus scabia et leprosos curat **102–103** Dyasc. p. 27[b] succus baccarum huius lac uberibus siccis reddit, cime eius urinam movent mediocriter **105** cf. Diosc. gr. 4, 183; cf. Diosc. 4, 178 De ampelos melani. Ampelos melena, quam maxime vitae nigra dicunt; cf. Isid. orig. 17, 9, 90 ἄμπελος μέλαινα, id est vitis nigra; cf. Dyasc. p. 28[a] ampelos melaena id est vitis nigra.

58–59 *Bryonia ... candida vitis*: cf. Alphita II p. 26 Brionia vel brion ... eius folia assimulantur foliis vitis (app.: ‚Bryonia id est cucurbita agrestis.'); p. 25 Brionia, respice in cucurbita (adn 14: Bart. p. 13, ‚Brionia, wilde nepe, i. radix vitis albae secundum quosdam.' App. ‚Bryonia, id est cucurbita agrestis.'; Hortus sanitatis germanice cap. 68 Brionia grece et latine; Ortus Sanitatis cap. 75 Brionia. Dyascorides cap. ampeleos leuki id est brionia, sive ut latini vitis alba; Hieronymus Bock *Kreutterbuch* p. 304 cap. 95 Von Hundskürbs, Bryonia. ... Alle scribenten halten Bryoniam für das weiß Vitis alba, ... die unsere nennen sie Wild rübenm wilden kürbis ..., Hunds Kürbs, .. Dioscor. ... ennt Vitem albam Ampeloleucen; Fuchs *Historia stirpium* cap. 32 p. 95 ἄμπελος λευκή, ... βρυονία ... graece: vitis alba, Psilothrum latine appellatur; Fuchs *Kreutterbuch* cap. 33 Stickwurtz ... auff Griechisch Bryonia, zu Latein Vitis alba; Diosc. *Kreutterb. 1610* lib. 4 cap. 177 die Weisse Stickwurtz oder weisse Hundtskürbis, Griechisch Bryonia, zu Latein Vitis alba genent. **60–61** *hastas et fronds ... nostrum assimilantes ... asperiores*: Ortus Sanitatis cap. 75 hastas et folia similia habet viti nostre, sed aspera et minora; Fuchs *Kreutterbuch* cap. 32 ire zweig, bletter, und zincken, seind den Weinreben gleich, doch etwas häriger und rauher; Diosc. *Kreutterb. 1610* lib. 4 cap. 177 hat Zweige, Rebschösse, Blätter und Zincken den Weinreben ehnlich, welche jedoch rauhe und hariger sindt. **63** *semen*: Ortus Sanitatis cap. 75 semen ipsi vue simile est et botruosum rarum; Fuchs *Kreutterbuch* cap. 32 runde beerlin; Diosc. *Kreutterb. 1610* lib. 4 cap. 177 bringt ein traublechte rohte Frucht. **64** *capreoli similes*: Ortus Sanitatis cap. 75 caprioli similes sunt implicantes se; Serapion libro aggregatoris ... rami et caprioli adherent, implicantes se; Fuchs *Historia stirpium* cap. 32 p. 95 folia. capreoli, sativae vti similia sunt; Diosc. *Kreutterb. 1610* lib. 4 cap. 177 Hundtskürbis helt sich an die nächsten Stauden, welche sie mit ihren Zincken umbfängt. **65–66** *elixi ... ventrem cum lotio ... movere*: Fuchs *Historia stirpium* cap. 32 p. 95–96 (vires ex Dioscoride) Bryoniae in prima germinatione asparagi elixi manduntur, urinam et alvum cientes; (ex Plinio) bryoniae asparagi decocti in cibo alvum et urinam cient; Diosc. *Kreutterb. 1610* lib. 4 cap. 177 die frische newe zarten Zweiglin der Stickwurtz gekocht und gegessen, treiben den Harn und Stuhlgang. **67** *hastis et foliis* *radici et viscida virtus*: ORTUS SANITATIS cap. 75 Serapion. Virtus foliorum et fructus et radicis est calida et acuta; FUCHS *Historia stirpium* cap. 32 p. 95 (ex Dioscoride) folia, fructus et radix, acrem vim habent; FUCHS *Kreutterbuch* cap. 32 die bletter, frucht und wurtzel seind scharpff, derhalben sewind sie gut zu allerley unreynen wunden und geschweren; DIOSC. *Kreutterb. 1610* lib. 4 cap. 177 seine Blätter, Frucht und Wurtzeln, sindt scharpff am Geschmack. **68–70** *cancros ... Chironia ... phagedaenica ... cum sale trita*: ORTUS SANITATIS cap. 75 emplastrum cum eis et sale confert ulceribus que dicuntur gravita, et illis que dicuntur fagedenica, curat fissuras labiorum; FUCHS *Historia stirpium* cap. 32 p. 95–96 (ex Dioscoride) chironijs, gangraenicis, phagedaenicis, et tibias putrefacientibus ulceribus cum sale illita auxiliantur; (ex Plinio) utique ulcerum phagedaenis, et gangraenis, tibiarumque tedio cum sale illinuntur; DIOSC. *Kreutterb. 1610* lib. 4 cap. 177 gut wider die Geschwer, die weiter under und umb sichher das Gesundte Fleisch verzehren und fäulen, die man Griechisch Phagedaenas nent, unnd wider die faule Geschwer der Schienbein, mit Saltz vermischt und wie ein Pflaster ubergelegt. **71** *corporibus ... radix fert ... colorem*: FUCHS *Historia stirpium* cap. 32 p. 95 (ex Dioscoride) radix abstergit corpus et erugat; FUCHS *Kreutterbuch* cap. 32 die wurtzel seubert den leib, und vertreibt die runtzel; DIOSC. *Kreutterb. 1610* lib. 4 cap. 177 seine Wurtzeln säubern den Leib, vertreiben die Runtzlen, und machen die Haut glat. **72** *lentigines ... rugas faciei*: cf. HIERONYMUS BOCK, Kräuterbuch, Kap. 95: fleckige Haut; FUCHS *Historia stirpium* cap. 32 p. 95–96 (ex Dioscoride) vitia faciei ..., lentigines, et cicatrices nigras, cum eruo, terra chia et foenograeco emendat; (ex Plinio) vitia cutis in facie, varosque et lentigines, et sugillata emendat, et cicatrices; FUCHS *Kreutterbuch* cap. 32 mit Eruen unnd Foenograeco Bockshorn genent, vermengt und angestrichen, macht sie ein hüpsch angesicht, vertreibt unnd verzert die flecken und roßmucken, und andere schwartze mäler; DIOSC. *Kreutterb. 1610* lib. 4 cap. 177 dieselbige Wurtzeln mit Eruenmeel, Fenugreck, und mit Cleistier Erden oder Kreiden vermischt und angestrichen, vertreiben die Spruteln, Mackeln, Massen, und die kleine Knöpfflin deß Angesichts, die man varos nennt, und die schwartze Wundtzeichen. **73** *cicatricem*: ORTUS SANITATIS cap. 75 aufert pannum et vestigia nigra et ... cicatrices ulcerum. **75–76** *cum vino ... apostemata curans*: ORTUS SANITATIS cap. 75 et quando fit ex eo emplastrum cum vino sedat panaricium et resolvit apostemata et aperit ea; HIERONYMUS BOCK *Kreutterbuch* p. 304sq. cap. 95 gemelte krafft hat auch die wurtzel, dann sie zerbricht allerley Apostemata; FUCHS *Historia stirpium* cap. 32 p. 95 (ex Dioscoride) cum vino illita inflammationes discutit, et abscessus rumpit; FUCHS *Kreutterbuch* cap. 32 so mans mit wein überlegt, zerbricht sie geschwer; DIOSC. *Kreutterb. 1610* lib. 4 cap. 177 die Wurtzeln mit Wein vermischt, und wie ein Pflaster ubergelegt, vertreiben die hitzige Geschwulst, brechen die Apostemen auff. **77** *extrahit ossa*: ORTUS SANITATIS cap. 75 emplastrum factum cum ea extrahit ossa; HIERONYMUS BOCK *Kreutterbuch* p. 304 cap. 95 die wurtzel ubergelegt, zeücht auß spreissen der zerbrochenen beynen; FUCHS *Historia stirpium* cap. 32 p. 95–96 (ex Dioscoride) ossa extrahit, trita et illita; (ex Plinio) ossa infracta extrahit in aqua imposita; FUCHS *Kreutterbuch* cap. 32 diß wurtzel zerstossen und übergelegt, zeücht auß die zerbrochnen beyn; DIOSC. *Kreutterb. 1610* lib. 4 cap. 177 ziehen die gebrochene Beyne heraus. **78** *medicamentis ... sociabis*: FUCHS *Historia stirpium* cap. 32 p. 95 (ex Dioscoride) miscetur apte medicamentis quae exedendo sunt; DIOSC. *Kreutterb. 1610* lib. 4 cap. 177 werden auch under die Artzneyen, Salben oder Pflaster, die das Fleisch verzehren, vermischt. **80–81** *unica ... drachma | annum per totum*: ORTUS SANITATIS cap. 75 et potatur de ea Z. I. ad epilentiam; HIERONYMUS BOCK *Kreutterbuch* p. 304sq. cap. 95 welche mit der fallenden sucht, schwindel unnd anderen schwären hauptsüchten beladen, mögen järlichs ein mal diser wurtzel eines quintlins schwär mit träncken einnemen; FUCHS *Historia stirpium* cap. 32 p. 95–96 (ex Dioscoride) bibitur comitialibus drachmae pondere quotidie per annum; (ex Plinio) datur et comitalibus potus. Item mente commotis, et vertigine laborantibus, drachmae pondere quotidie anno toto; FUCHS *Kreutterbuch* cap. 32 sie ist auch gut denen so mit der fallenden sucht, dem schlag, schwindel, unnd dergleichen kranckheyten beladen seind, so man zum offtermal im jar eins quintlins schwär darvon einnimbt; DIOSC. *Kreutterb. 1610* lib. 4 cap. 177 wider die fallende Sucht gebraucht, wenn man derselben eines Quintlin schwehr alle Tag durch das gantze Jahr den Bresthafften zu trincken gibt. **82** *apoplexia*: ORTUS SANITATIS cap. 75 et convenit appoplexie sic administrata et opilationi. **83** *obtenebrat oculos*: cf. HIERONYMUS BOCK, *Kreutterbuch* p. 304sq. cap. 95 welche mit ... schwindel ... beladen; DIOSC. *Kreutterb. 1610* lib. 4 cap. 177 sindt eingegeben den jenigen die vom Schlag gerühret worden sindt, und den Schwindel haben, sehr bequem. **84–86** *pondus ... geminatum ... morsusque ...*: ORTUS SANITATIS cap. 75 et quando bibuntur ex ea .Z.II. confert morsibus tyri et occidit fetum; HIERONYMUS BOCK *Kreutterbuch* p. 304sq. cap. 95 so jemands von Schlangen gestochen, mag dergleichen gemelte artzenei brauchen; FUCHS *Historia stirpium* cap. 32 p. 95 (ex Dioscoride) contra viperarum ictus pota drachmis duabus prodest; (ex Plinio) radix numerosis utilitatibus nobilis: contra serpentium ictus trita drachmis duabus bibitur; FUCHS *Kreutterbuch* cap. 32 so yemants von schlangen gestochen würdt, der mag dise wurtzel dergleichen auch jnnemen; DIOSC. *Kreutterb. 1610* lib. 4 cap. 177 man trinckt dieser Wurtzeln nützlich zweyer Quintlin schwehr wider der Nader Bissz. **87–88** *abortum ... pellitque secundas*: HORTUS SANITATIS GERMANICE cap. 68 der meister Platearius spricht daz bryonia und eberwurtz yglichs glich vil gepulvert und das gemischet mit regenwasser und die frauwe das inne genommen hilffet fast wol uff zu lösen secundinam das ist der andern geburt; cf. HIERONYMUS BOCK *Kreutterbuch* p. 305 cap. 95 ein meyssel von diser wurtzel gemacht und gebraucht, zeücht auß die todte geburt unnd die bürden wunderbarlich; FUCHS *Historia stirpium* cap.32 p. 95–96 (ex Dioscoride) foetus necat; ... apposita utero, foetus et secundas trahit; (ex Plinio) ex vino secundas foeminarum apposita trahit; FUCHS *Kreutterbuch* cap. 32 die schwangern frawen sollen sich vor diser wurtzel hüten, dann sie tödtet die frucht inn muter leib; DIOSC. *Kreutterb. 1610* lib. 4 cap. 177 sie tödten die Frucht in Mutter Leib, und bewegen etwan auch die Vernunfft. Diese Wurtzel zum Zäpfflin gemacht, und in die Schame der Frawen gelegt, zeucht die Geburt und das Bürtlin, welches man auch die ander Geburt nennet, herauß. **88** *provocat urinam*: FUCHS *Historia stirpium* cap. 32 p. 95–96 (ex Dioscoride) cit urinam pota; (ex Plinio) cit menses et urinam; DIOSC. *Kreutterb. 1610* lib. 4 cap. 177 dieselbige getruncken treiben den Harn. **89–91** *coniuncta melle ... tussim ... laterisque dolorem*: HIERONYMUS BOCK *Kreutterbuch* p. 305 Cap. 95 Dioscorides schreibt so man eine glatte dünne Latwerg aus dieser wurtzel unnd Honig bereyt, die sey fast gut denen so da stäts erstunnen wollen vom husten und engen athem, bekompt auch wol denen so im leib zerstossen, zerbrochen oder zerfallen weren; FUCHS *Historia stirpium* cap. 32 p. 95–96 (ex Dioscoride) eclegma ex ea fit cum melle, quod praefocatione oppressis, tussientibus, latera dolentibus, et ruptis datur; (ex Plinio) eclegma ... contra lateris dolores, vulsis, ruptis; FUCHS *Kreutterbuch* cap. 32 so man ein dünne latwerg mit honig auß dieser wurtzel macht, ist sie gut denen so ersticken wöllen, husten, unnd im leib zerbrochen seind; DIOSC. *Kreutterb. 1610* lib. 4 cap. 177 diese Wurtzel zerstossen mit Honig vermischt und Latwergen darauß gemacht, sindt gut eingenommen wider den kurtzen Athem, wider das Keichen, wider den Husten, Wehthumb und Schmertzen der Seiten, Bruch, und den Krampff. **92–93** *aceto... triginta ... splen ... dierum*: ORTUS SANITATIS cap. 75 (Galienus) radix ... siccativam ... habet virtutem nec non mediocriter calidam propter quam splenes attenuat; Serapion auctoritate Rasis. Virtus eiues est que calefacit mediocriter et abstergit et subtiliat et dissolvit duriciem splenis quando supponitur emplastrum ex ea cum ficibus; HIERONYMUS BOCK *Kreutterbuch* p. 305 cap. 95 dreissig tag von der wurtzel ein halb quinten eingenommen nach einander, soll das miltz verzeren; FUCHS *Historia stirpium* cap. 32 p. 95 (ex Dioscoride) lienem trium obolorum pondere ex aceto triginta diebus pota consumit; FUCHS *Kreutterbuch* cap. 32 dreissig tag von diser wurtzel mit essig getruncken, macht das miltz klein; DIOSC. *Kreutterb. 1610* lib. 4 cap. 177 mindern, eines halben Quintlin schwehr mit Essig vermischt, dreissig Tag nach einander getruncken, die ubergrosse miltz. **94** *omnia ... praedicta*: FUCHS *Kreutterbuch* cap. 32 mit feigen zerstossen und übergelegt, hat sie gleiche krafft und würckung; DIOSC. *Kreutterb. 1610* lib. 4 cap. 177 sindt gut wider die geschwollene miltz, mit feigen vermischt und wie ein pflaster ubergelegt. **95–96** *uteros ... decoctio ... purgat*: FUCHS *Historia stirpium* cap. 32 p. 95 (ex Dioscoride) ad insessus decoquitur: vulvas siquidem purgat, et abortum facit; FUCHS *Kreutterbuch* cap. 32 man braucht auch dise wurtzel zu den lenden baden, dann sie reyniget die muter; DIOSC. *Kreutterb. 1610* lib. 4 cap. 177 diese wurtzel säubern und reinigen die Beermutter, wenn sich die Frawen in die Brüh setzen, da die Wurtzeln inn gesotten sindt, die schwangern sollen sich darfür hütten, denn sie machen auch ein Mißgeburt. **97–98** *temporibus veris ... radix ... succus mulsae sociatus*: ORTUS SANITATIS cap. 75 comeduntur ... in tempore veris; HIERONYMUS BOCK *Kreutterbuch* p. 304sq. cap. 95 der safft im Lentzen auß der wurtzel gedruckt, unnd mit Meth getruncken, treibt auß die zähen Phlegmata; FUCHS *Historia stirpium* cap. 32 p. 95 (ex Dioscoride) vere ex radice eius exprimitur succus, bibiturque cum aqua mulsa ad eadem, pituitam ducens; FUCHS *Kreutterbuch* cap. 32 der safft im Lentzen auß der wurtzel getruckt, unnd mit Meth getruncken, treibt auß die zähe feüchtigkeit, phlegma genent; DIOSC. *Kreutterb. 1610* lib. 4 cap. 177 im Lentzen prest man einen Safft auß den Wurtzeln, welcher mit Meth oder Honigwasser getruncken, die phlegmatische Feuchtigkeiten durch den Stulgang treibt. **100–101** *lac contribuit ... cum ptisanae succo*: ORTUS SANITATIS cap. 75 et quando extrahitur succus a stipitibus eius et accipitur cum frumento cocto provocat lac; FUCHS *Historia stirpium* cap. 30 p. 95–96 (ex Dioscoride) lactis abundantiam efficit succus eius fructus, si cum tritico decocto sorbeatur; (ex Plinio) lactis abundantiam facit coctum cum tritico, potumque; FUCHS *Kreutterbuch* cap. 32 der safft von disen beeren, mit Weytzen gekocht und gegessen, mehret die milch; DIOSC. *Kreutterb. 1610* lib. 4 cap. 177 sein Same ... mehret mit der Brüh, da Weytzen inn gesotten ist, getruncken die milch. **103** *urinamque movet ... mediocri*: ORTUS SANITATIS cap. 75 Galienus. Brionia urinam mediocriter provocat; FUCHS *Historia stirpium* cap. 32 p. 95 (ex Galeno) urinam moderate movent; FUCHS *Kreutterbuch* cap. 32 die jungen dolden gesotten und gegessen, treiben den harn. **104** *sperma fugat lepram*: ORTUS SANITATIS cap. 75 exterius apposita cum ficibus scabiem et lepram sanat; FUCHS *Historia stirpium* cap. 32 p. 95–96 (ex Dioscoride) fructus eius ad psoras et lepras illitus et inunctus facit; (ex Galeno) psoram … ac lepram sanat; (ex Plinio) psoris et lepris illinitur; FUCHS *Kreutterbuch* cap. 32 sein frucht zerstossen unnd angestrichen ist gut zu allerley grind unnd rauden; DIOSC. *Kreutterb. 1610* lib. 4 cap. 177 sein Same ist gut angestrichen, auch wie ein Pflaster ubergelegt wider die Raude unnd Grindt. **105** *Bryonia nigra:* cf. ALPHITA II p. 6 Ampelion ... et ampeleon melanis vel melas, i. vitis nigra (adn 8: ἄμπελος μέλαινα, Diosc. 4, 182, see App. Ampelos melanis); cf. HIERONYMUS BOCK *Kreutterbuch* p. 304 cap. 95 das schwartz Vitis nigra ... nennt er (Dioscor.) auch Bryoniam, setzt aber darzu nigram; FUCHS *Historia stirpium* cap. 33 p. 96 de ampelo melaena. ... vitis nigra Latinis nominatur; (vires ex Dioscoride) radix eadem prestat quae vitis albae, minus efficax tamen; cf. FUCHS *Kreutterbuch* cap. 33 Von Lynen. ... In Griechischer spraach würt es Ampelos melena, in Lateinisch aber Vitis nigra geheyssen.; cf. DIOSC. *Kreutterb. 1610* lib. 4 cap. 178 Schwartze Stickwurtz/ Bryonia nigra, Vitis nigra p. 353 ... die Wurtzeln der schwartze Hundtskürbis haben eben dieselbige Krafft, welche die weissen Hundtskürbes oder Stickwurtze, aber nicht also fast kräfftig.

4. Zaunrübe

Die Zaunrübe wird griechisch auch Bryonia genannt,
von uns Lateinern wird sie Weiße Rebe genannt.
Zweige und Blätter hat diese, unsere (gemeint ist unsere Rebe, d. h. die Weinrebe) nachahmend,
aber die der unsrigen sind glatt, jene rauher,
die der unsrigen größer, jene ein wenig kürzer,
der Samen ist ganz ähnlich, wenn man auch sagt, dass er es weniger ist,
die Ranken entwickeln sich ähnlich zum großen Teil ringelnd.
Diese, wenn sie mit Wein gekocht sind, sollen des Trinkenden
Bauch und Harnausscheidung befördern.
Den Trieben, Blättern und der Wurzel wohnt auch eine klebrige Eigenschaft inne,
durch einem Umschlag hieraus bewirken sie Heilung von Krebsgeschwüren,
sie heilen sowohl Wunden, welche nach Chiron benannt sind als auch solche, die fressende Geschwüre sind,
auch Wunden der Schienbeine, diese beseitigen sie mit Salz eingerieben.
Die Wurzel als Salbe gibt dem Körper eine angenehme Farbe,
sie vertreibt Sommersprossen, glättet die Falten des Gesichts.
Und wenn irgendwo unwillkommene Narben bestehen bleiben,
stellt sie, auf jene Stellen aufgetragen, die echte Farbe wieder her.
Mit Wein zerrieben oder wie ein Pflaster bereitet,
löst sie Verhärtungen auf und heilt Abszesse.
Sie zieht auch Knochensplitter heraus, wenn sie im Körper stecken sollten.
Diese Rebe sollst du mit Medikamenten, die beißend sind, verbinden;
es ist erprobt, dass es wirklich notwendig ist, sie mit diesen zu vereinen.
Eine einzige zum Trinken gereichte Drachme <pro Tag>
das ganze Jahr hindurch bewirkt einen Epileptiker zu heilen;
wer unvermerkt <sich> verletzt und wen so der Schlagfluss schlägt,
tritt weg, weil Schwindel oft seine Augen verdunkeln.
Und wenn das vorher genannte Gewicht verdoppelt sein wird,
dann beugt es den erwähnten Krankheiten vorzüglicher vor,

in derselben Weise kuriert sie von Fäulnis angegriffene Bisse, die einem zugefügt wurden.
Damit eine schwangere Frau keine Fehlgeburt erleidet, soll sie diese Rebe vermeiden,
Bryonia regt den Urin durch einen Trank an und treibt die Nachgeburt heraus.
Den an Atembeschwerden Leidenden nützt sie, wenn sie mit Honig gemischt verzehrt wird,
und zerrütteten Gelenken und aus der Höhe Hingefallenen.
Sie besänftigt Husten und Seitenstechen.
Wenn du das Gewicht eines Obolus von dieser Bryonia mit Essig mischst,
macht es, in einem Zeitraum von 30 Tagen eingenommen, die Milz trocken.
Ein Breiumschlag mit getrockneten Feigen ist wirksam bei allen vorhergenannten Leiden.
Aber durch einen erwärmenden Umschlag reinigt eine mit Wasser
bereitete Abkochung die Gebärmutter und treibt Embrya ab.
In der Zeit des Frühlings pflegt man Kraut und Wurzel zu entsaften,
ihr Saft mit Honigmet vermischt
und eingegeben führt Schleim ab und nützt bei allem Beschriebenen.
Außerdem füllt sie die weibliche Brust mit Milch,
wenn sie beim Kochen mit Gerstengrütze vermischt wird.
Der Saft hat dieselbe gute Wirkung, der Saft der Beeren ebenso,
er treibt den Urin durch mäßiges Eintauchen.
Der zerriebene Samen vertreibt als Salbe aufgetragen Aussatz und Krätze.
Dieser ähnliche Kräfte hat die sogenannte Schwarze Rebe (d. h. Schmerwurz),
jedoch in allem weniger wirksam.

5. Alga palustris sive Nymphaea

Alga palustris habet diversa vocabula, quorum
Cacabus est Veneris, Nymphaeaque, sive Papaver,
Cui locus in causa est cognomen habere Palustre,
Crescit enim stagnis ea, sive locis in aquosis.
Frondibus oblongum caput ostendit super undas,

Quod de radice sola prodit sociatum,
Multis flos eius similis quos lilia produnt,
Pallidior tamen est, nec tam niveus color eius.
Semen habet croceum medio de flore locatum;
Sed quum floruerit, formam capit inde rotundam,
Sicut meconis nigri faciunt capitella,
Aut sicut mala haec, quae dicuntur Matiana,
Semen in his spissum latumque magis reperitur,
Hoc argillosi gustu datur esse saporis.
Hasta parum crassa subnigraque, laevis, et aeque
Aspera radix est eius, nodosa, melaena;
Tempore quae autumni debet siccata recondi,
Eius enim pulvis multum fert utilitatis.
Sumpta mero spleni prodest sic coeliacisque
Vesicaeque potest sic sumpta levare dolorem.
Si quis et est stomacho, posito cataplasmate cedit,
Sic et alopecias emendat et in cute mendas,
Quosque tumor laedit testes lenire notatur.
Seminis assidui potus haec omnia possunt,
Humanumque fluens plus iusto sperma retardant.
Radicem quae fert Nymphaea ast candidiorem,
Est melior virtute sua, debet quoque sumi
Cum vino nigro, quia partim styptica virtus
Est eius, partim quoque proiectoria, sic quod
Infusam dicant hanc alvum reddere sanam,
Et quod alopecias pice cum liquida iuvet ipsas.

5$^{\text{capit.}}$ Corn. f. 81a, De alga palustri, sive Nymphaea. cap. V; Ranz. p. 96, De alga palustri sive Nymphaea. 85; Choulant p. 127sq.
122 *melena* Ranz.

107–109 cf. DIOSC. gr. 3, 132 νυμφαία; cf. PLIN. nat. 25, 76 capite papaveris in caule; cf. PS. APVL. herb. 68, 6–9 herba nimfea ... nomina herbae. alii caccabos; DYASC. p. 130^b Nimpha sive ut alii cacabus veneris, papaver palustre sive ut latini alga palustris **110** PLIN. nat. 25, 75. 76 Nymphaea ... nascitur in aquosis; cf. PS. APVL. herb. 68, 11 nascitur in aquis stantibus, ita denique nomen sumpsit; DIOSC. 3, 143 p. 435, 3–4 Nymfea nascitur locis cultis et aquosis vel in stagnis; DYASC. p. 130^b nascitur in aquis stantibus vel locis non cultis et aquosis **111–112** cf. PLIN. nat. 25, 76 foliis magnis in summa aqua et aliis ex radice; DIOSC. 3, 143 p. 435, 4 folia similia habens ciuorio, sed minora et oblonga; DYASC. p. 130^b folia habens ... oblonga, altius super aquam proferens capud multa capita infra aquam habens ex una radice **113–115** PLIN. nat. 25, 76 flore lilio simili; DIOSC. 3, 143 p. 435, 6–7 ex una radice flore albu habens simile lilio, in medio semen croceo; DYASC. p. 130^b flos eius albus similis lilio cum parvo pallore semen habens in medio croceum **116–120** PLIN. nat. 25, 76 cum defloruit, capite papaveris ...; cf. PS. APVL. herb. 68, 13 gustu argilloso; DIOSC. 3, 143 p. 435, 7–9 sed cum perfloruerit, rotundus se facit sicut mala matiana aut capitis meconii aut nigru. in quo semen inuenitur latu et spissu et gustu muccellaginosu; DYASC. p. 130[b] sed cum floruerit rotundum efficitur sicut mala matiana aut capita meconii nigri in quo semen invenitur latum et spissum in gustu argillosum **121** DIOSC. 3, 143 p. 435, 9–10 asta eius lenis et non grossa et nigra; DYASC. p. 130[b] hasta eius levis et grossa est et nigra similis cinorio **122–123** PLIN. nat. 25, 76 secatur autumno radix nigra, in sole siccatur; cf. PS. APVL. herb. 68, 15 alia ... radix alba et aspera; DIOSC. 3, 143 p. 435, 10–11 radix nigra et aspera et nodosa, qui in autumno secatur; DYASC. p. 130[b] radix est illi nigra et aspera et nodosa in autumpno siccatur **124** cf. PS. APVL. herb. 68, 3 Herbae nimfeae semen cum uino tritum potui datur. **125 et 127** cf. PS. APVL. herb. 68, 5 sucum in uino ... uentris cursum restringit; DIOSC. 3, 143 p. 435, 11–13 sicca et bibita cum uino quiliacis medetur, splenem siccat. cataplasmis adibita et in stomaco inposita dolores conpescit; DYASC. p. 130[b] sicca bibita cum vino ciliacis medetur splenem secat cataplasmati adhibita et in stomaco posita dolores compescit **126 et 128** PLIN. nat. 25, 132 Alopecias emendat nymphaeae Heracliae radix, sive cum pice sive una ea trita inlinantur; DIOSC. 3, 143 p. 435, 13–14 radix eius bibita uessice dolorem mitigat, maculas corpori detergit; alopicias emundat; DYASC. p. 130[b] Radix bibita vescite dolorem mitigat, maculas corporis detergit, alopitias emendat pice addita **129** DIOSC. 3, 143 p. 435, 16–17 tumores testium tollit; DYASC. p. 130[b] tumores testium tollit **130** DIOSC. 3, 143 p. 435, 17 semen eius adsidue bibitum id facere novit; DYASC. p. 130[b] semen eius assidue bibitum **131** DYASC. p. 130[b] semen ... eius potatum reprimit seminis fluxum **132–137** PLIN. nat. 25, 76 est et alia nymphaea ... radice alba; cf. PS. THEOD. PRISC. simpl. med. 95 p. 416, 19–25 nymphaea vero herba quae radicem albam habuerit, virtutis fortioris est, et facit ad profluvium mulieris, si<quis> radicem coxerit in vino nigro austeri et dederit potionem. facit hoc etiam nigra similiter radix ad dysentericos data; DIOSC. 3, 144 p. 435, 120–23 De altera nymf<e>a. ... radice alba ... habens ... cum vino nigro bibita id facit; DYASC. p. 131[a] que ... albam radicem habet fortior est virtute et bibitur cum vino nigro, nam stiptica participat et aliquid proiectorie virtutis ita ut alvum sanat infusa et alopitian cum pice liquida curat. **137** DIOSC. 3, 143 p. 435, 14–15 pice addito omnia suprascripta (*i. e.* alopicias) facere potest.

107sqq. VINCENTIUS BELLOVACENSIS, *Speculum naturale* I lib. 9 p. 633 cap. 109 De Nymphea Dioscorides. Nymphaea, vel (ut dicunt alii) Cacabus veneris id est papaver palustre, sive ut Latini alga palustris; cf. ALPHITA II p. 125, 32– p. 126, 36 Nimphea siue ut alii cacabus Ueneris, i. papauer palustr siue ut Latini gallam [i. q. algam U. J.] palustrem uocant. Nascitur in aquis stantibus uel locis non cultis et aquosis, folia habet similia cicoree sed minora et oblonga, alcius super aquam proferens capud, multa infra aquam capita habens ex una radice, flos est illi albus sicut lilii cum paruo pallore, semen habet in medio croceum, sed cum effloruerit rotundum efficitur sicut mala maciana, hasta eius lenis et non grossa est et nigra, similis cinolie, radix nigra et aspera et nodosa, [et] in autumpno siccatur. Multa in sompnis uidentibus bibita prodest. Que autem habet albam radicem forcior est uirtute. MATTHAEUS SILVATICUS, *opus pandectarum* cap. 26 f. 11r Alga palustris i. nimfea et est Nenufar alio nomine vocatur caccabus Veneris vel papaver palustre; HIERONYMUS BOCK *Kreutterbuch* p. 260 cap. 48 in den Apoteckischen büchern Nenuphar, bey anderen Clavus Veneris, Digitus Veneris, Alga Palustris, Papaver palustre. In Diosc. ... Nymphaea; DIOSC. *Kreutterb. 1610* lib. 3 cap. 140 Seeblumen Griechisch unnd zu Latein Nymphaea. **108** *Cacabus ... Veneris*: Cf. ALPHITA II p. 29, 13 Cacabus ueneris, respice in nimphea. *Nymphaea*: cf. HORTUS SANITATIS GERMANICE cap. 279 nenufar latine, arabice silofar, grece nymphea; ORTUS SANITATIS cap. 311 Dia. Nymphea vel ut dicunt alii cacabus veneris.i. papaver palustre, sive ut latini alga palustris; FUCHS *Historia stirpium* cap. 202 p. 534 Nymphaea Latinis ... nominatur. **110** *crescit* ...: VINCENTIUS BELLOVACENSIS, *Speculum naturale* I lib. 9 p. 633 cap. 109 nascitur in aquis stantibus, vel locis non cultis; ORTUS SANITATIS cap. 311 nascitur in aquis stantibus vel locis non cultis; HIERONYMUS BOCK *Kreutterbuch* p. 260 cap. 48 die Seeblumen wachsen bede inn den fisch weihern, wögen und Seen; FUCHS *Historia stirpium* cap. 202 p. 534 nascitur in paludibus et aquis stagnantibus; FUCHS *Kreutterbuch* cap. 203 die Seeblumen wachsen beyde inpfülen, weyhern und seen; DIOSC. *Kreutterb. 1610* lib. 3 cap. 140 wachsen in moßlachen und stillstehenden Wassern. **111–112** *frondibus ... sociatum*: VINCENTIUS BELLOVACENSIS, *Speculum naturale* I lib. 9 p. 633 cap. 109 habens folia cichorio similia, sed minora et oblonga, caput altius super aquam proferens, multaque capita infra aquam ex una radice habens; ORTUS SANITATIS cap. 311 habens folia cicorie similia, sed minora et oblonga, caput altius super aquam proferens, multasque capita infra aquam ex una radice habens; HIERONYMUS BOCK *Kreutterbuch* p. 260 cap. 48 die weiß ... laßt sich im Brachmonat auff den stillen wasser wögen sehen unnd finden; FUCHS *Historia stirpium* cap. 202 p. 534 folia ... longiora ... super aquam eminentia, ..., plura ab una radice prodeuntia; FUCHS *Kreutterbuch* cap. 203 die bletter ... schwimmen auff dem wasser ... unnd kommen alle von einer wurtzel; DIOSC. *Kreutterb. 1610* lib. 3 cap. 140 viel Blätter wachsen, darvon ettliche auff dem Wasser liegen. **113–114 et 115** *flos ... niveus color*: VINCENTIUS BELLOVACENSIS, *Speculum naturale* I lib. 9 p. 633 cap. 109 flos est illi albus similis lilio, cum pallore parvo, semen eius in medio croceum ORTUS SANITATIS cap. 311 flos est illi albus, lilio similis, cum pallore paruo, semen eius in medio croceum; HIERONYMUS BOCK *Kreutterbuch* p. 260 cap. 48 als ein schöne weisse gefülte Lilg, ... inwendig einer jeden Rosen findt man ein schöne goltgäle Sonnen mit vilen gälen zaseln; FUCHS *Historia stirpium* cap. 202 p. 534 una ... a flore candido, Lilii simili, candida appellatur. ... Flos candidus, Lilio similis, in medio quod croceum sit obtinens; FUCHS *Kreutterbuch* cap. 203 der Seeblumen seind zwey geschlecht, eins mit weissen blumen, der weissen Lilgen nit seer ungleich; sein blum ist weiß, wie ein schöne weisse gefüllte Lilg; DIOSC. *Kreutterb. 1610* lib. 3 cap. 140 Die Blumen sindt weiß, den Lilien ehnlich, unnd haben in der mitte etwas gelbs wie Saffran. **116–118** *quum floruerit ... sicut mala*: VINCENTIUS BELLOVACENSIS, *Speculum naturale* I lib. 9 p. 633 cap. 109 sed cum effloruerit nigrum efficitur ORTUS SANITATIS cap. 311 sed cum effloruerit (v. 116–120 errore omisit); HIERONYMUS BOCK *Kreutterbuch* p. 260 cap. 48 nach abfallung der weissen rosen bletter werden Magsamen köpff darauß, mit samen gefüllt, wie Dioscorides solchs eygentlich bezeügt; FUCHS *Historia stirpium* cap. 202 p. 534 Hic cum defloruerit rotundus, et mâlo circunferentia, aut Papaueris capiti similis, colore niger fit; FUCHS *Kreutterbuch* cap. 203 sölche blumen ehe das sie sich auffthun, seind lange köpff, als des Magsamens gestalt, ... nach abfallung der weissen blettern, werden Magsamen köpff darauß, mit samen außgefüllt, der ist schwartz, breyt und zäch; DIOSC. *Kreutterb. 1610* lib. 3 cap. 140 welche wenn sie verblüen und abfallen, ihre Häupter wie runde äpffel oder wie Monköpffe hinderlassen. **119–120** *semen ... saporis*: FUCHS *Historia stirpium* cap. 202 p. 534 in quo sanè semen clauditur nigrum, latum, densum, gustu glutinosum; DIOSC. *Kreutterb. 1610* lib. 3 cap. 140 darinnen ein schwartzer, feyster, breyter Sam wächst, welcher an dem Geschmack zehe und schleymecht ist. **121** *hasta ... laevis*: VINCENTIUS BELLOVACENSIS, *Speculum naturale* I lib. 9 p. 633 cap. 109 hasta laevis et non crassa et nigra; ORTUS SANITATIS cap. 311 nigrum efficitur hasta lenis et non grossa et nigra radix quoque aspera, nigra et nodosa; FUCHS *Historia stirpium* cap. 202 p. 534 caulis illi laeuis, minimè crassus, niger; DIOSC. *Kreutterb. 1610* lib. 3 cap. 140 Der Stengel ist glat und schwartz, nit fast dick. **122** *aspera radix ... melaena*: VINCENTIUS BELLOVACENSIS, *Speculum naturale* I lib. 9 p. 633 cap. 109 radix quoque aspera et nigra et nodosa; HIERONYMUS BOCK *Kreutterbuch* p. 260 cap. 48 ihr wurtzeln wachsen etwan arms dick, knöpfficht, mit vilen zaselen, von farben schwartz; FUCHS *Historia stirpium* cap. 202 p. 534 radix nigra, aspera. ... Nenuphari ... radix nigra et ampla, dulcis, nodosa; DIOSC. *Kreutterb. 1610* lib. 3 cap. 140 Die Wurtzel schwartz, rau, scharpff knorechtig. **123** *tempore ... autumni ... recondi*: VINCENTIUS BELLOVACENSIS, *Speculum naturale* I lib. 9 p. 633 cap. 109 in autumno siccatur; FUCHS *Historia stirpium* cap. 202 p. 534 radices ... in autumno effodiuntur; DIOSC. *Kreutterb. 1610* lib. 3 cap. 140 welche man im Herbst außgrebt. Unnd wenn sie grtrücknet ist. **125** *sumpta... spleni ... coeliacis*: VINCENTIUS BELLOVACENSIS, *Speculum naturale* I lib. 9 p. 633 cap. 109 siccaque bibita cum vino caeliacis medetur; ORTUS SANITATIS cap. 311 Dyasc. Sicca bibita cum vino ciliacis medetur. splenem siccat; HIERONYMUS BOCK *Kreutterbuch* p. 260sq. cap. 48 zu der entzündten Lebern unnd Miltz, mag diß edel wasser je nach gelegenheit on sorg dem krancken jederzeit gereicht werden, ... das gebrant wasser etlich mal zum tag getruncken, wehret dem langwirigen bauchfluß; FUCHS *Historia stirpium* cap. 202 p. 534 (ex Dioscoride) radix prioris sicca cum uino pota, coeliacis et dysentericis prodest; FUCHS *Historia stirpium* cap. 202 p. 537 (ex Plinio) in uino quoque pota lienem consumit; FUCHS *Kreutterbuch* cap. 203 die wurtzel des ersten geschlechts der Seeblumen in wein gesotten und getrunken, ist denen gut so den Bauchfluß und die roten rhur haben. Sie verzert das miltz diser gestalt gebraucht; DIOSC. *Kreutterb. 1610* lib. 3 cap. 140 wider die rhote ruhr und den Bauchfluß, den die Griechen Coeliacum nennen, mit Wein zutrincken gibt, auch minderet sie die Miltze. **126–127** *vesicae ... dolorem ... stomacho*: VINCENTIUS BELLOVACENSIS, *Speculum naturale* I lib. 9 p. 633 cap. 109 splenem siccat, cataplasma, doloresque compescit stomacho imposita. Radix eius bibita dolorem vesicae mitigat; ORTUS SANITATIS cap. 311 cathaplasmata. doloresque compescit stomacho imposita. Radix eius bibita dolorem vesice mitigat; FUCHS *Historia stirpium* cap. 202 p. 534 (ex Dioscoride) stomachi uesicaeque doloribus illinitur; FUCHS *Historia stirpium* cap. 202 p. 537 (ex Plinio) dolores uesicae sedat ex urino; FUCHS *Kreutterbuch* cap. 203 wurtzel ... gesotten und übergelegt ist sie nützlich und gut den weetagen des magens und der blasen; DIOSC. *Kreutterb. 1610* lib. 3 cap. 140 Die Wurtzel wie ein Pflaster ubergelegt, sänfftiget die Schmertzen deß Magens und der Blasen. **128** *in cute mendas*: VINCENTIUS BELLOVACENSIS, *Speculum naturale* I lib. 9 p. 633 cap. 109 corporis maculas detergit, alopecias emendat addita pice; ORTUS SANITATIS cap. 311 corporis maculas detergit; HIERONYMUS BOCK *Kreutterbuch* p. 260 cap. 48 gemelt wasser mit henffe werck ... alle hitzige flecken under dem angesicht; FUCHS *Kreutterbuch* cap. 203 der gestalt in wasser gesotten übergelegt, vertreibt sie die flecken und mäler des leibs; mit Wasser vermischt vertreiben sie die Zittermal, heylt ... die gebrechen darvon das Haar außfelt, Griechisch Alopecia genennt. **130–131** *seminis potus ... sperma retardant*: VINCENTIUS BELLOVACENSIS, *Speculum naturale* I lib. 9 p. 633 cap. 109 semen eius bibitum hoc assidue facere novit. Idem radix eius ac semen, habet desiccativam sine mordicatione virtutem, et ideo rheuma ventris reprimit. Semen quoque potatum seminis fluxum restringit; ORTUS SANITATIS cap. 311 semen eius bibitum hoc assidue facere novit cathaplasmata. doloresque compescit stomacho imposita. Radix eius bibita dolorem vesice mitigat; HIERONYMUS BOCK *Kreutterbuch* p. 260 cap. 48 erkeltet die gebärende krafft der eingepflantzten natur; FUCHS *Historia stirpium* cap. 202 p. 534 (ex Dioscoride) contra Veneris insomnia bibitur, siquidem ea compescit; (ex Galeno) Nympheae radix et semen, ... semenque genitale siue per somnia, siue alio pacto immodicé profluens retinent; FUCHS *Kreutterbuch* cap. 203 die wurtzel gesotten und getruncken, macht keüscheyt. ... machen schlaffen. Weren den unzüchtigen und unkeüschen tröumen; DIOSC. *Kreutterb. 1610* lib. 3 cap. 140 Die Wurtzel ist auch gut getruncken, wider die Unkeusche Träume, denn sie schafft dieselbige gäntzlich ab, bringt aber etliche Tag darvon getruncken, den Menschen von seiner männligkeit. **132–135** *radicem ... candidiorem*: VINCENTIUS BELLO-

VACENSIS, *Speculum naturale* I lib. 9 p. 633 cap. 109 Quae autem albam habet radicem est virtute fortior, et bibitur cum vino nigro stypticitatem namque participat, et aliquid proiectorie virtutis habet; FUCHS *Historia stirpium* cap. 202 p. 534 possent etiam radicibus discerni, cum prior nigra, altera ... candida constet; FUCHS *Kreutterbuch* cap. 203 mögen auch der wurtzel halben underscheyden werden, dann die erst hat ein schwartze, die ander ... ein weisse wurtzel; ... geele Seeblum ... wurtzel weiß; DIOSC. *Kreutterb. 1610* lib. 3 cap. 141 (Die ander Seeblum/Alia Nimphaea) eine weisse, raue, scharpffe Wutzel ... Dieser Seeblumen Wurtel und Same sindt kräfftig und gut mit schwartzem Wein getruncken, wider den ubrigen fluß der Frawen. **136** *alvum reddere sanum*: VINCENTIUS BELLOVACENSIS, *Speculum naturale* I lib. 9 p. 633 cap. 109 ita ut alvum infusa sanet; FUCHS *Historia stirpium* cap. 202 p. 534 (ex Dioscoride) alphos ex aqua exterit; FUCHS *Historia stirpium* cap. 202 p. 537 (ex Galeno) ... quae atram habet radicem, ex uino nigro austero bibitur. Porrò nonnullam etiam abstergendi uim obtinent, ita ut alphos et alopecias sanent. Ad alphos uerò macerantur aqua, ad alopecias ..., ad haec aptior est ea cuius radix nigra est, sicut ad alia, cuius alba. **137** *alopecias pice ... iuvet*: VINCENTIUS BELLOVACENSIS, *Speculum naturale* I lib. 9 p. 633 cap. 109 alopeciam cum pice liquida curat; FUCHS *Historia stirpium* cap. 202 p. 534 (ex Dioscoride) alopecias cum pice imposita sanat; FUCHS *Historia stirpium* cap. 202 p. 537 (ex Galeno) ad alopecias pice liquida; FUCHS *Kreutterbuch* cap. 203 mit bech vermengt und übergestrichen verhütet sie das einem das har nit mehr außfellt; DIOSC. *Kreutterb. 1610* lib. 3 cap. 140 heylt, mit Bech ubergelegt, die gebrechen darvon das Haar außfelt, Griechisch Alopecia genennt.

5. Seerose oder Nymphaea

Die Seerose hat verschiedene Namen, von denen
es folgende gibt: ‚Venuskrug‘ und Nymphaea, oder Mohn,
der wegen seines Ortes den Beinamen ‚sumpfig‘ trägt,
diese wächst nämlich in Teichen oder an wasserreichen Stellen.
Das längliche Haupt zeigt sich mit den Blättern über dem Wasser,
es sprießt aus einer einzigen Wurzel vereinigt hervor.
Ihre Blüte ist in vielem denjenigen, welche die Lilien hervorbringen, ähnlich,
sie ist jedoch blasser und ihre Farbe ist nicht so schneeweiß.
Sie hat safrangelben Samen, der in der Mitte der Blüte liegt,
aber wenn sie verblüht, nimmt sie dadurch eine runde Form an,
sie bringen Köpfchen hervor gleich denen des schwarzen Mohnes,
oder wie die Äpfel, welche Matianische heißen.
Der Samen in ihnen erscheint dichter und breiter,
er soll beim Genuss einen tonerdigen Geschmack haben.
Die Spitze ist nicht sehr dick und schwärzlich, glatt, und auf gleiche Art
ist deren Wurzel rauh, knotig, schwarz;

zur Zeit des Herbstes soll diese getrocknet und aufbewahrt werden,
deren Pulver bringt nämlich großen Nutzen.
Eingenommen in ungemischtem Wein ist es zuträglich für die Milz und auch für Unterleibskranke,
und so eingenommen kann es den Schmerz der Blase erleichtern.
Wenn irgendetwas mit dem Magen ist, lässt es sich durch einen aufgelegten Breiumschlag beseitigen,
so heilt es auch Haarausfall und Fehler auf der Haut,
und es wird beobachtet, dass diejenigen, die eine Hodengeschwulst plagt, von dieser Pflanze Linderung bekommen.
Beständiges Trinken des Samens vermag dies alles,
und den menschlichen Samen, der mehr als recht fließt, hemmt sie.
Die Seerose, die eine weißere Wurzel hervorbringt,
ist besser in ihrem Wert, sie muß auch mit dunklem Rotwein eingenommen werden,
weil sie eine teils adstringierende Kraft hat,
teils auch eine auswerfende, so dass man sagt,
dass diese eingeflößt den Magen wieder gesund macht,
und dass sie mit flüssigem Pech selbst bei Haarausfall hilft.

6. Faba

Frigoris in medio Faba vim tenet atque caloris,
Styptica quo partim fit, proiectoria partim,
Exterius quare poterit siccare modeste.
Mitigat arthritim cum lympha cocta dolorem.
Anseris adiuncta huic pinguedo recens vel ovilla
Si fuerit, podagrae quoque subvenit hac ratione.
Cocta farina fabae, iunctum sit ut oxymel illi,
Sanat contractos posito cataplasmate nervos,
Sic et testiculos et mammas optime curat,
Haec etenim poterit loca reddere frigida, si sint
Inflammata nimis, virtute sua mediocri.
Prandia sumpta fabae non digestiva probantur,
Inflat enim, nisi sit aqua bis mutata coquendo.
Praecipue viridis stomacho non commoda mansa est,
Somnia nigra facit, sed tussis initia pellit.
Succum corporibusque etiam pinguedinis addit.
Integra si forti coniuncta coquatur aceto

Estque dysentericis medicans ventrique soluto,
Sic valet et stomacho suffragia ferre vomenti.
Iuncta farina fabae cataplasmatibus medicatur
Ictibus attritis tumidis comitante polenta,
Sola tamen nequit hoc ipsum, ut dicunt, operari.
Lac nimium mammis cataplasmate stringit abundans.
Coniuncta at melli foeni graecique farinae
Parotidas curat, livores corporis aufert.
Floribus at roseis et thure et ovo comitante
Imposita ex oculis tumor et staphylomata cedunt;
Percussos etiam curat fusosque cruore.
Dentibus attrita est frontique ligamine iuncta
Rheumata luminibus suspendere fertur opima.
Cum vino testes curat cataplasma tumentes,
Et propendentes sinit haud fieri pueriles.
Eius folliculus bene tritus et attribulatus
Emendat maculas emplastris additus albas.

$6^{capit.}$ Corn. f. 82b De Faba. cap. VI; Ranz. p. 97 De faba. 86; Choulant p. 128–129; F = Fulda C 9 f. 20v cap. 48 De faba Von der bonun
139 *Styptica] Stiptica* F *fit] nunc* F **140** *poterit siccare] positu siccando* F **141** *arthritim] artheticum* F, *arteticum* proposuit Choulant **142** *huic* om. F *ovilla] oliva* F **145** *cataplasmate] cathaplasmate* F **146** *Sic et] Ulcera* F *et* om. F *optime] etiam bene* F **147** *Haec etenim poterit] Sic iuvat hec etenim* F **148** *Inflammata] Inflamata* F post **148** versus duos praeb. F: *Vel si cum vino fuerit coniuncta terendi | Tunc pocius causa si lacte si eglomerata* F **150** *sit* om. F **151** *stomacho non commoda mansa est] datur esse cacostomachina* F **152** *Somnia nigra] Sompnia vana* F *sed tussis initia] tussim primordia* F **153** *Succum] Sucum* F **155** *Estque dysentericis] Est dissintericis* F **156** *stomacho] stomachi* F *vomenti] notati* F **157** *cataplasmatibus] cathaplatibus* F **158** *Ictibus attritis] Matribus actractis* F **159** *tamen nequit] tum novit* F *ipsum* om. F **160** *abundans] habundans* F **161** *Melli coniuncta fenugrecique farina* F **162** *Parotidas curat] Parotidis prodest* F **163** *at roseis et thure et ovo] et thure roseis ovo* F **164** *Imposita* om. F *tumor et staphylomata] positu dolor et glaucomata* F **165** *fusosque cruore] cathaplasma tumores* F **166–168** om. F **166** *est] ast* Choulant **167** *Rheumata] Reumata* Corn. **169** *Et] Quod* F *sinit haud] super hanc* F **170** *et attribulatus] atque cribratus* F **171** *Emendat] Emundat* F.

138–139 DYASC. p. 88^{a} faba media est inter calidam et frigidam distemperamtiam ... proiectorie virtutis et stiptice **140–143** DYASC. p. 88^{a} extrinsecus posita sine mollestia desiccat podagricis ... et arteticis in aqua cocta admixto adipe anserino **144–146** DYASC. p. 88^{a} recentes mitigat dolores nervorum autem contractiones et ulcerationes cum oximelle fabe farina cocta et cataplasma sanat ... ad testiculos et mamillas est optima cataplasma **147–148** DYASC. p. 88^{a} amant enim loca mediocriter infrigidari si sint inflammata **149–150** DIOSC. 2, 88 p. 213, 20–24 De faba. Fava nostra sumpta inflationes prestat, indigestivilis est, ... si aqua in coctura inmutatata (*sic!*) fuerit, inflationem stomachi non facit; DYASC. p. 87^{b} faba nostra sumpta inflationes praestat indigestibilis est **150–151** cf. DIOSC. gr. 2, 105; DIOSC. 2, 88 p. 213, 24–25 viridis comesta ventrem inflat et cacostoma est; Dyasc. p. 88^a stomaco non facit viridis comesta inflat ventrem **152** Diosc. 2, 88 p. 213, 21 somnia nuga facit, tussi medetur; Dyasc. p. 87^b sompnia nigra facit, tussi medetur **153** Diosc. 2, 88 p. 213, 21 sucum corpori addet; Dyasc. p. 87^b succus corpori addit **154–155** Diosc. 2, 88 p. 213, 21–23 cum aceto integra cocta accepta disintericis et solutione ventris utile est, vomitibus utilis; Dyasc. p. 87^b cum aceto integra cocta ... dissintericis et solutioni ventris **157–158** Diosc. 2, 88 p. 213, 25–26 farina fabe cataplasma adibita cum polenta tumoribus percussurae occurrit; Dyasc. p. 88^a cacostomaca est farina fabe cataplasmis adhibita cum polenta, tumoribus percussure occurrit **159** cf. Diosc. 2, 88 p. 213, 26–27 id est sola faba facere novit et tumorem mammarum simili modo curat **160** Diosc. 2, 88 p. 213, 27–28 lacte mammis nimis profluente inpositum ut cataplasma stringit; Dyasc. p. 88^a lac mammis nimis profluentes imposita ut cataplasma stringit **161–162** cf. Plin. nat. 24, 188 farina (*sc.* faeni Graeci) ... in hydromelite autem decocta addita axungia ... medetur ... parotidi; Diosc. 2, 88 p. 213, 28–29 melle mixto et farina feni greci parotidibus prodest, livores corpori detergit; Dyasc. p. 88^a mixto melle et farina fenugreci parotidibus prodest, livores corporis detergit **163–164** Diosc. 2, 88 p. 213, 29–p. 214, 1 cum rosa et ture masculo et alvore obi dolores oculorum et laucomata (*sic!*) curat; Dyasc. p. 88^a cum rosa et thure masculo et albore ovi mixta dolores oculorum et glaucomata curat **165** cf. Diosc. 2, 88 p. 214, 1–2 vino mixto suffusiones et percussuras oculorum et vino mixto <tu>mores medendo conpescit; Dyasc. p. 88^a vino mixto suffusiones et percussuras oculorum compescit **166–167** Diosc. 2, 88 p. 214, 2–3 dentibus conquassata et fronti inposita reuma oculis suspendit; Dyasc. p. 88^a dentibus conquassata et fronti imposita reuman oculorum suspendit **168–169** Diosc. 2, 88 p. 214, 3–5 tumores testium cum vino positum spargit. infantibus si inposueris, testes propendere non sinit; Dyasc. p. 88^a cum vino posita tumorem testium spergit, infantibus si imposita fuerit testes propendere non sinit **170–171** Diosc. 2, 88 p. 214, 5–6 corium eius coctum et cataplasmis inpositum maculas albas emendat; Dyasc. p. 88^a ...lum (durch Tintenklecks nicht zu lesen!) eius coctum et cataplasmis impositum maculas albas emendat.

138 *Faba*: Hieronymus Bock *Kreutterbuch* p. 231 cap. 14 die Bonen nennt man Fabas; Fuchs *Historia stirpium* cap. 145 (De Cyamo) Κύαμος Graecis, Faba Latinis dicitur; Hortus sanitatis germanice cap. 180 Faba latine, grece cyamus; Diosc. *Kreutterb. 1610* lib. 2 cap. 20 die Bonen auff Griechisch Cyamos, zu Latein Fabae, ... Die Bonen haben eine mittelmässige Temperatur zu erwärmen und zu külen. **138–140** *frigoris ... faba vim ... siccare:* Cf. Hildeg. phys. 1, 7 faba calida est; Ortus Sanitatis cap. 180 faba media est inter frigidam et calidam distemperantiam aliquod participans proiectorie virtutis et stiptice. Quare exterius posita sine molestia desiccat; Fuchs *Historia stirpium* cap. 145 faba in refrigerando et exiccando ad mediam temperaturam ... accedit. Est ... frigida et sicca in primo ordine; Fuchs *Kreutterbuch* cap. 146 die Bonen seind kallt und trucken im ersten grad. **141** *mitigat ... dolorem*: = Flos medicinae scholae Salerni (ed. de Renzi 1852) p. 464 v. 602 mitigat arthritim cocta cum lympha dolorem; Flos medicinae scholae Salerni (ed. de Renzi 1859) p. 27 v. 980 mitigat arthritis cocta cum lympha dolorem. **141–145** *mitigat ... nervos*: Ortus Sanitatis cap. 180 Podagricis igitur et arteticis in aqua cocta admixta adipe ouis recenti, aut anserina mitigat dolorem neruorum, aut contractionem. et vlcerationes cum oximelle fabe farina cocta et supposita vt cathaplasma sanat. **142–143** *anseris ... pinguedo ... podagrae*: Fuchs *Historia stirpium* cap. 145 (ex Galeno) in podagricis ea faepenumero usi sumus ex aqua decocta, deinceps adipem suillum admiscentes; Fuchs *Kreutterbuch* cap. 146 die Bonen in wasser gesotten, mit schweinem schmaltz vermengt, seind gut zu dem Podagram, dann sie verzeren und legen den schmertzen. **144–145** *cocta farina ... ner-*

vos: HORTUS SANITATIS GERMANICE cap. 180 der meister Diascorides spricht daz bonen mele gemischet mit syebengezyde samen mele und uff das geswere geleyt hynder dé oren heylet eß; HIERONYMUS BOCK *Kreutterbuch* p. 231 cap. 14 was für geschwulst an heymlichen enden sich erheben, pflegen die meyster mit Bonenmäl, zuvor in Essig oder dropff wein gesotten, unnd mit öli vermischt, nider zu legen und zu heylen. In summa Bonenmäl ist nutz unnd gut zu allen geschwulsten der brüst, der heymlichen glidern; FUCHS *Historia stirpium* cap. 145 (ex Galeno) ad neruorum tum contusiones, tum uulnerationes, farinam eius cum oxymelite imposuimus; FUCHS *Kreutterbuch* cap. 146 Bonen meel mit essig vermengt und übergelegt, ist nützlich den spannadern oder nerven so verwundt oder zerknütscht seind. **145** *sanat contractos nervos*: FUCHS *Historia stirpium* cap. 145 (ex Plinio) ad neruorum ueteres dolores. **146** *mammas ... curat*: ORTUS SANITATIS cap. 180 farine fabe cathaplasmatibus adhibita ... tumorem mammarum simili modo curat; ORTUS SANITATIS cap. 180 ad testiculos et mammillas est optimum cathaplasma. **147–148** *loca reddere frigida, si sint | inflammata*: ORTUS SANITATIS cap. 180 amant e. loca hec mediocriter infrigidari si sint inflammata; FUCHS *Kreutterbuch* cap. 146 bonen zerstossen und übergelegt seind gut zu dem brandt. **149–150** *prandia sumpta fabae ... inflat*: cf. ALPHITA p. 61, 20sq.: Faba ..., sumpta inflaciones prestat et indigestabilis est; ORTUS SANITATIS cap. 180 faba nostra sumpta inflationes prestat, et indigestibilis est; FUCHS *Kreutterbuch* cap. 146 Bonen gegessen machen vil wind oder bläst, seind hertdewig. **150** *inflat*: ORTUS SANITATIS cap. 180 si aqua in coctura fuerit mutata inflationem stomacho non facit; FUCHS *Historia stirpium* cap. 145 (vires. ex Dioscoride) inflans ...; minus inflat priore aqua in decoctione effusa; FUCHS *Kreutterbuch* cap. 146 wann man die Bonen kocht, sol das erstwasser außgeschütt werden, so bläen sie destweniger; DIOSC. *Kreutterb. 1610* lib. 2 cap. 20 blähen weniger, wann im sieden das erste Wasser abgegossen wirdt. **150–153** *inflat ... addit*: DIOSC. *Kreutterb. 1610* lib. 2 cap. 20 Bonen ... blähen den Leib, unnd erfüllen den Bauch mit Winden, sindt schwehrlich zu verdauwen, bringen böse Träum, stillen den Husten, unnd machen das Fleisch wachsen. **151** *viridis stomacho non commoda*: HORTUS SANITATIS GERMANICE cap. 180 sye syn dem magen schedelich; ... meister Galienus ... spricht ... daz ... machen sye eyn bosen vnuerdaulichen magen; ORTUS SANITATIS cap. 180 viridis comesta ventrem inflat; FUCHS *Historia stirpium* cap. 145 (ex Dioscoride) viridis magis stomacho nocet, plusque inflat; FUCHS *Kreutterbuch* cap. 146 die rowen unnd grünen Bonen seind dem magen schädlicher unnd bläen mehr; DIOSC. *Kreutterb. 1610* lib. 2 cap. 20 die grüne, feyste Bonen sindt dem Magen schädlicher, unnd machen den Leib voller Windt. **152–153** *somnia nigra ... corporibus ... pinguedinis addit*: ORTUS SANITATIS cap. 180 tussim medetur; FUCHS *Historia stirpium* cap. 145 (ex Dioscoride) insomnia tumultuosa faciens, tusi tamen confert, carnesque generat; FUCHS *Kreutterbuch* cap. 146 bringen seltzame erschrockenliche treum, seind doch gut zu dem husten, dann sie machen außwerffen. **154–156** *coquatur ... dysentericis ... vomenti*: ORTUS SANITATIS cap. 180 et accepta dissinterijs et solutioni ventris singulare presidium est. vomitibus est vtilis cui si aqua in coctura fuerit mutata inflationem stomacho non facit; FUCHS *Historia stirpium* cap. 145 (ex Dioscoride) decocta in posca, et cum cortice comesta, dysenterias et coeliacas fluxiones sistit; FUCHS *Kreutterbuch* cap. 146 gekocht also gantz mit der schelfen in wasser und essig, darnach gegessen, stellens den bauchfluß, und die roten rhur; DIOSC. *Kreutterb. 1610* lib. 2 cap. 20 Bonen gesotten in essigtem Wasser, Posca, unnd mit ihren Rinden gegessen, stopffen die rote Ruhr, unnd den Bauchfluß, der Coeliacus genennet wirdt, werden auch nützlich wider das Würgen und Brechen genossen. **157–158** *farina ... polenta*: ORTUS SANITATIS cap. 180 cacostomacha est farine fabe cathaplasmatibus adhibita cum polenta tumoribus percussur(is?) occurrit; FUCHS *Historia stirpium* cap. 145 (ex Dioscoride) farina eius per se et cum polenta illita, ex plaga inflammationes mitigat, et cicatrices ad reliqui corporis colorem reducit. (ex Galeno) ad eos qui ex ictu iam phlegmone occupabantur, cum polenta; FUCHS *Kreutterbuch* cap. 146 Bonen meel für sich selbs allein, oder mit gersten maltz vermengt, und über die hitzigen wunden gelegt, lindert dieselbigen; DIOSC. *Kreutterb. 1610* lib. 2 cap. 20 Bonenmeel allein vor sich, oder mit unzeytigem Gersengemüß, Polenta ubergelegt, sänfftigt die hitzige Wunden. **160** *lac ... mammis ... abundans*: FLOS MEDICINAE SCHOLAE SALERNI p. 464 v. 600 in mammis faba lac spergit; ORTUS SANITATIS cap. 180 lac mammillis nimis profluens imposita vt cathaplasma stringit; FUCHS *Historia stirpium* cap. 145 (ex Dioscoride) mammis in quibus lac in grumos cogitur, et inflammatione laborantibus auxiliat, lacque extinguit; FUCHS *Kreutterbuch* cap. 146 Bonen meel ist gut übergelegt den frawen so die milch in den brüsten grimmet unnd knollecht würdt; DIOSC. *Kreutterb. 1610* lib. 2 cap. 20 ist den geschwollenen Brüsten von wegen der gerunnenen Milch, oder wenn sie sonst uberhitzigt sindt, bequem, denn es wehret und dämpfft die Milch. **162** *livores corporis aufert*: FUCHS *Kreutterbuch* cap. 146 macht die wunden mäler gleichfärbig der andern haut; DIOSC. *Kreutterb. 1610* lib. 2 cap. 20 die Narben und Wundzeichen macht es der andern Haut an der Farb ehnlich. **161–162** *melli foeni graecique farinae parotidas*: ORTUS SANITATIS cap. 180 mixto melle et farina fenugreci parotidibus prodest. Liuores corporis detergit; FUCHS *Historia stirpium* cap. 145 (ex Dioscoride) cum melle et foenigreci farina furunculos, parotidas ac sugilla oculorum discutit; FUCHS *Kreutterbuch* cap. 146 mit hönig unnd Bockshorn oder Foenigraeci meel vermischt, zerteylt und verzert es die ohrmützel, und das undergerunnen blut in augen; DIOSC. *Kreutterb. 1610* lib. 2 cap. 20 Bonenmeel mit Fenugreckmeel und Honig vermischt, vertreibet die Blutschweren, die Geschwer hinder den Ohren, Paroditas genennt, und die Streychmasen. **163–164** *floribus ... roseis ... staphylomata*: ORTUS SANITATIS cap. 180 cum rosa et thure masculo et albumine oui mixto dolores oculorum compescit; FUCHS *Historia stirpium* cap. 145 (ex Dioscoride) cum rosa, thure, et oui albo, procidentes oculos, staphylomata et cedemata compescit; FUCHS *Kreutterbuch* cap. 146 mit Rosen, weyrauch, unnd dem weissen von einem ey vermengt, und übergelegt, treibt es hinder sich die augen so herauß böltzen, unnd auch andere geschwulst; DIOSC. *Kreutterb. 1610* lib. 2 cap. 20 Bonenmeel mit Rosen, Weyrauch und Eyerweiß vermischt, wehret den außfallenden Augen, der Geschwulst, und derselbigen träublin. Mit Wein vermischt und geweycht, heylet es die Starfell, und Streychmasen der Augen. **165–166** *cruore. ... attrita ... frontique ... iuncta*: FUCHS *Historia stirpium* cap. 145 (ex Dioscoride) ad sistendas fluxiones sine cortice commanducata fronti imponitur. **166– 167** *dentibus attrita ... rheumata ... suspendere*: FUCHS *Kreutterbuch* cap. 146 Bonen on die schelfen im mund gekewt und über die stirn gelegt, stellen die flüß des hauptes; DIOSC. *Kreutterb. 1610* lib. 2 cap. 20 die Bonen ohne ihre Rinden gekäwet, und uber das vorder Haupt gelegt, stillen der Augen Flüß. **166 et 168** *dentibus ... testes ... tumentes*: ORTUS SANITATIS cap. 180 dentibus conquassata et fronti imposita tumores testium spargit. **168** *cum vino testes curat cataplasma tumentes*: HIERONYMUS BOCK *Kreutterbuch* p. 232 cap. 14 Bonenmäl ist nutz ... zu allen geschwulsten ... der heymlichen glidern, unnd an welchem ort knollen sich auff werffen, inn wein gesotten, warm ubergeschlagen; FUCHS *Kreutterbuch* cap. 146 in wein gesotten und übergelegt, heylens die geschwulst der gemechten; DIOSC. *Kreutterb. 1610* lib. 2 cap. 20 Bonenmeel in Wein gesotten, heylt die hitzige Geschwulst der Gemächt. **168–169** *testes curat ... propendentes ... pueriles*: ORTUS SANITATIS cap. 180 infantibus si imposita fuerit testes propendere non sinit; FUCHS *Historia stirpium* cap. 145 (ex Dioscoride) testium inflammationes in uino decocta sanat. Puerorum pubi illita diu impuberes seruat; (ex Galeno) testium et mammarum bonum est cataplasma. quin lac quoque ab eo cataplasmate extinguitur, sicut puerorum pubes farina fabacea illitá plurimo tempore glabra permanet; DIOSC. *Kreutterb. 1610* lib. 2 cap. 20 undd den jungen Leuten uber den undern Bauch gelegt, verhütet es das herauß wachsen der Haar bey der Scham, und schafft die Zittermäl ab. **170–171** *emendat maculas*: HORTUS SANITATIS GERMANICE cap. 180 under die augen gestrichen mit rosenwasser benympt die feuchtikeyt und flecken darunder; ORTUS SANITATIS cap. 180 corium eius coctum et cathaplasmati impositum maculas albas emendat; FUCHS *Kreutterbuch* cap. 146 sie vertreiben auch die schwartzen unnd weissen mäler am leib angestrichen. **171** *maculas*: FUCHS *Historia stirpium* cap. 145 (ex Galeno) illinunt ... ptisana ... maculas uelut ex sole contractas.

6. Bohne

Die Bohne besitzt eine in der Mitte zwischen kühlend und wärmend befindliche Wirkung,
wodurch sie teilweise adstringierend wirkt, teilweise auswerfend,
daher wird sie äußerlich mäßig trocknen können.
Sie lindert Gichtschmerzen mit gekochtem Wasser.
Wenn man sie mit frischem Gänsefett oder Schaffett vermischt,
schafft man auf dieser Weise der Fußgicht Abhilfe.
Das gekochte Mehl der Bohne, dem Oxymel beigemischt werden soll,
heilt durch einen aufgelegten Breiumschlag zusammengezogene Muskeln,
so heilt es auch am besten sowohl die Hoden als auch die Brüste,
denn sie wird diese Stellen kühlen, wenn sie
zu sehr entzündet sind, durch ihre mäßige Kraft.
Frühstück mit Bohnen wird als ungeeignet für die Verdauung nicht empfohlen,
denn die Bohne bläht, außer es sei gekocht in zweimal gewechseltem Wasser.
Besonders die grüne ist nicht geeignet, die Nacht über im Magen zu bleiben,
sie macht unheilvolle Träume, aber sie verhindert die Anfänge des Hustens.
Und dem Körper fügt sie auch den fettigen Saft hinzu.
Wenn sie ganz mit starkem Essig vermischt gekocht wird,
wirkt sie für an Durchfall Leidende heilend und dient der Förderung des Stuhlgangs,
so hat sie auch die Kraft, dem sich erbrechenden Magen Hilfe zu bringen.
Bohnenmehl den Breiumschlägen beigemischt heilt
mit Gerstengraupen vermengt aufgeriebene angeschwollene Stiche.

Allein jedoch kann die Bohne dieses selbst nicht bewirken, wie sie sagen.
Reichlich vorhandene Milch in den Brüsten reduziert sie durch einen Breiumschlag.
Aber mit Honig und Bockshornkleemehl vermischt
heilt sie Drüsenschwellungen an den Ohren, entfernt blaue Flecken des Körpers.
Mit Rosenblüten, Weihrauch und Ei vermengt und
aufgelegt gehen Geschwülste aus den Augen und Staphylome zurück;
sie heilt auch verwundete und von Blut unterlaufene Augen (Grauen Star).
Mit den Zähnen zerquetscht und mit einer Binde an der Stirn appliziert
soll sie starken Katarrh an den Augen hemmen.
Ein Breiumschlag mit Wein heilt geschwollene Hoden,
und lässt der Knaben Hoden nicht herabhängen.
Ihre Hülse gut geglättet und zerrieben
heilt mit Pflastern aufgelegt weiße Flecken.

7. Nux Avellana

Nucibus ex minimis nulli datur esca salubris,
Cogunt cervicem mandentis ferre dolorem,
Inflando stomachum distendunt, dantque solutum
Pectus, pulmonem corrumpunt tusse nocendo;
Indicat effectus, quod eis sit et humida virtus.
Si tamen in testa luteo sint vase perustae,
Ut nil virtutis possint retinere prioris,
Nil plus stillantes iuvat in placando fluores.
Si bene contritae dentur mulsa resolutae,
Compescunt veterem tussim, licet inveteratam.
Cum passo tritas quidam tribuere bibendas,
Ad iecoris morbos et pulmonis removendos.
Multi cum pipere tritas vinoque dedere,
Atque ad pellendum sensere valere catarrhum,
Et destillantis lotii tormentaque ventris.
Ursi pinguedo nucleis coniuncta terendo
Reddit alopeciis de raptis damna capillis.

7[capit.] Corn. f. 84b De nuce avellana. cap. VII; Ranz. p. 99 De nuce avellana. 87. Choulant p. 130; F = Fulda C 9 f. 27v cap. 74 De nucibus von den nussen
172 *Nucibus ex minimis] Ex minimis nucibus* F *esca] esa* Ranz. **175** *nocendo] movendo* et s. l. *nocendo* F **176** *eis] ei* F *et humida] ignea* F **177** *tamen] tum* F *testa luteo] teste lutee* F **178** *Ut] Et* F *possint] possunt* Ranz. *Prioris] peioris* F **179** *iuvat] valet* F *in] nec* F *placando] implicando* F **180** *dentur] fuerint* F **181** *veterem tussim] tussim validam sic* F **182** *tribuere bibendas] dicunt fore dandas* F **185** *Ad repellendum censere valere cattarrum* F *catarrhum] catharrum* Ranz. **188** *alopeciis] allopiciis* F *damna] dampna* F *capillis] capillus* F.

173–174 cf. Diosc. gr. 1, 125, 3 κάρυα ... Ποντικά; Plin. nat. 23, 150 nuces abellanae capitis dolorem faciunt et inflationem stomachi; Garg. Mart. med. 54, 1 abellanae in cibo sumptae dolorem capiti incutiunt, stomachum inflatione distendunt; cf. Diosc. 1, 137 p. 68, 9 Ponticam, quem multi leptocaria vocant, cacostomaca sunt; Dyasc. p. 36[a] avellane in cibo sumpte dolorem capiti incutiunt, stomachum inflatione distendunt **176–179** cf. Plin. nat. 23, 150 tostae et destillationi medentur; cf. Garg. Mart. med. 54, 2 Siccae si in vaso fictili torreantur, distillationibus mitigandis utilissimae offeruntur; Dyasc. p. 36[a] sicce et in vase fictili costate distillationibus mitigandis utilissime offeruntur **180–181** Plin. nat. 23, 150 tussi quoque veteri tritae in aqua mulsa potae; Garg. Mart. med. 54, 3 Tritae ex aqua mulsa potaeque etiam vetustissimae tussis molestiam sedant; cf. Diosc. 1, 137 p. 68, 10 bibita si fuerit, tussim veterem tollit; Dyasc. p. 36[a] trite ex aqua mulsa et potate et vetustissime tussis molestiam sedant **182–183** cf. Plin. nat. 23, 150 alii e passo bibunt; Garg. Mart. med. 54, 4 Alii tritas et cum passo bibendas dederunt ad pulmonis et iecoris vitia sananda; Dyasc. p. 36[a] alii tritas cum passo bibendas dederunt ad pulmonis et iecoris vitia sananda **184–186** cf. Plin. nat. 23, 150 quidam adiciunt grana piperis; Garg. Mart. med. 54, 5 Multi tritas cum pipere miscuerunt et cum vino propinatas contra catarrum et tormenta ventris et urinae distillantis angustias valere senserunt; cf. Diosc. 1, 137 p. 68, 10–11 assata si fuerit et cum piper bibita, catarron matuescere facit; Dyasc. p. 36[a] multi tritas cum pipere miscuerunt et cum vino propinatas contra catarrum et ventris tormenta, et urine distilantis angustias valere sensere **187–188** cf. Plin. nat. 23, 101 cotonea (Quitten) ... alopeciis capillum reddunt; Garg. Mart. med. 54, 6 Cum axungia vel adipe ursina contritae et alopeciis inlitae capillorum damna restituunt; cf. Diosc. 1, 137 p. 68, 12–13 tota conbusta absungiae mixta aut adipe ursinu alopecias emendat; Dyasc. p. 36[a] cum axungia vel adipe ursino contrite et alopiciis illinite capillorum dampna restituunt.

7[capit.] *nux Avellana*: Cf. Alphita II p. 126, 26 nux pontica vel avellana idem; Hortus sanitatis germanice cap. 280 Nux avellana Haselnuß. nux avellana latine, arabice leuzagileu...; Ortus Sanitatis cap. 313 nux avellana; Hieronymus Bock *Kreutterbuch* p. 403 cap. 67 Haselnuß heyssen zu Latin Avellane; Fuchs *Historia stirpium* cap. 150 de caryo Pontico ... avellanae nuces ... Latinis, Haselnuß Germanis nominantur; Fuchs *Kreutterbuch* cap. 151 die nussen werden auff Griechisch Carya pontica, oder Leptocarya, zu Latein Avellanae nuces, Ponticae, Praenestinae unnd Heracleoticae genent; Diosc. *Kreutterb. 1610* lib. 1 cap. 161 HaselNüß, welche man auch kleine Nüß, Griechisch Leptocaria, unnd zu Latein Avellanae zu nennen pflegt. **172** *nulli datur esca salubris*: Hildeg. phys. 3, 11 Haselbaum ... ad medicinam non multum fert; Hieronymus Bock *Kreutterbuch* p. 403 cap. 67 Haselnuß seind dem magen und kleinen därmen nit gesindt, sonderlich wann sie nit wol zeitig seind, darumb spricht Macer. *Ex minimis nucibus nulli datur esca salubris.* **173** *cogunt cervicem ... dolorem*: Hortus sanitatis germanice cap. 280 (Ypocras) item hasel nüß in spiß genutzet brengen heubt wethum und synt den magen uffblasen mit wynde; Ortus Sanitatis cap. 313 Ypo. inquit Avellana in cerebro facit augmentum; Diasco. Avellane in cibo sumpte dolorem capitis incutiunt; Fuchs *Historia stirpium* cap. 150 (ex Aetio) comesta dolorem capitis invehit; Fuchs *Kreutterbuch* cap. 151 erwecken weetagen des haupts. **174** *inflando stomachum distendunt*: Ortus Sanitatis cap. 313 Avicen. li. II cap. Avellana ... in ipsa est inflatio, et generat ventositatem in ventre inferiori; (Diasco.) stomachum inflatione distendunt; Fuchs *Historia stirpium* cap. 150 (vires. ex Dioscoride) stomacho adversantur Avellanae; Fuchs *Kreutterbuch* cap. 151 sie seind aber dem magen widerwertig, ... gebären vil bläst und wind; Diosc. *Kreutterb. 1610* lib. 1 cap. 161 sind dem magen schädlich. **175** *pulmonem corrumpunt tusse nocendo*: Hildeg. phys. 3, 11 fructus ... infirmo nocent, quia eum in pectore demphent. **177–179** *perustae ... stillantes ... fluores*: Ortus Sanitatis cap. 313 (Diasco.) sicce in vase fictili constitute distillationibus mitigandis vtilime offerunt; Fuchs *Historia stirpium* cap. 150 (vires. ex Dioscoride) tostae vero et cum exiguo pipere comestae destillationem maturant. **180–181** *contritae dentur mulsa resolutae, | compescunt veterem tussim*: Hortus sanitatis germanice cap. 280 (der meister Diascorides spricht) Avellana gestoissen und gedruncken mit honig wasser genant mulsa benympt den husten; Ypocras spricht daz Avellana gut synt gessen mit honig wasser wan also verdryben sie den husten und machen ußwerffen, ... auch synt sie abe nemen den alten husten; Ortus Sanitatis cap. 313 (Ypo.) cum aqua mellis, et profert tussi<m> antique<m>, et adiuvat ad spuendum; (Diasco.) trite ex aqua mulsa potateque vetustissime tussis molestiam sedant; cf. Hieronymus Bock *Kreutterbuch* p. 403 cap. 67 zeittige gedörrte Haselnuß gestossen, und mit Honig wasser getruncken, sollen den täglichen stäten husten miltern und vertreiben; Fuchs *Historia stirpium* cap. 150 (vires. ex Dioscoride) tritae in aqua mulsa, et pote veterem tussim sanant; Fuchs *Kreutterbuch* cap. 151 Haselnuß zerstossen und in hönig getruncken, seind dienstlich cem langwirigen husten; Diosc. *Kreutterb. 1610* lib. 1 cap. 161 wenn sie aber klein gestossen, und mit HonigWasser werden getruncken, heylen sie den alten lanwerigen Husten. **182–183** *cum passo tritas ... | ad iecoris morbos et pulmonis*: Hortus sanitatis germanice cap. 280 (der meister Diascorides spricht) Hasellnüß gestoissen und darunder gemischet cleyn rosyn und das genutzet ist gut der bösen lebbern und auch der bösen lungen; Ortus Sanitatis cap. 313 (Diasco.) alii tritas cum passo bibendas dederunt a pulmonis et iecoris vitia sananda. **184–186** *cum pipere tritas ...| ad pellendum ... catarrhum | destillantis lotii tormentaque ventris*: Ortus Sanitatis cap. 313 (Avicen.) comeditur cum pauco pipere; (Diasco.) multi tritas cum pipere miscuerunt cum vino propinatas contra catarrum, et tormenta ventris et urine distillantis, ... cum pipere bibita catarrum maturescere; Hieronymus Bock *Kreutterbuch* p. 403 cap. 67 gebraten Haselnuß mit einnwenig Pfeffer genützt, zeitigen den hauptfluß so auff die brust fallet, darauß der husten entspringt; Fuchs *Kreutterbuch* cap. 151 gebraten und mit ein wenig Pfeffer gegessen verzerens die hauptflüß; Diosc. *Kreutterb. 1610* lib. 1 cap. 161 geröst und mit wenig Pfeffer getruncken, zeitigen sie die flüß, so von dem Haupt herab fallen. **187–188** *ursi pinguedo ... capillis*: Hortus sanitatis germanice cap. 280 (der meister Diascorides spricht) Avellana gestoissen und darunder gemischet reynbergen speck und beren smaltz und daruß gemacht eyn salbe und sich geschmiert do eyner kale were machet fast sere hare wachsen; Ortus Sanitatis cap. 313 (Diasco.) cum axungia vel adipe ursina contrite et alopiciis linite capillis damna restituunt; Hieronymus Bock *Kreutterbuch* p. 403 cap. 67 Haselnuß zu eschen gebrant, darauß ein salb gemacht mit Beerenschmaltz, und angestrichen, soll das außgefallen haar widerumb machen wachsen; Fuchs *Historia stirpium* cap. 150 (vires. ex Dioscoride) tritae cum axungia aut sevo ursino et inunctae alopecias explent; Fuchs *Kreutterbuch* cap. 151 die gantzen Haselnuß zu äschen gebrent, und mit Bären schmaltz vermischt und das haupt mit gesalbt, machen das har widerumb wachsen; Diosc. *Kreutterb. 1610* lib.

1 cap. 161 der gebranten Haselnüß äsche mit schmaltz, oder Beeren fett vermischt, erfüllet die blose stätt mit Haar, in dem Gebrechen, welchen die Griechen Alopeciam nennen.

7. Haselnuss

Aus den kleinsten Nüssen wird keinem eine heilsame Speise gegeben,
sie zwingen den Essenden, Nackenschmerz zu ertragen,
durch Aufblähen dehnen sie den Magen und sie geben eine gelöste
Brust, sie schwächen, indem sie durch Husten schaden, die Lunge;
die Wirkung zeigt an, dass sie auch eine feuchte Kraftbesitzen.
Wenn sie jedoch mit der Schale in einem Tongefäß gebrannt werden,
damit sie nichts von der früheren Kraft behalten können,
hilft nichts besser beim Beruhigen tröpfelnder Flüssigkeiten (d. h. Schnupfen).
Wenn sie gut zerrieben in Honigmet aufgelöst gegeben werden,
bezähmen sie alten Husten, wenn gleich einen lange andauernden.
Mit Wein aus getrockneten Trauben haben einige die zerriebenen Nüsse zu trinken gegeben,
um Krankheiten der Leber und der Lunge zu beseitigen.
Viele haben sie zerrieben mit Pfeffer und Wein gegeben
und verstanden, dass sie einen Katarrh zu vertreiben vermögen
sowie die Plagen des tröpfelnden Urins und des Bauches.
Das Fett des Bären mit geriebenen Nusskernen vermischt
ersetzt den grindigen Stellen den Verlust der geraubten Haare.

8. Batus sive Rubus

Omnibus est nota ipse Batus virtusque probata
Ipsius a multis, et dicunt styptica quod sit
Et xerantica. Caesariem decoctio lotam
Ipsius infectam reddit ventremque fluentem
Abstinet et fluxum nimium stringit muliebrem.
Presteris morsus eadem iuvat atque venena,
Reddit gingivas et de putredine tutas

Quique nocent saevos compescit in ore tumores.
Commasticatae frondes vinoque subactae
Acri cervicis zernas pellunt et achoras
Quodque solet fieri percurant ulcus in ore
Et plagas solae possunt sic consolidare,
Turgentes oculos et condylomata solvunt
Cardiacosque iuvant sic et stomachum patientem.
Suppositae vitium sanant haemorrhoidarum.
Hastarum succus, foliorum et, sole calente
Siccatus melius faciet praescripta potenter.
Maturo succus eius de semine tractus,
Saepius utiliter causis est oris adaptus,
Sed non maturum prandentis detinet alvum.
Flosque dysentericis et prodest coeliacisque,
Idem contritus lippis cum melle medetur,
Si illitus est oculis, ignem quoque sic iuvat atrum;
Sunt igitur flores eius frondesque virentes
Moraque virtutis leviter stringentis, ad uvam
et fauces quare proprie prodesse videntur.
Quum sint matura ex iusto sed tempore mora,
Dicunt fervoris vim quod teneant mediocris.

$8^{capit.}$ Corn. f. 85a De Bato sive Rubo. cap. VIII; Ranz. p. 99 De Bato sive rubo. 88; Choulant p. 130–131
201 *condilomata* Ranz. **208** *maturam* Ranz.

$8^{capit.}$ cf. Diosc. gr. 4, 37 βάτος; cf. Ps. Apvl. herb. 87 *rubus* a Graecis dicitur batos sive batos idaea; 88 herba rubus; nomina herbae. a Graecis dicitur batos Idaea, ... alii rubus; cf. Oribas. eup. 2, 1B3 batus latine rubus dicitur; Dyasc. p. 41^{a} batus (*in adn.:* est rubus ferens mora) **189–191** Diosc. 4, 34 p. 23, 1–2 Batus omnibus nota est. virtus est illi stiptica et serantica; Dyasc. p. 41^{a} Batus omnibus est nota. virtus est illi stiptica et serantica **191–193** cf. Ps. Apvl. herb. 88, 3 ad profluvium mulieris; 88, 6 ad uvae remedium; Diosc. 4, 34 p. 23, 2 elixatura eius capillos inficet (sic), ventrem abstinet, fluxum mulierum stringit; Dyasc. p. 41^{a} elixatura eius capillos inficit, ventrem abstinet, fluxum matricis mulierum abstringit **194** cf. Ps. Apvl. herb. 88, 9; Diosc. 4, 34 p. 23, 3 morsibus venenatis occurrit; Dyasc. p. 41^{a} morsibus venenatis occurrit **195–196** cf. Ps. Apvl. herb. 88, 5 adversus gingivarum et labrorum vitia; Diosc. 4, 34 p. 23, 3–4 tutas gingivas a putridine servat, tumores oris conpescit; Dyasc. p. 41^{a} tutas gingivas a putredine sanat, tumores oris conpescit **197–198** Diosc. 4, 34 p. 23, 4–5 maxime si cum aceto folia ipsa masticata fuerint, erpetas mundat, acoras capitis purgat; Dyasc. p. 41^{a} maxime si cum aceto folia eius masticata fuerint, herpetas mundat, acoras (*adn.:* id est tineas) capitis purgat **199–200** Dyasc. p. 41^{b} herpetas vel alia ulcera curant in ore et plagas glutinant **201** cf. Ps. Apvl. herb. 88, 8 ad condolomata; Diosc. 4, 34 p. 23, 6 tumores oculorum et condilomatas solvet; Dyasc. p. 41^{a} tumores oculorum et condilomata solvit **202–203** cf. Ps. Apvl. herb. 88, 2 ad emorroidas restringendas. ... mirice ... sanat; Ps. Apvl. herb. 88, 4 ad cardiacos; Diosc. 4, 34 p. 23, 6–7 emorroidas subvenit subposita, stomaticis inposita medicatur, cardiacis opitulatur; DYASC. p. 41^{a} emoroidis subvenit subposita, stomaticis imposita medicatur, cardiacis opitulatur **204–205** DIOSC. 4, 34 p. 23, 7–9 sucus herba<e> eius et astarum sole siccatus omnia facere novit; DYASC. p. 41^{a} sucus eius herbe et astarum sole siccatus omnia facere novit **206–207** DIOSC. 4, 34 p. 23, 9–10 sucus seminis eius maturi omnibus causis oris utiliter adhibetur; DYASC. p. 41^{a} sucus seminis eius maturi omnibus causis oris utiliter adhibetur **208** DIOSC. 4, 34 p. 23, 10 ventrem abstinet comestus, si non maturus; DYASC. p. 41^{a} ventrem abstinet comestus sed non maturus **209** DIOSC. 4, 34 p. 23, 10–11 florem eius cum vinum bibitum ciliacis et disinteriis prodest; DYASC. p. 41^{a} flos eius cum vino bibitus, ciliacis et disenteriis prodest **210–211** DYASC. p. 41^{a} humoris fluorem cohibet illitis cum melle oculorum limpitudinem atque ignem medetur acrem **212–214** DYASC. p. 41^{a} huius igitur folia et flores et mora leviter stringens, unde ad uvam et fauces proprie videntur facere **215–216** DYASC. p. 41^{b} mora eius matura habent in se mediocrem calorem.

8$^{capit.}$ *batus sive rubus*: ALPHITA II p. 19, 34 Batus, i. morus rubi vel morus; ALPHITA II p. 157, 23–25 rubus, batus, rumex ferens mora idem. ge. rounce, anglice brembel; HIERONYMUS BOCK *Kreutterbuch* p. 357sq. cap. 11 alle Brombeer hecken nennet man bey uns Bremen, und werden der frücht halben Bati und Rubi genent; FUCHS *Kreutterbuch* cap. 55 Brombeer würt von den Griechen Batus genent, zu Latein Rubus; DIOSC. *Kreutterb. 1610* lib. 4 cap. 35 Brombeer, Griechisch Batus, zu Latein Rubus. **189** *omnibus ... nota*: FUCHS *Kreutterbuch* cap. 55 die Brombeer seind zwar yederman bekant; DIOSC. *Kreutterb. 1610* lib. 4 cap. 35 ist gemeinlich jederman wolbekannt. **190–191** *styptica ... et xerantica*: FLOS MEDICINAE SCHOLAE SALERNI (ed. de Renzi 1852) p. 468 v. 702, (ed. de Renzi 1859) p. 31 v. 1087 styptica sunt folia rubi; HIERONYMUS BOCK *Kreutterbuch* p. 357sq. cap. 11 der Bremen laub, blumen, junge schößlin unnd frucht, einer zusammen ziehenden und druckenen krafft; FUCHS *Kreutterbuch* cap. 55 die bletter ... ziehen auch ein wenig zusamen, ... die frucht, ... wann sie zeitig würt, ... zeucht doch noch zusamen; die frucht ... trücknet seer; DIOSC. *Kreutterb. 1610* lib. 4 cap. 35 hat eine Krafft zu trücknen, unnd zusammen zu ziehen. **191** *Caesariem decoctio lotam*: HIERONYMUS BOCK *Kreutterbuch* p. 357sq. cap. 11 Brombeerlaub in laugen gesotten und darmit gezwagen etlich aml, machet schwartz haar; DIOSC. *Kreutterb. 1610* lib. 4 cap. 35 schwärtzet das Haar. **192–193** *ventrem ... muliebrem*: FLOS MEDICINAE SCHOLAE SALERNI (ed. de Renzi 1852) p. 468 v. 702–703, (ed. de Renzi 1859) p. 31 v. 1087–1088 ventremque fluentem | continent, et fluxum etiam stringunt muliebrem; FUCHS *Kreutterbuch* cap. 55 Brombeer ästlin oder zweiglin gesotten und getruncken, stellen den bauchfluß, und der frawen kranckheyt; DIOSC. *Kreutterb. 1610* lib. 4 cap. 35 die Brüh, darinnen Brombeer ästlin gesotten sindt, getruncken, stopffet den Stulgang, und den ubrigen Fluß der Beermutter. **192–193 et 209** *ventrem ... muliebrem* || *dysentericis*: HIERONYMUS BOCK *Kreutterbuch* p. 357sq. cap. 11 die gedörrte bletter und oberste gypffelin von Brombeeren in wein gesotten oder wasser, unnd dann getruncken, stillet unnd stopffet den roten bauch fluß mit gewalt, deßgleichen den uberigen fluß der weiber. **194** *morsus ... atque venena*: HIERONYMUS BOCK *Kreutterbuch* p. 357sq. cap. 11 für alle gifftige Schlangen und Scorpion stich; FUCHS *Kreutterbuch* cap. 55 seind gut für der gifftigen würm biß; DIOSC. *Kreutterb. 1610* lib. 4 cap. 35 ist auch wider die Gifftige Bissz der Schlangen, die man Presteres Griechisch nennet fast bequem. **195 et 199** *reddit gingivas ... tutas ... ulcus in ore*: HIERONYMUS BOCK *Kreutterbuch* p. 357sq. cap. 11 das laub und gipffel aller Bremen in wein gesotten, und das faul zanfleysch darmit geweschen, gantz warm, heylet und seübert wol, macht auch die wackelende zän widerumb steiff, wertreibet unnd heylet die feüle im mund. **195** *reddit gingivas ...*

tutas: Hildeg. phys. lib. 1, 169 idem in gingivis faciat, et melius habebit; Fuchs *Kreutterbuch* cap. 55 stercken das zanfleysch; Diosc. *Kreutterb. 1610* lib. 4 cap. 35 befestiget die Zän, und das zanfleisch. **196–197** *compescit in ore tumores | commasticatae frondes*: Diosc. *Kreutterb. 1610* lib. 4 cap. 35 die Brombeer Blätter gekäwet, heylen die Gebrechen deß Mundts. **198** *zernas*: cf. Alphita II p. 198 zerna, derta, serpigo, est intensa inpetigo sed serpigo est inveterata inpetigo; Hieronymus Bock *Kreutterbuch* p. 357sq. cap. 11 es ist ein köstlich lavament zu allen fliessenden geschwären oder grind, auff dem haupt. **196–203** *in ore tumores ... vitium sanat haemorrhoidarum*: Hildeg. phys. 1, 169 si quis in lingua dolet ita quod aut intumescit aut ulcera habet; Fuchs *Kreutterbuch* cap. 55 die bletter gekeuwet, heylen die mundfeulen, den grind des haupts, die augen so auß dem kopff fallen wöllen, geschwär des affters, und die ruckadern; Diosc. *Kreutterb. 1610* lib. 4 cap. 35 wehren den Geschweren, die weitter kriechen, heylen die fliessende Hauptgeschwere, unnd die außfallenden Augen, wie gleichfals in der Gestalt eines Pflasters ubergelegt, die Geschwehre, die harte geschwulst, und Wartzen deß Hintern, Condilomata Griechisch genennt, unnd die Güldenadern, Hemorrhoidas. **202** *stomachum patientem*: Fuchs *Kreutterbuch* cap. 55 sie seind auch nützlich denen so groß weetagen des magens haben; Diosc. *Kreutterb. 1610* lib. 4 cap. 35 die Blätter zerstossen, unnd ubergelegt, sindt den Magensüchtigen gut, wie gleichfalls wider den Schmertzen, beissen unnd nagen deß Magens Munds. **204–205** *hastarum succus ... melius faciet praescripta*: Fuchs *Kreutterbuch* cap. 55 der safft aber auß den stengeln und blettern getruckt und an der sonnen folgends zusamen bracht und gedörrt, ist krefftiger in heylung der obgemelten gebresten; Diosc. *Kreutterb. 1610* lib. 4 cap. 35 man läst die Stengel unnd Blätter stossen, einen Safft darauß pressen, und den an der Sonnen dick werden, welcher ein sonderliche Artzney ist, wider alle Gebrechen, davon jetzt gesagt worden ist. **206–207** *maturo succus ... utiliter causis oris*: Fuchs *Kreutterbuch* cap. 55 der safft von der frucht, so sie zeitig würdt, ist bequemlich zu allerley gebresten des mundes; Diosc. *Kreutterb. 1610* lib. 4 cap. 35 der Safft aus den zeitigen Brombeerbeeren gepreſt, ist fast bequeme zu den Artzneyen deß Mundts. **208** *non maturum .... detinet alvum*: Fuchs *Kreutterbuch* cap. 55 so die frucht aber halb zeitig ist, unnd sie oder der safft darauß getruckt gessen würdt, stillens den bauchfluß; Diosc. *Kreutterb. 1610* lib. 4 cap. 35 die Brombeerbeeren, wenn sie halb zeitig worden sindt, gessen, stopffen den Stulgang. **209** *flosque dysentericis .... prodest coeliacis*: Fuchs *Kreutterbuch* cap. 55 die blum hat gleiche krafft unnd würckung mit der vorzeitigen frucht. Seind aber beyde nützlich zu der roten rhur, dem bauchfluß; Diosc. *Kreutterb. 1610* lib. 4 cap. 35 desselbigen gleichen thun auch seine Blumen. **210–211** *contritus ... cum melle | ... oculis, ignem ... iuvat atrum*: Diosc. *Kreutterb. 1610* lib. 4 cap. 36 Blumen der Hindtbeeren klein gestossen, mit Honig vermischt, gut ubergelegt wider die hitzige Geschwulst der Augen. Unnd vertreiben zu gleich die Rose oder Rohtlauff. Die Hindtbeer blumen sind den Magensüchtigen mit Wasser getruncken, sehr bequem.

8. Brombeere

Allen ist die Brombeere bekannt und ihre Wirkung ist von vielen erprobt,
sie sagen, dass sie verstopfend
und trocknend ist. Eine Abkochung derselben bewirkt, dass damit gewaschenes Haar
gefärbt wird, und sie bringt Durchfall zum Stehen

und übermäßigen weiblichen Ausfluß hält sie im Zaume.
Ebendieselbe hilft bei Schlangenbissen und Gifttränken,
Sie schützt Zahnfleisch vor Fäulnis
und schädliche heftige Anschwellungen im Mund schränkt sie ein.
Die zerkauten und mit Essig angemachten Blätter
vertreiben Krätze und Schorf vom Kopf.
Sie vertreiben ein Geschwür und was sonst noch im Mund entsteht.
Und allein angewendet vermögen sie Wunden zu schließen,
Geschwollene Augen und Condylome lösen sie,
und sie helfen Herzkranken und einem Magenkranken.
Als Pflaster untergelegt heilen sie Hämorrhoidalleiden.
Der bei glühender Sonne getrocknete Saft der Triebe und Blätter
wirkt bei dem Vorherbeschriebenen noch besser.
Der aus dem reifen Samen gewonnene Saft
ist oft mit Nutzen angewendet worden bei Krankheiten des Mundes,
aber unreif stillt die Brombeere den Durchfall desjenigen, der sie zum Frühstück verzehrt.
Und die Blüte nützt den an Ruhr Leidenden und Unterleibskranken.
Dieselbe mit Honig zerrieben heilt entzündete Augen,
wenn sie auf diese aufgestrichen wird, sie heilt auch das Schwarze Feuer (die sog. Rose).
Ihre Blüten, die grünen Blätter und die Brombeeren
haben eine leicht adstringierende Wirkung, für das Zäpfchen
und den Rachenraum scheinen sie daher vorzugsweise zu nützen.
Wenn die Brombeeren aber zur richtigen Zeit reif sind,
sagt man, dass sie eine gemäßigte Qualität der Wärme besitzen.

9. Myrica

Artibus in medicis fertur vis magna Myricis,
Hisque Tamaricum nomen, quarum foliorum
Elixatura ex vino potata tumorem
Splenis emendat, dentisque levare dolorem
Creditur; humores eadem stringit cohibendo
Addita pessariis matricis, sicque necando
Effugat et lendes, alios et corpore vermes.
Et cinis ustarum stringit fluxum muliebrem,

Utilis est potus etiam de calice sumptus,
Harum de ligno vel de radicibus acto.

9[capit.] Corn. f. 86a De Mirica. cap. IX.; Ranz. p. 101 De Mirica. 89; Choulant p. 131
217 *miricis* Ranz.

9[capit.]cf. DIOSC. gr. 1, 87 μυρίκη **217–220** PLIN. nat. 24, 67 Myricen tamaricam vocat Lenaeus, ... sanari dicit ea carcinomata in vino decocta ... inlita; sed ad lienem praecipua est, si sucus eius expressus in vino bibatur; 24, 70 foliis exprimitur sucus ad haec eadem et in vino decoquitur; 24, 71 dentium dolori ... decoctum eorum salutare est; ISID. orig. 17, 7, 49 Myrice, quam Latini tamaricum vocant, ex amaritudine nominata; gustus enim eius nimis amarus est. Haec arbor in solitudine et saxosa humo nascitur: ex qua etiam arbore maleficis artibus μισήθρα, id est odia, concitari dicuntur; DIOSC. (ed. Hofmann - Auracher) 1, 97 p. 90, 4–8 de tamarj ... id est mirjce, ... elixatura bibita cum vino, splenis tumorem compescit. dolori dentjum subvenit; DIOSC. (ed. Mihăescu) 1, 95 p. 50, 21–24 De tamariciu id est mirice. corium eius elissum et ipsa elixatura bibita cum vino splenis tumorem conpescit, dolori dentium subvenit; DYASC. p. 119[b] Mirice id est tamariscus, cuius foliorum elixatura cum vino bibita splenis tumorem compescit, dolori dentium subvenit; cf. CONSTANT. AFRIC. grad. p. 364, 27–28 tamarix ... cocta cum aceto aut vino duriciam splenis et dolorem dentium curat **221–222** PLIN. nat. 24, 70 cortex tritus et contra profluvia feminarum; DIOSC. (ed. Hofmann - Auracher) 1, 97 p. 90, 8–10 eius elixatura pessarjis adhibitam humores matrjcis prohibendo constrjngjt; DIOSC. (ed. Mihăescu) 1, 95 p. 50, 24–25 eius elixatura pessariis adhibitam humores matricis prohibendo constringit; DYASC. p. 119[b] eius elixatura pessarus adhibita tumorem matricis prohibendo constringit; cf. CONSTANT. AFRIC. grad. p. 364, 32 mulieri cum eius apozemate iotae humores vulvae desiccantur **223** PLIN. nat. 24, 72 phthiriasi, lendibus decoctum infusum prodest abundantiamque mulierum sistit; DIOSC. (ed. Hofmann - Auracher) 1, 97 p. 90, 10–11 et DIOSC. (ed. Mihăescu) 1, 95 p. 50, 25–p. 51, 1 peduculos et lendes pernecat; DYASC. p. 119[b] pediculos et lentigines pernecat **224** PLIN. nat. 24, 72 cinis arboris ad omnia eadem prodest; DIOSC. (ed. Hofmann - Auracher) 1, 97 p. 90, 11–12 ejus cinicinus similjter menstrua strjngjt; DIOSC. (ed. Mihăescu) 1, 95 p. 51, 1 eius ligni cinus *coniecit Mihăescu* similiter menstrua stringit; DYASC. p. 119[b] eius cime similiter menstrua stringunt; cf. CONSTANT. AFRIC. grad. p. 364, 33 pessarium ex eorum cinere factum, sanguinis fluxum constringit **225–226** PLIN. nat. 24, 68 homini quoque splenico cibum potumque dant in vasis ex ea factis; DIOSC. (ed. Hofmann - Auracher) 1, 97 p. 90, 13 conficitur ex ljgno ejus caljces in quibus splenetjci utjljter bibant; DIOSC. (ed. Mihăescu) 1, 95 p. 51, 2–3 conficitur ex ligno eius calices, in quibus splenetici utiliter bibant; DYASC. p. 119[b] conficitur ex lino eius calix utiliter bibitur; cf. CONSTANT. AFRIC. grad. p. 364, 28–29 cum poculo etiam de his composito potus tributus, duriciam splenis destruit.

217 *myricis*: HORTUS SANITATIS GERMANICE cap. 264 mirica latine et grece. **217–218** *Myricis | hisque Tamaricum nomen*: ALPHITA II p. 181, 3 Tamariscus arbor est medicamen speciale contra opilacionem splenis, et inde fiunt vasa eandem virtutem habentia; HORTUS SANITATIS GERMANICE cap. 407 Tamariscus latine, grece mirica; ORTUS SANITATIS cap. 466 (Pli.) li. XXIIII Tamaricem arbitrantur quandam esse miricem; ORTUS SANITATIS cap. 467 Tamariscus agrestis. Pan. cap. 121 Cafa Arabica, Grece mirica vel bruca vel mirthi, Latine vero tamariscus; HIERONYMUS BOCK *Kreutterbuch* p. 351sq. cap. 5 Tamariscen nennet man Portz ..., zu Latin Myrica, Μυρίκη; FUCHS *His-*

toria stirpium cap. 193 p. 512 Μυρίκη Graecis, Myrice et Tamarix Latinis, officinis Tamariscus, Germanis Tamarisck et Porst nominatur; FUCHS *Kreutterbuch* cap. 194 Tamariscken oder Porst würdt bey den Griechen Myrice, wie auch bey den Lateinischen, und Tamarix genent; DIOSC. *Kreutterb. 1610* lib. 1 cap. 111 Tamariscken, Griechisch Myrice, zu Latein Myrice unnd Tamarix genennt. **218–220** *Tamaricum ... tumorem splenis emendat*: ALPHITA II p. 181, 3–6 Tamariscus arbor est medicamen speciale contra opilacionem splenis, et inde fiunt vasa eandem virtutem habentia; HORTUS SANITATIS GERMANICE cap. 407 (Pandecta) Item win dar in gesotten ist tamariscus ist gut widder bestoppung leber und myltz; Avicenna in synem andern buch in dem capitel tamariscus spricht das diß von natur sy ufflösen die verhertung des myltz und der lebern; (Plinius) die rinden von dissen beyden baumen und auch die wortzel synt fast nütze und gut widder verhertung deß miltzes; (Diascorides) die bletter gesotten in wyn und den gedruncken benympt die geswolst von dem miltz; Galienus in dem syebenden buch genant simplicium farmacorum in dem capitel tamariscus spricht daz disse rinden gesotten in win und den gedruncken benemen die verhertung deß miltz; ORTUS SANITATIS cap. 466 ad splenem quoque bibitum vinum in quo decocta sunt folia eius ac virgulta; ... vinum decoctionis eius valet ad opilationem splenis et eparis; ORTUS SANITATIS cap. 467 folia eius cocta cum aqua et bibita ipsa aqua, extenuat splenem; (dixit mihi homo fidelis) apostema in splenem et propter opilationem eius; (Gal.) cortex tamariscicoquitur cum vino confert spleni duro; HIERONYMUS BOCK *Kreutterbuch* p. 351sq. cap. 5 Tamariscen holtz, wurtzel, bletter unnd safft in wein gesotten und eingenommen, eröffnet lung, leber, miltz, nieren und blasen; FUCHS *Historia stirpium* cap. 193 p. 514 (vires ex Dioscoride) decoctum foliorum cum vino potum, lienem minuit; (ex Galeno) myrice prodest ... lieni indurato, decoctis cum aceto aut vino radicibus sive foliis; (ex Plinio) ad lienem praecipua est, si succus eius expressus in vino bibatur; FUCHS *Kreutterbuch* cap. 194 die bletter oder wurtzel des Tamariscken gesotten mit essig oder wein, seind gut denen getruncken so das miltz verhertet ist. Sie machen auch das miltz kleiner; Tamarisck in wein gesotten, zerstossen unnd mit honig auff den krebs gelegt, heylt denselbigen. Der safft auß Tamariscken blettern getruckt und mit wein getruncken, ist ein treffliche artzney zu dem miltz; DIOSC. *Kreutterb. 1610* lib. 1 cap. 111 die Blätter deß Tamariscken in Wein gesotten, und die Brüh getruncken, mindert das Miltz. **220 et 225–226** *splenis ... de calice ... de ligno ... acto*: HIERONYMUS BOCK *Kreutterbuch* p. 352 cap. 5 Dioscorides will, man soll von Tamariscen (für die Miltzsucht) trinckgeschirr machen. **220** *dentisque ... dolorem*: HORTUS SANITATIS GERMANICE cap. 407 (Galienus) den münt geweschen mit dissem win benympt das wethum der zene und des zanfleysch; ORTUS SANITATIS cap. 466 decoctio foliorum eius cum vino confert dolori dentium; ORTUS SANITATIS cap. 467 confert doloribus dentium; (Gal.) expellit dolorem dentium; HIERONYMUS BOCK *Kreutterbuch* p. 352 cap. 5 der gesotten wein von Tamariscen im mund gehalten, legt das zanwehe; FUCHS *Historia stirpium* cap. 193 p. 514 (vires ex Dioscoride) ad dolorem dentium in collutionibus salutare est; (ex Galeno) sanat ... dentium dolorem; (ex Plinio) ad dentium dolorem auriumque, decoctum eorum salutare est; FUCHS *Kreutterbuch* cap. 194 im mund warm gehalten, lindert es den schmertzen der zeen; DIOSC. *Kreutterb. 1610* lib. 1 cap. 111 in den Artzneyen deß Mundts; ... auch werden die Zän nützlich gewaschen, wider denselben Schmerten und Wehthumb. **221–222** *humores ... stringit...| addita pessariis matricis*: ORTUS SANITATIS cap. 466 ad fluxum matricis sedeturque in eius decoctione; ORTUS SANITATIS cap. 467 est conveniens mulieribus habentes fluxum humiditatum; FUCHS *Historia stirpium* cap. 193 p. 514 (vires ex Dioscoride) mulierum fluxionibus in desessionibus; FUCHS *Kreutterbuch* cap. 194 die frawen die zuvil fliessen, sollen sich in das wasser setzen darinn Tamarisck gesotten ist, so stellt es den fluß; der Tamariscken same gesotten unnd getruncken, ist gut ... den frawen die zuvil fliessen; DIOSC. *Kreutterb.*

1610 lib. 1 cap. 111 darzu setzen sich die Frauwen nützlich in die Brüh, da Tamariscken inn gesotten hat, unnd bähen sich bequemlich damit, so jre Flüß uberflüssig seynd. **223** *effugat et lendes*: Ortus Sanitatis cap. 467 decoctio eius super illos in quibus generantur pediculi et lendines; Fuchs *Historia stirpium* cap. 193 p. 514 (vires ex Dioscoride) apte his in quibus pediculi et lendes abundant circunfunditur; (ex Plinio) phthiriasi, lendibusque decoctum infusum prodest; Fuchs *Kreutterbuch* cap. 194 Wer voller nissn und leiiß ist, der bespreng sich mit wein darin Tamarisck gesotten ist, so vertreibt er sie; Diosc. *Kreutterb. 1610* lib. 1 cap. 111 mit demselben werden auch nützlich besprengt und ubergegossen, die voller Nissn und Läuß sindt. **223–224** *corpore vermes | et cinis ustarum*: Hieronymus Bock *Kreutterbuch* p. 352 cap. 5 ein lauge auß Tamarisceneschen bereyt unnd damit gezwagen, tödtet Leüß und Nys, gehört in Spital. **224** *cinis ustarum stringit fluxum muliebrem*: Ortus Sanitatis cap. 467 cinis ligni tamarisci qui supponitur, confert habentibus humiditates matricis; Hieronymus Bock *Kreutterbuch* p. 351sq. cap. 5 es sollen ... die weiber, welchen ihr blutgang nit auffhören will, ein decoction von Tamariscen machen, und stäts darvon trincken, sie genesen; Fuchs *Historia stirpium* cap. 193 p. 514 (vires ex Dioscoride) in potu, ... foeminarum fluxionibus ... prodest; cinis lignorum eius appositus profluvium ex utero supprimit; (ex Plinio) datur ... cortex tritus et contra profluvia foeminarum, coeliacis quoque; abundantiamque mulierum sistit. Cinis arboris ad omnia eadem prodest; Fuchs *Kreutterbuch* cap. 194 ein zäpfflin auß äschen von Tamariscken gemacht unnd in die muter gethon, stellt das überig fliessen der frawen; Diosc. *Kreutterb. 1610* lib. 1 cap. 111 gut wider den ubrigen Fluß der Frawen; die äsche vom Holtz gebrennt, stopfft unnd stillet den ubrigen Fluß der Weiber, so sie zum Zäpfflin gemacht, und von unden beygeschoben wirt. **225–226** *potus ... de calice ... de ligno ... acto*: Hortus sanitatis germanice cap. 407 (Diascorides) von dissen baumen macht man drinckgeschirre als becher und köpffe dar uß gar gesunt ist zu drincken; Ortus Sanitatis cap. 466 ex eius ligno faciunt sibi splenetici vasa; (Sera.lib. ag. cap. Athel i. tamariscus) ex ligno eius fiunt parapsides et incisoria et vasa alia; Fuchs *Historia stirpium* cap. 193 p. 514 (vires ex Dioscoride) e trunco eius nonnulli potorios calices fabricant, quibus lienosis pro poculo utuntur, quo datus in ijs potus proficiat; Fuchs *Kreutterbuch* cap. 194 ein trinckgeschirr auß Tamariscken holtz gemacht und darauß getruncken, ist nützlich den miltzsüchtigen; Diosc. *Kreutterb. 1610* lib. 1 cap. 111 es werden von etlichen Becher auß Tamariscken Holtz gemacht, deren sich die Miltzsüchtigen uber Tisch gebrauchen.

9. Tamariske

In den medizinischen Künsten wird überliefert, dass die Myriken große Kraft besitzen,
sie tragen auch die Bezeichnung Tamaricum, von ihren Blättern
einen Absud aus Wein getrunken heilt die Geschwulst
der Milz, und man glaubt, daß er den Zahnschmerz lindert.
Derselbe Absud hält den Ausfluß durch Zusammenziehen zurück,
wenn er einem Mutterzäpfchen hinzugefügt wird, und durch Abtöten
vertreibt er auch Nissen und andere Würmer aus dem Körper.

Und die Asche der verbrannten Pflanzen stillt den Menstruationsfluss.
Nützlich ist auch ein Trank aus einem Becher getrunken,
der aus deren Holz oder den Wurzeln gefertigt wurde.

10. Iuniperus

Iuniperi virtus est incensivaque et acris.
Imposita in prunas serpentes pellit odore
Fumigii. Fructusque rotundus habetur, odorque
Illius est summus, si detineatur in ore.
Utilis est stomacho, sic thoraci medicando,
Et tussim nimiam sedat, licet inveteratam.
Auxilium contra potis est conferre venena,
Spasmata sic contra valet, et sic rhegmata contra.
Atque uteri vitium et morbum, qui strangulat, aufert.
Eius quos succus sanat dat vipera morsus.
Qui si combustus fuerit lymphaeque iugatus,
Unctas propellit turpi de corpore lepras.
Eius pota interficit elimatio ligni
Ipsius lachrymis tussim sedare bibendo
Dicitur antiquam, vitium quoque parotidarum.
Huius cum drachma baccarum drachma draganti,
Absinthii drachma et praedictis associata,
Myrti tres nigrae, gallae quoque tres Asianae
Illis iungantur, coniunctaque cuncta terantur;
Si tribus atque tribus oleo commixta diebus
Vase recludantur vitreo, dum conficiantur,
Vim simul atque oleum contraxerit a speciebus,
Servetur, quoniam multis valet unguine rebus.
Si caput ungatur, capiti prodesse probatur;
Caesariem capiti dicunt servare periti,
Reddit et absentem ferturque tenere cadentem,
Quod minus est fidei prodest quoque calvitiei,
Dando capillosum caput antea ridiculosum;
Fortius examen ustum facit hoc medicamen,
Si pare mensura fuerit coniungere cura
Eius praedictis cinerem, quia vis perhibetur
Esse sibi tanta, quod solus posse probatur
Cuncta relata prius, oleo si conficiatur.
Creditur exustae pulvis vim ferre nigellae

Huic medicamento; de solo nanque puellae
Lymphae coniuncto loca nuda terunt ciliorum,
Expertae damnum, quod reddere possit earum.
Haec nec sola pilis dicunt vestire potentem
Sed quamcunque cutem libet ista veste carentem.

10[capit.] Corn. f. 86b De Iunipero. cap. X; Ranz. p. 101 De Iunipero. 90; Choulant p. 133sq.; F = Fulda C 9 f. 22v–23r cap. 56 (ohne Überschrift)

227 *-que et*] *sed* F **228** *Imposita in prunas*] *Illius imposito* F *pellit*] *sternit* F **229** *Fructusque*] *Fructus* F **230** *est* om. F **233** *potis*] *potus* F **234** *Unice spasmantes iuvat et nimium tenuantes* F *rhegmata*] *rheumata* Ranz. **235** *Atque uteri vitium et morbum, qui strangulat*] *Et stericas morbi vitiumque suffocat* F **236** *Cunctis vexatis vipera sucus medicatur* F **237** *lymphaeque*] *limpheque* F **238** *Unctas propellit turpi de*] *Pellit linitas de toto* F **239** *pota interficit*] *potata mori facit* F *elimatio*] *eliminatio* F **242** *drachma*] *dragma* F *draganti*] *granati* F **243** *drachma*] *dragma* F *et* om. F *associata*] *assotiata* Ranz., *associatur* F **244** *Myrti*] *Mire* F *Asianae*] *asyane* F **245** *coniunctaque*] *iuncta quoque* F **248** *contraxerit*] *contraxure* F **249** *Servetur, quoniam multis*] *Serventur multis quo* F **250** *probatur*] *putatur* F **251** *Caesariem*] *Cesariem* F **253** *calvitiei*] *calviciei* Corn. **254** *capillosum*] *pilosum* F **255** *medicamen*] *medicament* Corn. **259** *conficiatur*] *conficiantur* F **260** *exustae*] *exusto* F **261** *Huic*] *Hoc* F *nanque*] *namque* F, Ranz. **262** *Lymphae*] *Limphe* F *terunt ciliorum*] *fricant cyliorum* F **263** *damnum*] *dampnum* F *earum*] *eorum* F **264** *Haec nec*] *Hec quoque* F *pilis*] *cutem* F **265** *Sed quamcunque cutem libet ista veste*] *Et quemquam locum libeat pilisque* F.

10[capit.] cf. DIOSC. gr. 1, 75 ἄρκευθος; cf. ISID. orig. 17, 7, 35; cf. DIOSC. 1, 84 p. 46, 7 de arceutidos id est zinziperu **227sq.** cf. PLIN. nat. 24, 54 iunipirus ... excalefacit, cf. 2, 27 et 28, 214; cf. Diosc. gr. 1, 75; DYASC. p. 100[a] Iuniperus ... acrioris virtutis est **228** cf. PLIN. nat. 24, 54 huius duo genera ... accensa serpentes fugat; cf. DIOSC. 1, 84 p. 46, 8–9 zinziperu ... fumigationes serpentum curat; DYASC. p. 100[a] incensibilis prunis inposite fumigio serpentes fugant **229–232** cf. DIOSC. 1, 84 p. 46, 9–10 semen eius, si ori detineatur, odoratum est et eustomachum, utilis toraci, tussim sedat; DYASC. p. 100[a] fructus eius iocundus est et odoris summi si in ore detinetur eustomacus et thoraci utilis est, tussim sedat veterem **231–232** PLIN. nat. 24, 54 semen stomachi, pectoris, lateris doloribus utile. ... tusses **233–234** cf. DIOSC. 1, 84 p. 46, 11–13 contra venena prestat auxilium. est illi virtus diuretica, ut ex pamatibus et reumatibus unice prosit; DYASC. p. 100[a] bibitus subvenit contra venena prestat auxilium et diureticum est illi adiutorium spasmantibus et reumaticantibus unice prodest **235** PLIN. nat. 24, 55 datur ... vulvis; cf. DIOSC. 1, 84 p. 46, 13 offocationes stericas tollit; DYASC. p. 100[a] offocationes stericas tollit **236** cf. PLIN. nat. 24, 55 sunt qui et perunguant corpus suco e semine eius in serpentium metu; DYASC. p. 100[a] succus eius medetur vipera vexatis **237–238** DYASC. p. 100[a] succus eius exustus atque cum aqua illinitus lepras despuit **239** DYASC. p. 100[a] elimatio ... ligni potui data interficit **240–241** DYASC. p. 100[a] lacrimus eius potui datus tussim veterem atque parotidias sanat. **242–250** cf. GALEN, de compos. medic. sec. locos l. 1 cap. 2 (Kühn, t. 12 p. 432) ladani et absinthii aequales partes et iuniperi baccas X, tritas in linteolum illigato et in oleo per dies V macerato, ex eoque caput illinito, et neque capilli defluent ... Aut adianti, myrti nigrae, aequales partes, gallae duplum, cum oleo veteri aut lentiscino aut myrteo ad mellis crassitudinem redige et utere. **262** cf. PLIN. 24, 55 inlinitur et oculis in epiphoris.

10capit. *iuniperus*: Hieronymus Bock *Kreutterbuch* p. 394sq. cap. 58 Weckholterbaum. ... In Diosc. heißt diser baum Iuniperus; Fuchs *Historia stirpium* cap. 26 p. 77 ἄρκευθος ... grece, Iuniperus latine vocatur Fuchs *Kreutterbuch* cap. 26 Weckholder, welchen ettlich Kramatstauden heyssen, würt von den Griechen Arceuthos, von den Lateinischen aber Iuniperus genent. **227–228** *virtus est incensivaque et acris, ... serpentes pellit*: Hortus sanitatis germanice cap. 218 der meister Diascorides spricht, daz wegholler heyß und drucken synt an den dritten grade; Ortus Sanitatis cap. 229 conceptum ignem diu teneat, ita si prune ex eius cinere cooperte fuerint; ... acrioris sunt virtutis; ... item Dyas. Prunis imposito fumigio, serpentes fugant; cf. Hieronymus Bock *Kreutterbuch* p. 395 cap. 58 Weckolter seind warm in der dritten, und drucken in der ersten staffeln. ... Der rauch von Weckholterholtz und beeren gemacht, vertreibt Schlangen und allerley ungeziffer; Fuchs *Historia stirpium* cap. 26 p. 77. 79 vires ex Dioscoride. acris utraque est, ... incensae suffitu serpentes fugant; ex Plinio. accensa serpentes fugat; Fuchs *Kreutterbuch* cap. 26 beide geschlecht der weckholder seind scharpff und räß, ... der rauch davon, veriagd die schlangen, und den vergifften lufft; Diosc. *Kreutterb. 1610* lib. 1 cap. 98 p. 46 die Wacholter erwärmen, ... unnd wenn sie angezündet werden, vertreiben sie die Schlangen. **229–230** *fructusque rotundus*: Hortus sanitatis germanice cap. 218 meister Diascorides ... und spricht auch daz die frucht deß baumes sy fast lustlich zu halten in dem munde und drybe uß böß lufft; Ortus Sanitatis cap. 229 cuius fructus ... est rotundus totus; ... fumigatio cum eis expellit venenosa reptilia; habet odorem bonum; ... fructus eius iocundus est et odoris summi si in ore detinetur; Fuchs *Historia stirpium* cap. 26 p. 77 ex Dioscoride. ... earum fructus ... rotundus, odoratus, in mandendo dulcis; Diosc. *Kreutterb. 1610* lib. I cap. 98 p. 46 seiner Beer ... sind rundt, eines guten Geruchs, im kawen süß, ein wenig bitter, unnd werden Wacholterbeer genennet. **231** *utilis est stomacho ... thoraci*: Ortus Sanitatis cap. 229 et eustomachus est, et toraci utilis est; Hieronymus Bock *Kreutterbuch* p. 395 cap. 58 diese beer gessen bekommen wol dem kalten schleimigen magen, zertheylen die auff blähung des bauchs, stillen das grimmen, und raumen die brust, wehren dem husten; Fuchs *Historia stirpium* cap. 26 p. 77. 79 ex Dioscoride. ... stomacho utilis; ex Plinio. semen stomachi, pectoris, laterisque doloribus utile; Fuchs *Kreutterbuch* cap. 26 die beer seind dem Magen gut; Diosc. *Kreutterb. 1610* lib. 1 cap. 98 p. 47 sind dem Magen bequem, unnd gut wider die Gebrechen der Brust. **232** *et tussim ... inveteratam*: = Flos medicinae scholae Salerni (ed. de Renzi 1852) p. 465 v. 627, (ed. de Renzi 1859) p. 28 v. 1009 et tussim nimiam sedant atque inveteratam; Ortus Sanitatis cap. 229 tussim sedat; Fuchs *Historia stirpium* cap. 26 p. 77 ex Dioscoride. ... potus ad vitia thoracis, tusses ... et venenata prodest; Fuchs *Kreutterbuch* cap. 26 sie vertreiben den husten, das bauchblehen, unnd allerley gifft; Diosc. *Kreutterb. 1610* lib. 1 cap. 98 p. 47 wider den Husten. **233** *auxilium contra ... venena*: Ortus Sanitatis cap. 229 contra venena prestat auxilium; Hieronymus Bock *Kreutterbuch* p. 395 cap. 58 jagen das gifft vom hertzen: Diosc. *Kreutterb. 1610* lib. 1 cap. 98 p. 47 wider ... Gifftiger Thier stich unnd bissz. **234** *spasmata sic contra valet, ... rhegmata contra*: Hortus sanitatis germanice cap. 218 meister Avicenna ... Weghollern frucht verzeret bös feuchtigkeyt in dem menschen; Ortus Sanitatis cap. 229 spasmatibus et reumatibus prodest; Diosc. *Kreutterb. 1610* lib. 1 cap. 98 p. 47 helffen ... denjenigen,... mit dem Krampffe beladen sind. **235** *uteri vitium et morbum, qui strangulat*: Ortus Sanitatis cap. 229 offocationes stericas tollit; Fuchs *Historia stirpium* cap. 26 p. 77. 79 ex Dioscoride. ... vulve strangulationibus confert; ex Plinio. datur ... vulvis ...; Fuchs *Kreutterbuch* cap. 26 sie seind auch gut den weibern, denen die muter über sich steigt, so mans zerstoßt unnd trinckt; Diosc. *Kreutterb. 1610* lib. 1

cap. 98 p. 47 sind auch wider das auffstossen der Beermutter sehr bequem. **236** *succus sanat ... vipera morsus*: Ortus Sanitatis cap. 229 succus eius medetur vipera vexatis; Hieronymus Bock *Kreutterbuch* p. 395 cap. 58 Weckholter rinden zu eschen gebrant, und mit wasser angestrichen, soll die bösen malatzei heylen, und alle gifftige schlangen stich; Fuchs *Historia stirpium* cap. 26 p. 77 ex Dioscoride. ... tam ispa quam eorum succum ex vino contra viperarum morsus ... prodest; Diosc. *Kreutterb. 1610* lib. 1 cap. 98 p. 47 die Blätter deß Wacholters sind auch scharpff und räß, werden derhalben, wie auch der Safft darauß geprest, wider die Nater bissz nützlich bestrichen und getruncken. **237–238** *combustus ... lymphaeque iugatus, unctas propellit ... lepras*: Hortus sanitatis germanice cap. 218 Platearius ... item wegholIern holtz benympt den bösen lufft daruß gemacht ein rauch als dan uns beschribet ypocras; Ortus Sanitatis cap. 229 succus eius exustus atque cum aqua illinitus lepram despuit; Fuchs *Historia stirpium* cap. 26 p. 77 ex Dioscoride. ... cortex ... crematus et cum aqua illitus, lepras eximit; Fuchs *Kreutterbuch* cap. 26 die rinden von dem Weckholderholtz zu äschen gebrent, und mit wasser angestrichen, vertreibt es die rauden; Diosc. *Kreutterb. 1610* lib. 1 cap. 98 p. 47 die äsch deß gebrenten Wacholter Holtz, mit Wasser bestrichen, vertreibt die Reudigkeit. **239** *pota interficit elimatio ligni*: Ortus Sanitatis cap. 229 elimatio autem ligni eius potui data interficit; Fuchs *Historia stirpium* cap. 26 p. 77 ex Dioscoride. ... ramentum vero ligni devoratum, interficit; Diosc. *Kreutterb. 1610* lib. 1 cap. 98 p. 47 die kleine abgeschabene oder geschnittene stäcklin deß Holtz sol man meyden, denn sie sind eingenommen tödtlich Gifft. **240** *ipsius lachrymis*: Ortus Sanitatis cap. 229 lachrymus eius potui datus, tussim ventrem atque perotidas sanat; Fuchs *Kreutterbuch* cap. 26 Weckholder hartz oder gummi ... so man das gummi mit weyrauch und eyerklar vermengt auff den magen legt, so stellet es das würgen und speyen. **241** *vitium parotidarum*: Hortus sanitatis germanice cap. 218 der meister Platearius spricht daz diß öle gar gut sy gedrauffet in die oren, und benympt die daubheyt dar inne. **250** *capiti prodesse*: Flos medicinae scholae Salerni (ed. de Renzi 1852) p. 465 v. 629, (ed. de Renzi 1859) p. 28 v. 1011 et prosunt capiti carbonibus ista proiecta.

10. Wacholder

Die Kraft des Wacholders ist erwärmend und scharf.
In glühende Kohlen gelegt vertreibt er Schlangen durch den Geruch
des Rauches. Die Frucht ist rund, sie hat einen vorzüglichen Geschmack,
wenn sie im Mund behalten wird.
Der Wacholder ist dem Magen nützlich, ebenso der zu heilenden Brust,
und er hemmt zu starken Husten, sei es auch lange andauernden.
Er kann Hilfe gegen Gifte bringen,
er wirkt ebenfalls gegen Krämpfe und dann gegen Rheuma.
Sogar Leiden und quälende Krankheit der Gebärmutter beseitigt er.
Sein Saft heilt Vipernbisse.
Wenn Wacholder verbrannt und mit Wasser gemischt wird,

vertreibt er aufgetragen die Krätze vom entstellten Körper.
Das von seinem Holz abgefeilte Mehl, wenn es getrunken wird, tötet.
Durch das Trinken der Harztränen soll sich alter Husten legen,
und auch das Leiden der Drüsenanschwellungen am Ohr.
Mit einer Drachme Wacholderbeeren werden eine Drachme Tragant
und eine Drachme Wermut den Vorhergenannten beigemischt,
drei schwarze Myrtenbeeren und drei asiatische Galläpfel
werden ihnen hinzugefügt, das alles vermischt soll zerrieben werden;
wenn das alles mit Öl vermischt drei und nochmal drei Tage
in einem Glasgefäß verschlossen bleibt, solange es zur Zubereitung braucht,
wird das Öl zugleich die Kraft aus den Gewürzen ziehen,
man bewahrt es auf, weil es in Salbe bei vielen Krankheiten hilft.
Wenn der Kopf damit gesalbt wird, gilt es als erwiesen, dass es dem Kopf nützt;
die Kundigen sagen, daß es das Haupthaar bewahrt,
es gibt das fehlende zurück und man sagt, dass es das ausfallende erhält.
Weniger glaubhaft ist, dass es auch bei Kahlheit des Kopfes nützt,
indem es einem früher lächerlichen Kopf wieder reichlich Haare verleiht.
Ein trefflicheres Ergebnis bringt dieses Arzneimittel verbrannt.
Wenn man dafür sorgt, dass in gleichem Maße dem Vorgenannten die Asche desselben hinzugegeben wird, weil ihre Kraft, wie man behauptet,
so stark ist, dass sie allein alles, von dem wir oben sprachen, erreichen kann,
wenn sie mit Öl zubereitet wird.
Man glaubt, dass das Pulver des schwärzlich verbrannten Wacholders
diesem Medikament Kraft verleiht; die Mädchen reiben nämlich von dem allein
mit Wasser gemischten die Stellen, an denen sie die Augenwimpern verloren haben, ein.
Sie haben die Erfahrung, daß das Wacholdermedikament ihren Verlust ersetzen kann.
Sie sagen, dass der Wacholder imstande sei, nicht nur diese Stellen mit Haaren zu bekleiden,

sondern jede beliebige der Haut, die solcher Bekleidung entbehrt.

11. Salix

Esse sui partes desiccativa per omnes
In virtute Salix, modicum quoque styptica fertur.
Vulnus habent eius frondes solidare cruentum,
Conceptus prohibent in aqua potae muliebres,
Corticis exusti cinis acri iunctus aceto,
Callos a pedibus tollit positus vel inunctus,
Et mundat pariter verrucas hac ratione.
Arboris incisae manat de corpore succus
Tempore quo rami multo sunt flore gravati,
Qui tum mammarum valet et morbis oculorum,
Tum cunctis, quae sunt medicaminibus tenuanda.
Huius flos sumptus in aqua frigescere cogit
Instinctus veneris cunctos acres stimulantes,
Et sic desiccat, ut nulla creatio fiat.
Nomen halosanthos flos obtinet arboris huius,
Qui si sit iunctus aequali pondere myrrhae,
Inde terendo cinis factus, permixtus et undae,
Deductus liquor ut mellis speciem sibi sumat,
Spissatus pariter donec videatur in unum,
Et teneat facto velut ex albumine filo,
Hinc lita caesaries tibi stet velamine tecta
Vel mitra, noctem totam cum sole lucente,
Et si plus steterit, melior tinctura manebit,
Postea cum calida cervicem colluat unda,
Mirari flavos poterit roseosque capillos.
Sunt quibus est crudos mos associare lupinos,
Namque valent soli cum lympha reddere triti
Loto et consimilem capiti conferre colorem.
Nec minus argenti prodest spumam sociare,
Bis binas drachmas istis et iungere quinque
Asuesti, lympha simul haec duo namque soluta
Mellis ad effigiem, capiti possunt dare sola,
Quae paulo supra perscripsi cetera posse,
Si sint adiuncta et post haec velamina mitrae,
Sed caput ablutum reddat decoctio bletae.

11[capit.] Corn. f. 87b cap. XI. De Salice; Ranz. p. 103 De Salice. 91; Choulant p. 133–134; F = Fulda C 9 f. 38r cap. 103 De salice von der widun

267 *styptica*] *stiptica* F **268** *eius frondes*] *frondes eius* F **269** *Conceptus prohibent*] *Pote conceptus* F *potae muliebris*] *prohibent mulierum* F **270** *exusti*] *exuste* F **271** *tollit positus vel inunctus*] *tollet positum et inunctum* F **272** *verrucas hac*] *hac verrucas* F **273** *incisae*] *inciso* F *corpore succus*] *cortice sucus* F **274** *multo sunt*] *sunt multo* F **275** *tum*] *ceu* F *et morbis*] *obstaculis* F **276** *Omnibus et morbis quos noscimus attenuandos* F **278** *Huius flos sumptus*] *Flos salicis potus* F **279** *Insulcus acres veneris prohibet tumulantes* F **280–300** om. F **296** *namque*] *nanque* Ranz. **298** *cetera*] *caetera* Corn., Ranz.

266–267 cf. DIOSC. gr. 1, 104 ἰτέα; cf. ISID. orig. 17, 7, 47 Salix dicta quod celeriter saliat, hoc est velociter crescat, arbor lenta, vitibus habilis vinciendis. Cuius seminis hanc dicunt esse naturam ut si quis illud in poculo hauserit, liberis careat; sed et feminas infecundas efficit; DYASC. p. 179[b] est ... (sc. salix) ipsa et flos eius ... desiccativa et modice stiptica **268** DYASC. p. 179[b] salix arbor est, cuius folia glutinant vulnera cruenta; cf. CONSTANT. AFRIC. grad. p. 358, 28–29 (salices) succus frondium et pomorum potatus, sanguinem constringit et mulier concipiat non permittit **269** cf. DIOSC. gr. 1, 104; DYASC. p. 179[b] folia eius cum aqua sumpta conceptum feminarum prohibent **270–272** cf. DIOSC. gr. 1, 104; PLIN. nat. 24, 56 corticis e ramis primis cinis clavum et callum aqua mixta sanat; DYASC. p. 179[b] cortex arboris ipsius similiter cuius cinis cum aceto acro super callos pedum inductus tollit et similiter verucas emundat; cf. CONSTANT. AFRIC. grad. p. 358, 26–27 (salices) cortex eius ustus, et cum aceto temperatus, porros et verrucas aufert **273–275** cf. DIOSC. gr. 1, 104; PLIN. nat. 24, 57 unum arbor ipsa exsudat cumminummodo, alterum manat in plaga, cum floret, exciso cortice, ... vis ad expurganda quae obstet oculis; DYASC. p. 179[b] sucus cum florescere ceperit arbor incisa cortice qui coagulatus invenitur medens obstacula oculorum et papillorum; cf. CONSTANT. AFRIC. grad. p. 358, 27–28 (salices) Gal.(enus) lac, inquit, corticis salicis florem habentium, visum clarificat, defectos oculos comfortat **275** *morbis oculorum:* cf. PLIN. nat. 24, 57 **277–279** PLIN. nat. 24, 58 folia contrita et pota intemperantiam libidinis coercent atque in totum auferunt usum saeoius sumpta; cf. ISID. orig. 17, 7, 47 cuius seminis hanc dicunt esse naturam ut si quis illud in poculo hauserit, liberis careat; sed et feminas infecundas efficit; DYASC. p. 179[b] flos salicis cum aqua bibitus frigescere facit omnem calorem libidinis ita ut semen siccetur et procreatio desinat **280** *halosanthos*: cf. DIOSC. gr. 5, 128, ubi de flore salis sermo est; cf. DIOSC. 5, 137 p. 229, 7–18 de alosanctos **291–293** cf. GALEN, de compos. medic. sec. locos l. 1 cap. 3 (Kühn, t. 12 p. 445) Archigenes ... scripsit: fulvos autem reddunt capillos lupini crudi cum aqua et nitro illiti. **294** cf. PLIN. nat. 24, 58 Amerinae nigrae semen cum spuma argenti pari pondere a balneo inlitum psilotrum est.

11[capit.] Cf. HARPESTRAENG p. 128 af piloe. XLVIII. Salix. piloe; cf. ALPHITA II p. 160 Salix, icea (verschrieben aus ἰτέα) idem, arbor est; inde dyaceos emplastrum. adn. 2 dia iteon emplastrum bei Cassius Felix (ed. Rose), c. 75; HORTUS SANITATIS GERMANICE cap. 357 Salix vel salamentum latine, grece ytec, arabice kuleff; HIERONYMUS BOCK *Kreutterbuch* p. 396sq. cap. 60 der gemein namen aller Weiden oder Felbinger ist Salix, Ἰτέα Grece; FUCHS *Kreutterbuch* cap. 126 Weiden werden auch Felber von ettlichen geheyssen. Auff Griechisch Itea, zu Latein Salix; DIOSC. *Kreutterb. 1610* lib. 1 cap. 130 Weide, Griechisch Itea, zu Latein Salix genennet. **266–267** *partes desiccativa per omnes ... styptica*: HORTUS SANITATIS GERMANICE cap. 357 meister Serapio in dem buch aggregatoris in dem capittel kuleff beschribt und spricht, das die bletter und die blumen von wyden sint fast drücken machen; ORTUS SANITATIS cap. 405 (Sera.) virtus salicis est desiccativa; (Pauli.) virtus foliorum et corticum et fructus salicis et succi eius est stiptica; (Avicenna) salicis folia stiptica sunt sine mordicatione. Et est in eis exsiccatio sufficiens. Cinis autem eius vehementis est exsiccationis; (Constantinus) salices frigide sunt in .II. gradu. sicce in.I.; HIERONYMUS BOCK *Kreutterbuch* p. 396sq. cap. 60 das vermögen und würckung der Weiden inn der artznei ist zu drücken, dick zu machen, unnd zusamen zu ziehen, fürnemlich die rinden und das laub; FUCHS *Historia stirpium* cap. 125 temperamentum. salicis tum folia, tum flores ... exiccantis sunt facultatis, ac modice adstringunt; ... vires. ex Dioscoride. adstringunt Salicis folia, fructus, cortex et succus; ex Galeno est enim vis eorum desiccatoria; FUCHS *Kreutterbuch* cap. 126 die bletter und blumen , oder Weidenketzlin, trücknen, unnd ziehen mittelmässig zusamen. Doch ist sein rinde noch trückner; die Weidenbletter, same, rinden, und safft, ziehen zusamen; DIOSC. *Kreutterb. 1610* lib. 1 cap. 130 die Weiden Blätter, der Same, die Rinde und der Safft haben allesampt die Krafft, damit sie zusammen ziehen. **268** *vulnus ... cruentum*: = FLOS MEDICINAE SCHOLAE SALERNI (ed. de Renzi 1852) p. 468 v. 716, (ed. de Renzi 1859) p. 31 v. 1101 vulnera frondes eius valent solidare cruenta; HORTUS SANITATIS GERMANICE cap. 357 diß pulver der wyden gedruncken mit eßig stoppet die bludenden nase oder wunden desglichen auch darumb gestrichen; ORTUS SANITATIS cap. 405 (Sera.) usi administratur in glutinatione ulcerum; (Gal.) ad sanguinolentorum vulnerum consolidationem; (Dyascorides) salix est arbor cuius folia glutinant vulnera cruenta; (Constantinus) succus eius vulnera solidat; FUCHS *Historia stirpium* cap. 125 ex Galeno. salicis foliis ad cruenti vulneris glutinationem quis uti posset. **269** *conceptus prohibent*: cf. REGIMEN san. Salern. 77, v. 222 pomorum succus, flos, partus destruit, eius; ORTUS SANITATIS cap. 405 semen salicis mulieris sterilitatis medicamentum est; FUCHS *Historia stirpium* cap. 125 ex Dioscoride. per se etiam cum aqua sumpta, praestant mulieribus ne concipiant; DIOSC. *Kreutterb. 1610* lib. 1 cap. 130 die Blätter ... allein oder mit Wasser eingenommen verhindern sie, daß die Frawen nit empfahen. **270–272** *corticis exusti cinis ... inunctus ... verrucas*: REGIMEN san. Salern. 77, v. 221 Cortex verrucas in aceto cocta resolvit; FLOS MEDICINAE SCHOLAE SALERNI (ed. de Renzi 1859) p. 31 v. 1096 Cortex verrucas in aceto cocta resolvit; HORTUS SANITATIS GERMANICE cap. 357 die rinden gebrent und gepulvert und das mit eßig gemengt hilft zu allen wunden die da sint zu drücken, dar uber gestrichen und mit einem düchlin dar uff geleyt; ORTUS SANITATIS cap. 405 comburunt eius cortices et conficiunt cum aceto, administrant in omnibus egritudinibus in quibus necessaria est desiccatio sicut in verrucis; ... cortex accedunt, et utuntur cinere ...auferunt ipsum madefacientes aceto acri; (Dyascorides) cuius cinis cum aceto super callos pedum inductus eos tollit. Et similiter verrucas emundat; (Constantinus) cortex eius ustus et cum aceto temperatus, verrucas et poros aufert; cf. HIERONYMUS BOCK, Kräuterbuch, Kap. 60: als Salbe zur Hautreinigung, gegen Schuppen, Rindenasche mit Essig gegen Hühneraugen; FUCHS *Historia stirpium* cap. 125 ex Dioscoride. cortex ... ustus et cum aceto subactus, clavos et callos illitus tollit; ex Galeno. cortex ... , sed hunc quidam comburunt, eiusque cinere utuntur ad ea omnia quae valenter desiccare oportet. Nam clavos quos vocant, callos, myrmeciasque tollunt, aceto ...; ex Plinio. corticis e ramis primis cinis, clavum et callum aqua mixta sanat; FUCHS *Kreutterbuch* cap. 126 die rind ... dieselbig zu äschen gebrent, und in essig gebeytzt, und übergelegt, vertreibt die wärtzen und hüneraugen; DIOSC. *Kreutterb. 1610* lib. 1 cap. 130 die Rinde, welche auch zu äschen gebrannt, mit Essig vermischt unnd darinnen geweycht und ubergelegt, die harte Wenen oder Schwüllen und ängster Augen vertreiben. **273–274 et 276** *arboris incisae manat de corpore succus ... multo flore*: ORTUS SANITATIS cap. 405 sunt ex hominibus qui accipiunt ... succum ipsius, et componunt ex eis desiccativam medicinam; evellitur cortex eius tempore quo emanant flores et colligitur gummi eius; (Gal.) succum facientes ex eis immordax et siccativum habet farmacum ad multa utile; quidam vero tempore florenti incidentes corticem. Liquorem colligunt; (Constantinus) lac corticis a salicibus florem habentibus, eruti visum clarificat, defectos confortat oculos; Fuchs *Historia stirpium* cap. 125 ex Dioscoride. excipitur etiam e Salice succus exciso cum floret cortice; ex Galeno. nonnulli autem dum floret Salix, corticem eius incidunt, et succum quendam colligunt; Fuchs *Kreutterbuch* cap. 126 der safft auß der rinden gesamlet dieweil die Weiden noch blüen, und in die augen gethan, macht lautere augen, und ein schön angesicht; Diosc. *Kreutterb. 1610* lib. 1 cap. 130 der Safft, welcher aus den hin und wider verletzten und von den Schäln entblösten Weyden fleust, wann sie blüen, und in den Wunden zusammen wächst, und hart wirdt, vertreibt alles das, was die Augen und das Gesicht verdunckeln mag. **275** *morbis oculorum*: Ortus Sanitatis cap. 405 habet hoc gummi virtutem abstersivam ... et administrat in omnibus egritudinibus que accidunt pupille et faciunt impedimentum visus; eo utuntur in obfuscantibus pupillis; Hieronymus Bock *Kreutterbuch* p. 396sq. cap. 60 etlich samlen den safft, in dem so die Weiden blüen, brauchen den selbigen zu den roten duncklen augen, die macht diser safft klar unnd vertreibt die flemen; Fuchs *Historia stirpium* cap. 125 ex Dioscoride. vim autem habet exterendi quaecunque pupillae claritati obstant; ex Galeno. utunturque ad ea quae pupillas obfuscant; ex Plinio. ad purganda quae obstant oculis. **276** *medicaminibus*: Ortus Sanitatis cap. 405 cum sit farmacum abstersivum simul et subtiliativum; cum sit huiusmodi poterit eo uti et ad alia multa. **277–279** *huius flos - nulla creatio fiat*: = Flos medicinae scholae Salerni (ed. de Renzi 1852) p. 468 v. 712–714, (ed. de Renzi 1859) p. 31 v. 1097–1099 Huius flos sumptus in aqua frigescere cogit | instinctus veneris omnes, acres, stimulantes; | et sic desiccat ut nulla creatio fiat; cf. Regimen san. Salern. 77 v. 222 pomorum succus, flos, partus destruit, eius; Hortus sanitatis germanice cap. 357 item welcher groß hitz hette der neme wyden bletter und strauwe die umb sich sie kulent fast in der heysen zyt des sommers; Ortus Sanitatis cap. 405 (Bedigar.) et qui sumit cum aqua, prohibet impregnationem, et fructus eius; (Dyascorides) flos eius cum aqua bibitus omnem calorem libidinis frigescere facit; (Constantinus) succus frondium et pomorum potatus, mulieri ut concipiat non permittit; Fuchs *Historia stirpium* cap. 125 ex Plinio. folia trita et pota intemperantiam libidinis coercent, atque in totum auferunt usum saepius sumpta; Fuchs *Kreutterbuch* cap. 126 die bletter gesotten und getruncken, vertreiben den lust und neygung zur unkeuscheyt. **280** *flos... huius*: Flos medicinae scholae Salerni (ed. de Renzi 1859) p. 31 v. 1100 flos ... eius.

11. Weide

Es wird überliefert, dass die Weide in allen ihren Teilen in ihrer Qualität austrocknend ist
und auch mäßig zusammenziehend wirkt.
Ihre Blätter vermögen eine blutende Wunde zu schließen,
getrunken in Wasser verhindern sie die weibliche Empfängnis.
Die Asche der verbrannten Rinde mit scharfem Essig gemischt
beseitigt aufgelegt oder eingesalbt die verhärtete Hornhaut von den Füßen,
und sie reinigt gleichfalls Warzen auf diese Weise.
Der Saft des eingeschnittenen Baumes fließt vom Stamm

zu einer Zeit, zu der die Zweige durch vielfache Blüte beschwert sind,
welcher dann bei Krankheiten der Brüste und der Augen hilft
und bei allen Krankheiten, die durch Medikamente zu mildern sind.
Ihre Blüte in Wasser eingenommen bringt alle
heftig anregenden sexuellen Gelüste zur Abkühlung,
und trocknet sie so aus, dass keine Zeugung geschieht.
Die Blüte dieses Baumes trägt den Namen *halosanthos*,
diese, wenn sie zu gleichem Gewicht mit Myrrhe vermischt,
daraus durch Zerreiben zu Asche gemacht und mit Wasser gemischt wird,
nach Abziehen der Flüssigkeit, sodass sie das Aussehen des Honigs annimmt,
bis sie gleichsam verdichtet als eine einzige Substanz erscheint,
soll wie ein aus Eiweiß gemachter Faden halten,
dann sollte dir das <damit> bestrichene Haar durch ein Tuch
oder durch eine Kopfbinde die ganze Nacht über bis zum Sonnenaufgang bedeckt bleiben,
und wenn es länger verbleiben sollte, wird das Färben sich besser halten.
Wenn man später den Nacken mit warmem Wasser ausspült,
wird man blonde und rosenrote Haare bewundern können.
Es gibt Leute, bei denen es Sitte ist, unreife Lupinen beizumischen.
Denn sie alleine mit Wasser zerrieben vermögen den Kopf wieder sauberzuwaschen
und eine ganz ähnliche Farbe hervorzubringen.
Nicht weniger nützt es, Silberschaum hinzuzufügen,
zwei mal zwei Drachmen und mit diesen fünf Drachmen
von ungelöschtem Kalk zu vermischen, diese beiden zugleich in Wasser gelöst
bis zum Aussehen des Honigs, können dem Kopf allein geben,
was ich ein wenig weiter oben aufgeschrieben habe von der Potenz der übrigen,
wenn sie aufgetragen sind und nach diesen die Tücher der Kopfbinde;
eine Abkochung von Amarant wäscht den Kopf wieder sauber.

12. Fel

Non est spernendum Fel, sit licet illud amarum
Vilius et multis non de virtute peritis
Eius, ac iniuste, quoniam quit multa iuvare.
Virtus est omni thermantica viscida Felli,
Sed magis est aliis, aliis minus esse probatur.
Fella gerunt ergo perdices atque pavones,
Capreolique simul nemoris, niveique capones,
Quae sunt unius virtutis dando iuvamen;
Suffusos oculos haec et caligine plenos
Curant palpebrasque iuvant aspredine plenas.
Hircus, ovis, porcusque, ursus, taurusque secundam
Vim retinent Fellis, ventrem quoniam puerorum
Solvit, eo tincta est tomentum et succida lana,
Vel collyriolum si subponatur in anum.
Curat taurinum coniuncto melle synanchen,
Atque cicatrices sanas et vulnera reddit.
Lacte sed admixto dolor auris ei muliebri
Infusum cedit, sed lac debet superare,
Porri cum succo taurino felle iugato
Asseritur tali medicamine fistula pelli;
Traumaticis medicaminibus, quae vulnera curant,
Iungitur illa quidem, quia sanat et absque tumore,
Quae mala sunt, etiam non incurata relinquit.
Testes et veretrum sanat cum melle dolentes,
Optime leprosos curat et furfura purgat,
Unguine si nitrum facto fuerit sociatum.
Omnibus his fel ovis, ursi quoque ferre salutem
Creditur, ursini pulvis cum melle iugatus
Sumenti prodest, epilepticus inde iuvatur.
Nyctalopas capreum Fel longe pellit inunctum,
Hirci palpebras sedabit ab unguine crassas,
Et deturpatis valet hoc succurrere strumis.
Ergo reponendum Fel sic est atque parandum:
Horae per spatium filo coquat unda ligatum,
Umbra siccatum post haec servetur ad usum.

12[capit.] Corn. f. 89b cap. XII. De Felle; Ranz. p. 104 De Felle. 92; Choulant p. 134–135; F = Fulda C 9 f. 20v–21r cap. 49 De felle animalium. Von der Gallun

301 *spernendum*] *pellendum* F **302** post **303** F **302** *Vilius*] *vile tum* F **303** *Eius*] *Cuius* F **304** *omni*] *eius* F **306** *ergo*] *igitur* F **307** *-que* om. F **311** *Hircus*] *Hyrcus* F *porcusque*] *porcus* F *ursus* om. F *taurusque*] *thaurusque* F **312** *retinent Fellis, ventrem quoniam*] *tenet in felle quoniam ventrem* F **313** *est* om. F *tomentum et*] *fomento* F **314** *collyriolum*] *cum clistirio* F *subponatur*] *supponatur* F, Ranz. *anum*] *ano* F **315** *taurinum*] *thaurinum* F *synanchen*] *synancem* F **316** *sanas*] *sanat* F **317** *Lacte sed admixto*] *Admixto lacte* F *admixto*] *ammixto* Corn. **318** *Infusum*] *Impositu* F **319** *succo*] *suco* F *taurino*] *capono* F *iugato*] *iugantur* F **321** *Traumaticis*] *Et reumatis* F *curant*] *sanant* F **324** *veretrum*] *ventrem* F **325** *Optime*] *curat* F *curat et furfura purgat*] *et curat putriliatos* F **326** *nitrum*] *litium* F **327** *his*] *hiis* F **328** *iugatus*] *comestus* F **329** *epilepticus*] *epylenticus* F **330** *Nyctalopas*] *Noctilopas* F **331** *Hirci*] *Hyrca* F *sedabit*] *sedat fel* F *crassas*] *grossas* F post **332** quattuor versus novos praeb. F: *Denique sunt fella morbis maioribus apta* | *Nam cantabritiem lepras alfique malignas* | *Illis si iuncta fuerint depellere possunt* | *Prosunt argematis. necnon cancromata curant.* **333** *parandum*] *coquendum* F **334** *spatium*] *spacium* Ranz. *ligatum*] *coquatur* F **335** *haec*] *hoc* F.

12[capit.] cf. Diosc. gr. 2, 78 χολή **304** cf. Plin. nat. 28, 146 inter omnia ... communia animalium vel praestantissimum effectu fel est; Diosc. 2, 59 p. 203, 12 virtus est omnibus fellibus termantica et viscida; Dyasc. p. 90[b] virtus est omni felli termantica et viscida **305** Diosc. 2, 59 p. 203, 13 sed aliquibus plus aut minus est virtus; Dyasc. p. 90[b] aliquibus plus aliquibus minus magna ... est virtus **306–307** *perdices ... capones:* Diosc. 2, 59 p. 203, 15 magna tamen virtus est ... perdicum et pavonis et caponis alvi et caprioli **308–310** Diosc. 2, 59 p. 203, 16 omnia ista in se unam habent virtutem, faciunt ad oculorum suffusionem et ad caliginem. aspredinem palpebrorum dislenit **309** cf. Plin. nat. 28, 7 oculorum suffusiones felle hominis sanari; 28, 146 ad oculorum medicamenta utilius; cf. Plin. phys. Bamb. 17, 4 (p. 42, 3–6) Item fel vulturis cum marubii suco vel pulverem et cum melle attico simul mixtum et ad pinnas oculis infusum omnem caliginem oculorum aufert, sed et incipientes suffusiones non patietur **306–310** Dyasc. p. 90[b] perdicis et pavonis et caponis albi et caprioli omnium istorum fella unam in se habent virtutem faciunt ... ad oculorum suffusionem et caliginem et aspredines palpebrarum disleniunt **311–312** Diosc. 2, 59 p. 203, 18 hyrcinum et porcinum et ursinum ista omnia secunda habent virtutem, post taurinum orum omnium virtutes; Dyasc. p. 90[b] berbicinum et yrcinum et porcinum et urcinum ista omnia secundam habent virtutem post taurinum horum omnium tales virtutes sunt **312–314** Diosc. 2, 59 p. 203, 20 lanis adhibiti et in villico inpositi infantum ventrem solvunt, maxime si ano inponatur; Dyasc. p. 90[b] lanis adhibita ... infantium ventrem solvunt maxime, si ano imponantur **315–316** Diosc. 2, 59 p. 203, 21 num mixto melle sinanticos curat, vulnera ani ad cicatrices perducet; Dyasc. p. 90[b] taurinum vero mixto melle curat sinanticos, vulnera et cicatrices ad sanitatem perducit **317** Diosc. 2, 59 p. 203, 22 mixto lacte dolores aurium mitigat, et si plus miserint, id est lacte mulierum ... adibendum est; Dyasc. p. 91[a] mixtum lacti dolores aurium mittigat plus misso lacte mulierum **319–320** Diosc. 2, 59 p. 203, 24 cum suco porri fistulis bene adhibitur; Dyasc. p. 91[a] caprinum fel adhibendum est cum succo porri fistula **321–323** Diosc. 2, 59 p. 203, 25 medicaminibus traumaticis, id est vulnerum, utiliter iungitur et sine tumore vulnera servat. antidotis tiriacis admiscitur, vulnera mala curat; Dyasc. p. 91[a] adhibetur medicaminibus tramanticis idem vulnera sanantibus, nam sine tumore vulnera sanat antidotis yricis admiscetur vulnera mala curat **324** Diosc. 2, 59 p. 203, 27 melle iuncto dolore testium et veretri suspendit; Dyasc. p. 91[a] melle iuncto dolorem testium et veretri suspendit **325–326** cf. Plin. nat. 23, 85 ulcera ... et furfures ... expurgat; cf. Plin. nat. 32, 77 fel recens, sed inveteratum nitro; Diosc. 2, 59 p. 203, 28 leprosis et pituriacis, id est qui furfures habet, nitro admixto optime curat; Dyasc. p. 91[a] leprosis et ptiriacis idest qui furfures habent in capite nitro admixto optime convenit **327–329** cf. PLIN. nat. 28, 91 comitialibus morbis ... mederi ... fel cum melle potum; DIOSC. 2, 59 p. 203, 29 verbecinum et ursinum id facere potest. ursinu elactuarium datum epelenticis medetur; DYASC. p. 91[a] berbicinum et ursinum ... ut electuarium datum epilenticis medetur **330–332** DIOSC. 2, 59 p. 203, 32 capriae nictolopes inuncta tollit. hyrcinum vero inunctum grossetudinem palpebrarum strumaticis tollit; DYASC. p. 91[a] capre noctalopes inunctum tollit yrcinum ... inunctum grossitudinem palpebrarum tollit et strumaticis convenit **334–335** cf. PLIN. nat. 28, 146 omne autem curatur recens praeligato ore lino crasso, demissum in ferventem aquam semihora, mox siccatum sine sole atque in melle conditum; DIOSC. 2, 59 p. 203, 8–9 fel omne sic reponendum est. acceptum ligas collu ipsius et summittis in calda vulliente et sinis ibi esse hora una. postea levas et siccas non in loco umido; DYASC. p. 90[b] Fel omne sic reponendum est: liga illud per collum ipsius et submitte in caldaria buliente ... ibi hora una, postea levans sicca in umbra non in loco humido.

301 *amarum*: DIOSC. *Kreutterb. 1610* lib. 7 cap. 32 p. 465 alle Gallen sind scharpff. **304** *virtus ... thermantica*: haben eine erwärmende Krafft. **306** *perdices atque pavones*: DIOSC. *Kreutterb. 1610* lib. 7 cap. 32 p. 465 item eines Räphuns, ... einer Hännen. **307** *capreolique ... nemoris*: DIOSC. *Kreutterb. 1610* lib. 7 cap. 32 p. 465 einer wilden Geyssen, oder Gempssen. **309–310** *suffusos oculos ... et caligine plenos curant palpebrasque iuvant aspredine plenas*: DIOSC. *Kreutterb. 1610* lib. 7 cap. 32 p. 465 wider die Geschwer, so im Ring deß Augapffels wachsen (Argemata Griechisch genennt) wider das tunckel Gesicht und rauhe Augbrawen wirdt gerühmt. **311–314** *hircus, ventrem ... puerorum solvit, ... collyriolum si subponatur in anum*: DIOSC. *Kreutterb. 1610* lib. 7 cap. 32 p. 465 Der Stier Gall ist viel kräfftiger, denn der Schaffe, Säw, Hirtze und Bären: Alle Gall reitzet zum Stulgang, unnd sonderlich die Kinder, wenn man Wolle oder ein Tüchlin darinnen netzet, und wie ein Zäpfflin in den Hindern schiebt. **315** *curat taurinum coniuncto melle synanchen*: DIOSC. *Kreutterb. 1610* lib. 7 cap. 32 p. 465 die Stier gall ist insonderheit gut wider die halßgeschwer (Anginae genennt) mit Honig vermischt und angestrichen. **316** *cicatrices sanas*: DIOSC. *Kreutterb. 1610* lib. 7 cap. 32 p. 465 sie heylt die Geschwer (deß Hindern). **317–319** *lacte ... admixto dolor auris ... infusum ... porri cum succo*: PETRUS HISPANUS, Thesaurus pauperum p. 119 [De infirmitatibus aurium] [15.] Item fel caprinum mixtum cum suco porri auri infusum dolorem tollit et auditum restituit. Experimentator [16.] Item fel caprinum, lac mulieris, temperatum cum melle et modica mirra, summa est medicina. Constantinus; DIOSC. *Kreutterb. 1610* lib. 7 cap. 32 p. 465 die gebrochene und eyternde Ohren, mit Frawen oder Geyssenmilch eingetropfft, und mit dem Safft deß Bißlauchs (Porri) vermischt, das Saussen der Ohren. **321** *medicaminibus, quae vulnera curant*: DIOSC. *Kreutterb. 1610* lib. 7 cap. 32I p. 465 man hat auch im Gebrauch die Stier Gallen under die Wundt Pflaster zu vermischen. **322** *tumore*: DIOSC. *Kreutterb. 1610* lib. 7 cap. 32 p. 465 wider die Geschwere, die umb sich fressen. **324** *testes ... sanat cum melle dolentes*: DIOSC. *Kreutterb. 1610* lib. 7 cap. 32 p. 465 wider den Schmertzen und Wehthumb der Schame mit Honig vermischt. **325–326** *leprosos curat et furfura purgat*: DIOSC. *Kreutterb. 1610* lib. 7 cap. 32 p. 465 reiniget den schuppechten juckenden Grindt und Räude, mit Nitter un mit der Erden Cimolia vermischt. **327** *fel ovis, ursi quoque*: DIOSC. *Kreutterb. 1610* lib. 7 cap. 32 p. 465 Schaff unnd Bären Galle, haben eben dieselbige Tugendt und Krafft. **328–329** *ursini pulvis ... epilepticus iuvatur*: DIOSC. *Kreutterb. 1610* lib. 7 cap. 32 p. 465 Bären Gall wirdt nützlich zu lecken gegeben denen, welche die fallende Sucht. **330** *nyctalopas*: DIOSC. *Kreutterb. 1610* lib. 7 cap. 32 p. 465 die Beysichtige werden geheylt mit wilder Geyssen oder Gempssen Gall, so man ihnen die Augen damit bestreicht. **331–332** *hirci palpebras ... strumis*: cf. Diosc. *Kreutterb. 1610* lib. 7 cap. 32 p. 465 Geyßbocks Gall ... vertreibt die Wartzen... zwinget die Geschwulst der Außsetzigen zurück. **333–335** *reponendum fel sic ... servetur ad usum*: Diosc. *Kreutterb. 1610* lib. 7 cap. 32 p. 465 alle Galle wirdt auff diese weise zu behalten bereydt. Man nimpt eine feuchte Gall, unnd bindet den Mundt deß Bläßlins mit einem Faden zu, sinckt es so lang in heyß Wasser, biß einer drey hundert fünff unnd sibentzig Schrit lauffen kann, nimpt es darnach herauß, lests im Schatten trucken werden.

12. Galle

Nicht zu verachten ist die Galle, mag es auch sein, dass sie bitter ist,
und ziemlich gering an Wert in den Augen vieler, die kein Wissen über ihre Kraft besitzen,
aber zu Unrecht, da sie viel helfen kann.
Die Qualität der ganzen Galle ist eine erwärmende, zähe,
aber jemehr sie für die einen bedeutet, desto weniger wird sie von den anderen gebilligt.
Galle befindet sich im Körper der Rebhühner und der Pfauen,
und zugleich der Rehe des Waldes, und der weißen Kapaune,
welche von ein- und derselben Qualität sind bezüglich medizinischer Hilfeleistung;
sie heilen unterlaufene Augen (d. h. Augen mit grauem Star) und starke Augentrübung,
und sie helfen bei rauhen Augenlidern.
Ziegenbock, Schaf und Schwein, Bär und Stier enthalten
die günstige Kraft der Galle, sie löst den Bauch der Kinder,
wenn Stopfwerk oder frisch geschorene Wolle damit getränkt
und wie ein Zäpfchen in den After eingeführt wird.
Mit Honig vermischte Stiergalle heilt Halsentzündung (bzw. Angina)
und läßt Narben und Wunden gesund werden.
Mit Muttermilch vermischt und dem Ohr eingeträufelt,
weicht der Schmerz des Ohres, aber die Milch muß überwiegen.
Stiergalle mit dem Saft des Lauchs gemischt,
ergibt, so versichert man, ein Arzneimittel, das Fisteln vertreibt.
Galle wird auch mit Wundarzneien, die Wunden heilen,
gemischt, denn sie heilt ohne Geschwülste zu verursachen
auch böse Wunden; sie läßt sie nicht ohne Heilung.
Schmerzende Hoden und den Penis heilt sie mit Honig,
sehr gut kuriert sie Aussätzige und beseitigt Schuppen,
wenn der angefertigten Salbe Natron beigemischt wird.

Man glaubt, dass allen diesen Leiden die Galle des Schafes und auch des Bären
Heilung bringt, Pulver von Bärengalle mit Honig gemischt
nützt dem, der es einnimmt, der Epileptiker bekommt dann Linderung.
Aufgetragene Ziegengalle vertreibt für lange Zeit die Nachtblindheit.
Die Galle des Ziegenbocks wird mit Salbe geschwollene Augenlider lindern,
und dieses Medikament kann hilfreich bei verunstaltenden Drüsenanschwellungen sein.
Nun ist eine Galle so zuzubereiten und aufzubewahren:
mit einem Faden zugebunden soll die Gallenblase eine Stunde lang in Wasser kochen,
danach soll sie im Schatten getrocknet zum Gebrauch aufbewahrt werden.

13. Fimus

Sunt qui non credunt fimos conferre medelam,
Ultima res inter quod sint, sed decipiuntur.
Fimus ovillus enim, si sit coniunctus aceto,
Nigras emendat maculas cataplasmate facto,
Nascentes clavi fugiunt sic et sacer ignis,
Sic sanat fracta et cum quassis carnibus ossa;
Cum cera atque oleo ambustis igni medicatur.
Fimi pascentis vaccae cataplasma recentis
In foliis positum, carbonibus excalefactum,
Turgida fomento compescit vulnera lento.
Ischiadem curat vel certe idem moderatur
Impositus parti, si iungis acerrima vina;
Et cataplasmatibus solitis laxare iugatus,
Duritias solvit, struma huic et pustula cedit.
Sed maiora bovis praestant medicamina mascli,
Prociduos curans uteros fumo muliebres,
Idem suffitus culices foetore fugabit.
Utile non modicum dat avis ciconia Fimum,
Curat enim sumptus in aqua potando caducos.
Fimus apri siccus vinoque terendo iugatus
Aut lymphae, vomitum sanat potando cruentum,
Et lateris veteres sanat solitosque dolores.

Illo nil melius, si sit coniunctus aceto,
Ossaque consolidat, quassata iuvans ut ovillus,
Prodest luxatis cera roseoque iugatus.
Fimus adustus equi, vel crudus Fimus aselli,
Si velut emplastrum fiat comitatus acetum,
Vulnere manantem fertur retinere cruorem,
Fimus, quem caprae faciunt tritus nemorosae,
Solo cum vini cyatho bibitus comitati,
In tribus ictericum fertur sanare diebus.
Menstrua cum folio, spica nardoque bibendo
Purgat, at olibani succus cum pulvere tritus
Appositus vulvis fluxum sistit muliebrem.
Ustus alopeciam commixto sanat aceto,
Uncto cum veteri fertur podagrae medicari,
Atque venenatos percurat coctus aceto
Morsus aut vino, vulnusque quod herpeta graece
Dicitur, impositus, morbum quoque parotidarum.
Si veluti cauter de sicco fiat eodem,
Ponaturque super scapulam, qua parte dolebit
Coxa, sinatque diu scapulam dum sentiat ustam,
Non tamen eripiat morbus dum cedat ab illa.

13[capit.] Corn. f. 91a De fimo cap. XIII; Ranz. p. 105 De fimo. 93; Choulant p. 135–136; F = Fulda C 9 f. 21r–21v cap. 50 De fimis sive stercoribus animalium

336 *medelam*] *salutem* F **338** *ovillus*] *ovinus* F *enim* om. F **339** *emendat*] *emundat* F *cataplasmate*] *cathaplasmate* F **340** *clavi* ante *sacer* F **341** *et cum quassis*] *conquassis* F **342** *Cum*] *et* F *atque*] *mixtus* F *ambustis igni medicatur*] *-que perusta medetur* F **343** *vaccae cataplasma recentis*] *bubali cathaplasmate facto* F **344** om. F **346** *Ischiadem curat vel certe idem*] *Passio curatur scyasis hoc vel* F **347** *Impositus parti*] *Huic disciplina* F **348** *cataplasmatibus*] *cataplatibus* F *iugatus*] *ligatos* F **349** *struma huic et*] *et scrophas* F **350** *bovis*] *maris* F *praestant*] *praestat* F *mascli*] *fimus* F **351** *Fumigio sterice propendenti mulieris* F **352** *Id fimus praestat fugiens ut zinsala cedit* F **353** *ciconia*] *pelargia* F **355** *terendo*] *iugando* F **356** *lymphae*] *limphe* F **357** *lateris veteres*] *veteris lateris* F **360** *luxatis*] *laxatis* F *iugatus*] *iugatis* F **361** *adustus*] *combustus* F *vel crudus*] *crudus vel* F **362** *acetum*] *aceto* F **364** *nemorosae*] *nemorosi* F **365** *cyatho*] *scyato* F *comitati*] *sociati* F **366** *yctericum* F **367** iterat F **368** *at olibani*] *et yselibam* F *succus*] *sucus* F **369** *Menstrua deponit positum panno religatur* F **370** *alopeciam commixto*] *alopecias cummixto* F **373** *graece*] *certe* F **374** *impositus*] *apposit*u F post **374** versum novum praeb. F: *Praecipue scyasis medicamine pellitur eius* **375** *veluti cauter*] *centauree* F *sicco fiat*] *suco fiet* F **376** *qua parte dolebit*] *si sentiet ustam* F **378** *morbus dum cedat*] *dum morbus cedit* F.

Diosc. 2, 61 p. 204–205 De stercore bubulo, Diosc. 2, 62 p. 205 De fimo berbecino, Diosc. 2, 63 p. 205 De fimo caponis

338–340 Diosc. 2, 62 p. 205, 11–13 fimu bervecinu cum aceto ut cataplasma adhibitum maculas nigras emendat, nascentes clabos corporis tollit, ani inpositum curat; Dyasc. p.

89[a] fimus verbicinus cum aceto ut cataplasma adhibitus maculas nigras emendat nascentes clavos corporis tollit, ignem sacrum impositum curat **342** DIOSC. 2, 62 p. 205, 13sq. cum cera et oleo mixtum conbustionibus medetur; DYASC. p. 89[a] cum cera et oleo mixtus combustionibus medetur **343–345** DIOSC. 2, 61 p. 204, 21sq. stercus vubuli pascenti [recenti] recentem inpositum tumorem vulnerum tollit. quem fimum ponis in folia et calefacta carbonibus vulneribus suprascriptis ponis; DYASC. p. 90[a] fimus bubali pascentis recens impositus tumores vulnerum tollit **346–349** DIOSC. 2, 61 p. 204, 25 simili disciplina sciadicis prodest. cum aceto ut cataplasma inpositum duritias et scrofas purgat, pustulas solvet; DYASC. p. 90[a] sciatice passioni convenit quem fimum impone ... cum aceto sciaticis prodest, in cataplasmis impositus durities et scrofas purgat, pustulas solvit **350–351** DIOSC. 2, 61 p. 204, 26–28 maximum beneficium prestat bobis masculi fimus fumigatus stericis mulierum propendentibus; DYASC. p. 90[a] maximum beneficium praestat, bovis masculi fimus stericis mulierum fumigatus propendentibus **353–354** DIOSC. 2, 63 p. 205, 27 fimum ciconium bibitum epelenticos curat; DYASC. p. 89[b] fimus pellergie avis quam latini ciconiam dicunt cum aqua potui datur epilenticos curat **355–358** DIOSC. 2, 62 p. 205, 14sq. apri fimus siccu tusu et bibitu cum vino et aqua reicientibus sanguinem singulate presidium. dolorem lateris solita curat cum aceto; DYASC. p. 89[a] apri fimus siccus tunsus et bibitus cum vino et aqua reitientibus sanguinem singulare est praesidium dolores lateris solitos et veteres curat cum aceto **358–360** DIOSC. 2, 62 p. 205, 16 contusiones et fracta ossa confirmat. laxationibus prodest, maxime si cum oleo roseo et cera misceatur; DYASC. p. 89[b] concussiones et fracta ossa confirmat luxationibus, prodest maxime si cum oleo roseo et cera misceatur **361–363** DIOSC. 2, 62 p. 205, 18sq. asininu et caballinu crudu et combustu sanguinem abstinet profluentem vulneribus addito aceto; DYASC. p. 89[b] asininus et cabellinus crudus et combustus sanguinem abstinet profluentem vulneribus addito aceto **364–366** DIOSC. 2, 61 p. 204, 29 caprearum cum vini cyatum unum bibitus hictericos curat; DYASC. p. 90[a] fimus caprarum silvestrium cum vino bibitus ciato uno tribus diebus yctericos sanat **367–369** DIOSC. 2, 61 p. 204, 29–p. 205, 2 cum folio et spica nardi bibitum menstruis imperat. siccu tritu cum ture masculo in linteolo inligatum et subpositum menstrua deponit, reliquos fluxus sanguinis cum aceto inpositus abstinet; DYASC. p. 90[a] cum folio et spica nardi bibitus menstruis imperat, siccus tritus cum thure masculo et in linte olo illigatus et subpositus menstrua deponit, reliquos fluxus sanguinis cum aceto impositus abstinet **370** cf. PLIN. nat. 22, 104 *laser* alopecias ... replet cum vino ... ac murium fimo et aceto; DIOSC. 2, 61 p. 205, 3 conbustu et tritu cum aceto aut oximellin alopicias emendat; DYASC. p. 90[a] combustus et tritus cum aceto aut cum oximella alopitias sanat **371** DIOSC. 2, 61 p. 205, 4 absungie mixtum podagricis medetur; DYASC. p. 90[a] axungie mixtum podagricis medetur **372–374** DIOSC. 2, 61 p. 205, 4sq. cum vino aut aceto coctum morsibus venenatis occurrit; DYASC. p. 90[a] cum vino aut aceto coctus morsibus venenatis occurrit, ulceribus quae greci herpetas vocant et parotidis convenit **375–378** DIOSC. 2, 61 p. 205, 6–9 facto ex eodem stercore cautere, si dextra pars dolevit, in dextra scapula ponis cautere, si sinistra, in sinistra ponis et tamdiu scapula aduris cautere, quamdiu in coxas sentiat effectum, dum uris scapula; DYASC. p. 90[a] si sicco fimo adurantur velut cautere ... DYASC. p. 90[a] tamdiu in scapula dimitte cautere quamdiu in coxis sentiat effectum dum uritur scapula.

336 cf. ALPHITA II p. 26, 27sq. Fimus, huius sunt multe species scilicet fimus caprinus, asininus et similia. **338** *fimus ovillus ... coniunctus aceto, nigras emendat maculas*: DIOSC. *Kreutterb. 1610* lib. 7 cap. 84 p. 466 Schaffsmist in Essig vermischt, heylt die Nachtblattern, Augenkräen oder Leichdorn, Wartzen, unnd die Geschwulst oder Wartzen, die man Thymos nennt. **342** *cum cera ... oleo ambusti igni medicatur*: DIOSC.

Kreutterb. 1610 lib. 7 cap. 84 p. 466 mit ein wemig Wachß unnd Rosenöl vermischt unnd ubergelegt, heylet er alles, was vom Feuwer gebrandt ist. **343–345** *fimi pascentis vaccae ... compescit vulnera*: DIOSC. *Kreutterb. 1610* lib. 7 cap. 84 p. 466 Ochsen oder Kühmist, so under dem Hirten auff der Weyde gefunden wirdt, frisch unnd Warm ubergelegt, sänfftiget die hitzige Wunden. Darzu wickelt man denselbigen in Blätter, wärmet ihn in warmer Aeschen, und legt ihn also warm uber. **346** *ischiadem curat*: DIOSC. *Kreutterb. 1610* lib. 7 cap. 84 p. 466 auch sänfftiget er den Schmertzen unnd Wehthumb der Hüfft. **347–349** *iungis acerrima vina; ... cataplasmatibus ... duritias solvit, struma ... pustula cedit*: DIOSC. *Kreutterb. 1610* lib. 7 cap. 84 p. 466 derselbige Mist mit Essig vermischt und ubergelegt, vertreibt die harte Geschwulst und Geschwer, so man zu Latein Strumas und Panos nennt. **350–352** *bovis ... mascli ... curans uteros ... culices fugabit*: DIOSC. *Kreutterb. 1610* lib. 7 cap. 84 p. 466 der Stier Mist insonderheit angezündet, und den Dampff davon von unden auff empfangen, heylet den Außgang der Beermutter, und wenn er angezündet wirdt, vertreibt er die Mücken. **353–354** *avis ciconia fimum ... curat ... caducos*: DIOSC. *Kreutterb. 1610* lib. 7 cap. 84 p. 467 man glaubt, daß der Storcksmist gut getruncken sey wider die hinfallende Sucht. **355–357** *fimus apri ... vomitum sanat ... cruentum, et lateris ... dolores*: DIOSC. *Kreutterb. 1610* lib. 7 cap. 84 p. 466 Wilder Säwmist gedört, gestossen unnd in Wasser oder Wein getruncken stopfft das Außwerffen und Blutspeien, und sänfftiget die alte langwehrente Schmertzen der Seiten. **359–360** *ossaque consolidat ..., prodest luxatis cera roseoque*: DIOSC. *Kreutterb. 1610* lib. 7 cap. 84 p. 466 Ist gut getruncken wider den Krampff, und wider die Brüche, hilfft, mit ein wenig Wachß und Rosenöl vermischt, den veruckten Gliedern. **361–363** *fimus ... equi, ... aselli, ... acetum ... manantem ... retinere cruorem*: DIOSC. *Kreutterb. 1610* lib. 7 cap. 84 p. 466 Esel und Pferdtsmist, rohe oder gebrandt, mit Essig vermischt, stopfft das Blut. **364–366** *fimus, ... caprae ...cum vini cyatho ... ictericum fertur sanare*: DIOSC. *Kreutterb. 1610* lib. 7 cap. 84 p. 466 Geyssen oder Zigenmist, und sonderlich deren, so an den Bergen weyden, und sich daselbst ernehren, in Wein vermischt und getruncken heylt et die Geelsucht. **367–369** *menstrua cum folio, spica, nardo... olibani succus ... appositus vulvis*: DIOSC. *Kreutterb. 1610* lib. 7 cap. 84 p. 466 treibt mit guter wolriechender Würtz getruncken die Monzeit der Frawen, und Geburt, und helt hergegen, zu reinem Pulver gestossen, mit Weyrauch und Wollen zum Zäpfflin formiert unnd appliziert, den ubrigen Fluß der Weiber. **370–371** *alopeciam commixto sanat aceto, ... podagrae medicari*: DIOSC. *Kreutterb. 1610* lib. 7 cap. 84 p. 466 mit Essig oder einem sawren Honig Syrup, Oximel, vermischt und angestrichen, heylt er das außfallende Haar in dem Gebrechen Alopecia genent, unnd stillet mit schmaltz vermischt und ubergelegt, das Podagra. **372–374** *coctus aceto, morsus ... herpeta ... parotidarum*: DIOSC. *Kreutterb. 1610* lib. 7 cap. 84 p. 466 dieser Geyssenmist in Essig oder Wein gesotten und ubergelegt, ist gut wider der Schlangen Bissz, wider die Geschwere, die weiter kriechen und umsich fressen, wider das wilde Fewer, und Geschwer hinder den Ohren, Parotides. **375–378** *cauter ... super scapula, qua parte dolebit coxa*: DIOSC. *Kreutterb. 1610* lib. 7 cap. 84 p. 466 Welche mit dem hefftigen Hüfftwehthumb beladen sindt, werden nützlich mit Geyßbonen auff diese weise gebrennt: Man nimpt Woll in öl naß gemacht und befeuchtet, legt dieselbige in die Höle deß Daumens, da er und die gantze Handt an dem Arm gefüget sindt, zwischen den zweyen Nerven und Sennadern, nimpt darnach Geyßbonen, zündet eine nach der andern an, und legt sie darauff, biß ein Dunst durch den Arm zu der Hüfft gefüret, empfunden wirdt, unnd den Schmertzen sänfftiget unnd stillet.

13. Mist

Es gibt Leute, die nicht glauben, dass Exkremente Heilung bringen,
weil sie das Niedrigste unter den Heilmitteln seien, aber sie täuschen sich,
Schafmist nämlich, wenn er mit Essig vermischt ist,
heilt durch einen angefertigten Umschlag schwarze Flecken,
wachsende Hühneraugen verschwinden auf diese Weise und die Rose,
So heilt er auch gebrochene Knochen mit zerschlagenem Fleisch.
Mit Wachs und Öl kuriert er durch Feuer entstandene Brandwunden.
Ein Breiumschlag des frischen Mistes einer weidenden Kuh
in Blätter gelegt und mit Kohlen erhitzt
lindert geschwollene Wunden durch den erwärmenden Umschlag.
Derselbe Mist heilt Hüftschmerzen oder lindert sie doch wenigstens,
wenn du ihn mit starkem Essig vermischst und auf die Seite auflegst.
Und zum Einweichen gewöhnlichen Pflastern hinzugefügt,
löst er Verhärtungen. Lymphdrüsenschwellung und Bläschen auf der Haut weichen ihm.
Aber als die besseren Arzneimittel erweisen sich die des männlichen Rindes,
durch seinen Rauch heilt Rindermist Gebärmuttervorfälle,
zugleich wird die Räucherung durch den üblen Geruch Mücken vertreiben.
Ziemlich nützlichen Dung gibt der Vogel Storch,
er heilt als Trank in Wasser eingenommen Epileptiker.
Der trockene Mist des Wildschweines durch Zerreiben entweder zu Wein
oder zu Wasser hinzugefügt, heilt durch Trinken blutiges Erbrechen,
und er heilt langandauernde und gewöhnliche Seitenschmerzen.
Nichts verfestigt besser als jener, wenn er mit Essig vermischt ist,
auch die Knochen, gebrochenen Knochen hilft er so wie Schafsmist.
Bei Verrenkungen nützt er mit Wachs und Rosenöl vermischt.
Verbrannter Pferdemist, oder frischer Mist des Esels,

wenn er mit Essig wie ein Pflaster zubereitet wird,
soll aus einer Wunde fließendes Blut anhalten,
Mist, den die Waldziegen machen, zerrieben
mit einem einzigen Becher Wein als Vehikel getrunken,
soll in drei Tagen einen Gelbsüchtigen heilen.
Durch einen Trank mit würzigen Blättern und Lavendel führt er den Monatsfluss ab,
und Weihrauchharz mit dem Dungpulver gerieben
und der Gebärmutter aufgelegt hemmt den weiblichen Ausfluss.
Verbrannter Mist heilt unter Beimischung von Essig Haarausfall.
Als Salbe soll er langandauernde Fußgicht heilen,
und mit Essig oder Wein gekocht heilt er giftige Bisswunden völlig aus
und eine Wunde, welche griechisch *Herpeta* heißt,
aufgelegt auch die Krankheit der Ohrspeicheldrüsenschwellungen.
Wenn von demselben trockenen Mist gleichsam ein Brenneisen gemacht wird
und über diejenige Schulter gelegt wird, an welcher Seite die Hüfte schmerzt,
soll er solange dort bleiben, bis man die gebrannte Schulter spürt,
wird er jedoch weggenommen, weicht die Krankheit solange nicht von ihr.

14. Caseus

Caseus insulsus stomacho bonus esse probatur,
Escis illius quia venter mollificatur,
Corporibus macris et pinguedo reparatur.
Constringendo minus ventrem, plus nutrit ovillus,
Plus aliis quoniam fertur quod pinguior extet.
Assus et elixus ventrem constringere noscit.
Sicque tumens oculus illum medicamine poscit,
Et sic livores oculos tollit maculantes.
Praevalet ast omnes bubulus sedando tumores.
Omnis caprinus stringit vetus et bubulinus,
Nec prodest, potius maciei dando nocivus.
Lac liquidum pingues sumptum fertur dare carnes.

$14^{capit.}$ Corn. f. 93a De caseo. cap. XIIII; Ranz. p. 107 De caseo. 94; Choulant p. 136; F = Fulda C 9 f. 16v cap. 38 De caseo

379 *insulsus*] *insalsus* F **381** *macris et*] *teneris* F *tamen* inter *pinguedo* et *reparatur* addit F **382** *nutrit ovillus*] *stringit ovillas* F **383** *aliis quoniam fertur quod*] *quoque prodesse quia fertur* F *extet*] *esse* F **384** *constringere*] *vestringere* F **385** *oculus*] *oculos* F **387** *bubulus*] *bubali* F **388** *bubulinus*] *bubalinus* F **389** *maciei*] *maciem fit* F.

$14^{capit.}$ cf. Diosc. gr. 2, 71 τυρός **379–381** Plin. nat. 28, 131 (De generibus caseorum) stomacho utiles, qui non sunt salsi, id est recentes; Diosc. 2, 48 p. 197, 3sq. caseu viride sine sale eustomacum est, pinguem hominem facit, carnes replet, ventrem mollit; Dyasc. p. 64^{b} caseus ... sine sale eustomacus **380** Dyasc. p. 64^{b} ventrem mollit **381** Dyasc. p. 64^{b} pingues facit homines carnes replet **382** Dyasc. p. 64^{b} Ovinus plus nutrit et minus stringit **384** Diosc. 2, 48 p. 197, 4sq. elixus et assus ventrem stringit; Dyasc. p. 64^{b} elixus ... et assus ventrem stringit **385** Diosc. 2, 48 p. 197, 5 tumoribus oculorum medetur; Dyasc. p. 64^{b} tumoribus medetur **386** Diosc. 2, 48 p. 197, 5sq. livores tollit; Dyasc. p. 64^{b} livores tollit **387** Dyasc. p. 64^{b} coagulatus bubalinus omnibus tumoribus medetur suppositus et maxime oculis **388** cf. Plin. nat. 28, 131 veteres alvum sistunt corpusque minuunt, stomacho inutiliores; Diosc. 2, 48 p. 197, 7sq. veterem caseum ventrem stringit; Dyasc. p. 64^{b} caseus caprinus stringit ut bubalinus **389** Diosc. 2, 48 p. 197, 7sq. caseus <s>al<l>itu(s) non tantum carnes replet, maciem pinguibus facere novit **390** Diosc. 2, 48 p. 197, 8sq. aqua casei canes inpiguat; Dyasc. p. 64^{b} (caseus) carnes replet.

379(–381) *caseus insulsus*: Flos medicinae scholae Salerni (ed. de Renzi 1859) p. 20 v. 741 Caseus insulsus bene digerit et bene solvit; Hortus sanitatis germanice cap. 145 Kese der vil gesaltzen ist der macht dem menschen vil zufelliger krangkeyt, ... er machet den magen unlustig. *stomacho bonus esse*: Regimen san. Salern. 37 languenti stomacho caseus addit opem, si post sumatur, terminat ille dapes; Ortus Sanitatis cap. 158 (Pli. li. XXVIII) stomacho utiles, qui non sunt salsi. i. recentes; (Dyas.) caseus viridis sine sale eustomachus est, pingues facit humores, carnes replet, ventrem mollit; Diosc. *Kreutterb. 1610* lib. 7 cap. 66 Frischer ungesaltzener Käß gessen, gibt viel Nahrung, ist dem Magen gut, und leichtlich zu däwen, vermehret den Leib, und erweicht den Bauch, unnd hilfft dem Stulgang fein sänfftiglich hinweg. **382** *constringendo minus ventrem, plus nutrit ovillus*: Diaeta Theod. 264 caseus ovinus plus nutrit; Regimen san. Salern. 31 nutrit ... caseus infans; Flos medicinae scholae Salerni (ed. de Renzi 1859) p. 20 v. 739 salsus plus nutrit ovinus; Ortus Sanitatis cap. 158 (Dyas.) ovinus quidem plus nutrit et minus ventrem stringit. **383** *quod pinguior extet*: Ortus Sanitatis cap. 158 (Dyas.) quia pinguis est. **384** *assus et elixus ventrem constringere*: Flos medicinae scholae Salerni (ed. de Renzi 1859) p. 20 v. 740 stringere ventrem; Ortus Sanitatis cap. 158 (Dyas.) elixus autem et assus ventrem stringit; Diosc. *Kreutterb. 1610* lib. 7 cap. 66 gesottener Käß unnd außgeprest, darnach gebratten, stopfft den Stulgang. **385–386** *tumens oculus ... medicamine, ... livores oculos tollit*: Ortus Sanitatis cap. 158 (Dyas.) tumoribus oculorum medetur, livores tollit; Diosc. *Kreutterb. 1610* lib. 7 cap. 66 frischer Käß ubergelegt, ist gut wider die Entzündung der Augen, und roht oder blawe geschlagene streichmassen. **387** *praevalet ... omnes bubulus ... tumores*: Ortus Sanitatis cap. 158 (Dyas.) maxime bubalus, qui tamen coagulatus omnibus tumoribus medetur suppositus. **388** *vetus*: Ortus Sanitatis cap. 158 (Pli.) veteres alvum sistunt. *caprinus stringit*: Diaeta Theod. 264 caseus caprinus similiter stringit ut bubalinus; Ortus Sanitatis cap. 158 (Dyas.) caprinus quidem stringit et etiam bubalus; ... vetus autem stringit. **389** *nocivus*: REGIMEN san. Salern. 37 Ignari medici me dicunt esse nocivum; FLOS MEDICINAE SCHOLAE SALERNI (ed. de Renzi 1852) p. 457 v. 391, (ed. de Renzi 1859) p. 19 v. 722 Ignari Medici me dicunt esse nocivum. **390** *lac*: REGIMEN san. Salern. 34 lac ... plus nutritivum vaccinum sit et ovinum; FLOS MEDICINAE SCHOLAE SALERNI (ed. de Renzi 1859) p. 19 v. 702 lac ... plus nutritivum vaccinum sit et ovinum; HORTUS SANITATIS GERMANICE cap. 145 aber welcher der milch nahe ist der ist gut zymlich gessen; ORTUS SANITATIS cap. 158 (Dyas.) aqua vero casei carnes impinguat.

14. Käse

Dass ungesalzener Käse gut für den Magen ist, ist erwiesen,
weil durch seinen Genuss der Bauch erweicht wird.
Bei mageren Körpern wird auch wieder Fett angesetzt.
Durch ein geringes Verstopfen des Bauches nährt Schafskäse mehr,
da überliefert wird, dass er sich als fetter erweist, mehr als die anderen.
Gebraten und gesotten vermag er den Stuhlgang zu verstopfen.
Ebenso erfordert ein geschwollenes Auge ihn als Medikament,
und dann beseitigt er blaue Flecken von den Augen.
Besonders wirksam aber kann Kuhkäse Geschwülste hemmen.
Jeder alte Ziegenkäse zieht zusammen, auch Kuhkäse,
und er nützt nicht, eher ist er, wenn er gegeben wird, der Magerkeit schädlich.
Flüssige Milch verzehrt soll fettes Fleisch geben.

15. Araneae tela

Telae adstringentes sunt, quam dat aranea, vires,
Quare depellit febres, admixta quibusdam
Unguentis foveas si tempora febricitantis.
Sanguinis apposita solet et retinere fluorem,
Et fieri prohibet saniem, quae concava non sunt,
Vulneribus, servans ea ne tumor irruat illis.
Auris cum roseo compescit cocta dolorem,
Candida quae magis est, magis est virtute probanda
Ut sunt, quas agitat ventus post tempora messis.
Quartanas iunctas corio suspensaque collo,
Pellere confirmant proprio medicamine docti.

$15^{capit.}$ Corn. f. 93b De araneae tela. cap. XV; Ranz. p. 108 De araneae tela. 95; Choulant p. 137
393 *ungentis* Corn.

$15^{capit.}$ cf. DIOSC. gr. 2, 63 ἀράχνη τὸ ζῷον **391** DYASC. p. 39^b aranee tela ... vires habet constringentes **392–393** PLIN. nat. 30, 104 et in tertianis fiat potestas experiendi, quoniam miserias copia spei delectat, anne aranei, quem lycon vocant, tela cum ipso in spleniolo resinae ceraeque inposita utrisque temporibus et fronti prosit, aut ipse calamo adalligatus, qualiter et aliis febribus prodesse traditur; DIOSC. 2, 43 p. 195, 4–5 tritae et inpositae in pagella et fronti aut timporibus tritaicas passiones proibent; DYASC. p. 39^b admixta quibusdam unguentis timporibus imposita febres curat **394** PLIN. nat. 30, 112 e naribus fluentem <sanguinem> cocleae contritae fronti inlitae, aranei tela, DIOSC. 2, 43 p. 195, 5–6 textum ipsarum inpositum fluxum sanguinis abstinet; DYASC. p. 39^b sanguinem defluentem retinet **395** DYASC. p. 39^b superposita vulneri non concavo prohibet fieri saniem **396** DIOSC. 2, 43 p. 195, 6 sine tumore vulnera servat; DYASC. p. 39^b sine tumore vulnera servat **397** DIOSC. 2, 44 p. 195, 8–9 cum oleo roseo cocta dolores aurium tollit; DYASC. p. 39^b cum oleo roseo cataplasmati adhibita dolores auri mitigat **398–400** DIOSC. 2, 44 p. 195, 7–8 qui album opus intexent, ita corio ligataet collo suspensa quartanis remedio est; DYASC. p. 39^b–40^a aranea trita et imposita in plagella fronti vel timporibus tritaicas passiones prohibet, album opus aranee et alba tela corio ligatum et collo supensum tollit quartanas.

391–393 *telae ... depellit febres ... unguentis ... tempora febricitantis*: DIOSC. *Kreutterb. 1610* lib. 7 cap. 58 Gespinn, ... gestoßen, und auff ein lang schmal leinen Tüchlin bestrichen, unnd uber das vorder Haupt oder schlaff gelegt, heylet das dreytägig Fiber. **394–36** *sanguinis ... retinere fluorem, ... vulneribus, servans ea ne tumor irruat*: DIOSC. *Kreutterb. 1610* lib. 7 cap. 58 seine Spinnweb ubergelegt, stopfft das Blut und beschützet die Wunden oder geschwere, die nit tieff sind, vor der Entzündung. **397** *auris cum roseo compescit cocta dolorem*: DIOSC. *Kreutterb. 1610* lib. 7 cap. 58 in Rosenöl gesotten und eingetropfft, den wehthumb der ohren vertreibt. **398–400** *candida ... quartanas ... pellere confirmant ... docti*: DIOSC. *Kreutterb. 1610* lib. 7 cap. 58 es ist noch ein Geschlecht der Spinnen, welches ein weisse, dünne unnd feyste Spinnweb macht, unnd in ein Lederlin gebunden, an den Arm gehenckt, die viertägige Fiber vertreibt, wie etliche sagen.

15. Spinnweben

Dem Gewebe, das die Spinne liefert, wohnen zusammenziehende Kräfte inne,
wodurch es die Fieber vertreibt, wenn es bestimmten Salben beigemengt wird,
mit denen du den Fiebernden die Schläfen pflegst.
Durch Auflegen stoppt es gewöhnlich auch den Fluss des Blutes,
und es verhindert, dass Wundjauche an Wunden entsteht, welche nicht gewölbt sind,
und dient dazu, dass keine Geschwulst in sie eindringt.

Mit Rosenöl gekocht bezähmt es den Schmerz des Ohres.
Weißes Spinngewebe, das mehr bewirkt, ist in seiner Qualität besser erprobt,
so wie diejenigen sind, die der Wind nach der Erntezeit in Bewegung setzt.
Dass diese in einen Lederbalg eingebunden und um den Hals gehängt die Viertagefieber
mit dem eigentümlichen Medikament vertreiben, bekräftigen die Gelehrten.

16. Cochleae

Non admirandae Cochlearum sunt medicinae,
Quum medicinalis subeant vim stercora iuris.
Harum terrenae quaedam quaedamque marinae,
Non virtute pares, quia terrenae meliores,
Ast utrisque tamen vis est eadem, licet impar.
Eustomachas dicunt terrenas, quod movet alvum
Pulvis obustarum fervoribus ignis earum.
Esse coërcentis virtutis tam perhibetur
Et constrictivae, quibus ut cruor exit ab ore
Per sputum, iuvat assumptus, reprimit quoque fluxum.

16$^{\text{capit.}}$ Corn. f. 94a De cochleis. cap. XVI.; Ranz. p. 108 De cochleis. 96; Choulant p. 137

403 cf. Plin. nat. 35, 6, 26 **404 et 407–408** cf. Diosc. gr. 2, 9 κοχλίας ... εὐστόμαχας; cf. Cels. 2, 29 alvum movent ... cochleae; cf. Ser. med. 315 marinas; Diosc. 2, 7 p. 189 De coclea terrena. Coclea terrena ebstomaca est, commovet ventrem; Dyasc. p. 62^{b} coclea terrena eustomaca est ventrem conmovet ex hac combusta duo coclearia **410–411** cf. Plin. nat. 30, 112 sanguinem *sistunt* in naribus ... cochlearum terrena; cf. Marcell. med. 10, 24 sistet sanguinem ... naribus ... cocleae contritae et fronti inlitae similiter prosunt; Dyasc. p. 63^{a} constrictive est virtutis, ... datur ... sanguinem spuentibus cum aceto contrita sanguinis fluorem cohibet.

404 *terrenae*: Diosc. *Kreutterb. 1610* lib. 7 cap. 9 zu Latein Cochleae Terrestres genennt. **407** *eustomachas dicunt terrenas*: Diosc. *Kreutterb. 1610* lib. 7 cap. 9 Cochleae Terrestres ... sindt dem magen nütz und gut, ... die Meerschnecken sindt dem Magen bequem, und gehen leichtlich durch den Stulgang. **408** *pulvis obustarum*: Diosc. *Kreutterb. 1610* lib. 7 cap. 9 die äsche aller geschlecht der verbrenten Schneckenhäußlin oder schalen, gewinnt ein Krafft, damit sie erwärmet und brennt. **410** *cruor exit ab ore*: cf. Diosc. *Kreutterb. 1610* lib. 7 cap. 9 die Schnecken zerstossen und mit Essig vermischt, stopffen das Blut auß der Nasen fliessendt. **411** *reprimit quoque fluxum*: Diosc. *Kreutterb. 1610* lib. 7 cap. 9 vertreiben die Geschwulst der Wassersüchtigen, denn sie ziehen die Feuchtigkeit an sich, ... befördern klein gestossen und auffgelegt, der Weiber Zeit.

16. Schnecken

Nicht bewunderungswürdig sind die Arzneimittel aus den Schnecken,
da die Ausscheidungen die Wirkung eines medizinischen Saftes in sich vereinigen.
Einige von ihnen sind Land- und einige Meeresschnecken,
sie sind nicht gleich in der Tauglichkeit, weil die Landschnecken besser sind,
beide haben jedoch dieselbe Kraft, wenn auch ungleichartig.
Man sagt, dass die Erdschnecken heilsam für den Magen sind, weil
das Pulver der in der Hitze des Feuers verbrannten Schnecken den Stuhlgang fördert.
Es wird angeführt, dass es eine fernhaltende und eine zusammenziehende Eigenschaft hat,
weshalb zum Beispiel Blut durch Speien aus dem Mund austritt,
es nützt eingenommen, es hemmt auch den Ausfluss.

17. Cornu cervi

Cervi strictivae Cornu virtutis habetur,
Omni profluvio quare astringendo medetur,
Sed prius exuri sic ignibus illud oportet:
Partes ad minimas Cornu frangendo redactum
In cacabo poni debet crudo atque recenti,
Argilla intectoque et mox fornace incluso
Ardeat, ut candens fiat niveique coloris.
Quod simul est ustum, veluti quoque cadmia lotum,
Utile subscriptis potu et medicamine notum est:
Coeliacis haemoptoicisque dysentericisque,
Ictericis, fluxum pariter tenet et muliebrem,
His ad purgandum cochlear detur geminatum,
Vesicaeque dolor fugit ammixto tragacantho.
Collyriis etiam miscetur pulvere facto,
Rheumata quae sistunt, ulcusque iuvant oculorum.
Si dentifriciis mixtum sit, plus operantur.

Quîs cinis exusti valeat dixi medicari,
Restat aqua coctum quantum possit referendum.
Quisquis habet dentes morbo graviore dolentes,
Sectum cum lima Cornu crudum coquat unda,
Vas sit humo factum, quo ferveat, inde retractum
Mox assumatur, os ut tepido foveatur;
Hoc medicamentum donec sit in ore retentum
Sanansque adstringens dentes, fugit hinc dolor ingens,
Sic etenim fugiet, quo sanus perpete fiet.
Haec limatura at fuerit si dedita cruda
Cum vino vel aqua, lumbricos enecat ipsa,
Serpentesque suo quit adusta expellere fumo.

17[capit.] Corn. 94a De cornu cervi cap. XVII; Ranz. p. 109 De cornu cervi. 97; Choulant p. 137–138; F = Fulda C 9 f. 16r cap. 36 De cornu cervi

412 *Cervi*] *cevi* Corn. *Habetur*] *habere* F **413** om. F **415** *Partes ad minimas*] *Partibus in interinis* F **416** *In cacabo*] *In noviter* F *crudo atque recenti*] *cacabo fabricati* F **417** *intectoque et*] *tectum sic* F *incluso*] *reclusum* F **419** *cadmia* om. F **420** *et* om. F *notum*] *motum* F *est* om. F **421** *haemoptoicisque*] *haemopthoicisque* Ranz., *Est emoptoicis dissintericis cyliacis* F **422** *Ictericis*] *Yctericis* F *fluxum pariter*] *pariter fluxumque* F *et* om. F *muliebrem*] *muliebris* F **423** *His*] *Hoc* F *cochlear detur*] *detur cloclear* F **424** *ammixto*] *admixto* Ranz. et F *tragacantho*] *dragaganto* F **425** *Collyriis*] *Colliriis* F **426** *Rheumata*] *reumata* Corn., Ranz. *Rheumata quae sistunt*] *Que sistunt reuma* F **427** *operantur*] *operatur* F **428** *Quis*] *Cui* F **430** *Quisquis*] *Quisque* F **433** *assumatur*] *imponatur* F *ut tepido*] *et tepide* F **434** *medicamentum*] *medicamento* F *retentum*] *retento* F **435** *-que*] *et* F *fugit hinc*] *fugiat* F **436** *Sic etenim*] *Nec tum* F *fugiet*] *fugiat* F *quo*] *sed* F *perpete*] *in ripote* F *fiet*] *fiat* F **437** *at* om. F *cruda*] *cura* F **438** *enecat*] *enacat* F **439** *quit adusta expellere*] *solet inquit pellere* F.

412 cf. DIOSC. gr. 2, 59 ἐλάφου κέρας; PLAC. med. 1, 1 (CML vol. IV p. 235, 3–4) cornus cervinus habet vim omnes humores siccandi; DYASC. p. 64[a] cornu cervi virtutem habet constrictivam **413** DYASC. p. 64[a] ad omne profluvium facit **414–419** DIOSC. gr. 2, 59; DIOSC. 2, 38 p. 194, 10–12 conburitur sic. confringes eum partibus minutis et mitte in caccabo novo et coopertum munis argilla et mittes in caminum, quam diu album faciat colorem. labas ut cammian; DYASC. p. 64[a] comburitur vero sic confrice ipsium partibus minutis et mitte in cacabo novo et cohoperi eum argilla et mitte in caminum et tam diu coque quam diu album fatiat colorem et lava ut cathiniam; cf. DIOSC. 5, 197 mittes in caccabo crudo. **421** cf. DIOSC. gr. 2, 59; PLIN. nat. 28, 194 sanguinem expuentes cervini cornus cinis, ... potum sanat; PLAC. med. 1, 3 (CML vol. IV p. 235, 13) ventris dolorem arcet **422** PLAC. med. 1, 4 (CML vol. IV p. 236, 14–16) ad profluvium mulieris. cornus cervinus tunsus, cum vino mixtus, bibat, sanabitur **419–424** DIOSC. gr. 2, 59; DIOSC. 2, 38 p. 194, 7–10 conbustum et lotum et bibitum duo coclearia emptoicis et disintericis remedium est, quiliacis et ictericis similiter. vessice dolorem cum tracantu conpescit, fluxu mulieris abstinet; DYASC. p. 64[a] combustum ... et lotum et bibitum coclearia II emoptoicis et dissintericis etiam ciliacis et yctericis maximum remedium est. vesice dolorem cum dragaganto datum compescit fluxum mulieris **425–426** cf. DIOSC. gr. 2, 59; PLAC. med. 1, 1 (CML vol. IV p. 235, 4–5) in colliriis ocularibus utuntur; DIOSC. 2, 38 p. 194, 12–14 sic et enim colliriis miscendus est. quae colliria reuma suspendere norunt et vulneribus oculorum prosunt; DYASC. p. 64[a] sic etenim colliriis miscendus est quae colliria reuma suspendere norunt et vulneribus oculorum prosunt **426** DIOSC. gr. 2, 59; PLIN. nat. 28, 167 cervini cornus cinere scabritias (oculorum) ex eodem inunguunt **427** DIOSC. gr. 2, 59; DIOSC. 2, 38 p. 194, 14–15 dentes ut dentifricium inpositum limpidat; DYASC. p. 64[a] dentifriciis impositum limpidat dentes **429** DIOSC. gr.2, 59 μετ' ὄξους **430** DIOSC. gr. 2, 59 **430–433** DYASC. p. 64[a–b] ad dentes ut nunquam doleant ... cornu cervinum limare fac et limatura quoque in olla rudi cum aqua quam prius coctionem in ore tene ubi dolorem pateris **434–435** DIOSC. 2, 38 p. 194, 16 cum aceto elixus et ori retentus dolores dentium mitigat; DYASC. p. 64[a] cum aceto elixum et ore retentum dolores dentium mitigat **435–436 vel 430 et 427** PLAC. med. 1, 2 (CML vol. IV p. 235, 7–9) cornus conbustus, tritus dentes, qui moventur, confirmat, si ex eo pro dentifricio utatur; cum aceto elixus et ori retentus dolores dentium mitigat **437–438** SCRIB. LARG. 141 ad lumbricos satis commode facit et Santonica herba, quae non viget, et cornu cervinum limatum lima lignaria, quantum quattuor vel quinque coclearia, ex aquae muxarum decoctarum cyathis tribus ... tritus et datus aqua exigua adiecta; PLAC. med. 1, 5 (CML vol. IV p. 236, 17–19) ad lumbricos necandos. cornus cervinus combustus, in aqua calida bibat, lumbricos necat, et eicit; DYASC. p. 64[a] limatura eius in ovo vel potui data lumbricos expellit **439** PLIN. nat. 8, 118 ideo singulare abigendis serpentibus odor adusto cercino cornu; PLIN. nat. 28, 149 fugari eas (i. e. serpentes), nidore cornus eorum (i. e. cervorum), si uratur; PLAC. med. 1, 6 (CML vol. IV p. 236, 20–22) ad serpentes necandos. cornum cervinum conbure, ubi fuerint serpentes, effugat eas; DIOSC. 2, 38 p. 194, 15 fumigio crudus serpentes longius arcet; DYASC. p. 64[a] crudum si summus fuerit serpentes longius arcet.

414–419 *exuri ... ignibus ... oportet ... veluti ... cadmia lotum*: DIOSC. *Kreutterb. 1610* lib. 7 cap. 4 Hirtzhorn wirdt auff diese weiß gebrent. Man schneidet das Horn zu stückenm thut es in einen ungebackenen Hafen, macht den Deckel mit Leimen zu, setzet ihn in einen Ofen, unnd lest es daselbst biß es weiß wirdt, brennen, dasselbige gewaschen, wie Calmey Stein. **420–424** *utile ... potu ... coeliacis, haemoptoicisque, dysentericisque ... fluxum ... muliebrem, ... vesicaeque dolor ... tragacantho*: DIOSC. *Kreutterb. 1610* lib. 7 cap. 4 Hirtzhorn zu äsche verbrent und gewaschen, zweyer quintlin schwehr mit einem Gummi, welches Griechisch tragacanthum genennt wirdt, getruncken, ist gut wider die rohte Ruhr, wider die Außwerffung deß Bluts, Bauchfluß Coeliacum, und wider den Wehthumb der Blasen, stiller getruncken die ubrige Flüß der Beermutter, ist mit einer Brüh oder Feuchtigkeit, zu solchem Gebrechen beqeum (sic!). **426** *Rheumata ... sistunt*: ORTUS SANITATIS (Tractatus De Animalibus) cap. 34 (Plinius dicit) ... cinis praedictus reumatismos sanat. **426–427** *ulcusque iuvant oculorum ... dentifriciis*: DIOSC. *Kreutterb. 1610* lib. 7 cap. 4 heylt der Augen Geschwer, und Flüsse, säubert die Zän, damit gerieben. **430** *dentes morbo ... dolentes*: ORTUS SANITATIS (Tractatus De Animalibus) cap. 34 (Plinius dicit) ... idem cinis dentes mobiles fricando vel colluendo confirmat, eorum que dolores mitigat; DIOSC. *Kreutterb. 1610* lib. 7 cap. 4 Den Mundt mit Essig, da Hirtzhorn inn gesotten ist, gewaschen, ist gut wider den Wehthumb, so sich begibt, wenn die Backenzän wachsen. **438** *lumbricos enecat*: ORTUS SANITATIS (Tractatus De Animalibus) cap. 34 (Plinius dicit) ... tinearum quoque genera id est fermes pellit potatus; HILDEG. phys. 2, 10 et de cornu eius schabe, et hoc quod inde schabest, thus adde, et ad ignem simul incende, et odor eius de fortitudine, quam eadem cornua in se habent, aereos spiritus fugat, et magica compescit, et zauber et malas vermes fugat. **439** *serpentesque ... adusta expellere fumo*: DIOSC. *Kreutterb. 1610* lib. 7 cap. 4 der Geruch deß angezündten Hirtzhorns verteibt die Schlangen.

17. Hirschhorn

Hirschhorn hat eine zusammenziehende Wirkung,
wodurch es jedes Hervorfließen durch Zusammenziehen heilt.
Aber vorher muß es folgendermaßen im Feuer verbrannt werden:
das durch Brechen zu kleinsten Teilen verarbeitete Horn
muß in einen rohen und frischen Tiegel gelegt werden
und es soll mit Tonerde bedeckt und sofort im Ofen eingeschlossen
verbrennen, bis es eine hellglänzende und schneeweiße Farbe annimmt.
Sobald es verbrannt und wie Galmei ausgewaschen ist,
erweist es sich als Trank und Medikament, wie bekannt ist, für die unten angeführten Symptome als nützlich:
den Unterleibskranken, den Blutspuckenden und den an Dysenterie Leidenden,
den Gelbsüchtigen, ebenso hält es den weiblichen Ausfluss zurück,
den Frauen wird ein doppelter Esslöffel zur Reinigung gegeben,
unter Beimischung von Tragantgummi vergeht der Schmerz der Blase.
Zu Pulver verarbeitet wird es auch Salben in Zäpfchenform beigemischt,
die Rheumatismus zum Stillstand bringen und bei Augengeschwür nützen.
Wenn es mit Zahnpulvern vermischt wird, wirken sie besser.
Was die Asche des verbrannten Hirschhorns zu heilen vermag, habe ich gesagt,
es bleibt übrig zu referieren, wieviel in Wasser gekochtes Hirschhorn bewirken kann.
Jeder, der durch eine schwere Krankheit schmerzende Zähne hat,
kocht das mit einer Feile abgefeilte rohe Horn in Wasser.
Das Gefäß, in welchem gekocht wird, sollte aus Ton gefertigt sein. Hierauf wieder herausgeholt
sollte es sofort eingenommen werden, damit der Mund durch das Warme geheilt wird;
solange dieses Medikament im Mund behalten wird,
heilt es zusammenziehend die Zähne, worauf der gewaltige Schmerz verschwindet,
er wird nämlich so veschwinden, daß man dadurch bleibend geheilt ist.

Und wenn dieser Feilstaub roh mit Wein oder Wasser gegeben wird,
tötet er selbst Spulwürmer ab,
und der verbrannte Feilstaub kann durch seinen Rauch Schlangen vertreiben.

18. Acetum

In desiccando vis frigida constat Aceto.
Hinc stomacho dicunt, quod sit fastidia tollens,
Sistit manantem impositum potumque cruorem,
Et ventris fluxum, si sit coctus cibus inde.
Vulneribus cunctis, fuerint quae facta recenter,
Subvenit intincta, si desit spongia, lana
Succida fomento, fieri nec turgida possunt.
Taliter admotum propendentem iuvat anum.
Lepras emendat sic atque ignem fugat atrum,
Zernas et maculas, et morsus pellit arachnes,
Siccat fomento podagras cum sulphure vivo,
Melleque livores iuncto reddit meliores,
Cum roseo mixtum caput a fervoribus unctum
Atque locos alios, si detur succida fotu.

$18^{capit.}$ Corn. f. 95a De aceto cap. XVIII; Ranz. p. 110 De aceto. 98; Choulant p. 138–139; F = Fulda C 9 f. 10v cap. 19 De aceto

441 *Hinc stomacho*] *Eustomachum* F **442** *impositum potumque*] *positum potuque* F **443** *fluxum, si sit coctus*] *reuma. si coctus sit* F **444** *fuerint*] *ferro* F **446** *turgida*] *talia* Ranz. **447** *Taliter admotum*] *Qualiter adiunctum* F **448** *emendat*] *emundat* F *atque*] *ac* F **449** *Zernas*] *cernas* Ranz., *morsus*] *pannos* F *arachnes*] *et ungues* F **451** *-que*] *ve* F *reddit*] *fiunt* F **452** *caput a*] *mundat* F **453** *Atque locos alios*] *A quocumque loco* F.

440 Diosc. gr. 5, 13 ὄξος; Plin. nat. 28, 54 aceto summa vis est in refrigerando; Diosc. 5, 35 p. 180, 14 acetu virtute habet stiptica; Dyasc. p. 29^{b} acetum virtutem habet stipticam **441** Diosc. gr. 5, 13; Plin. nat. 28, 54 stomacho utiliter; Diosc. 5, 35 p. 180, 14–15 eustomaca, fastidium tollit; Dyasc. p. 29^{b} eustomatice, fastidium tollens **442** Plin. nat. 28, 55 in sanguinis fluctione post excisos calculos et omni alia foris in spongea inpositum, inutus potum cyathis binis quam acerrimum; Diosc. 5, 35 p. 180, 15 omnem fluxum sanguinis abstinet; Dyasc. p. 29^{b} omnem fluxum sanguinis abstinet **443** cf. Diosc. gr. 5, 13; Plin. nat. 28, 56 sistit alvum et rheumatismos interaneorum infusum; Diosc. 5, 35 p. 180, 15–16 bibitu et inpositu reuma ventris abstinet; pulmentaris concoctus accipi debet; Dyasc. p. 29^{b} pulmentariis coctum accipi debet **444–446** Diosc. 5, 35 p. 180, 16–181, 1 omnibus vulneribus recentibus inpositum cum spongia aut cum lanis sucidis medicatur; Dyasc. p. 29^{b} omnibus vulneribus recentibus impositum cum spongia aut cum lanis succidis medicatur **447** cf. DIOSC. gr. 5, 13; PLIN. nat. 28, 56 procidentias sedis vulvaeque; DIOSC. 5, 35 p. 181, 2 ano propendenti fomento adibitus medicatur; DYASC. p. 29[b] anum propendentem fomento adhibito medicatur **448** cf. DIOSC. gr. 5, 13; PLIN. nat. 28, 54 medetur ... lepris; DIOSC. 5, 35 p. 181, 3 igne acrum et lepras conpescet; DYASC. p. 29[b] fomento ignem acrum et lepras compescit **449** cf. PLIN. nat. 28, 55 muris aranei; DIOSC. 5, 35 p. 181, 4 araneas et sernas et terrigia detergit; DYASC. p. 29[b] araneas et zuas et terigia detergit **450–451** DIOSC. 5, 35 p. 181, 6–8 mixtus sulfuri vivo tepidus et fomento adibitus podagricis medicatur. melli addito et superinunctus livores emendat; DYASC. p. 29[b] mixtum sulfure vivo et fomento adhibitum tepidum podagricis medicatur melle addito et superinunctum livores emendat **452–453** DIOSC. 5, 35 p. 181, 8–9 estigationes capitis cum oleo roseo mixtus et cum lanis sucidis positus aut cum spongiis opitulatur; DYASC. p. 29[b] estuationes capitis cum oleo roseo mixtum et cum lanis succidis impositum ... prestolatur.

18[capit.] cf. ALPHITA II p. 3, 31–32 acetum [ex vino fit], anglice et gallice vinegre. **440** *in dessicando vis frigida*: REGIMEN san. Salern. 46, 139–140 De cerevisia et aceto. ... infrigidat modicum, sed plus desiccat acetum. Infrigidat, macerat ...(Übers.: Ob er dich kühle auch mäßig, dorret dich arg doch der Eßig); FLOS MEDICINAE SCHOLAE SALERNI (ed. de Renzi 1852) p. 453 v. 262, (ed. de Renzi 1859) p. 13 v. 469 infrigidat modicum, sed plus desiccat acetum; HORTUS SANITATIS GERMANICE cap. 49 Der meister Galienus in dem achten Buch genant simplicium farmacarum in dem capitel oxos id est Acetum spricht daz acetum sy eyn vermischet natuer als warm kalt drucken und feucht, und wan der fast starck ist so ist er kalt in dem ersten gradt und drucken in dem dritten grade. ... Diascorides spricht daz essig kule und stopff; ORTUS SANITATIS cap. 55 Serapion ... Galieni. Substantia aceti est subtilis composita ex caliditate et frigiditate. nisi quia frigiditas est amplior in eo quam caliditas. Et desiccat. (Dyas.) acetum infrigidat et stipticat; DIOSC. *Kreutterb. 1610* lib. 5 cap. 21 p. 367 der Essig, auff Griechisch Oxos, zu Latein Acetum genennt, kület und zeucht zusammen. **441** *stomacho*: ORTUS SANITATIS cap. 55 (Dyas.) est bonum stomacho, et provocat appetitum; DIOSC. *Kreutterb. 1610* lib. 5 cap. 21 p. 267 ist dem Magen nütz und gut. **442** *sistit manantem ... cruorem*: ORTUS SANITATIS cap. 55 abscindit sanguinem a quocumque membro fluat, si bibatur aut fiat sessio in eo; DIOSC. *Kreutterb. 1610* lib. 5 cap. 21 p. 267 stopfft das Blut. **443** *ventris fluxum, ... coctus cibus*: ORTUS SANITATIS cap. 55 et coquitur cum cibis. et convenitur cursibus superfluitatum ad ventrem; DIOSC. *Kreutterb. 1610* lib. 5 cap. 21 p. 267 der Essig ist gut mit anderer Speiß gekocht, wider den Bauchfluß. **444–445** *vulneribus ... quae facta recenter, subvenit intincta, ... spongia, lana*: ORTUS SANITATIS cap. 55 et quando infunditur in eo lana non lota aut spongia curat apostemata in principio ipsorum; DIOSC. *Kreutterb. 1610* lib. 5 cap. 21„ p. 268 stopffet die Verblutung der Wunden, und wehret der hitze, wenn man ungewaschene Schafswoll, oder einen Schwamm darinnen netzet und uberher legt. **447** *propendentem ... anum*: ORTUS SANITATIS cap. 50 et restringit matricem egressam aut anum exeuntem; DIOSC. *Kreutterb. 1610* lib. 5 cap. 21 p. 268 der Essig wehret und heylt den außgeng der Beermutter und des Hindern. **448** *lepras emendat ... ignem fugat atrum*: DIOSC. *Kreutterb. 1610* lib. 5 cap. 21 p. 268 ist gut wider die Geschwer, die weiter fressen, wider den Rohtlauff, wider das fliegendt Feuwr, wider die Flechten. **449** *zernas*: cf. ALPHITA II p. 198 zerna, derta, serpigo, est intensa inpetigo sed serpigo est inveterata inpetigo; ORTUS SANITATIS cap. 55 scabiei ulcerose et impetigini; DIOSC. *Kreutterb. 1610* lib. 5 cap. 21 p. 268 ist gut wider der Schlangen und gifftigen Thier Bissz. **450** *podagras*: ORTUS SANITATIS cap. 55 et quando miscetur cum pauco furfuris, et ponitur tepidum super podagram convenit; DIOSC. *Kreutterb. 1610* lib. 5 cap. 21 p. 268 der Essig mit Schweffel vermischt, ist gut wider das Podagra, dieselbige warm damit gebähet. **451** *melleque livores*: ORTUS SANITATIS cap. 55 et ... coquitur cum melle et linitur cum eo livor... fit sub oculo aufert eum; DIOSC. *Kreutterb. 1610* lib. 5 cap. 21 p. 268 Essig mit Honig vermischt, und angestrichen, vertreibt die Streichmasen. **452** *cum roseo ... caput ... unctum*: ORTUS SANITATIS cap. 55 et quando infunditur spongia in aceto qui prius fuerit infusa in oleo rosarum et apponitur fronti convenit sode ex calore solis; DIOSC. *Kreutterb. 1610* lib. 5 cap. 21 p. 268 mit Rosenöl vermischt, unnd mit einem Schwamme oder ungewaschener Wollen ubergelegt, vertreibt er die hitze deß Haupts.

18. Essig

Eine kalte Qualität besteht im austrocknenden Essig.
Daher empfehlen sie ihn für den Magen, wenn der an Völlegefühl leidet.
Aufgelegt und als Trank bringt er das ausströmende Blut zum Stillstand,
und den Fluss des Bauches (d. h. Durchfall), wenn er mit den Speisen gekocht wird.
Allen Wunden, die noch frisch sind,
kommt in Essig eingetauchte frisch abgeschorene Wolle, falls ein Schwamm nicht zur
Hand ist, in Form eines Umschlages zu Hilfe, und sie können nicht anschwellen.
Auf solche Art angewendet unterstützt er bei Darmvorfall.
Aussatz heilt er so und beseitigt das schwarze Feuer (Antoniusfeuer genannt),
Krätze und Hautflecken, und er verhindert Spinnenbisse.
Er trocknet durch einen Umschlag mit gediegenem Schwefel Fußgichtanfälle,
und wenn Honig hinzugefügt wird, hilft er blaue Flecken zu lindern.
mit Rosenöl vermischt und als Salbe aufgetragen, befreit er den Kopf
und andere Körperteile vom Fieber, wenn er mit frisch abgeschorener Wolle zum Wärmen gegeben wird.

19. Sulphur vivum

Sulphur splendentis vivum niveique coloris,
Asseritur multam multis dare posse medelam;
Virtus est eius, ut dicunt, extenuatrix,

Et diaphoretica, ac simul attractoria, calda,
Empyicis atque asthmaticis, tussique medetur;
Pulvis et ictericis cum mensura cochlearis,
Et fluxum sanat nares cerebrumque prementem,
Molli si sumptum sit in ovo. Sed dat abortum
Suffitum fieri, surdis atque esse medela
Taliter asseritur; lethargus sic quoque cedit.
Lepras et zernas curat, mixtaque resina
Scorpio quos ictus fecit, maris atque dracones.
Hoc quoque prurigo, sed cum nitro, prohibetur,
Et sparso restat fluxus sudoris abundans.
Reddit aquae sanam mixtum nitroque podagram.
Unguens coniuncto leprosos Sulphur aceto
Et terebinthina pariter corrodere fertur.
Cum vino sumptis obstat potata venenis.
Trita simul nitrum, pariter mel, Sulphur, acetum,
Cum succo lanis inducta calentia lumbis
Praestant auxilium forte medicamine divum,
Nec minus hoc solum prodest adipi sociatum.

19$^{capit.}$ Corn. f. 95b–96 De sulphure vivo. cap. XIX; Ranz. p. 110 De sulphure vivo. 99; Choulant p. 139; F = Fulda C 9 f. 38r–38v cap. 105 Von dem Swebel
457 *diaphoretica*] *dyaforetica* F *ac simul attractoria, calda*] *simul ac est corporativa* F **458** *Empyicis atque asthmaticis*] *Empicis ac asmaticis* F **459sq.** post **466** F **459** *Ictericis in ovo prodest sumpto cocleare* F **460** *Et fluxum sanat*] *Cartarrum tollit* F **461** *Molli* omisit F *sit in ovo. Sed dat*] *fuerit ovo conatur* F **462** *Suffitum*] *Fumigo* F *surdis atque*] *sed surdis* F **463** *lethargus*] *litargia* F **464** *zernas*] *cernas* Ranz. **465** *fecit*] *infert* F **466** *prurigo, sed cum nitro*] *cum nitro sed prurigo* F **467** *Et sparso*] *Asperso* F *abundans*] *habundans* F **468** *Reddit aquae*] *Reddita que* F *nitroque*] *nitrumque* F **469** *Unguens*] *ungues* Corn., Ranz., F **470** *terebinthina*] *therebintina* F *corrodere*] *accedere* F **471** *sumptis*] *sumptus* Corn., Ranz. **472** *acetum*] *aceto* F **473** *succo lanis*] *suco lentis* F **474** *Praestant auxilium forte*] *Praestat subsidium vero* F *divum*] *statim* F.

454–455 cf. Diosc. gr. 5, 107 θεῖον; cf. Plin. nat. 35, 175 vivum effoditur tralucetque et viret. solo ex omnibus generibus medici utuntur; cf. Isid. orig. 16, 1, 9 Sulphur ... vivum, quod foditur, translucetque et viret, quem solum ex omnibus generibus medici utuntur; Diosc. 5, 132 p. 225, 20–21 sulphur eligendu est vibu et colore ignis habens et limpidu; Dyasc. p. 175[b] sulphur eligendum vivum colorem habens limpidum et resplendens et perlucidum **456–458** cf. Plin. nat. 35, 177 prodest et suspiriosis linctu, purulenta quoque extussientibus; Diosc. 5, 132 p. 226, 1–2 virtus est illi termantica et diaforetica, tussim proibet, empiicis et asmaticis in obo acceptus medetur; Dyasc. p. 175[b] virtus est illi termantica et diaforetica et recorporativa et extenuatoria, tussim prohibet, empicis et asmaticis in ovo acceptum medetur; cf. Constant. Afric. grad. p. 386, 13–14 sulphur calidum et siccum in quarto gradu. Unde Dioscor. sulphur calefacit et diurnas tusies curat, ..., saniem pectoris excludit **459** Diosc. 5, 132 p. 226, 6 ictericis coceariu unu in obo acceptus prodest; DYASC. p. 175^{b} yctericis et cocleario in ovo accepto prodest **460** cf. CONSTANT. AFRIC. grad. p. 386, 19 rheuma et catarrhum curat **461** DIOSC. 5, 132 p. 226, 3 fumigio suo abortum facit; cf. CONSTANT. AFRIC. grad. p. 386, 23 mulieres concipere prohibentes humores vulve accumulatos excludit **462–463** DIOSC. 5, 132 p. 226, 8–9 fumigio surdis reddit auditum et letargicos curat **464–465** cf. DIOSC. gr. 5, 107, 2; DIOSC. 5, 132 p. 226, 3–5 lepras et sernas purgat. resine mixtus ictus scorpionum mitigat et draconum maritimorum; DYASC. p. 175^{b} lepras et zernas purgat, resine mixtum ictus scorpionis mitigat et draconis maritimi; cf. CONSTANT. AFRIC. grad. p. 386, 21–22 morsus reptilium et leonis ... placat et curat **466** cf. DIOSC. gr. 5, 107, 2; DIOSC. 5, 132 p. 226, 5 pluriginem corporis proibet, nitro mixtus id facere potest; DYASC. p. 175^{b} pruriginem corporis prohibet, sed nitro mixto **467** DIOSC. 5, 132 p. 226, 7 catarron et superfluum sudorem corpori aspersum tollit; DYASC. p. 175^{b} catarrum et superfluum sudorem corporis ... tollit; cf. CONSTANT. AFRIC. grad. p. 386, 18-19 pulverizatum corporique stratum, sudorem egredi prohibet **468** DIOSC. 5, 132 p. 226, 7–8 cum nitro et aqua podagricis prestat effectum; DYASC. p. 175^{b} cum nitro et aqua podagricis praestat effectum; cf. CONSTANT. AFRIC. grad. p. 386, 19–20 cum nitro et aqua mixtum, calidam podagram mitigat **469–471** cf. DIOSC. gr. 5, 107, 2; cf. PLIN. nat. 35, 176 aufert ... cum terebinthi resina et lepras; cf. ISID. orig. 17, 7, 52 Terebinthus arbor, Graecum nomen, generans resinam omnium resinarum praestantiorem; DYASC. p. 175^{b} cum aceto mixtum et terbentina leprosos ungues exerit, venereis cum vino bibitum resistit **472** cf. PLIN. nat. 35, 177 vitiligines vivum nitro mixtum atque ex aceto tritum et inlitum tollit; cf. CONSTANT. AFRIC. grad. p. 386, 14–15 et 17–28 mixtum cum aceto valet scabiei, impetigini, allopeciae, ..., mixtum cum melle et nitro valet scabiei et impetigini et pustulis.

19$^{capit.}$ *sulphur vivum*: cf. ALPHITA II p. 180 sulphur et sulphur vivum quod alio nomine dicitur canibapirum, et est aliud extinctum s. canellatum. Sulphur eligendum est; cf. HARPESTRAENG p. 127 cap. 46. sulphur. braennae steen het oc thiurt .i. fiarthae trappae; HORTUS SANITATIS GERMANICE cap. 379 Sulphur latine et grece, arabice chibur vel albusac; ORTUS SANITATIS Tractatus De Lapidibus Cap. 123 est autem aliud sulphur vivum; DIOSC. *Kreutterb. 1610* lib. 5 cap. 113 der Schwefel wirdt Griechisch Thion, zu Latein Sulphur genennt. **454** *splendentis ... niveique coloris*: ALPHITA II p. 180 colorem habens limpidum et resplendens et perlucidum; DIOSC. *Kreutterb. 1610* lib. 5 cap. 113 Latinis Sulphur vivum genennt, unnd welcher in diesem Geschlecht gläntzendt unnd funckelt, ... klar, durchsichtig ist. **456–457** *virtus est eius ... extenuatrix, et diaphoretica, ... calda*: ALPHITA II p. 180 virtus est ei termantica et diaforetica et recorporativa et extenuatoria; HORTUS SANITATIS GERMANICE cap. 379 die meister sprechen das sulphur heyß und drücken sy an dem vierden grade; DIOSC. *Kreutterb. 1610* lib. 5 cap. 113 der vorbenente Schwefel hat die Art, daß er erwärmet, zertheilt, vertreibt, schnell verdäwet unnd zeitiget. **457** *attractoria*: cf. HILDEG. phys. 1, 188 sulfur calidum est, et in ustione velut in coctura malos humores sibi attrahit. **458** *asthmaticis, tussique*: HORTUS SANITATIS GERMANICE cap. 379 Platearius ... Item swebel drybet uß den eyter der uff der brust lange gelegen hait, und benympt das kychen mit eynem weychen eye yngenomen; ORTUS SANITATIS (Tractatus De Lapidibus) cap. 123 educit saniem ex pectore; DIOSC. *Kreutterb. 1610* lib. 5 cap. 113 Schwefel ist gut in einem weychen Eye getruncken, oder der Rauch deß angezünden Schwefels, in den Mundt entpfangen, denen die Husten, den Dämpffigen oder Keychenden, die eines kurtzen Athems sindt, unnd denen, die Eyter außwerffen. **459 et 461** *pulvis ..., ... sumptum ... in ovo*: HORTUS SANITATIS GERMANICE cap. 379 Diascorides spricht das lebendiger swebel gepulvert drybet uß vergifftdes mit einem eyß dottern ingenomen. | *ictericis*: ORTUS SANITATIS

(Tractatus De Lapidibus) cap. 123 sumitur in pota cum aqua vel ovo sorbili et curat icteritiam; Diosc. *Kreutterb. 1610* lib. 5 cap. 113 mit einem weychen Ey eingenommen, vertreibt die Geelsucht. **460** *fluxum sanat nares*: Diosc. *Kreutterb. 1610* lib. 5 cap. 113 der Schweffel ist auch gut wider den Schnupffen, unnd wider die Flüsse, so vom Haupt auff die Brust herab fallen. **461–462** *dat abortum suffitum*: Hortus sanitatis germanice cap. 379 Plinius welche frauwe den rauch lait unden uff gan der drybet uß das doeit kint und reyniget die muter; Ortus Sanitatis (Tractatus De Lapidibus) cap. 123 et quum fumigatur mulier cum eo educit fetum; Diosc. *Kreutterb. 1610* lib. 5 cap. 113 der Dampff unnd Rauch deß angezündten Schwefels zeucht auch die Frucht herauß. **462** *surdis*: Diosc. *Kreutterb. 1610* lib. 5 cap. 113 der Dampff oder Rauch deß angezündten Schwefels, durch ein Rhor in die Ohren gefangen, verbessert das schwehrlich Gehör. **463** *lethargus ... cedit*: Diosc. *Kreutterb. 1610* lib. V cap. 113 derselbige Dampff ist auch gut wider die Schlaffsucht, dannn er weckt und mundert, die in solchen unüberwindtlichen Schlaff gefalle sind, widerumb auff. **464** *zernas*: cf. Alphita II p. 198 zerna, derta, serpigo, est intensa inpetigo sed serpigo est inveterata inpetigo; Ortus Sanitatis (Tractatus De Lapidibus) cap. 123 miscetur cum ... resina pini et aceto, confert scabiei ulcerose et empitiginis et maculis albis; Avicenna ... abstergit empetiginem. **464 et 169–170** *lepras ... aceto terebinthina*: Diosc. *Kreutterb. 1610* lib. 5 cap. 113 Schwefel mit Terebinthin vermischt, vertreibt die Räude, Grindt, Flechten, unnd die rauhe, scharpffe Finger Nägel, dieselbige schwefel mit Essig vermischt unnd angestrichen, heylt die Räude. **464–465** *mixta resina scorpio quos ictus fecit, maris ... dracones*: Diosc. *Kreutterb. 1610* lib. 5 cap. 113 mit Hartz vermischt, heylt er der Scorpionen Stich; Mit Essig, die Stich der Meertrachen unnd Meerscorpion. **465** *scorpio*: Ortus Sanitatis (Tractatus De Lapidibus) cap. 123 curat puncturam scorpionis. **466** *prurigo, ... cum nitro*: Ortus Sanitatis (Tractatus De Lapidibu) cap. 123 et quum miscetur cum nitro et fricatur inde corpus, aufert pruritum; Diosc. *Kreutterb. 1610* lib. 5 cap. 113 heylt er ... mit Niter das Jucken deß gantzen Leibs, denselbigen damit gerieben. **467** *fluxus sudoris*: Ortus Sanitatis (Tractatus De Lapidibus) cap. 123 et quando pulverisatur super corpus, aufert sudorem; Diosc. *Kreutterb. 1610* lib. 5 cap. 113 der Schwefel zu reinem Pulver gemacht, unnd uber den Leib gestreuwet, wehret dem Schweiß. **468** *nitroque*: Harpestraeng p. 127 cap. 46 warthaer thaet blaend maeth nitro oc watn. | *podagram*: Hortus sanitatis germanice cap. 379 Avicenna ... widder das gegicht in den fußen; Ortus Sanitatis (Tractatus De Lapidibus) cap. 123 et quando linitur super podagram cum nitro et aqua confert ei; ... Avicenna ... et ipsum est cum nitro et aqua super podagram linitum conveniens; Diosc. *Kreutterb. 1610* lib. 5 cap. 113 Schwefel mit Niter in Wasser zerlassen, ist gut angestrichen wider das Podagra.

19. Gediegener Schwefel

Gediegener Schwefel hat eine glänzende und schneeweiße Farbe.
Man sagt, dass er vielen ein gutes Heilmittel abgeben kann.
Seine Qualität ist, wie sie sagen, verdünnend
und schweißtreibend und zugleich zusammenziehend und warm.
An Lungengeschwüren Leidende und Asthmatiker sowie Husten heilt er.
das Pulver auch für Gelbsüchtige mit dem Maß eines Esslöffels,

und er heilt Schnupfen und die Nase und Druck im Kopf,
wenn er in einem weichen Ei eingenommen wird. Aber eine Räucherung bewirkt
eine Fehlgeburt, jedoch Tauben soll er auf diese Weise als Heilmittel dienen;
die Schlafsucht verschwindet auch auf diese Art und Weise.
Aussatz und Krätze heilt er, und mit Harz vermischt
die Stiche, welche der Skorpion und die Petermännchen machen.
Dieser verhindert auch gemeinsam mit Natron den juckenden Grind am Körper.
Durch Bestreuen mit gediegenem Schwefel stoppt der herabfließende Schweißfluss.
Mit Wasser und Natron vermischt bewirkt er Heilung der Fußgicht.
Schwefel mit Essig und dem Harz des Terpentinbaumes vermengt
soll Aussätzige gleichsam abnagen;
Mit Wein getrunken wirkt der Schwefel gegen eingenommene Gifttränke.
Honig, Schwefel und Essig zu gleichen Teilen mit Natron zerrieben
und in warmem Zustand mit dem Saft in Wolle getränkt bieten den Lenden
göttliche Hilfe durch dieses kräftige Medikament.
Und nicht weniger nützt dieser allein mit Schmalz vermischt.

20. Alumen

Diversae species dicuntur Aluminis esse,
Quartus eis gradus est, virtus quoque sicca calensque,
Styptica, mundificans, obscuris visibus apta.
Palpebras tenuat, carnisque superflua rodit
Illarum, vel quum fuerit caro mortua circa.
Ulcera desiccat mala, restringit quoque farsam
Admixtum gallae, vinique feci simul acri.
Dentibus infirmis gingivarumque tumori
Prodest cum melle vinum si iungitur acre.
Restringit fluxum manantis ab ore cruoris.
Pustula vel scabies illo fit sana fricata,
Lotave de lympha, cum qua fuerit resolutum.

20[capit.] Corn. f. 96b De Alumine. cap. XX.; Ranz. p. 111 De Alumine cap. 100; Choulant p. 139–140
480 *cum* Ranz.

20[capit.] DIOSC. gr. 5, 106, 4–5 στυπτηρίας **476** PLIN. nat. 35, 183–184 plura et eius (i. e. aluminis) genera; ... huius quoque duae species, liquidum spissumque; cf. ISID. orig. 16, 2, 2 Alumen vocatum a lumine, quod lumen coloribus praestat tinguendis. Est autem salsugo terrae, efficiturque hieme ex aqua et limo, et aestivis solibus maturatur. Huius species duae sunt: liquidum et spissum; DYASC. p. 35[b] Aluminis species sunt multe; CONSTANT. AFRIC. grad. p. 382, 13 Alumen diverso modo est **477–478** cf. DIOSC. gr. 5, 106, 4; DIOSC. 5, 131 p. 225, 2–3 omne stipterie virtute habent termantica et stiptica et purgatoria; CONSTANT. AFRIC. grad. p. 382, 13sq. calidum et siccum in quarto gradu **478** PLIN. nat. 35, 185 liquidi aluminis vis adstringere, indurare, rodere. cf. 188 nulli [quam Melini] vis maior neque adstringendi neque denigrandi neque indurandi, nullum spissus. 189 summa omnium generum vis in adstringendo, unde nomen Graecis; CONSTANT. AFRIC. grad. p. 382, 14 est stipticum et mundificativum, visusque obscuritatis clarificativum **479–480** cf. DIOSC. gr. 5, 106, 4; cf. PLIN. nat. 35, 188 oculorum scabritias extenuat; DIOSC. 5, 131 p. 225, 3–4 caligines oculis detergens, supertumentes vulneribus carnes depascens coequat; DYASC. p. 36[a] carnes superfluas, putores alarum seu unguinum sanat; CONSTANT. AFRIC. grad. p. 382, 14sq. superfluam carnem palpebrarum et omnium membrorum rodit **481–482** cf. DIOSC. gr. 5, 106, 5; cf. PLIN. nat. 35, 184 alterum genus ... inficiatur a galla. 189 phagedaenas ulcerum ex aceto aut cum galla pari pondere cremata; DYASC. p. 36[a] putredines vero cum sale duplici modo, fagedenica atque ulcera admixta galla simili pondere; CONSTANT. AFRIC. grad. p. 382, 15sq. pessima vulnera sicut farsam, aceto et gallae equali pondere mixtum cohibet ne sanum corpus perambulet **483–484** cf. DIOSC. gr. 5, 106, 4; DIOSC. 5, 131 p. 225, 7 aceto aut melle mixtus motas gingivas et dentes confirmat; DYASC. p. 36[a] gingivis humectis seu dentibus mobilibus cum aceto vel melle; CONSTANT. AFRIC. grad. p. 382, 17sq. aceto et melli mixtum dentes infirmos mundificat et confirmat, tumentes gingivas mitigat **485** cf. PLIN. nat. 35, 185 melle admixto sanat oris ulcera, papulas, pruritusque; DIOSC. 5, 131 p. 225, 6 fluxum sanguinis stringit; cf. DYASC. p. 36[a] sanguinis fluoribus; CONSTANT. AFRIC. grad. p. 382, 18 et sanguinem de ore fluentem constringit **486–487** cf. PLIN. nat. 35, 185 emendat et scabiem; DIOSC. 5, 131 p. 225, 8 pustulas melle addito curat; CONSTANT. AFRIC. grad. p. 382, 18sq. scabiem et pustulas sanat, si ex eo fricentur, aut ex aqua in qua infusum fuerint laventur.

20[capit.] *alumen*: Cf. HARPESTRAENG p. 53 cap. 15 Af alumen. Alumen oer alun; cf. ALPHITA II p. 7, 5–8 Allimen, uen[en]a est terre que in calidis regionibus reperitur, et precipue in locis sulphureis [ubi magna calida est]; cf. CIRCA INSTANS cap. 7 Alumen; HORTUS SANITATIS GERMANICE cap. 45 Alumen latine, grece stypterea, arabice Sebel vel Alffar; DIOSC. *Kreutterb. 1610* lib. 5 cap. 112 der Alaun wirdt auff Griechisch Stypteria, und zu Latein Alumen genennet. **476** *diversae species*: ORTUS SANITATIS cap. 17 huius species due sunt: liquidum et spissum. Dyasco. Aluminis species multe sunt; DIOSC. *Kreutterb. 1610* lib. 5 cap. 112 deß Alauns sindt vielerley Geschlecht. **477** *quartus ... gradus ... sicca calensque*: CIRCA INSTANS p. 3b[r] cap. 7 alumen calidum est siccum in quarto gradu; HORTUS SANITATIS GERMANICE cap. 45 in dem buch genant circa instans in dem capitel alumen beschriben uns die meister und sprechen, daz diß sy heyß und drucken an dem vierten grad; ORTUS SANITATIS cap. 17 in natura sui calidum et humidum: ... Pla. Alumen calidum est et siccum in III gra. virtutem consumenti et vehementer desiccandi; ... Avicenna. Alumen est calidum et siccum ad. III; ... ex li. de na. re. Universaliter alumen calidum et siccum in IIII gra. stipticum et mundificativum et vsius [i. e. visus] obscuritatis clarificativum superfluam palpebrarum carnem aut membrorum corrodit. **478** *styptica*: ORTUS SANITATIS cap. 17 Dyasco. ... virtutem constrictivam et vehementiam consumptivam; DIOSC. *Kreutterb. 1610* lib. 5 cap. 112 zeucht hefftig zusammen. *obscuris visibus apta*: DIOSC. *Kreutterb. 1610* lib. 5 cap. 112 sie vertreiben alles, was die Augen und das Gesicht vertunckelt. **479** *palpebras tenuat, carnisque superflua rodit*: CIRCA INSTANS p. 3b[r] cap. 7 superfluam carnem palpebrarum vel alius membri rodit; HORTUS SANITATIS GERMANICE cap. 45 der meister Serapio spricht daz alumen gut sy genutzt den dunckeln augen, und beneme die flecken under under den augen und etzet das böse fule fleiß uß den wunden und macht keyn fule fleiß dar inne wachsen; ORTUS SANITATIS cap. 17 carnes quoque superfluas et pudores alarum vel inguinum sanat; DIOSC. *Kreutterb. 1610* lib. 5 cap. 112 verzehren das uberige Fleisch, so auff den Augbrawen und sonst an andern Ortten deß Leibs erwächst. **481–482** *ulcera desiccat mala, ... farsam*: CIRCA INSTANS p. 3b[r] cap. 7 pessima vulnera, sicut farcini inhibet, corpus perambulent; ORTUS SANITATIS cap. 17 ferorem oris tollit cum fece vini: tantundem aluminis desiccat ulcera dificilia; ... pessima et sicca vulnera inhibetur ne corpori perambulent; DIOSC. *Kreutterb. 1610* lib. 5 cap. 112 sie wehren den faulen umbsich fressenden Geschwern; ... streyten wider die Geschwer, welche die Griechen Phagedenica nennen, angesrtichen, mit Essighefen unnd Galläschen vermischt. **483–84** *gingivarumque tumori ... vinum ... acre*: CIRCA INSTANS p. 3b[r] cap. 7 inflationes gingivarum sanat collutum os ex aceto prius et postmodum ex aceto et alumine fiat confricatio; ... Cum aceto et melle mixtum dentes infirmos confortat; ORTUS SANITATIS cap. 17 usus eius contra cancrum et inflationes gingivarum et contra scabiem; ... gingivis ... dentibus mollibus cum aceto vel melle; ... cum aceto et melle mixtam dentes confortat infirmos. Et valet tumidis gingivis; DIOSC. *Kreutterb. 1610* lib. 5 cap. 112 halten das feuchte Zanfleisch zusammen, befestigen, in Essig oder Honig zerlassen, die bewegliche Zän, sindt gut mit Honig vermischt, wider die Mundt-Geschwer. **485** *fluxum manantis ab ore cruoris*: CIRCA INSTANS p. 3b[r]–3a[v] cap. 7 sanguinem de ore fluentem deparando valet; HORTUS SANITATIS GERMANICE cap. 45 item auch ist alun in essig zurgangen gut widder di fulung des mundes den mund dar mit geweschen; ORTUS SANITATIS cap. 17 medetur denique putredinibus et sanguinis fluxibus; ... (Avicenna) exsiccat et prohibet fluxum omnis sanguinis; DIOSC. *Kreutterb. 1610* lib. 5 cap. 112 stopffen das Blut. **486** *scabies*: CIRCA INSTANS p. 3b[r] cap. 7 contra scabiem sulfur vivum et ... alumen bulliant in aceto; ... Balneum aque aluminose confert hydropicis, scabiosis, artheticis; HORTUS SANITATIS GERMANICE cap. 45 fistel ... geweschen mit essig vermischet mit wenig alunes sie heylet von grunde uß; ... auch ist alun wasser gut widder das gucken und widder den grynt; ORTUS SANITATIS cap. 17 balneum aque aluminose valet idropicis, scabiosis, artericis; DIOSC. *Kreutterb. 1610* lib. 5 cap. 112 vertreiben die Blattern... Die Räude aber, und Grind mit köl Saft, oder Honig gesotten: In Wasser zerlassen, sindt sie gut wider das Jucken, wider die rauhe scharpffe Nägel.

20. Alaun

Man sagt, dass es verschiedene Arten des Alauns gibt.
Im vierten Grad ist ihre Qualität trocken und erwärmend,
zusammenziehend, reinigend, Alaun ist von dunklem Aussehen.
Er macht die Augenlider dünn, entfernt ihr überflüssiges Fleisch

oder wenn abgestorbenes Fleisch um sie herum ist.
Bösartige Geschwüre trocknet er aus, hemmt auch ein fressendes Geschwür,
wenn Gallapfel beigemischt ist, und ich habe zugleich Essig hinzugefügt.
Schwachen Zähnen und einer Schwellung des Zahnfleisches
nützt Alaun mit Honig, wenn Essig beigemischt wird.
Er hemmt den Fluss des aus dem Munde rinnenden Blutes.
Eine Pustel oder die Krätze wird geheilt, wenn sie mit jenem abgerieben wird,
oder wenn sie mit Wasser gewaschen wird, in dem Alaun aufgelöst ist.

III. Kommentar

Lexikographische, sprachliche und sachbezogene Anmerkungen

1. Aaron

1 *aaron*: vgl. ThLL I 630 *aros, -i* f. vel *aron (arum), -i* n.; *aron* vel *aros (-us), -u (-i)* n. kommt im Mittellatein nur noch als Neutrum vor, vgl. MLW I 5, 28f.

Mit *aaron* ist die Pflanze Aron, Aronstab, Gattung Arum L. gemeint, hier wahrscheinlich Arum maculatum L. (gefleckter Aronstab, Araceae, Hegi 2^2, 166–169), das in den Wäldern des europäischen Festlandes sowie in Großbritannien vorkommt und damit die am weitesten nördlich verbreitete Arum-Art ist, siehe G. Cheers (Hrsg.), Botanica. Das Abc der Pflanzen. 10. 000 Arten in Text und Bild, Köln 2003, 116. Eine botanische Beschreibung findet sich bei PLIN. nat. 24, 142sqq. und 19, 96. Marzell I 443ff. beschreibt Arum maculatum L., den Aronstab: die Blätter sind pfeilförmig, oft bräunlich gefleckt, Blütenkolben von weißlichem oder rötlichem Blatte umhüllt, als alte Namen werden u. a. *aron, aaron, aranea, dragantea, colubrina, serpentina* genannt. Nach RE II, 1895, 1212–1215 werden unter dem Namen *Aron* verschiedene zu den Aroideen gehörige Kräuter verstanden: Dracunculus vulgaris Schott (Arum dracunculus L.), im Mittelmeergebiet von Portugal bis Kleinasien vorkommend, Arum italicum Mill., im Mittelmeergebiet heimisch, und Arum maculatum L., in Mittel- und Südeuropa vorkommend. Siehe auch André, Plantes 26: *aron* 1. Colocasia antiquorum Schott, u. a. bei PLIN. nat. 19, 96; 24, 142sq.; ORIBAS. eup. 2, 1A, 28; DIOSC. 2, 153 (gr. 2, 197); 2. Arum dracunculus L.; 3. Arum italicum Mill. und Arum maculatum L. König-Hopp schreiben im Kommentar zu PLIN. nat. 24, 142 zum Aronstab (*aron*), Colocasia esculenta (L.) Schott var. antiquorum = Arum colocasia L. (Araceae), dass Dioskurides unter *Aron* wahrscheinlich Arum orientale M. B. versteht. Im ‚Macer Floridus' (ODO MAGD. herb.) 1728. 1729. 1764 kommt der Aronstab vor. Die Anwendung des Aronstab - Arum maculatum L. erfolgte im Mittelalter hauptsächlich gegen Pest, bei Gicht und Melancholie, als schleimlösendes Mittel bei Brust-, Lungen- und Magenleiden, in der Schönheitspflege, siehe P. Dilg, Aronstab, LexMA Bd. 1, 1022. Dass Aron und Schlangenkraut oder Drachenwurz schon in der Antike verwechselt wurden, bezeugt Fuchs aus Plinius, FUCHS *Historia stirpium* cap. LXXXVI, p. 236 *ex Plinio. Videntur enim veteres Arum cum Dracunculo minori miscuisse* (siehe PLIN. nat. 24, 142).

castica: **castica* als Synonym für den ‚Aronstab' (Aron maculatum L.) ist nur an dieser Stelle belegt, vgl. MLW II 340, 1–3. Es steht für *casia*, vgl. dazu *suri cantatita* DIOSC., *siri canticam* DYASC., *siricantica* HORTUS SANITATIS GERMANICE, ORTUS SANITATIS. Cornarius schreibt im Kommentar: „Sed in Dioscoride Syros Lupha hanc herbam appellare habetur, alii etiam cantaricam et canticam appellari tradunt, sed nihil refert quaecunque." DIOSC. gr. 2, 197 sagt, dass die Pflanze von den Syrern Lupha, von den Kypriern Kolokassion genannt wird. *Colocasium* ist ein Synonym für *aros* bzw. *aron*, vgl. dazu den heutigen botanischen Namen Arum colocasia L., vgl. André, Lex. bot. 41.

Hier ist *casia* gemeint, siehe in der Bezeichnung Arum Colocasia - schildförmiger Aron. Vgl. *cassia* unter den Kräutern etc., die nach Orib. Lat. ed. Mørland, Oslo 1940, 104 „extenuant humores" (unten v. 12 *extenuat pingues humores*). Von André, Lex. bot. 41f. wird für *aron* = Arum Colocasia L. als Synonym u. a. *colocasium* angeführt. Der schildförmige Aron (A. colocasia) ist ein allgemeines Nahrungsmittel in Ägypten, Syrien, Ostindien, auf den Molukken, vgl. F. Siegmund, Omas Lexikon der Kräuter und Heilpflanzen [mit einer Kräuter- und Arzneimittellehre], Augsburg 1997, 75.

lingua: Ablativus ‚normae', etwas frei nach dem Typ *meā sententiā*, vgl. Menge^2, 2000, 511 § 382.

2 *frondes*: *frons, frondis* f., eigentlich ‚Laub, Laubwerk', hier sind im Plural ‚die Blätter' gemeint, wie schon bei Vergil u. Ovid, s. ThLL VI/1 1352,5ff.; eine Variatio des Verfassers statt *folia*.

forma: Bei *forma* handelt es sich hier um einen Ablativus limitationis (respectus), der als Ergänzung nach Ausdrücken der Gleichheit und Verschiedenheit, hier nach *similis*, vorkommt, siehe Menge^2, 2000, § 381, 1.

similes ... cum + Abl.: *cum* beim Vergleich ist unüblich.

viperina: *viperina, -ae* f., von *vipera* bezeichnet nach André, Lex. bot. 331 eine unbestimmte Pflanze, vielleicht Polygonum bistoria L., im ital. Dialekt *serpentaria*, André verweist auch auf *dracunculus*. PS. APVL. herb. 5$^{\text{tit.}}$ *herba viperina*, bezeichnet aber wahrscheinlich eine andere Pflanze. Das Synonym *viperina* für *dracontea* hat der Verfasser eventuell aus DYASC. p. 78^{a} (Dracontea) übernommen. *Viperina* steht für *dracontion* oder *serpentinaria*, hier die einzige Stelle, wo Drachenwurz oder Schlangenkraut mit *viperina* bezeichnet werden. Vielleicht Bezug nehmend auf ISID. orig. 17, 9, 20 *Dracontea vocata, quod hasta eius varia sit in modum colubri, similitudinemque draconis imitetur, vel quod eam herbam vipera timeat.* André, Lex. bot. 120 nennt für *dracontium (-eum, -ion), -i* n. und *dracontea, -ae* f., Arum Dracunculus L.) als Synonyme u. a. *aros, colubrina, dracunculus, serpentina* und *serpentinaria. Viperina* kommt in diesem Kapitel gleich viermal vor: v. 2, 3, 6 und 17.

Schon bei Dioskurides mat. med. II 197 (Berendes) steht, seine Blätter seien ähnlich denen des Drakontion. Unter *viperina* ist *dracontion*, Colubrina (Serpentaria, dracontion), Schlangenkraut (Calla) Gattung der Aroideen, zu verstehen, worauf auch Choulant 124 hinweist: „Viperina i. q. Colubrina sive Dracontea Macri" Choulant 124; siehe im ‚Macer Floridus' Kap. 54 *Colubrina, Dracontea*, Natternwurz; vgl. André, Lex. bot. 331: *viperina, ae* f. ... la Bistorte (Polygonum bistorta L.); G. Schmidt, Halberstädter Bruchstücke, Zeitschrift für deutsche Philologie 1881, 174 in Anm. verweist auf Matthaeus Silvaticus c. 637. fol. 154[a] s. v. *serpentaria vel viperina*; vgl. El Ghamrawi, Lexikographische Studien, 8 zu *colubrina*: Drachenwurz - Dracunculus vulgaris Schott = Arum dracunculus L.

4 *magnitudo*: Die ‚schweren' Abstrakta auf *-tudo* sind volkstümlich und archaisch und werden aus metrischen Gründen von Hexametrikern gemieden, vgl. H–Sz 744. Kurzes *ĭ* wird hier als Länge *-ī-* gemessen. Den antiken Wörtern auf *-tudo* eignet eine gewisse Feierlichkeit, so Stotz, HLSMA 2, VI § 51.

palmarum: *palma, -ae* f. kann ‚die flache Hand, Handbreite', wie an dieser Stelle, aber auch ‚die Palme, Palmenzweig' bedeuten. *Palmarum* hat Flood in seiner Übersetzung (B. P. Flood, Jr., Macer Floridus: A Medieval Herbalism. Univ. of Colorado, Ph. D., 1968, 287) anders interpretiert: „Its size is about equal to two green palm branches".

5 *croceum ... semen*: Farbadjektiv *crŏcĕus, -a, -um* von gr. κρόκεος ‚safranfarbig, safrangelb, gelb', vgl. MLW II 2028, 32ff. und Saalfeld, Tensaurus italograecus 357 zu κρόκος, lat. *crocus, -i* m. oder *crocum, -i* n., ‚Safran', vgl. André, Termes de couleur 153f.

Der Safran (crocus sativus L.) ist eine Pflanze mit großen violetten, rotgeäderten Blüten mit einer duftenden rot-orangen Narbe, aus welcher man ein Produkt in gelber oder rot-oranger Farbe gewinnt, vgl. André, Termes de couleur 153f.

quoque: *quoque* ist hier ‚Füllwort' oder ‚Expletiv'.

purpurea: Flood 288 hat den Vers anders interpretiert: „And it bears a purple and also a saffron-colored seed", *purpurea* bezieht sich nicht auf *semen*.

6 *alba*: *albus, -a, -um* bezeichnet ‚weiß' als Synonym für *candidus*, aber in etwas anderer Bedeutungsnuance, im Gegensatz zu *candidus* bedeutet *albus* ‚weiß ohne Glanz'. In der Botanik wird *albus* angewandt, um die weißen Arten einer Pflanze im Gegensatz zu den schwarzen zu unterscheiden, vgl. André, Termes de couleur 25–31.

Schon bei Dioskurides mat. med. II 197 (Berendes) steht, dass die weiße Wurzel der des Drakontion ähnelt.

ast: fast nur vor Vokalen und *h*, vgl. H–Sz 489. *Ast* ist eine Partikel im Sinne der Gegensätzlichkeit ‚jedoch, dagegen, aber' oder der Continuatio ‚nun, aber, dann', vgl. MLW I 1099, 15–1100, 38. *Ast* kommt in den ‚Spuria' sechsmal (vv. 6, 95, 132, 166, 387, 406) vor.

viperina rotunda: Man würde den Genitiv erwarten, in Bezug auf *radix* ‚comparatio compendiaria', vgl. H–Sz 826.

7 *vel – vel*: = *vel – et* (*vel – vel* = *et – et*) im Spät- und Vulgärlatein häufig.

7–8 *ubi* bezieht sich auf *cocta*.

nimis: Bedeutung des Adverbs *nimis* tendiert hier eher zur Bedeutung von *nimius, -a, -um* ‚übermäßig, zu groß'.

10 *cum fimo bubulo*: hier metr.: *bŭ*-, vgl. MLW I 1598, 20ff.

cataplasmate: *cătaplasma, -atis* n. von gr. κατάπλασμα ‚(erweichender oder erwärmender) Breiumschlag, Umschlag, Packung, Pflaster, Kataplasma', vgl. Saalfeld, Tensaurus italograecus 242–243; MLW II 361, 43ff. Das zweite *-a-* kann lang oder kurz gemessen werden. *Cataplasma* kommt zwölfmal in den ‚Spuria' vor. Cataplasma, Breiumschlag, ist ein aus mehligen, öligen und schleimigen Stoffen zusammengesetzter, für die äußere Anwendung bestimmter Brei, so F. Siegmund, Omas Lexikon der Kräuter und Heilpflanzen [mit einer Kräuter- und Arzneimittellehre], Augsburg 1997, 16.

11 *podagrae*: *podagra, -ae* f., vom gr. ποδάγρα, ‚Fußgicht, Podagra', im Plural ‚Podagraanfälle, Podagraleiden', vgl. Saalfeld, Tensaurus italograecus 901–902.

Aronstab wird auch heute noch gegen rheumatische Erkrankungen und homöopatisch gegen Gicht, Rheuma angewandt, siehe F. Siegmund, Omas Lexikon der Kräuter und Heilpflanzen [mit einer Kräuter- und Arzneimittellehre], Augsburg 1997, 75. Die Gicht ist eine Purinstoffwechselstörung, die durch Abscheidung von harnsauren Salzen an verschiedenen Körperstellen, besonders in den Gelenken (Arthritis urica) und deren Umgebung charakterisiert wird, siehe Pschyrembel, Klinisches Wörterbuch, 258., neu bearbeitete Auflage, Berlin – New York 1998, s. v. Im Mittelalter bedeutete die Gicht allgemein Lähmung, Zuckungen und Krämpfe. Die lateinische Bezeichnung für die Gicht *gutta* lässt sich aus der Lehre der Humoralpathologie der hippokratischen Arzte, die von Galen weiterentwickelt wurde, erklären. Von den antiken Autoren wurden die Begriffe Arthritis, Podagra, Chiragra und Ischias (*sciatica*) zur Spezifizierung von *gutta* durch die mittelalterliche Medizin übernommen. Siehe H. H. Lauer, Gicht, LexMA Bd. 4, 1442.

12 *extenuat pingues... in mediocri*: „ex Galeno, hic *in mediocri* dixit, *pro moderate*, hoc est ut Galenus habet μεξίως“ (Cornarius); „in med. i. e. modice“ (Choulant 124); bei DYASC. heißt es *mediocriter*.
13 *thoracem*: *thorax, -acis* m., als medizinischer Terminus erstmals im 1. Jh. n. Chr. bei Celsus belegtes Lehnwort vom gr. θώραξ, kann ‚Brustkorb‘ und ‚Brust‘ bedeuten, vgl. André, Le vocabulaire latin de l'anatomie 220. Die ursprüngliche Bedeutung von *thorax* ist ‚Brustharnisch‘ und ‚Brustbild‘, vgl. Saalfeld, Tensaurus italograecus 1116–1117.
14 *herbae totius est*: Genitivus possessivus.

proiectoria: *proiectorius, -a, -um*, von *proicio* ‚auswerfend, abführend‘, selten, rein medizinischer Ausdruck; „*proiectoriam* porro *virtutem* dixit *extersoriam*, ῥυπτικήρ Galeno dictam“ (Cornarius); kommt bei THEOD. PRISC. u. a. vor, *proiectoria virtus* v. a. bei ORIBAS. eup. häufig, auch bei ALEX. TRALL., vgl. ThLL X/2 1803, 11–25; im Material des MLW kommt *proiectorius* dreimal vor: bei DYASC. p. 50 *acortex* (sc. *calami)... participat proiectorie virtutis*; p. 27^{b} *radix* (sc. *ampeli leucas*) ... *proiectoriam et extenuatoria virtutem habet*; PS. ODO MAGD. herb. 14; als Quelle unseres Dichters ist noch hinzuzufügen DYASC. p. 12^{b} *Tota herba* (sc. *aaron*) *proiectoriam habet virtutem*. In den ‚Spuria Macri‘ kommt *proiectoria virtus* insgesamt dreimal vor, siehe auch v. 135 und 139.
15 *fortassis*: *non ... fortassis* steht hier wahrscheinlich für *vix* (‚kaum‘); *ut* kons. = *quia* H–Sz 635.

calor: Interessant ist ORIB. Lat. ed. Mørland, 95, wo *aron* zu denjenigen Kräutern gezählt wird, „que sunt que *calefaciunt* primo gradu.“ *Calor*, die ‚Wärme, Hitze‘ zählt zu den Primärqualitäten.
16 *recondi*: F. Siegmund, Omas Lexikon der Kräuter und Heilpflanzen [mit einer Kräuter- und Arzneimittellehre], Augsburg 1997, 75: „Ältere Ärzte gebrauchen die in gehörig verschlossenen, besonders vor dem Zutritt feuchter Luft geschützten Gefäßen verwahrte Wurzel bei Verschleimungen der Brust wie des Darmkanales, namentlich in veralteten Katarrhen, im Schleimasthma“; siehe DIOSC. gr. cap. 197 (Berendes 245) „Die Wurzel ... wird aufbewahrt wie die des Drakontion“.
17 *cyclaminis*: *cyclamen, -inis* n., vom gr. κυκλάμινος, -ον, κυκλαμίς ‚Alpenveilchen‘, vgl. MLW II 2179, 34–47. Cyclamen L. dt. Erdscheibe, Cyclamen europaeum L. = Cyclamen orbiculatum Mill. Marzell I 1284, als Alpenveilchen bekannt; *cyclamen* wird im DIOSC. gr. 2, 165 vor den Kapiteln 2, 166 *drakontion* und 2, 167 *aron* behandelt, „die zerschnittene Wurzel (d. h. der Erdscheibe) wird wie die Meerzwiebel aufbewahrt“ (Berendes 242).

2. Agrimonia

18 *agrimonia*: *agrimonia, -ae* f. ist durch Umstellung aus *argemonia*, aus gr. ἀργεμώνη, nach *ager, acer* entstanden, vgl. Walde-Hofmann, Lat. etym. Wb. I 24. *Agrimonia* bezeichnet zunächst *eupatoria*, Odermennig (Agrimonia eupatoria L.), aber auch weitere Pflanzen, siehe MLW I 412, 14–56. Durch die verschiedenen Schreibweisen *-acr-, arge-, agri-* kam es zu Verwechslungen mit der *argemone (agr-, argi-)*, auch aus gr. ἀργεμώνη abgeleitet, die aber Sandmohn (Papaver argemone L.) und auch andere Pflanzen bezeichnet, vgl. MLW I 929, 13–27; André, Lex. bot. 39. Von *agrimonia* zu *argemonia* verweist André, Lex. bot. 21. Nach André, Plantes 23 verstand man unter *argemonia* 1. Papaver argemone L. und 2. Agrimonia eupatoria L. bei PS. APVL. 31; DIOSC. 2, 178 RV, ORIBAS. eup. 2, 1A. In dem Kapitel bei DYASC. p. 13[b] *agrimone herba omnibus nota et farraria minor dicitur*, das dem ‚Spuria'-Dichter als Vorbild diente, ist der Sandmohn gemeint, siehe MLW I 929, 17. ThLL II 515, 18–27 führt unter *argemonia, -ae* f. an, dass die Schreibweise *agrimonia* häufiger ist und dafür auch die Pflanzennamen εὐπατώριον (GLOSS.) und *sarcocolla* (PS. APVL. herb 32, MARCELL. med. 8, 163) vorkommen. *Agrimonia* begegnet bereits bei CELS. 5, 27, 10 und PLIN. nat. 25, 102. 26, 23. 76. 101. 112. 127. 130. 146. 150. *Sarcocol(l)a*, wie *agrimonia* auch bezeichnet wird, kommt ebenfalls bei WALAHFR. hort. 359sq. und CONSTANT. AFRIC. grad. p. 350 vor. *Sarcocolla, -ae* f. (aus gr. σαρκοκόλλα) „qui soude les chairs", wird bei André, Lex. bot. 281 unter 3) mit *argemonia*, gleichgesetzt u. a. bei MARCELL. med. 8, 163; PS. APVL. herb. 31, 27; GLOSS. med. 73, 8.

Zu Agrimonia eupatoria L. (Rosaceae) – Odermennig siehe Hegi 4, 931; U. Stoll, Odermennig, LexMA Bd. 6, 1349. Odermennig sollte schon im Altertum mit Wein getrunken, gegen Schlangenbisse gut sein. Agrimonia wird im Altertum irrtümlich für die Anemone gehalten, so bei DIOSC. gr. 4, 41 (vgl. DIOSC. gr. 2, 176), darauf weist auch Cornarius hin: „Diosc. u. Galen: Argemone appellatur, Plin. argemonia, vulgo in officinis agrimonia appellatur, non est argemone, sed eupatorium". Siehe auch André, Lex. bot. 130 unter *eupatorium (-on), -i* n. *-ria, -ae* f., wo er für Agrimonia eupatoria L. als Belege u. a. PLIN. nat. 25, 65 und 30, 121 (cf. DIOSC. gr. 4, 41), ORIBAS. eup. 2. 1E, 10 und als Synonym u. a. *argemonia* angibt. Zu DIOSC. gr. 4, 41 siehe Berendes, Die Arzneimittellehre des Dioskurides, 386 und Aufmesser 231–232. Siehe WALAHFR. hort. cap. 21; HILDEG. phys. 1, 114; H. Wölfel, Das Arzneidrogenbuch Circa instans, Berlin 1939, 112; Hoppe, Kräuterbuch des Hieronymus Bock, p. 231, Kap. 175 ‚Von Odermeng'.

metr.: *ăgrĭmōnia*

19 *acris*: *acer, acris, acre* ‚spitz, rauh, herb, sauer, scharf', kann bei Medikamenten auch ‚ätzend' heißen, siehe GLOSS. med. p. 46, 10 *micticum* (i. σμηκτικόν), *acrum*, vgl. MLW I 109, 59–110, 65. Flood übersetzt *acris* nicht, nur „there is in it a great urine-producing power", also *great* für *acris*. Als Qualitätsmerkmal der Droge, *virtus,* erscheinen hier *acris* und *diuretica*, in v. 10, 227 ist die *virtus* von Wacholder *incensiva ... et acris*.

diuretica: *diureticus, -a, -um* διουρετικός ‚harntreibend' würde rein lat. *mictorius* oder *mictualis* heißen, vgl. Georges s. v.

20 *pellit nebulas oculorum*: gen. plur.: ‚der Augen' oder ‚von den Augen'.

21 *anthracas*: *anthrax, -acis* m., gr. ἄνθραξ, bedeutet hier ‚fressendes Geschwür, Karbunkel' = lat. *carbunculus, ulcus,* siehe GLOSS. V 166, 25 *anthrax graece carbunculus dicitur*; vgl. ThLL II 164, 18–24; MLW I 703, 33ff., Langslow, Medical Latin in the Roman Empire 478, wo er *anthrax* als *carbunculus* bei Scribonius Largus und Cassius Felix nennt, vgl. SCRIB. LARG. 25. Hier hat der Akkusativ Plural die Endung *-as*, wie bei MARCELL. med. 7, 21. 8, 116 und ODO MAGD. herb. 496 *sabina iuvat anthracas, bona quae plebs ulcera dicit.* Metrisch abweichend ist die Länge *-thrāc-* sowohl bei ODO MAGD. herb. 496 als auch an dieser Stelle bei dem Verfasser der ‚Spuria Macri'.

23 *ventrisque ... dolorem*: = Flood übersetzt „an ache of the side", aber hier sind nicht Seitenschmerzen, wie Flood übersetzt, sondern Leibschmerzen gemeint. *Venter, -tris* m. korrespondiert mit dem gr. ἡ ἄνω κοιλία ‚die obere Bauchhöhle' (Aristoteles, h. a. 65a 13), kommt häufig in der Bedeutung ‚Magen' vor, in diesem Sinn bei Plinius und bis zum Spätlatein, vgl. André, Le vocabulaire latin de l'anatomie 132–133. *Venter* kann ‚Bauch und Leib', ‚Magen', ‚Unterleib' und ‚Mutterleib' bedeuten. Der Terminus *venter* ist genauso alt wie *alvus* und verwandt mit skr. *udáram*, gr. ὕδερος, lat. *uterus*, wie *alvus* bezeichnet er den Bauch mit den Eingeweiden und deren Inhalt in den Formeln: *ventrem mollire* (SCRIB. LARG.), *resolvere* (CELS.), *movere, solvere* (MARCELL.), *deducere, subducere* (CASS. FEL.), *provocare, procurare* (THEOD. PRISC.), vgl. André, Le vocabulaire latin de l'anatomie 137.

Vgl. WALAHFR. hort. (ed. Stoffler 359–368) *sarcocol(l)a* („Fleischleim") als Heilmittel bei Leibschmerzen und Wunden.

24 *cyathis*: *cўăthus, -i* m., gr. κύαθος, ‚Becher als Trinkgefäß und Schöpfgefäß sowie als Maß für flüssige als auch für trockene Ingredienzien', Becher als Hohlmaß, der zwölfte Teil des Sextarius oder zehn Drachmen griech. Gewicht = 45,6 ml, vgl. Saalfeld, Tensaurus italograecus 367–368; MLW II 2178.

25 *e memoratis*: = *radicibus e memoratis* ‚von den eben genannten Wurzeln'; Flood interpretiert diese Stelle: „according to records".

pondera drachmarum: Zur Konstruktion siehe auch v. 92 *pondus oboli.*

drachmarum: *drachma, -ae* f., aus gr. δραχμή, ‚die Drachme', hier ein Gewicht, vgl. MLW III 999, 9–29.

24–25 *duo ... pondera drachmarum*: zwei Drachmen = 8, 6 g.

26 *apposituque suo*: Nicht „when it is applied *to one self*", wie Flood schreibt, sondern ‚durch ihr Auflegen'; vgl. MLW I 808, 38–41, wo *appositus* m. mit dem Ablativ *-u* als medizinischer Terminus technicus vorkommt bei ODO MAGD. herb. 603 und an dieser Stelle.

cancromata vulnera: Nicht nur „malignant wounds" (bösartige Wunden), wie Flood übersetzt, sondern Krebsgeschwürwunden, von Krebs befallene bzw. durch Krebs verursachte Wunden; vgl. MLW II 151, l. 67f.: **canceromatus (-cr-), -a, -um* ‚von Krebs(geschwür) befallen', vgl. auch RECEPT. Sangall. II 129 capit. p. 40 *ad vulnera cancromata.*

cancromata: Aus *canceroma, -atis* n. zusammengezogen; *canc(e)roma, -atis* n. ist verderbt aus *carcinoma* (καρκίνωμα), rein lat. *cancer*, und bedeutet ‚Krebs, Krebsgeschwür', vgl. ThLL III 232, 11–18; MLW II 151, l. 58ff., Saalfeld, Tensaurus italograecus 221 und 232. Vgl. PS. APVL. herb. 32, 3 tit. *ad vulnera, ulcera, et canceromata.* Die zusammengezogene Form *cancromata* kommt auch bei VEGET. mul. 6, 19, 2 vor, vgl. Georges I 952. E. Liechtenhan, Sprachliche Bemerkungen zu Marcellus Empiricus 53f., erklärt *cancroma* als eine aus lat. *cancer* und griech. *carcinoma* durch Kreuzung entstandene Form, „die im Sprachschatz des Marcellus (die) allein vorhandene und geläufige" ist. Als weitere Beispiele werden genannt: VEGET. mul. II 2, 15 und III 19,1 sowie *canceromata* in der ‚Medicina Plinii' (PLIN. med. 3, 30, 5). Vgl. A. Önnerfors, Das medizinische Latein bis Cassius Felix, ANRW II 37.1 324 cum adn. 149, wo sich Önnerfors auf E. Liechtenhan bezieht.

sanant: sc. radices.

27 *luxata*: *luxata, -orum* n., substantiviertes Partizip von *luxo, -avi, -atum, -are* ‚Verrenkungen', vgl. *luxatio, -onis* f. und *luxatura, -ae* f., beides für ‚Verrenkung'. Nicht „that have broken open" (Flood), sondern ‚Verrenkungen'.

axungia: *axungia, -ae* f. ist ‚ausgelassenes Schmalz', ‚Fett, Schmalz, Talg', vgl. MLW I 1297, 8ff., wurde abgeleitet von lat. *axis* ‚Achse' und *ungere* ‚schmieren' und bedeutete ursprünglich ‚Wagenschmiere', vgl. H-Sz 767: *axungia* zählt zu den Neologismen, welche die technischen Schriftsteller seit der Kaiserzeit als neue Bezeichnungen für neue Sachen und Einrichtungen in die Literatur einführten. Vgl. ODO MAGD. herb. 937 *vetus huic (cerefolio) axungia mixta.*

28 *percussuras*: Hier sind die Wunden selbst gemeint; *percussura, -ae* f., eigentlich ‚Stoß, Schlag, Hieb', hier: die dadurch entstandene Wunde, vgl. ThLL X/1 1237, 35.

fustibus: *fustis, -is* m. in der Bedeutung ‚Jagd- oder Kampfspieß', vgl. ThLL VI/1 1657–1660, mit ähnlichem Zusammenhang: GAIVS inst. 3, 220 pugno ... aut fuste percussus; IVVENC. 4, 531 ferro, fustibus et gladiis.

29 *verrucas*: *verrūca, -ae* f. (aus **versuca*, ah. warza) ‚Warze'.

coniungantur: In der Bedeutung *commiscere* ‚vermischen, vermengen', vgl. MLW II 1541.

30 *splen*: *splen, -enis* m. (‚Milz') ist ein Lehnwort aus dem gr. σπλήν, das seit dem 1. Jh. n. Chr. belegt ist, vgl. André, Le vocabulaire latin de l'anatomie 244; Saalfeld, Tensaurus italograecus 1046; Langslow, Medical Latin in the Roman Empire 93. *Splen* ist hier Akk. Sg. Neutrum, maskulin müsste es *splenem* heißen, s. Mørland, Orib.-Übersetzungen (1932), 75f. Ob für *splen* im Mittelalter auch die Bedeutung ‚Leber' möglich war? Vgl. v. 93. Plinius hat *lien*, das altlateinische Wort für *splen* ‚Milz', Ps.-Apuleius und ‚Dyascorides' *splen*, vgl. CONSTANT. AFRIC. grad. p. 346: *dolorem epatis mitigat*. Wahrscheinlich gibt der ‚Spuria'-Verfasser *epar* als *splen* wieder. FUCHS *Kreutterbuch* cap. 90 behandelt auch die Leber. Flood übersetzt *splen* mit „liver".

Die Anwendung ist von Plinius übernommen und gilt bei Plinius für *argemonia* (i. e. Papaver argemone L.).

31 *coctae* und *potae*: verbinden Konditionalsätze ‚wenn sie gekocht werden' usw.

paralytica: Akkusativobjekt zu *curant* von *paralyticus, -a, -um*, vgl. ThLL X 309–310, eigentlich würde ein Akk. Plur. maskulin erwartet (die einseitig Gelähmten, die Paralytiker). Ist Substantiv femininum und bedeutet die Krankheit; dann fehlt aber für die Akkusativ-Endung entweder im Singular das *-m* oder im Plural das *-s*, beides wäre möglich; kommt so im klass. Latein nicht vor. Im Fall eines Akkusativ Plur. neutr. wäre es denkbar, *membra* zu ergänzen, vgl. REGIMEN san. Salern. 183 *sanant paralytica membra.*

paralyticus kommt in ODO MAGD. herb. 1420, 1893 und 2100 vor.

32 *apperiunt*: *aperio* (‚öffnen, ausbreiten, auflockern, erweitern') kommt auch mit Gemination *appe-* vor, vgl. MLW I 734, l. 13ff. Vgl. dazu den Versbeginn des folgenden Verses **33** *appositae*.

contrita: *contero, -trivi, -tritum* vielleicht in der Bedeutung ‚zerquetschen, (schwer) verletzen', vgl. MLW II 1704–1706.

3. Sambucus et Ebulus

3[capit.] *sambucus: sambucus, -i* f., *sabucus* bei PLIN. nat., MARCELL. med., SCRIB. LARG., SER. med. u. a., *sambuca, -ae* f. selten, vgl. André, Lex. bot. 280. *Sambucus, -i* f. mit den Schreibungen *sabucus, saucus* und *sambuca* auch bei André, Les noms de plantes dans la Rome antique 225. Sambucus nigra L., Schwarzer Holunder, Caprifoliaceae, Hegi 6, 237; vgl. G. Keil, Holunder, LexMA Bd. 5, 102–103; Marzell IV 63ff. beschreibt den Schwarzen Holunder als zu den Geißblattgewächsen gehörigen Strauch, der als alte Heilpflanze auch im Volksglauben eine große Rolle spielt. Deutsche Namen: Holunder, Holder, Holler. Der Holunder ist der Sitz der Frau Holle, Göttin des Lebens und Todes.

ebulus: *ebulum, -i* n. et *ebulus, -i* f. ‚Attich, Zwergholunder', vgl. ThLL V/2 18, 49–19, 5, MLW III 1079, 39–57. André, Lex. bot. 123 nennt für *ebulus, -i* f. et m. (*-um, -i* n.) (Sambucus ebulus L.) ‚Attich, Niederholunder' u. a. die Synonyme *acte* und *chamaeacte*.

Sambucus ebulus L., Zwerg-Holunder, Attich, Caprifoliaceae, Hegi 6, 236; Marzell IV 57ff. beschreibt den Attich als eine etwa 1 Meter hohe Staude, er ist mit dem Holunder nahe verwandt.

34 *duplex*: Ungewöhnlich, man erwartet: *duo genera*, so auch bei DIOSC. und DYASC., bei PLIN. nat. *alterum genus*; wörtlich: „dass es die Art des Holunders doppelt gibt".

35 *diaphoreticae*: *dĭaphŏrētĭcus, -a, -um* von gr. διαφορήτικος, ‚schweißtreibend', medizinischer Terminus, z. B. bei CAEL. AUR. acut., DIOSC. oft, vgl. Saalfeld, Tensaurus italograecus 398.

36 *styptica*: *stypticus, -a, -um* aus gr. στυπτικός, ‚zusammenziehend, adstringierend, verstopfend', z. B. bei PLIN. nat. 24, 120 *medicamenta*, PLIN. nat. 32, 9 (36) *natura herbae*, vgl. Saalfeld, Tensaurus italograecus 1068.

37 *actes*: *acte, -es* f. aus gr. ἀκτή, vgl. Saalfeld, Tensaurus italograecus 16 und MLW I 131, 5–11 *acte, -es* f. mit Belegen aus den Glossen von Steinmeyer-Sievers, aus RECEPT. Sangall., der DIAETA Theod. und dieser Stelle von PS. ODO MAGD. herb. mit Verweis auf DIOSC. lat. 4 p. 84, 3. *Acte* ist Synonym für *sambucus*, speziell Sambucus nigra L., vgl. André, Lex. bot. 280. Nach André, Lex. bot. 17 kann *acte* sowohl für *sambucus* als auch für *ebulus* stehen. André gibt an, dass *acte* bei ORIBAS. eup. 2, 1 (430, 23) und DIOSC. gr. 4, 168 in der Bedeutung *sambucus* und bei PLIN. nat. 26, 120 und MARCELL. med. 7, 13 in der Bedeutung *ebulus* vorkommt. Vgl. Aufmesser, Diosk. 168, Etymologische Erläuterungen zu ἀκτή.

Bereits bei Dioskurides (DIOSC. gr. 4, 173) und bei Plinius (PLIN. nat. 24, 51–53) werden zwei Arten von Holunder erwähnt: Sambucus, gr. actes, der Holunder(baum) = Schwarzer Holunder, auch Flieder genannt, Sambucus nigra L. und Ebulus, gr. *chamaeactes*. Die Blüten des Holunders enthalten ätherische Öle (Glykoside), die schweißtreibend wirken, siehe Erläuterungen von König und Winkler zu PLIN. nat. 26, 120. Vgl. HILDEG. phys. 3, 44; Gart, Kap. 246; Fuchs Kap. 20; zu DIOSC. gr. 4, 173 siehe Berendes 465–466 Cap. 171(174) und 172 (175) und Aufmesser, Dioscurides (dt. Übers.) 278–279 Sambucus nigra L., Schwarzer Holunder; siehe Hoppe, Kräuterbuch des Hieronymus Bock, 351–352, Kap. 23 ‚Holunder' (‚Holder').

chamaeactes: *chămaeactē, -ēs* f. aus gr. χαμαιάκτη, ‚Attich, Niederholunder, Zwergholunder (Sambucus ebulus L., Caprifoliaceae)', vgl. ThLL III 985, 15–28, MLW II 513, 40–49; nach Saalfeld, Tensaurus italograecus 268 ‚die niedrig an der Erde hinwachsende ἀκτή, krautartiger Feldholunder'. *Chamaeacte = ebulus* bei André, Lex. bot. 83. André, Plantes 59 nennt für *chamaeacte* Stellen bei PLIN. nat. 24, 51. 26, 120, PS. APVL. herb. 92, 22, ORIBAS. eup. 2, 1A, 12; Bei PLIN. nat. 24, 51–53 wird *chamaeacte* auch *helios* genannt. Metrisch *-mae-* als Kürze gemessen, vgl. MLW s. v. *chamaeacte = ebulus*; DIOSC. gr. I, 4, 173; WALAHFR. hort. cap. 17; HILDEG. phys. 1, 120. 229; H. Wölfel, Das Arzneidrogenbuch Circa instans, Berlin 1939, 52; Hoppe, Kräuterbuch des Hieronymus Bock, 305 Kap. 86 ‚Von Attich' (‚Kleiner kurtzer summer Holder', ‚kurtzer FeldHolder').

38 *cui conscribunt*: *conscribere* heißt in der eigentlichen Bedeutung ‚schreiben', übertragen kann es ‚zuweisen, zuteilen, zuorden' bedeuten, vgl. MLW II 1499–1503. Die Bedeutung ‚zuschreiben' würde mit dieser Stelle neu hinzukommen.

39 *ut olus*: *ut* zur Angabe des Vergleichs durch appositionsmäßig angefügtes Substantiv in der Bedeutung ‚wie, als'.

40 *mollescit*: *mollescere* ist Inchoativ zu *mollire*.

choleramque: *chŏlĕra, -ae* f., vgl. gr. χολέρα (urspr. Dachrinne, durch die Regenwasser abfließt), bezeichnet hauptsächlich die ‚Galle', wie hier in diesem Falle, kann aber auch die durch die Galle, gr. χολή, verursachte Krankheit, die Cholera, eine Darmkrankheit, Gallenerguss durch Brechen und Durchfall, der Brechdurchfall, bedeuten, vgl. MLW II 541, 56–542, 11 und Saalfeld, Tensaurus italograecus 283. Vgl. auch ODO MAGD. herb. 1128. Seit Beginn des 4. Jahrhunderts kommt *cholera* nicht selten mit der Bedeutung ‚Galle' bei den medizinischen Schriftstellern und bei den Veterinärmedizinern vor, vgl. André, Le vocabulaire latin de l'anatomie 155.

phlegmata: *phlegma (fl.), -ătis* n., aus gr. φλέγμα, ‚zähe Feuchtigkeit im Körper, Schleim', vgl. Saalfeld, Tensaurus italograecus 876, z. B. bei ISID. orig. 4, 7, 29. *Phlegma* ist bei FUCHS *pituita, -ae* f. ‚zähe Feuchtigkeit (= φλέγμα), kalter, flüssiger Schleim, bes. Schnupfen'.

41 *ipsius*: steht hier für *eius*.

43 *vesicae ... lapillos*: ‚Blasensteine'. Für *vesica, -ae* f., ‚Blase, Harnblase' ist etymologisch aus lat. *vensica*, ahd. *wan(a)st* ‚Wanst', mit dem lat. *ven-*

ter verwandt, so Walde-Hofmann, Lat. etym. Wb. II 750f. s. v. *vensica*. André, Le vocabulaire latin de l'anatomie 158 bevorzugt in Zusammenhang mit dem Begriff ‚blasen, pusten, wehen' in dem dt. ‚Blase, Harnblase' *vesica* nach den erzeugten Geräuschen zu interpretieren.

Lapillus aus **lapidlos*, vgl. Leumann, Lateinische Laut- und Formenlehre, 306. Mit dem Deminutiv *lapillos* sind hier nicht ‚Steinchen' gemeint, sondern *lapillos* steht für *lapides*, kommt in den Quellentexten nicht beim griech. Dioskurides, DIOSC. und DYASC., nur bei Plinius vor. Deminutivbildungen sind vor allem im Vulgärlatein beliebt und werden in der Fachsprache vor allem für technische Bezeichnungen gern verwendet. Bei technischen Begriffen, die im Deminutiv vorkommen, ist ein begriffsmäßiger Zusammenfall mit den Grundwörtern zu beobachten, was auf eine rein formale Deminution schließen lässt. Siehe dazu H-Sz 775–776.

44 *ponunt = deponunt*, simplex pro composito.

45 *cacostomacha*: *cacostŏmăchus, -a, -um*, aus gr. κακοστόμαχος *„de hominibus stomacho laborantis"*, cf. DIOSC. 3, 22 *aloe cacostomachis reparat stomachum, et „i. q. stomacho inutilis"*, cf. DIOSC. 1, 78 *semen eius (terebinthi) cacostomachum est*, 2, 88 *faba ventrem inflat et cacostomacha est*. saepius. ORIBAS. syn. 4, 19 (in titulo) *quae sunt cacostomacha, id est quae sunt, quae non sunt apta stomacho*. saep. vgl. ThLL III 9, 52–58; MLW II 13, 15–24; ODO MAGD. herb. 1963.

vescentibus: *vescor, -vesci* ‚etwas als Speise geniesen, etwas speisen' mit Akkusativ, seltener mit Ablativ, ‚speisen, genießen', siehe Georges II s. v.

47 *hydropicis*: *hydropicus, -a, -um* aus gr. ὑδρωπικός, ‚wassersüchtig', hier als Substantiv *hȳdrōpĭci, -orum* m. ‚die an der Wassersucht Leidenden', vgl. ThLL VI/3 3136–3137; Saalfeld, Tensaurus italograecus 573. Hier ist das *o* kurz gemessen wie im ODO MAGD. herb. 178 (Cap. 5 *de allio*) *hydropicis sic humores desiccat aquosos*. *Hydropici* kommen auch im ODO MAGD. herb. 431 (cap. 11 *de betonice*) vor.

48 *emplastri*: *emplastrum, -i* n. aus gr. ἔμπλαστρον (= ἔμπλαστρον, τό, sc. φάρμακον), als medizinischer Terminus ‚das Pflaster', vgl. Saalfeld, Tensaurus italograecus 438.

52 *scripsi*: Zum ersten Mal tritt der Dichter als Person hervor.

53 *caesaries*: *caesaries, -ei* f., in den Glossen als *coma capitis, capilli, crines* bezeichnet, kommt vor allem in der Dichtung bei PLAVT., CLAVD., CATVLL., HOR., OV., LVCAN. und anderen Dichtern vor, vgl. ThLL III 108, 4–109, 29. *Caesaries* ist alt (seit Plautus) und kommt immer mit der Bedeutung ‚Kopfhaare, Haarwuchs' vor, wurde von den Alten in Zusammenhang mit *caedere* ‚schneiden' gebracht und war speziell den Männern vorbehalten, vgl. André, Le vocabulaire latin de l'anatomie 214. Die Quellen PLIN. nat., DIOSC. und DYASC. sprechen an dieser Stelle von *capillus* bzw.

capillos, der Dichter hat hier die Variation *caesaries* für seinen Versbau gewählt. In den ‚Spuriis Macri' kommt *caesaries* noch in v. 191, v. 251 und v. 286 vor.

olivo: *olivum, -i* n. ist das Öl, von *oliva, -ae* f. nach dem gr. ἐλαί(F)α, Olive und Olivenbaum (Olea Europaea L.), vgl. André, Lex. bot. 225.

56 *replendo*: Vgl. PLIN. nat. 34, 155 *vulnera repurgare aut replere* (‚Wunden reinigen oder schließen') et 23, 124 (*cinis arboris fici*) *purgat, conglutinat, replet, adstringit* (‚reinigt, verklebt, füllt aus, zieht zusammen').

saniosis: Hier vermute ich eine Verschreibung, daraus resultierend eine Fehldeutung, da an dieser Stelle meist die Anwendung bei Hundebiss kommt, aber keiner weiter von Vereiterung spricht, zuerst die Quelle ‚Dyascorides'. Vgl. Berendes Übersetzung von Diosc. mat. med. IV, 172 (175): „Die frischen zarten Blätter mit Graupen als Umschlag lindern Entzündungen, ebenso sind sie als Kataplasma ein gutes Mittel bei Verbrennungen und Hundebiss." Vgl. PLIN. nat. 24, 51 *refrigerat etiam inflammationem, maxime recentia ambusta et canis morsus*. Nach Georges ist *saniosus, -a, -um* ‚voll Jauche', bei PLIN. nat. 7, 66, CAEL. AUR. de morb. chron. 4,6,84 und de sign. diaet. pass. 138. 151, THEOD. PRISC. 1,7 und bei Augustin. serm. belegt. Im Mittellatein (nach dem MLW-Material) zuerst belegt im AESCULAPIUS 31 p. 48, 30 (s. VII) *Qui hoc genus vulneris* (sc. *insanabile*) *habent, per aliquos dies quasi iam cicatrices in vulnere ductae sint, et in cursu sanguinolenta redduntur et purulenta, hoc est, saniosa*. Im AESCULAPIUS kommt *saniosus* noch an weiteren Stellen vor, außerdem in den medizinischen Schriften PS. GALEN. febr. 257 (s. VII.–VIII.), PS. HIPPOCR. phleb. 19 (cod. s. IX), MAURUS urin. I p. 31, 38 (s. XII.^{2}), BRUNUS LONG. chirurg. 1,11 (1252) und bei ALBERT. M. animal. 3, 169 (c. 1270). Als Vorbild für PS. ODO MAGD. herb. 56 hat DYASC. p. 30^{b} als erster *saniosa vulnera*, beim langobardischen Dioscorides steht an dieser Stelle noch *sinus vulnerum sanat*.

57 *paracollesin*: **paracollesis* f. aus gr. παρακόλλησις (‚das Anleimen' bei Hippocr.) ist lat. *conglutinatio, -onis* f. mit der Bedeutung ‚das (Zusammen-) kleben, Verschmelzung' und speziell im medizinischen Bereich ‚(Ver-)heilung', z. B. bei BRUNUS LONG. chirurg. 1, 3 p. 106^{E} *conglutinatio vulneris renovati elongatur a facilitate conglutinationis vulneris recentis*, vgl. MLW II 1403, 26–56. „κόλλα Dioscoridi, significat conglutinationem", so Cornarius. Das Substantiv *collesis* bedeutet das ‚Zusammenleimen, -kleben', siehe MLW II 847, 38–40. „*Paracellosin* RANZ., sed falso; nam de agglutinatione (παρακόλλησις) sermo est, quae contingit vulneribus saniosis ex usu ebuli" (CHOULANT 125f.). *Agglunatio* ist ‚das Zusammenziehen', vgl. MLW I 378, 46–49, siehe dazu *agglutino, -avi, -atum, -are*, was eigentlich ‚(leimartig, fest) verbinden' und im medizinischen Gebrauch ‚Festigkeit verleihen' heißt, vgl. MLW I 378, 50ff.

**Paracollesis* ist selten, erst seit dem 11. Jahrhundert und nur in medizinischer Literatur belegt, zuerst in DYASC. p. 30[b] *vulneribus paracollesin fatiunt*, der Quelle für diese Stelle in PS. ODO MAGD. herb., außerdem in ALPHITA I p. 285, 20 (s.f. XIII) *collesis* (v. l. *callosis*) *interpretatur agglutinatio* (v. l. conglutin*atio*); *inde paracollesis, id est, partium agglutinatio, et paracolleticus, id est, carnem glutinans, inde sarcocolla est quadam gumma.* und THEOD. CERV. chirurg. 3,11 p. 163C (1265–75) *Ideoque huiusmodi utilia sunt ad peracollesim pendiginum vel aliorum vulnerum.*

4. Bryonia

58 *ampelos*: *ampelos, -i* f. aus gr. ἄμπελος ‚Weinstock, Weinrebe', bei PLIN. nat. und DIOSC. und ISID. orig. 17, 9, 90 *ampelos agria* und *ampelos melena*, vgl. ThLL I 1978, 61–72.

leuce: *leucus, -a, -um* aus dem griech. λευκός mit den griechischen Formen: f. sg. Nom. *-e*, acc. *-en*, pl. Acc. *-as*, neutr. *-on* kommt in der Bedeutung ‚weiß' vor und in verschiedenen Pflanzennamen, siehe PLIN. nat. 13, 21 *vitis alba est, quam Graeci ampelon leucen ... appellant*, vgl. ThLL VII, 2, II 1196, 12–45.

ampelos ... leuce: *ampĕlŏs leucē, -es* f., vom gr. ἄμπελος λευκή, rein lat. *vitis alba* ‚Weiße Zaunrübe, Gichtrübe' (Bryonia alba, L., Bryonia dioica Jacq.). *Ampelos leuce = vitis alba*, vgl. André, Lex. bot. 28 mit Verweis auf DIOSC. 4, 182, PLIN. nat. 23, 21–28, ORIBAS. eup. 2, 1A, 16, ISID. orig. 17, 9, 90, PS. APVL. herb. 67, 6, DIOSC. 4, 177. Als Fremdwörter haben beide Wörter noch ihre griechische Endung, sie bilden als Pflanzenname eine Einheit, z. B. bei PLIN. nat. 23, 21 *vitis alba* (cf. PS. APVL. herb. 66) *est quam Graeci ampelon leucen* eqs. 1, 23, 3 *medicinae ex ampelo leuce*, DIOSC. 4, 177 *de ampelos leuce*, ORIBAS. eup. 2, 16 *ampela leuces*. Vgl. Saalfeld, Tensaurus italograecus 51.

-que et: Das angehängte *-que* könnte auch ein Relativpronomen *quae* sein (also: ‚Die Weinrebe ist weiß, welche griechisch auch Bryonia genannt wird').

Bryonia: *brўōnĭa, -ae* f. aus griech. βρυωνία, vgl. MLW I 1594, 42f.; seit Scribonius Largus gebräuchlich, vgl. André, Lex. bot. 59.

Siehe Hegi 6, 318 und Marzell I 683–692: Bryonia L. - Zaunrübe, ein Rankengewächs, gehört zur Gattung der Kürbisgewächse mit rübenartig angeschwollener Wurzel; nach Marzell gibt es bei uns zwei Arten: die schwarze Zaunrübe (Bryonia alba L, deren lat. Artname *alba* sich auf die alte Bezeichnung *vitis alba* im Gegensatz zu *vitis nigra* - Tamus comm. bezieht), die schwarze Beeren trägt, und die Rote Zaunrübe - Bryonia dioica Jacq., die rote Beeren hat; Ali El Ghamrawi, Lexikographische Studien über die lat. Pflanzennamen bei Dioskurides und Pseudo-Apuleius, 10 und 23, behandelt die Weiße Zaunrübe unter den Stichwörtern *coriaria* und *notia* als in der Gerberei verwendete Pflanze, bezieht sich auf PS. APVL. herb. 67, 7; PS. DIOSC. 4, 182 (Wellmann in Hermes XXXIII). Bei Aufmesser, Etymologische Erläuterungen, 170 ist ἄμπελος λευκή, Weiße Zaunrübe, Bryonia Cretica. Scheller – Frieboes behandeln die Zaunrübe im Verzeichnis der Arznei-, Nahrungs- und Genussmittel, 704, Celsus zählte die Zaunrübe zu den wundheilenden Mitteln; im Altertum wurden die Wurzeln der verschiedenen Bryonia-Arten u. a. als Purgans, Emetikum, bei Gicht, Hämorrhagien und Epilepsie gebraucht, besonders als geburtsbeförderndes Mittel und bei Frauenkrankheiten und gegen Schlangenbiss; André, Plantes 14 identifiziert *ampelos leuce* mit Bryonia dioica Jacq. Ebenda 39 unterscheidet André unter *bryonia, -ae* f. 1. Bryonia dioica Jacq. als bryonia alba, vorkommend u. a. bei SCRIB. LARG. 79; MARCELL. med. 17, 5; PLIN. nat. 23, 24 und 2. Tamus communis L., bei PLIN. nat. 23, 24 *bryonia nigra* genannt, vorkommend bei PLIN. nat. 23, 27 (vgl. DIOSC. gr. 4, 183). Zu DIOSC. gr. 4, 182 ἄμπελος λευκή (ed. Wellmann 329–331) siehe Berendes 469–470, IV. Buch, Cap. 181 (184) und Aufmesser 283 Buch 4, Kap. 182. Bryonia Cretica, Weiße Zaunrübe, vgl. das anschließende Kapitel: 4, 183 ἄμπελος μέλαινα. Siehe Hoppe, Kräuterbuch des Hieronymus Bock, 310 (Kommentar zum Kräuterbuch): Kap. 95 ‚Von Hundskürbs/Bryonia'.

59 *candida*: An dieser Stelle steht bei DIOSC. *candon* und im DYASC. das Synonym *(vitis) alba. Candidus, -a, -um* in der Bedeutung ‚schimmernd, glänzend weiß' ist Adjektiv zu *candere (candeo, -ui)* mit der indoeuropäischen Wurzel **cand-*. Im Vergleich mit *albus* ist *candidus* eher der poetische Ausdruck für ‚weiß', vgl. André, Termes de couleur 31 et 33, weshalb der ‚Spuria'-Dichter sich hier wohl für *vitis candida* statt des üblichen Pflanzennamens *vitis alba* entschied.

candida vitis: Bei André, Plantes 273 wird unter *vitis, -is* f. 3. Bryonia dioica Jacq. als *vitis alba* genannt bei OV. met. 13, 800; CELS. 5, 2; SCRIB. LARG. 143; COL. 10, 347; PLIN. nat. 23, 21sq., zu PLIN. nat. 23, 21 erläutern König und Winkler, dass von der Zaunrübe zwei Arten in Betracht kommen, die weiße Zaunrübe, Bryonia alba L. und die rote Zaunrübe, Bryonia cretica L. ssp. dioica (Jacq.), die vor allem bei Plinius in Betracht zu ziehen ist.

60 *assimilantes*: Vgl. MLW I 1077, 68–1078, 60, wo *assimilo* u. a. in der aktiven Bedeutung ‚nahe-, gleichkommen' (mit Akk.) vorkommt und als Schreibvariante auch *-mul-* verzeichnet ist (wie bei Ranzovius).

nostram: Gemeint ist unsere Rebe, also die Weinrebe.

64 *capreoli similes*: *capreolus, -i* m. kommt hier in seiner botanischen Bedeutung ‚Trieb, Wickelranke, Gäbelchen' vor, vgl. MLW II 242, 16–23, vgl. auch ROGER. SALERN. chirurg. 2, 141 con ... succo capreolorum vitis.
66 *cum lotio*: *lotium, -i* n. ‚Urin' (alt **lautium*) ist, in seiner volkstümlichen Aussprache von *lavare* ‚waschen, reinigen' abgeleitet, das Produkt der Reinigung. Der Ursprung liegt im Gebrauch des Urins für die Entfettung der Stoffe, vgl. André, Le vocabulaire latin de l'anatomie 159.
68 *cancros*: *cancer, -cri* n., als ‚Geschwür, Krebs' vgl. auch ODO MAGD. herb. 929 *cerefolium appositum cancris tritum cum melle medetur.*
69 *Chironia ... vulnera*: *Chironius, -a, -um*, gr. Χειρώνειος, ist Adjektiv zu *Chiron, -onis*, gr. Χείρων, vgl. ThLL Onomasticon II 399, 30–400, 40; MLW II 537, 37–37, und bezeichnet nach Chiron benannte, unheilbare Wunden. Schon im DIOSC. gr. 4, 182, 2 steht an dieser Stelle Χειρώνειων. Vgl. *Chironia vulnera* bei THEOD. PRISC. eup. 1, 69, besonders 1, 70 p. 73, 13 *Chironiis vulneris hoc emplastrum facies*, PS. APVL. herb. 23, 1 *ad vulnera Chironia*, DIOSC. 2, 110 *Cyronis vulneribus* (cf. 4, 177), ANTIDOT. Glasg. p. 142, 21 *acironia vulnera*, als Substantiv in ANTIDOT. Sangall. p. 82, 42 *ad ... cironia.* ANTIDOT. Glasg. p. 127, 17 *quirionia*. Ein griechischer Eigenname aus der Mythologie findet hier Verwendung als medizinischer Terminus zur Bezeichnung einer bestimmten Art von bösartigen Wunden. Langslow, Medical Latin in the Roman Empire, 133 vermutet, dass es zu dieser Bezeichnung kam, entweder weil die Wunde einer Wunde des Kentauren Chiron ähnelt oder weil sie seine berühmte medizinische Heilkraft erfordert, was meines Erachtens eher zutrifft.

Χείρων bzw. Chiron ist der Sohn des Kronos und der Philyra, ein Kentaur, der berühmt ist durch seine Arzneikunde und Seherkunst, Lehrer des Asklepios, Herakles, Achilleus u. a. Hier ist eine Wunde nach Cheiron benannt, die nach seiner Heilkunst kuriert werden kann. Die Wundversorgung nach der Art des Kentauren Cheiron begegnet in der Literatur erstmals in der Ilias. Im elften Buch der Ilias (Ilias 11, 828–832) gibt der verletzte Eurypylos seinem Helfer Patroklos die Anweisung, ihm den Pfeil aus dem Schenkel zu schneiden, diesen zu waschen und lindernde Heilmittel aufzulegen, wie er es einst von Achilleus gelernt hat, den der Kentaur Cheiron unterwies. Darauf wird in den Versen 11, 844–848 die Anwendung einer schmerzstillenden Wurzel als Heilmittel für die Wunde beschrieben. Auch bei Nikander in den Theriaka 493–508 (ed. Jaques) wird für eine blutende und schmerzende Wunde die heilende Wurzel des Cheiron angewandt. Siehe dazu S. Vogt, Lehrdichtung im Urteil Galens, in: T. Fögen (Hrsg.), Antike Fachtexte. Ancient Technical Texts, 55–59.

Chironius kommt auch in Pflanzennamen vor, z. B. für *vitis nigra* bzw. *ampelos melaena*: PLIN. nat. 23, 27 *vite nigra sive bryonia sive Chironia sive gynaecanthe sive apronia*; 25, [16] *de ampelo Chironia*; 25, 34 *ampe-*

los, quae vocatur Chironia; DIOSC. 4, 178 *ampelos melena ... aut Cyronia vite dicunt*, siehe ThLL Onomasticon II 400, 22–38. Zu *Ampelos Chironia* = *vitis nigra* vgl. André, Lex. bot. 28. Siehe PLIN. nat. 25, 34 *Chironis inventum ampelos, quae vocatur Chironia, de qua diximus inter vites* [23, 27], vgl. ThLL VII, 2/I 158, 72ff. *inventum, -i* n. i. q. *inventio*. Aus den Erläuterungen zu PLIN. nat. 25, 34 von König und Winkler: der Weinstock Chironia ist die Schwarze Rebe aus PLIN. nat. 23, 27, die Schmerwurz, Tamus communis L. (Dioscoreaceae). *Chironia, -ae* f. bei PS. DIOSC. 4, 183 und PLIN. nat. 23, 27 = *vitis alba*, siehe André, Lex. bot. 87.

phagedaenica: *phagedaenicus, -a, -um* aus gr. φαγεδαινικός ‚fressende Geschwüre bildend oder verursachend', vgl. PLIN. nat. 24, 9 *phagedaenica vulnera*; Saalfeld, Tensaurus italograecus 858. Im DIOSC. gr. 4, 182, 2 steht an dieser Stelle φαγεδαινικῶν. Φαγεδαινικός ist das Adjektiv zu φαγέδαινα ‚ein um sich fressendes, krebsartiges Geschwür', und bedeutet ‚wie ein krebsartiges Geschwür um sich fressend', vgl. Pape, Griechisch-Deutsches Wörterbuch II, 3. Aufl. Braunschweig 1880, s. v.; Du Cange, Glossarium, s. v. *phagedaena - ulcus tumidum, profundum, et vicinas partes arrodens et depascens, a graec.* φαγεῖν, *edere*; kommt als medizinischer Terminus technicus im Mittellatein fast nur in medizinischen Texten vor, nach dem Material des MLW z. B.: GLOSS. med. p. 90, 16 (c. 700) *dicuntur isti et fagedenice ex nimio appetitu ciborum plurimorum atque non praemasticatorum properante transvoratione*; ANTIDOT. Sangall. p. 78, 26 (cod. s. IX) *vulnera fagidineca et cancrus omnes cura*; PS. HELIOD. chirurg. 76 (cod. s. IX.–X.) *Quibus locis cauterio utimur? Ad loca ubi sanguis nimius fluit. Hoc est emorroidis, sciadicis, fagedenicis, ...*; ODO MAGD. herb. 1757 *Provocat* (sc. *Colubrina*) *urinas, fagedaenica vulnera purgat, si sit ei tritae cum melle bryonia iuncta*. Im ‚Macer Floridus' werden die *fagedaenica vulnera* wie hier auch mit *Bryonia* behandelt.

70 *tibiis*: *tibia, -ae* f. ‚Schienbein', das Wort gelangte über das Mittellatein in die romanischen Sprachen, metonymisch heißt *tibia* ‚Flöte', vgl. André, Le vocabulaire latin de l'anatomie 112; siehe auch PLIN. nat. 22, 69 *tibiarum ulcera*.

72 *lentigines*: *lentigo, -inis* f. ‚der linsenförmige Fleck; Leberfleck, Sommersprosse', siehe Georges II s. v.; vgl. Pschyrembel, Klinisches Wörterbuch 258., neu bearbeitete Auflage, Berlin – New York 1998, s. v.; im Plural ‚Sommersprossen'.

73 *cicatricem*: *cicatrix, -icis* f., ‚Narbe, Wundmal, Wunde', vgl. MLW II 567, 42ff.

76 *duritias spergit*: *duritia, -ae* f., hier als medizinischer Terminus ‚die Verhärtung'; *spergere* ‚auflösen' ist selten, zu *spargere*. *Spargit* R. „Spergere pro spargere non ita raro occurrit apud scriptores medii aevi" (Choulant 126f.)

apostema: *ăpōstēma, -atis* n., aus gr. ἀπόστημα, rein lat. *abscessus* oder *suppuratio*, als medizinischer Terminus in der Bedeutung ‚Abszess, eitrige Entzündung, Geschwür', vgl. MLW I 761, 45ff. Vgl. ODO MAGD. herb. 379 *althaea* rumpit ... apostemata dura, wo *āp-* metrisch lang.

78 *septica*: *septicus, -a, -um* aus gr. σηπτικός ‚beißend, beizend' = *erodens*, vgl. Saalfeld, Tensaurus italograecus 1016; gr. *sepsis* ‚Fäulnis', „Plinius saepe" (Cornarius).

sociabis: Futur in Rezepten.

79 *coniunxisse ... esse necesse probatur*: Dieser Vers ist keiner Quelle entnommen. *Probare* wird mit dem A. c. I. konstruiert, vgl. Menge^2, 2000 § 478, 2a, daher *esse necesse*. *Necesse est* hat als Subjekt einen Infinitiv, vgl. Menge^2, 2000 § 473, 2. Der Infinitiv Perfekt Aktiv *coniunxisse* wurde für den Hexameter eingefügt, man erwartet Infinitiv Präsens.

80 *unica ... drachma*: Eine Drachme ist als Gewicht die Hälfte eines Sicilius, 1/8 unica = 1/96 as (etwa ein Quentchen, 11 1/3 holländische As), so Saalfeld, Tensaurus italograecus 414.

81 *caducum*: Als Substantiv *caducus, -i* m. zu *caducus, -a, -um* ‚fallsüchtig', also ein *homo epilepticus*, ‚ein Fallsüchtiger', vgl. MLW II 19, 37–20, 24. Denkbar ist auch, zu *caducum morbum* zu ergänzen, was dann die ‚Fallsucht, Epilepsie' bedeutet, siehe ODO MAGD. herb. 1418 *morbum curare solet ... caducum aristolochia.*

82 *apoplexia*: *ăpoplexĭa, -ae* f., das *-o-* kann lang oder kurz gemessen werden, von gr. ἀποπληξία ‚der Schlagfluss, besonders am ganzen Körper', lat. *ictus sanguinis*, vgl. Saalfeld, Tensaurus italograecus 95.

83 *obtenebrat*: *obtenebrare* ‚verfinstern', kommt zunächst nur bei den christlichen Schriftstellern und in Bibelübersetzungen (Vulgata) vor, siehe ThLL IX/2 275, 43–76. Aus dem MLW-Material wird ersichtlich, dass ein früher Beleg für das 8. Jahrhundert vorliegt: LIBRI Karol. I (f. 790) praef. p. 3, 24 *qui nimirum tantae cacitatis caligine obtenebrati fuerunt*. Für den medizinischen Bereich ist das Wort nur dreimal belegt: neben dieser Stelle bei CONSTANT. AFRIC. theor. (1076/ 87) 6, 12 p. 27b^v *Ex morbo officiali cornea ingrossatur et spissatur, unde visus obtenebratur secundum megnitudinem vel parvitatem apostematis*; ALBERT. M. veget. (c. 1265) 6, 298 *Potus autem ipsius* (sc. *croci*) ... *inducit somnum, et obtenebrat sensum, et cum bibitur in vino, inebriat.*

scotoma: *scŏtōma, -atis* n. von gr. σκότωμα ‚Dunkelheit vor den Augen, Schwindel', lat. *vertigo oculorum*, vgl. Saalfeld, Tensaurus italograecus 1011.

85 *praememoratis*: *praememoro* kommt fast ausschließlich als PPP vor für ein Adjektiv oder Substantiv, vgl. ThLL X/2 73–81; auch im Mittellatein häufig belegt.

88 *urinam*: Für das in den Nieren erzeugte flüssige Sekret gibt es zwei lateinische Bezeichnungen: das eher volksspachliche *lotium* und *urina. Urina, -ae* f. gehört seit Varro und Catull zur kultivierten und wissenschaftlichen Sprache. Zur Identifizierung von Urin mit Wasser vergleiche man lat. *urinam facere*, dt. ‚Wasser lassen‘, frz. ‚faire de l'eau‘, engl. ‚to make water‘, vgl. André, Le vocabulaire latin de l'anatomie 159. *Urina* kommt hier in den Wendungen *provocat urinam* und v. 4, 103 *urinamque movet* vor.

89 *dyspnoicosque*: *dyspnŏĭcus, -a, -um*, δυσπνοικός ‚an Engbrüstigkeit leidend, keuchend‘, subst. plur. *dyspnoici, -orum* m. ‚an Kurzatmigkeit Leidende‘, z. B. bei PLIN. nat. 24, 23, auch ODO MAGD. herb. 35 *dyspnoicis prodest abrotonum*; vgl. Saalfeld, Tensaurus italograecus 420; MLW III 1071, 25ff.

Latwerge bei Fuchs ist ein Fruchtmus.

90 *conquassatos artus*: Von *artus, -us* m. ist der ursprüngliche seltener vorkommende Sinn ‚Gelenk‘ bei Cicero und Plinius. Der Plural hat die gebräuchliche Bedeutung ‚Gliedmaßen, Extremitäten‘ seit Ennius und Plautus, so auch in der Prosa und bei den medizinischen Schriftstellern, z. B. SCRIB. LARG. 84; 179, vgl. André, Le vocabulaire latin de l'anatomie 78. *Conquasso, -avi, -atum, -are* bedeutet speziell im medizinischen Sinne ‚prellen, quetschen, verletzen‘, z. B. in TRACT. de aegr. cur. p. 356, 44 *accipe ... rutam et tere cum ... egestione bovina et ... parti conquassate superpone*, vgl. MLW II 1479, 60–63. Siehe auch als Substantiv *conquassatum* ‚Prellung, Quetschung, (Stoß-)Verletzung‘ bei ODO MAGD. herb. 1291 *conquassata iuvat mansum vel ... haustum origanum* (1907 *tussi ... medetur chamaedrys, conquassata* i.), vgl. MLW II 1480, 14–17.

91 *laterisque dolorem*: *latus, -eris* n. ist die Bezeichnung für die seitlichen Teile des Bauches bzw. Unterleibs und die Seiten an den Hüften, vgl. André, Le vocabulaire latin de l'anatomie 219. Vgl. SCRIB. LARG. 93 *lateris dolor* und PS. ODO MAGD. herb. 357 *lateris ... dolores*.

92 *pondus oboli*: *obulus, -i* m., vom gr. ὀβολός. Der Obolus als Münzgewicht ist der sechste Teil einer Drachme.

93 *spacio*: *spacio* ist hier mit *-c-* als vulgärlateinische Form für *spatio* geschrieben, die Schreibung mit *-c-* ist bei dem Suffix *-tio* im Mittelalter häufig, siehe Stotz, HLSMA 3, VII § 182. 4.

splen siccat: Hier wird *splen* wie in v. 30 als Akk. neutr. statt in der maskulinen Form *splenem* verwendet.

94 *caricis*: *carica, -ae* f. ‚Feige‘, z. B. auch bei ODO MAGD. herb. 307, wo, wie auch hier in diesem Vers, metr. *că-* gemessen wird, ODO MAGD. herb. 1321 *origani* cum succo si carica trita bibatur, in der Literatur ist weitere pharmazeutische Verwendung bezeugt, vgl. MLW II 283, 24ff. Die Bezeichnung *carica* ist von *Caria* (gr. Καρία) ‚Karien‘, einer Landschaft in

Kleinasien, abgeleitet und heißt eigentlich *carica* (*ficus*) die ‚karische Feige', „die getrocknet in den Handel kam" (Georges s. v.), daher ist *carica* die ‚getrocknete Feige'.

95 *uteros*: *uterus, -i* m. hat dieselbe Etymologie wie *venter* und bezeichnet auch den Bauch, Leib, Unterleib und besonders den Mutterleib, die Gebärmutter, vgl. André, Le vocabulaire latin de l'anatomie 138.

96 *glomeratos*: *glomero, -avi, -atum, -are* in der Bedeutung *colligere, contrahere*, das Partizip Perfekt auch in adjektivischer Funktion, vgl. ThLL VI/2 2058, 60–2060, 83. „Nondum in utero formatos" (Choulant 126f.).

infantes ponit nondum glomeratos: „id est, deponit et eijecit conceptus recentes, ... Galenus lib.1 de semine distingit (quos libros nuper latine conscripsimus), Diosc.: ... id est eiectivum conceptum medicamentum" (Cornarius)

98 *mulsae*: *mulsa, -ae* f. (sc. *aqua*) ‚Wassermet', d. h. Wasser mit Honig vermischt; *mulsus, -a, -um* kommt im mittelalterlichen Latein fast ausschließlich in medizinischen Texten vor: AESCULAPIUS 1 p. 1, 41 (s. VII) *si cum vigiliis, cum aceto, et mulsa calida gargarizent*; ANTIDOT. Lond. p. 18, 9–20 (cod. s. VII–VIII); BOTAN. Sangall. 1, 11 (cod. s. IX) *Herba vitonica dragmas II, aqua mulsa ciatus II, dum biberit, sanas fiat*; GLOSS. Salern. p. 12b, 28 (cod. 1160/70) *Mulsa fit ex melle et aqua*; ODO MAGD. herb. 538 *Praestat idem pariter cum mulsa mixtus et auri infusus tepidus*, cf. 788, 870, 1289, 1293 et al.; RECEPT. Sangall. I 84 (cod. s. IX) *Folia persici III aut V in aqua mulsa bibat*; und in weiteren Rezepten sowie bei NIVARD. Ysengr. und THADD. FLORENT. cons. *Mulsum* kann ‚Wassermet' oder ‚Weinmet', d. h. Wein mit Honig vermischt, sein.

99 *phlegmata*: Im DIOSC. gr. 4, 182, 4 steht an dieser Stelle φλέγμα. Vgl. v. 40.

101 *cum ptisane suco*: *ptĭsăna, -ae* f., aus gr. πτισάνη von πτίσσω ‚stampfe', bedeutet ‚die gestampfte und von Hülsen gereinigte Gerste, Gerstengrütze', übertragen bedeutet es auch ‚ein aus Gerstengrütze bereitetes Dekokt, der Gerstentrank', vgl. Saalfeld, Tensaurus italograecus 954. „Plin. tradit et Diosc." (Cornarius)

102 *baccarum*: *baca (bacca), -ae* f. ‚Beere', *bacae (baccae)* werden die Beeren von Bäumen und Sträuchern bezeichnet, vgl. André, Lex. bot. 49; MLW I 1302, 34ff.

104 *sperma*: *sperma, -atis* n., aus dem gr. σπέρμα, rein lat. *semen* ‚Samen'. Hier ist mit *sperma* der Samen der Pflanze gemeint, im Gegensatz zu v. 131, wo vom menschlichen Samen die Rede ist.

lepram: *lepra, -ae* f., vom gr. λέπρα, ‚der die Haut rauh und schuppig machende Aussatz, Krätze, Räude', vgl. Saalfeld, Tensaurus italograecus 622.

Lepra ist heute eine Infektionskrankheit der Haut, durch das Mycobacterium Leprae hervorgerufen, an Haut, Nerven und Schleimhäuten, vgl. Pschyrembel, Klinisches Wörterbuch, 258., neu bearbeitete Auflage, Berlin – New York 1998, s. v.

scabiem: *scabiēs, -ēī* f. ursprünglich ‚Rauheit', bei Pflanzen und im medizinischen Bereich ‚Räude, Krätze, Aussatz', z. B. bei Vergil und Columella.

105 *Bryonia nigra*: vgl. *ampelos melaena*, aus gr. ἄμπελος μέλαινα = *vitis nigra*, vgl. André, Lex. bot. 28. Die Quellen langobardischer ‚Dioscorides', Isidor und ‚Dyascorides' bieten mit geringen Abweichungen *ampelos melaena id est vitis nigra*, woraus unser Dichter seine Variation *bryonia nigra* bildet. *Niger* ist in der Literatur genauso alt wie die Bezeichnung *ater* für ‚schwarz', auch unbekannter, nicht indoeuropäischer Herkunft, vgl. André, Termes de couleur 52f.

Bryonia nigra ist die *vitis nigra,* gr. ἄμπελος μέλαινα, Tamus communis L., Schmerwurz, auch bei PLIN. nat. 23, 24 *bryonia nigra* genannt, vgl. André, Lex. bot. 28: *ampelos melaena* und *ampelos Chironia* entsprechen der *vitis nigra*; vgl. André, Plantes 39 *bryonia nigra* bei PLIN. nat. 23, 27 (cf. DIOSC. gr. 4, 183), ibid. p. 273 unter *vitis, -is* f. 4. Tamus communis L. als *vitis nigra* bei PLIN. nat. 23, 27sq.; ISID. orig. 17, 9, 91; DIOSC. 4, 178, auch als *vitis alba*, PS. DIOSC. 4, 183 oder als *vitis chironia* DIOSC. 4, 178 (gr. 4, 183). Siehe Aufmesser, Etymologische Erläuterungen 170.

5. Alga palustris sive Nymphaea

107 *alga*: Der Ursprung des Wortes *alga, -ae* f. ist ungeklärt, so André, Lex. bot. 25. Siehe dazu Walde-Hofmann, Lat. etym. Wb. I 28f. s. v. *alga* norw. *ulka* ‚Schleim', möglicherweise lat. *ulva* ‚Schilfgras, Seegras'. Im MLW I 444, 28–62, ist zu *alga* unter 7. *nymphaea* ‚Seerose' genannt mit den bereits genannten Stellen DYASC. p. 130^{b}, ALPHITA II p. 126, 2, PS. APVL. herb. 68 adn. ad l. 9, PS. ODO MAGD. herb. 107.

alga palustris: ist ein Synonym für *nymphaea*, ‚Seerose'; *alga palustris* = *nymphaea* bei André, Lex. bot. 26 und André, Plantes 10: *alga* ist 5. *alga palustris*: Nymphaea alba L., PS. APVL. herb., 68, 9 adn.

108 *nymphaea*: *nymphaea, -ae* f., aus dem gr. νυμφαία entlehnt, ‚Seerose', vgl. André, Lex. bot. 223. Siehe dazu *Nympha, -ae* f. und *Nymphe, -es* f. ‚Nymphe' und plur. *Nymphae, -arum* f. ‚Naturgottheiten' niederen Ranges mit Sitz in Gewässern (Meeren, Seen, Flüssen, Quellen), Wäldern, Hainen und Bäumen, das *nymphaeum* als ‚Nymphenheiligtum' sowie *Nymphaea* bzw. *Nymphaia* als Namen von Inseln ‚Nympheninseln', Inseln als Orte der Nymphenverehrung, vgl. RE XVII, 2 (1937) 1517. 1599f.

Nymphaea alba L. (Nymphaeaceae) - Weiße Seerose; vgl. Hegi 31, 441. Die Arten der Seerose unterschieden die antiken Ärzte nach der Farbe der Wurzel und nicht nach der Blütenfarbe. Die weiße Seerose (Nymphaea alba L.) ist die bekannteste, z. B. bei PLIN. nat. 25, 75 und PS. APVL. herb. 68[tit.], *nymphaea quae radicem nigram habet* PS. THEOD. PRISC. simpl. 95, André. Lex. bot. 223. André, Plantes 174 nennt unter *nymphaea* (*nimfea*), -ae f, gr. νυμφαία (Theophr., DIOSC.) die beiden Arten: 1. *Nymphaea alba* L., vgl. PLIN. nat. 25, 75; Diosc. gr. 3, 132, 1; PS. THEOD. PRISC. simpl. 95 und 2. *Nuphar luteum* Sm. PLIN. nat. 25, 76, Theophrast, Hist. plant. 9, 13, 1; DIOSC. gr. 3, 132, 3; PS. THEOD. PRISC. simpl. 95. Aufmesser 209f., zu DIOSC. gr. cap. 132 bestimmt die Pflanze des Kapitels als *Nuphar luteum*, Große Teichrose, entgegen der allgemein vertretenen Ansicht, dass es sich um *Nymphaea alba* L. handelt; vgl. Berendes 349f., III, Cap. 138 (148); H. Wölfel, Das Arzneidrogenbuch Circa instans, Berlin 1939, 84; bei MARCELL. med. 33, 63 auch rein lat. *Clava Herculis.* Siehe auch Hoppe, Kräuterbuch des Hieronymus Bock, 279f. (Kommentar zum Kräuterbuch): Kap. 48 1. ‚Weiß Seeblumen', ‚Hörwurtz', ‚Hörstrang' - Nymphaea alba L. - Weiße Seerose, Nymphaeaceae und 2. ‚Gäl Seeblumen' - Nuphar luteum Sibth. et Sm. - Gelbe Teichrose, Nymphaeaceae. Marzell, Wb. dt. Pflanzennam. III p. 347ff. nennt als alte Namen für Nymphaea alba L. - Weiße Seerose *alga, papaver palustre, cacabus Veneris*.

cacabus Veneris: Die Bezeichnung *cacabus* für die Pflanze ist von *caccabus, -i* m. (gr. κάκκαβος) ‚Topf, Kessel' abgeleitet; im MLW II 8, 12–65 findet man *cacabus Veneris* als botanischen Ausdruck unter *caccabus (caca-), -i* m. mit den bereits bekannten Belegstellen DYASC. p. 130[b] (sim. ALPHITA II p. 125, 32) und PS. ODO MAGD. herb. 108; ThLL III 5, 10–13 setzt für die Pflanze ein eigenes Lemma an: *caccabos (-i)* acc. *-on* f.? ‚*nomen herbae nymphaeae*' und bietet als Stellen PS. APVL. herb. 67 *Graeci nymphaeam, proteam, caccabon ... dixere*, GLOSS. III 557, 43 *chacabos id est nimfea*. 558, 44 (*chacchabas*). 622, 40 (*charcabas*), mit Verweis auf *caccabus*. *Caccabos, (-us), -i* m. = *nymphaea* bei André, Lex. bot. 63. André, Plantes nennt zu *caccabos (-us), -i* m. unter 1. *Nymphaea alba* L. und *Nuphar luteum* Sm., vgl. PS. APVL. herb. 68, 7; CGL. 3, 557, 43; 558, 44, etc.

Veneris: *Venus, -eris* f. ‚Göttin der Huld und Liebe' findet hier als mythologischer Eigenname Verwendung in der Pflanzenbezeichnung.

papaver palustre: André, Plantes 188 identifiziert unter *papaver, -eris* n. als 7. *papaver paluster* mit *Nymphaea alba* L. Ali El Ghamrawi, Lexikographische Studien über die lateinischen Pflanzennamen bei Dioscorides und Ps. Apuleius 25 bespricht unter dem Lemma *papaver* diese Stelle aus PS. DIOSC., PS. APVL. herb. 68, 9, die weiße Seerose Nymphaea alba L. wird *papaver palustris* genannt, weil die Frucht nach dem Abblühen wie eine Mohnkapsel aussieht. Die Bezeichnung *palustris* deutet auf den wässerigen Standort, vgl. Penzig I 316; Marzell, Wb. dt. Pflanzennam., Register 569; André, Lex. bot. 238.

113 *lilia*: Unter *lilium, -i* n. wird meist Lilium candidum L. verstanden, siehe André, Lex. bot. 187.

114 *niveus*: *niveus, -a, -um* ‚schneeweiß', eine poetische Wortschöpfung als Imitation des hellenistischen χιόνεος, ist ein etwas stärker betontes Synonym zu *candidus*, mit dem es austauschbar ist, vgl. André, Termes de couleur 39–40.

115 *semen ... croceum*: vgl. v. 5 *croceum semen.*

116 *quum*: Die Schreibung *quum* für die Konjunktion *cum* kommt viermal in den ‚Spuria Macri' vor.

117 *meconis*: *mecon, -onis* f., latinisiert aus dem gr. μήκων, Synonym für *papaver* ‚Mohn', wird hier durch *niger* spezialisiert, womit *papaver nigrum*, Papaver somniferum L. nach der Farbe der Samen gemeint ist; vgl. André, Lex. bot. 238 und 202, wo er als Beispiele PS. APVL. herb. 53, 15 int. und DIOSC. 4, 60 anführt. Cornarius schreibt im Kommentar in Bezug auf die Stelle bei DIOSC. gr.: „papaveris capiti, meconis - id est papaveris graeca μήκωνος".

capitella: *capitellum, -i* n., eigentlich ‚(kleiner) Kopf', hat bei Früchten die Bedeutung ‚Kapsel', vgl. auch ANTIDOT. Glasg. p. 110, 22 capitella papaveris cum lacte suo; ODO MAGD. herb. 1042, vgl. MLW II 227, 52ff.

118 *mala ... Matiana*: *malum, -i* n., nach dem dor. μᾶλον, vgl. André, Lex. bot. 196–197, wo er erklärt, dass *malum Matianum* nach einem Personennamen (so bei Plinius) oder nach einer Ortsbezeichnung (so bei Isidor) benannt ist und für eine bestimmte Apfelsorte oder den Apfel allgemein stehen kann. Cornarius in adn.: „Hic itaque genus malorum ad speciem Macianorum contraxit. Sunt autem Maciana mala, quae vulgo pomarantia appellantur, corrupta nimirum ex pomis matianis appellatione, velut in com. medic. ostendimus".

Matiana: *Matianus, -a, -um*, nach dem Namen einer römischen gens *Matius, -a, -um*, kommt hauptsächlich mit *malum* vor, vgl. ThLL VIII/1 473, 51; OLD 1084 s. v. *Matianus, Matius*; siehe RE XIV/2, 2210 zu 2) *C. Matius* (Freund des Augustus): nach ihm seien laut PLIN. nat. 15, 46 Apfelsorten *mala Matiana* benannt, die auch von COL. V 10, 19 und APIC. IV 3, 4 genannt werden.

119 *spissum latumque magis*: Komparation durch *magis* und Adjektiv, siehe Stotz, HLSMA 4, IX § 46. 3.

120 *argillosi*: *argillosus, -a, -um* bedeutet im Mittellatein allgemein ‚ton- oder lehmhaltig' und speziell an dieser Stelle ‚ton-, lehmähnlich', vgl. MLW I 936, 38–48. Das Wort kommt in diesem Zusammenhang bereits in den Quellen ‚Pseudo-Apuleius' und ‚Dyascorides' vor.

121 *hasta ... subnigra*: Das Präfix *sub-*, wie es in *subniger* vorkommt, gibt es zu zahlreichen Farbadjektiven. Für die Farbe bedeutet das Präfix *sub-* eine Einschränkung oder Verminderung des Farbtones, eine Schwächung des Glanzes und der Leuchtkraft der Farbe, vgl. André, Termes de couleur 224–227. Für *subniger* ergibt sich aus der Schwächung der Farbintensität eine Bedeutung, die man als ‚schwärzlich' oder ‚grau' bezeichnen kann. Mit dem Präfix *sub-* gebildete Adjektive übersetzen oft griechische Adjektive, die mit ὑπο- beginnen, „which show the same semantic modification through the same formal means", so Langslow, Medical Latin in the Roman Empire 336f. Nach Langslow beziehen sich die mit dem Präfix *sub-* gebildeten Adjektive bei den medizinischen Schriftstellern auf die semantischen Felder von Geschmack, Größe und, nur bei Celsus, die Farbe.
122 *melaena*: Im langobardischen ‚Dioscorides' und im ‚Dyascorides' steht an der Stelle *nigra*. Die Vokabel wurde als Variation für *nigra* aus dem vorher bearbeiteten Kapitel des ‚Dyascorides' und langobardischen ‚Dioscorides' *De ampelos melani* übernommen. Vgl. DIOSC. 4, 178 *de ampelos melani. ampelos melaena* (gr. 4, 183, 1 μέλαινα), *quam maxime vitae (i. e. vitem) nigra dicunt* (cf. PS. DIOSC. herb. fem. 26 *melaena i. e. vitis nigra*). Im Material des MLW ist diese Stelle der einzige Beleg für *melaena = nigra*, femininum des Farbadjektives ‚schwarz'. *Melas, -anos, melaena, melan*, von gr. μέλας, μέλαινα, μέλαν, kommt fast ausschließlich bei medizinischen Schriftstellern vor, bei Celsus, Pseudo-Soran, Cassius Felix, Pseudo-Apuleius, vgl. ThLL VIII 613, 58–83.
124 *multum fert utilitatis*: Genitivus quantitatis nach *multum*, vgl. Menge^2, 2000 § 294. 2.
127 *stomacho*: *stomachus, -i* m. ist ein Lehnwort aus dem gr. στόμαχος und ist zuerst im 2. Jh. v. Chr. bei Lucilius belegt. *Stomachus* kann in Bezug auf den Verdauungskanal sowohl ‚Speiseröhre' als auch ‚Magen' bedeuten. In der Bedeutung ‚Speiseröhre' kommt *stomachus* zum ersten Mal bei Cicero vor, es ist auch der spezifische Terminus bei CELS. 4, 1, 3 und bei späteren Medizinern, z. B. CAEL. AUR. acut. 3, 190. Nach Celsus ist *stomachus* bei Plinius und in medizinischen Werken gebräuchlich. Als *stomachus* ausschließlich die Bedeutung ‚Magen' erhält, wird im Mittellatein und den romanischen Sprachen die Speiseröhre nach dem gr. οἰσοφάγος *eso-/isophagus, ysophagus* benannt, vgl. André, Le vocabulaire latin de l'anatomie 76. 131–132. 244; vgl. Saalfeld, Tensaurus italograecus 1058f.
128 et **137** *alopecias*: *alopecia, -ae* f. aus ἀλωπεκία, vgl. ThLL I 1715, 54–84; siehe v. 188.
132 *candidiorem*: Komparativ hier eigentlich unnötig, nur zur Hexameterbildung benutzt. Gemeint ist hier die weiße Wurzel der anderen Seerosen-

art. Gewöhnlich wird bei einer Wurzel von *radix alba* gesprochen, der Dichter wählt als Synonym *radix candida.*

radicem quae fert Nymphaea ... candidiorem: Gemeint ist hier die weiße Wurzel der anderen Seerosenart Nuphar luteum Smith (Nymphaeaceae), Gelbe Seerose/Teichrose, von der auch Dioskurides, mat. med. III 139 (149) spricht. André, Lex. bot. 223 zitiert PS. THEOD. PRISC. simpl. 95: „nymphaea quae radicem albam habet". In den Quellen schreibt Plinius diesbezüglich *alia Nymphaea* und DIOSC. *altera Nymphea.*

134 *cum vino nigro*: *niger* wird hier in der Bedeutung ‚rot' verwendet, da einige Rotweine schwarz wie Tinte sind; André misst der Verbindung *vinum nigrum* poetischen Charakter bei, vgl. André, Termes de couleur 56.

135 *proiectoria*: **proiectorius, -a, -um* ist ein seltener medizinischer terminus technicus und im Mittellatein bisher nur für das 11. Jh. bei DYASC. und PS. ODO MAGD. mit je drei Stellen belegt, vgl. 1, 14. *Proiectorius, -a, -um,* von *proicere* abgeleitet, bedeutet ‚auswerfend, abführend', z. B. *vis* THEOD. PRISC. diaet. 5, siehe Georges s. v., ThLL X/2 1803, 11–26.

136 *alvum*: *alvus, -i* m. et f., ‚(Unter)leib, Bauch, Magen, Darm', vgl. MLW I 530, 53ff. *Alvus* ist der älteste lateinische Terminus für ‚Magen', unter dem allgemeinen und gebräuchlichen Sinn der ‚Bauchhöhle' können der Magen und die Eingeweide verstanden werden. Seit der zweiten Hälfte des 2. Jh. v. Chr. ersetzten die Autoren *alvus* durch *stomachus*, vgl. André, Le vocabulaire latin de l'anatomie 132.

137 *alopecias*: Zu Alopezie siehe unter v. 188.

6. Faba

138 *faba*: *faba, -ae* f., vgl. ThLL VI 2–5; MLW IV 81–82; Walde-Hofmann, Lat. etym. Wb. s. v.; OLD s. v.; vgl. faliskisch *haba.*

Vicia faba L. (Papilionaceae)- Saubohne, vgl. Hegi 4, 1556. Laut Marzell IV 1122ff. war die Saubohne bis ins 17. Jahrhundert wichtigstes Nahrungsmittel, bis sie durch die aus Amerika eingeführte Gartenbohne (Phaseolus vulgaris) und die Kartoffel verdrängt wurde; André, Plantes 101 zählt zahlreiche *faba*-Arten auf: faba silvestris, f. Graeca, f. Aegyptia, f. lupina, für die Vicia faba L. führt er u. a. die Bezeichnungen faba alba, f. nigra, f. nostra an, siehe PLIN. nat. 18, 117sq. 22, 140; MARCELL. med. 14, 42; CELS. 5, 29, 9; SCRIB. LARG. 170; vgl. André, Lex. bot. 132. Zu DIOSC. gr. 2, 105 (Wellmann 179–180) siehe Aufmesser, Dioscurides (dt. Übers.) 123f.; Hoppe, Kräuterbuch des Hieronymus Bock, 257f. (Kommentar zum Kräuterbuch): Kap. 14 ‚Von Teutschen Bonen', ‚Die gemeine feld Bonen'.

frigoris in medio ... atque caloris: *medius* wird im Allgemeinen mit *inter* konstruiert, hier mit Genitivus totius, vgl. Menge [2], 2000 § 299, 3, wo auch bei Caesar *medius* mit dem Genitiv ‚in der Mitte zwischen' bezeugt wird.

frigoris in medio ... vim tenet atque caloris: Scheller – Frieboes, Celsus, 671–672 im Verzeichnis der Arznei, Nahrungs- und Genussmittel über die Saubohne: „Die Bohnen ... standen nach der Ansicht der älteren und späteren Griechen zwischen den kältenden und wärmenden Dingen in der Mitte."

140 *exterius*: Verwendung des Komparativ ist vulgärlateinische Erscheinung. Im ORTUS SANITATIS steht auch *exterius quare* an dieser Stelle (vielleicht diente das ‚Spuria'-Kapitel als Quelle); im ‚Dyascorides' *extrinsecus* (‚von außen').

modeste: „modeste i. e. modice" (Choulant 128).

141 *arthritim*: *arthritis, -idis,* Akk. *-in* f., von gr. ἀρθρῖτις, rein lat. *articularis morbus*, vgl. CAEL. AUR. chron. 5, 2, 27. Im Mittellatein ist für *arthritis* nur diese Stelle mit dem Akkusativ *-im* belegt, vgl. MLW I 990, 70–72. „*Arteticum* legi debere puto more scriptorum medii aevi; *arthritim* ex ingenio posuisse videtur Cornarius, quem Ranzoviana editio presso pede secuta est" (Choulant 128f.).

lympha: Eine Variatio des Dichters.

142 *pinguedo*: *pinguedo* bezeichnet das ‚Fett' bei Menschen und Tieren im Gegensatz zum mageren Fleisch, vgl. André, Le vocabulaire latin de l'anatomie 211. *Pinguedo* kommt in den ‚Spuriis Macri' auch in v. 153, v. 187 und v. 381 vor, das zugehörige Adjektiv *pinguis* ‚Fett, fetthaltig' in v. 383 und v. 390.

144 *farina*: Im Mittellatein wird *farina* häufig in der medizinischen Literatur verwendet: DYNAM. Hippocr. 1, 5 (cod. s. X) *De polenta id est farina hordei*; ODO MAGD. herb. 512 *cum galla dant hunc* (sc. *porrum*) *alii thurisve farina,* | *aut geminis dragmis Porrorum seminis unam, apponunt myrrhae, ...* cf. 976. 1213. 1847, PS. ODO MAGD. herb. 157 *iuncta farina fabae cataplasmatibus medicatur* | *ictibus attritis tumidis, comitante polenta*; HILDEG. scivias 2, 6 p. 523[D] (1141/51) *siccam farinam tribuit* (sc. *granum*); HILDEG. phys. 1, 1 (1151/8) *cum recta -a de tritico fit, tunc panis ex eadem -a factus sanis et infirmis bonus est*; HILDEG. phys. 1, 3 *si iste aut panem aut -am avenae comederit, in ventre ipsorum se simul wollent.*

oxymel: vgl. ThLL IX/2 1209–1211 *oxymeli, -itis* n. aus gr. τὸ ὀξύμελι und *oxymel, -ellis* n., durch Verwechslung mit dem lat. *mel* entstanden, Schreibung *-el* bei DIOSC. 5, 36, p. 181, 18 (var. l.). *Oxymel* kommt im Mittellatein (nach dem Material des MLW) häufig in der medizinischen Literatur vor, aber auch in ELIS. SCHON. vis. 3, 31 p. 82, 35 (1165/81), bei THIETM. peregr. 12, 10 (f. 1217) und CAES. HEIST. mirac. II 1, 23 p. 47, 11 (1225/7) sowie bei ALBERT. M. veget. 6, 477 (c. 1265) *eius* (sc. *ysopi*) *decoctio cum aceto et oxymele sedat dolorem dentis* und an anderen Stellen bei Albertus Magnus, in der Rezeptliteratur, im Aesculapius u. a.; vgl. MATTH. PLATEAR. gloss. p. 387[F] (s. XII. med.) *oxymel dicitur ab oxy quod est acetum, et melle ex quibus componitur*. Gleiches Versende wie hier in v. 144 liegt vor bei ODO MAGD. herb. 1514 *contrito viridi si iungitur oxymel illi* (sc. *ysopo*) | *sicque datur bibitum, stipatum molliet alvum.*

Oxymel ist mit Honig vermischter Essig, auch Sauerhonig genannt, bei PLIN. nat. 24, 60 ist die Zubereitung beschrieben.

145 *contractos nervos*: *nervus, -i* m. kommt von einer Wurzel **sneu-* ‚drehen', vgl. gr. νεῦρον. Die allgemeine Bedeutung von *nervus* ist ‚Sehne', auch ‚Muskeln', ‚Bänder' und ‚Nerven' werden damit bezeichnet, vgl. André, Le vocabulaire latin de l'anatomie 204–205 und 208.

146 *testiculos*: Deminutiv steht für *testes*; hier ist das Schwinden der Deminutivbedeutung zu beobachten, evtl. auf die Vorliebe für Deminutiva im Vulgärlatein zurückzuführen. vgl. E. Liechtenhan 47 *testiculi* bei Marcellus 15, 74.

148 *mediocri*: „Mediocri i. e. virtute inter frigidam et calidam naturam media, quae fabae tribuitur" Choulant 128f. in Anm., siehe v. 138.

149 *digestiva*: Die ersten Belege für **digestivus, -a, -um* stammen aus dem 11. Jahrhundert für die Bedeutung ‚verdauend, reinigend' von ODO MAGD. herb. 888 tali (*sc. ligustici*) potu vis digestiva iuvatur (1570. *al.*), für den hier gemeinten Sinn ‚(leicht) verdaulich' ist diese Stelle als erste belegt, gefolgt von CONSTANT. AFRIC. theor. 5, 15 p. 21b[V] *azimus panis sive crudus grossitudinis est nutritivus et duriter digestivus*, vgl. MLW III 628, 31ff.

151 *stomacho*: siehe v. 127.

152 *somnia nigra*: *niger* steht metaphorisch im Sinne von ‚ungünstig, beängstigend, schrecklich', ähnlich kommt *niger* bei LVCR. III, 829 für den Schlaf und bei TIB. II, 1, 90 für den Traum vor, vgl. André, Termes de couleur 57.

154 *integra*: spl. = ‚ganz'

155 *dysentericis*: *dysentericus, -a, -um,* nach dem gr. δυσεντερικός, ‚zur Dysenterie gehörig, dysenterisch, an der Ruhr leidend', von Personen auch als Substantiv ‚an der Ruhr Leidender', z. B. bei PLIN. nat. 22, 24 (55), 26, 8 (28), 45. SCRIB. LARG. comp. 85, vgl. Saalfeld, Tensaurus italograecus 420, MLW III 1070, 55ff. Vgl. ODO MAGD. herb. 209. In den ‚Spuriis Macri' dreimal vorkommend (vv. 155, 209, 421).

161 *foeni graecique*: angehängtes *-que* weist darauf hin, dass *foenum graecum* auch als ein Wort zusammengeschrieben vorkommt und hier so betrachtet wird., lt. Georges s. v., zusammengeschrieben z. B. als *fenugraecum* bei CAEL. AUR. de morb. acut. 3, 3, 16 und 3, 8, 79 und *fenograecum* THEOD. PRISC. 2, 16. Ursprünglich *faenum Graecum*, auch *f(a)enugr(a)ecum* oder *f(a)enogr(a)ecum, -i* n. ‚Bockshornklee (Trigonella foenum graecum L.)‘, vgl. ThLL VI/1 168, 41–169, 20; *f(a)enum* wird in den Codices *faen-* oder *foen-* oder *fen-* geschrieben, ursprüngliche Schreibung war *faen-* vgl. ThLL VI/1 165, 72–79 unter *f(a)enum, -i* n. Siehe auch André, Lex. bot. 135 unter *fenum (faenum) graecum*.

Der botanische Name für *foenum graecum* ist Trigonella foenum graecum L. (Leguminosae), Bockshorn, Bockshornklee, Papilionaceae, aus der Familie der Schmetterlingsblütler, vgl. Hegi 4, 1231; Bei André, Plantes 103 als *fenum (faenum) graecum, -i* n. Die Römer kannten diese aus Südwestasien bzw. aus dem Mittelmeergebiet stammende Pflanze von den Griechen, bei den Römern ist sie seit Cato gebräuchlich, siehe COL. 2, 10, 33; PLIN. nat. 18, 140. 22, 123. 24, 184. In Griechenland wurde die Pflanze als Futterpflanze genutzt, daher die Bezeichnung ‚griechisches Heu‘. Nach dem ‚Capitulare de villis‘ Karls des Großen verbreitete sich die Pflanze auch nördlich der Alpen.

162 *parotidas*: *părōdis, -ĭdis,* Acc. plur. *-ĭdăs* f., vom gr. παρωτίς, -ίδος, ‚ein Geschwür an den Ohren‘, z. B. im Plural bei PLIN. nat. 20, 1 (2), 4 patotidas sanare, vgl. Saalfeld, Tensaurus italograecus 829.

161–162 *foeni graecique farine | parotidas curat*: vgl. PLIN. nat. 26, 77. 28, 177 medizinische Anwendung von *foenum graecum ad parotidas*; siehe ThLL VI/1 169, 10–11.

163 *thure*: *tūs (thūs), tūris* n., vgl. gr. θύος, auch als *libanos, resina* und mit anderen Synonymen, vgl. André, Lex. bot. 323, ‚das Räucherwerk, der Weihrauch, die Tränen oder das Harz eines arabischen Baumes‘, vgl. Saalfeld, Tensaurus italograecus 1159–1161.

Unter *tus* versteht man Weihrauch, Gummiextrakt von verschiedenen Boswellia-Arten, vgl. André, Lex. bot. 323. Als Stammpflanzen des Weihrauch- oder Olibanumharzes werden drei Spezies angesehen: der arabische Weihrauchbaum *Boswellia sacra* Flueck., in Somalia die beiden Spezies *Boswellia carteri* Birdw. und *Boswellia frereana* Birdw. Von *Boswellia papyrifera* Hochst., in Äthiopien, speziell Erithrea, dem Sudan und westafrikanischen Gebieten verbreitet, wird angenommen, das ihr Harz das in der Antike bevorzugt gehandelte gewesen sei. Weihrauch, d. h. Olibanumharz, fand in der antiken und mittelalterlichen Medizin breite Anwendung, z. B. in Salben gegen vereiterte Augen bei Marcellus. Moderne Untersuchungen der antimikrobiellen Aktivität des Weihrauchöles aus *Boswellia carteri* zeigten gute Wirkung gegen *Staphylococcus aureus* u. a., aus: Martinetz, Lohs, Janzen, Weihrauch und Myrrhe, 73–76, 125ff. 135. Siehe auch *olibanum* in v. 368.

at ... et ... et: Häufung von Partikeln wahrscheinlich aus metrischen Gründen.

164 *staphylomata*: = *glaucomata* bei Dyascorides; *stăphӯlōma, -atis* n., vom gr. σταφύλωμα, ‚Fehler am Auge in Gestalt eines Weinbeerkerns', vgl. Saalfeld, Tensaurus italograecus 1052.

165 *percussos … fusosque cruore*: *suffusiones et percussuras oculorum* steht an dieser Stelle im langobardischen ‚Dioscorides' und im ‚Dyascorides'. *Suffusio* aus DIOSC. und DYASC. mit und ohne *oculorum* bezeichnet den ‚grauen Star im Auge', Plur. *suffusiones oculorum*, PLIN. u. SCRIB. LARG. od. bl. *suffusiones*, PLIN., vgl. Georges II 2912f.

percussos: vgl. GLOSS. III 599, 40 *<con>dyloma: percussura,* siehe ThLL X/1 1237, 50. von *percutio, -cussi, -cussum, -ere* ‚durchstechen, verwunden', siehe auch *percussura, -ae* f. ‚Schlag, Stich, Stoß'. Das DIOSC. *Kreutterb.* schreibt an dieser Stelle „Starfell und Streychmasen".

fusosque: *fūsus, -a, -um* ist Partizipialadjektiv von *fundo* ‚(aus-, ab-) gießen, fließen, strömen', siehe MLW IV 562, 53–565, 6. *fusosque cruore* hier etwa in der Bedeutung ‚von Blut unterlaufen'.

166 *ligamine*: *ligamen, inis* n. ‚Band, Binde, Verband', vgl. ThLL VII, 2/II 1379, 3–65.

167 *rheumata*: *rheuma, -atis* n., vom gr. ῥεῦμα, ‚der Fluss im Körper, Katarrh, Rheuma', vgl. Saalfeld, Tensaurus italograecus 972.

luminibus: *lumen* bedeutet ursprünglich das ‚Licht', also ein Naturphänomen, wonach metaphorisch der anatomische Terminus für die Fähigkeit des Sehens benannt wurde, vgl. Langslow, Medical Latin in the Roman Empire 185. *Lumina, -um* n. pl., bedeutet das ‚Augenlicht', dann auch auf die ‚Augen' übertragen. Der Gebrauch von *lumina* im Plural ohne den Zusatz *oculorum* ist hauptsächlich poetisch, vgl. André, Le vocabulaire latin de l'anatomie 50. Im ‚Dyascorides' steht an dieser Stelle *oculorum.* Hier handelt es sich um eine auch metrisch bedingte Variation des ‚Spuria'-Dichters.

168 *tumentia*: Geschwollene, entzündete Stellen.

169 *et propendentes sinit haud fieri pueriles*: Cornarius in seinem Kommentar weist darauf hin, dass Dioscorides und Galen diese Stelle anders überliefern: „enim vetat testes puerorum pendulos sive propendentes fieri, sed pubem ipsorum ad multum tempus impuberem conservat, si cataplasmatis modo imponatur."

170 *folliculus*: *folliculus, -i* m. bezeichnet die ‚Hülse der Hülsenfrucht'; im MLW IV 358, 38–46 wird ‚von Früchten' die Bedeutung ‚Hülse, Kapsel, Schote' angegeben .

attribulatus: **attribulo, -avi, -atum, -are* ist eine Wortneuschöpfung und nur an dieser Stelle belegt, hier in der Bedeutung ‚zerreiben', abgeleitet von *attribo*, das ‚aufreiben, vernichten, beugen' und ‚unterwerfen' bedeuten kann, vgl. MLW I 1161, 46–47.

171 *maculas ... albas*: *albus* im Sinne von ‚blass, bleich', auch als Synonym für *pallidus* benutzt, kommt im Lateinischen im Gegensatz zu *candidus*, was eine gesunde Farbe zum Ausdruck bringt, eher für ungesunde, krankhafte Veränderungen der Haut vor, vgl. André, Termes de couleur 28.

7. Nux Avellana

7[capit.] *nux avellana*: *avellana* ist hier Adjektiv zu *nux*, kommt sonst meist als Substantiv vor und kann sowohl die Pflanze als auch die Frucht, die Haselnuss, bezeichnen. vgl. MLW I 1202, 42ff.; *abellana, -ae* f. (sc. *nux*) und *avellana* = *corulus*, vgl. André, Lex. bot. 13 und 221. Als weiteren Namen für *nux Abellana* nennt André *abellana Pontica.*

Haselnuss, Corylus avellana L., *nux Abellana* und *nux Avellana,* nach der Stadt Abella (Avella) in Kampanien, dem Zentrum ihrer Kultur, benannt, gebräuchlich seit CATO agr. 8, 2; 133, 2, vgl. André, Plantes 173 *nux, nucis* f. 2. Noisettier et noisette; bei André, Lex. bot. 13 Verweis auf PLIN. nat. 15, 88. Marzell I 1199ff. beschreibt den Strauch Corylus Avellana L. - Hasel und nennt alte Namen. Zu DIOSC. gr. 1, 125, 3 κάρυα τα δε Ποντικά (ed. Wellmann 114–115) siehe Berendes, Die Arzneimittellehre des Dioskurides, 144–145 I. Buch Cap. 179 und Aufmesser 86. Siehe Hoppe, Kräuterbuch des Hieronymus Bock, 372f. (Kommentar zum Kräuterbuch): Kap. 67 ‚Haselnuss' 1. ‚Die zamen rote Rhür nuß', Corylus maxima Mill., Lamberts - Hasel, Betulaceae, Hegi 3^2, 191; 2. ‚Haselnuss' Corylus avellana L., gewöhnliche Hasel, Betulaceae, Hegi 3^2, 191.

172 *nucibus*: *nūcibus*, statt kl. *nŭ*; Cornarius schlägt deshalb Wortumstellung „Ex minimis nucibus" vor.

minimis: steht für *parvis.*

173 *cervicem... dolorem*: *cervix* steht an dieser Stelle für *caput.* In den Quellen ‚Dyascorides', Gargilius Martialis und Plinius ist an der Stelle von *dolorem capiti* die Rede, *cervix* ist hier eine Variatio des Dichters, wie bereits Cornarius sagt: „cervicem pro capite dixit". *Cervix, -icis* f. ist ‚der Nacken, die hintere Partie des Halses', häufig kommt *cervix* auch im Sinne von ‚Hals' als Synonym für *collum* vor, vgl. André, Le vocabulaire latin de l'anatomie 70.

175 *pectus*: *pectus, -oris* n. bezeichnet den vorderen Teil des Rumpfes zwischen Hals und Bauch und ist das indo-europäische Erbe einer Wurzel **peg-/ *pog-*, vgl. André, Le vocabulaire latin de l'anatomie 219.

pulmonem: *pulmo, -onis* m., ‚Lunge' ist eine alte Bezeichnung und kommt bei Cato und Plautus im Plural vor. Normalerweise dient der Singular bei den Medizinern zur Bezeichnung des Ensembles des Lungensys-

tems. *Pulmo* ist untrennbar mit dem griechischen πλεύμων verbunden, vgl. André, Le vocabulaire latin de l'anatomie 119.
177 *luteo ... vase*: *lŭteus, -a, -um* von *lŭtum, -i* n. hier in der Bedeutung ‚Ton, Lehm'.
181 *inveteratam*: *inveteratus, -a, -um* steht als PPP für ein Adjektiv, in Bezug auf lang andauernde Krankheiten z. B. bei PLIN. nat. 24, 135 *tussi*, vgl. ThLL VII/2 171, 40–172, 22. Das gleiche Versende steht in v. 323.
183 *iecoris*: *iecur, iecoris* n., von einer alten indo-europäischen Bezeichnung für Leber yĕkwr/n, gr. ἧπαρ, ‚Leber'. Seit Cato ist *iecur* in der Umgangs- und medizinischen Terminologie gebräuchlich.Vgl. ThLL VII/1 244, 26–246, 72; André, Le vocabulaire latin de l'anatomie 151.

pulmonis: *pulmo* kommt in den ‚Spuria Macri' nur in diesem Kapitel an diesen beiden Stellen vor (v. 175. 183).
184 *pipere*: *piper, -eris* n. entlehnt aus dem gr. πέπερι, was wiederum aus dem Indischen entlehnt ist (sanskrit *pippali*), vgl. André, Lex. bot. 251. Es kann Piper nigrum L. oder Piper officinarum DC. gemeint sein.
185 *sensere valere*: Hier liegt ein Archaismus vor, die Endung *-ēre* steht für *-ērunt* (3. Pers. Pl. Perf. Akt.), vgl. Stotz, HLSMA 4, X § 31.9.

catarrhum: *cătarrhus, -i* m. vom gr. κατάρρους, ‚herabfließend, der Herabfluss, (Schleim-) Fluss, der Katharrh, der Schnupfen', z. B. *catarrhus sive destillatio humoris ex capite* MARCELL. med. 5. CAEL. AUR. acut. 2, 27. ODO MAGD. herb. *de Colubrina*, so Saalfeld, Tensaurus italograecus 245; MLW II 364ff. Vgl. ODO MAGD. herb. 2153 *tussis eo* (*cinnamomo*) *sedabitur atque catarrhus*.
187 *nucleis*: *nucleus, -i* m. ‚Nusskern, der essbare Kern einer Nuss', kommt häufig in der mittellateinischen medizinischen Literatur vor.

terendo: Gerund. an dieser Stelle nur für den Hexameter eingesetzt, die Quellen bieten: GARG. MART. med. *contritae*, DIOSC. *conbusta*, DYASC. *contrite*, also kann man von ‚geriebenen Nusskernen' sprechen.
188 *capillis*: *capillus, -i* m. hat die spezielle Bedeutung ‚(Kopf)Haar', im Plural ‚Kopfhaare, Haarwuchs', worauf sich auch die Etymologie bei ISID. orig. 11, 1, 28 bezieht: *capilli vocati quasi capitis pili. Capillus* ist ohne Zweifel ursprünglich ein Kollektivum, das ‚Scheitel' bedeutet, so André, Le vocabulaire latin de l'anatomie 212–213.

alopeciis: *alopecia, -ae* f. ‚Alopezie', aus dem Griechischen ἀλωπεκία translitteriert, nach einer Fuchskrankheit, bei der dem Fuchs (gr. ἀλώπηξ) die Haare ausgehen, benannt. Vgl. ISID. orig. 4, 8, 1 *Alopicia est capillorum fluor circumscriptis pilis fulvis, aeris qualitatem habentibus: vocata hoc nomine a similitudine animalis vulpeculae, quam Graeci* ἀλώπεκα *vocant*. Der Plural *ălōpĕciae, -arum* f. bezeichnet die ‚Stellen, an denen die Haare ausgegangen sind', z. B. bei PLIN. nat. 20, 239, vgl. Saalfeld, Tensaurus italograecus 44. Im MLW I 499, 46–51 erhält der Plural *alopeciae* die Bedeutung ‚grindige Stellen', worunter auch PS. ODO MAGD. herb. 188 angeführt ist, während der Singular ‚mit Schorf verbundenen Haarausfall, Fuchsgrind' bezeichnet.

damna: *damnum, -i* n. ‚Verlust', eigentlich mit dem Genitiv des eingebüßten Objektes, hier mit *de* konstruiert.

8. Batus sive Rubus

8capit. *batus: batos (batus), -i* f., aus gr. βάτος, vgl. ThLL II 1787, 60–71; MLW I 1396, 27–53 führt *batus, -i* als m. oder f. an, mit der hauptsächlichen botanischen Bedeutung Brombeere; vgl. André, Lex. bot. 52 *batos* = *rubus; batus* bei CAEL. AUR. und ORIBAS. Zu *rubus, -i* m. nennt André, Lex. bot. 275 *batos* als eins der zahlreichen Synonyme. Ali El Ghamrawi, Lexikogr. Studien über die lat. Pflanzennamen bei DIOSC. und PS. APVL. herb. 31 verweist für die Erklärung des Namens *rubus* auf ISID. orig. 17, 7, 19 *morus a Graecis vocata, quam Latini rubum appellant, eo quod fructus vel virgulta eius rubet* und erschließt über got. raupjan ‚ausraufen', ahd. roufen ‚rupfen', idg. *reub, *reup (lat. rumpo) ‚zerreißen' die stachelige Natur der ‚Pflanze, an der man sich reißt oder kratzt', vgl. Walde-Hofmann, Lat. Etym. Wb. II 445f.

Gr. βάτος, lat. *rubus*, Brombeere - Rubus fruticosus L. (Rosaceae), für DIOSC. cap. 37 unterscheidet Berendes die Arten Rubus tomentosus Willd. (Rosaceae) - Wolliger Brombeer, Rubus caesius L. - Ackerbrombeer und Rubus amoenus - Lieblicher Brombeer. Bei PLIN. nat. 16, 71 ist *rubus* Rubus fruticosus L. Celsus verwendet Teile des Brombeerstrauches als kühlendes Mittel, als Gurgelbestandteil und als Mittel bei Durchfall, siehe Scheller – Frieboes, Celsus, 597. André, Plantes 220 führt fünf verschiedene als *rubus* bekannte Pflanzen auf, darunter die Brombeere, Rubus fruticosus L., vgl. PLIN. nat. 24, 117–124, und die Himbeere *rubus Idaeus*, Rubus idaeus L., vgl. PLIN. nat. 16, 180. 24, 123. Zu DIOSC. gr. (ed. Wellmann) p. 196sq., 4, 37 βάτος, p. 197, 4, 38 βάτος ἰδαια; Berendes 384–385: IV. Buch, Cap. 37. Brombeer, p. 385: IV. Buch, Cap. 38 Himbeer; Aufmesser, Dioscurides (dt. Übers.) 230–231, Kap. 37 spezifiziert die Brombeere des Dioskurides als Rubus ulmifolius, Ulmenblättrige Brombeere, 231 Kap. 38 Rubus Idaeus, Himbeere. Vgl. Hoppe, Kräuterbuch des Hieronymus Bock, p. 344 (Kommentar zum Kräuterbuch).

189 *nota ipse batus*: *ipse* steht für *ipsa*, da *batus* auch durch *nota* als femininum gekennzeichnet ist. Eventuell liegt eine Korruptel vor.

190 *styptica*: *stypticus, -a, -um*, Adjektiv vom gr. στυπτικός abgeleitet, bedeutet ‚zusammenziehend, adstringierend, verstopfend', z. B. bei PLIN.

nat. 24, 120 *medicamenta* und id. 32, 9 (36) *natura herbae*. Durch die Gerbsäure wirkt Brombeere adstringierend.

dicunt ... quod sit: Zur Verwendung von *quod* nach den Verba sentiendi und declarandi siehe Stotz, HLSMA 4, IX § 103–110.

191 *xerantica*: „Xerantica virtus i. q. exsiccans“ (Choulant 130); *xērantĭcus, -a, -um*, gr. ξηραντικός, ‚trocknend‘, rein lat. = *siccans*, auch bei THEOD. PRISC. 2, 3 *decoctio*, vgl. Saalfeld, Tensaurus italograecus 1173.

189–191 *Batus, virtusque ... styptica ... et xerantica*: Cornarius schreibt dazu in seinem Kommentar: „Batos est rubus qui mora fert, vulgo Brombeer appellata, vim habet adstringendi ac siccandi, ut Plinius inquit, quas hic stypticam et Xeranticam graecis vocibus appellavit.“

193 *ventrem fluentem abstinet*: *abstinere*, eigentlich ‚fernhalten‘, bedeutet hier als medic. t. t. ‚zum Stehen bringen‘, so auch ANTIDOT. Glasg. p. 152, 16 *brassica in vino decocta ... ventrem habstinet*, vgl. MLW I 59, 24–27.

194 *presteris*: Kommt bereits im griechischen Dioskurides vor. „Prester est anguium genus, alias Dipsas dictum, systematico nomine Coluber prester“ (Choulant 130f.). *Prestēr, -ēris* m. vom gr. πρηστήρ, eine Art giftiger Schlangen, deren Biss brennenden Durst verursacht und den Leib ausdehnt, vgl. Saalfeld, Tensaurus italograecus 925.

195 *gingivas*: *gingiva, -ae*, kommt meist im Plural vor: *gingivae, -arum* f. ‚Zahnfleisch‘, vgl. ThLL VI, 2 1994, 18ff. *Gingiva* ist eine Form mit reduplizierten Anlaut und lässt eine Hypostase aus einem Adjektiv auf *-ivus* vom Typ**geng-iva*, sc. *caro* vermuten, so André, Le vocabulaire latin del'anatomie 60. Vgl. auch v. 483.

197 *commasticatae*: *commastico (conm-), -atum, -are* ‚zerkauen‘, metrisch meist *-tī-*, hier *-tĭ-*, vgl. MLW II 936, 71–937, 4. *Commasticare* ist selten und im Mittellatein nur in medizinischer, einschließlich Rezeptliteratur anzutreffen, vgl. ODO MAGD. herb. 584 *Aegilopas curat, si quis commasticat illam et sic apponat; sic ulcera sordida purgat* (sc. *chamaemelum*); ODO MAGD. herb. 2228 *vim memorem cerebri proprio confortat odore origano iunctum si quis commasticet ipsum* (sc. *tus*).

197–198 *vinoque ... acri*: *cum aceto* schreiben DIOSC. und DYASC. an dieser Stelle, also handelt es sich um eine Variatio des Verfassers. *Vinum acre* als *acetum* ‚Essig‘, fr. *vinaigre*, vgl. MLW I 110, 34–37, kommt in PS. ODO MAGD. herb. nochmals in v. 482 *vinique ... acri* und v. 484 *vinum ... acre* vor, im v. 347 *acerrima vina*. Vgl. ODO MAGD. herb. 1198 *acri cum vino* (DIOSC. 2 p. 231, 8 *cum aceto*).

198 *cervicis*: Der langobardische ‚Dioscorides‘ und der ‚Dyascorides‘ schreiben an dieser Stelle nicht *cervicis*, sondern *capitis*, es liegt die gleiche Variatio des Dichters wie in v. 173 vor.

zernas: *zerna, -ae* f. ‚Räude, Krätze' ist ein Wort gallischen oder iberischen Ursprungs, das auch einmal in ODO MAGD. herb. v. 2019 vorkommt. Walde–Hofmann, Lat. etym. Wb. II 522 nennen unter *serna, -ae* f. ‚Räude, Flechte' die Schreibungen *sarna, zarma, zerna, sterna* aus den Glossen und Isidor mit Verweis auf *serniosus, -a, -um* ‚krätzig, räudig' bei Theodorus Priscianus 1, 12, siehe auch Georges s. v. *serniosus*. „Zernae i. e. impetigines, hoc loco ἕρπεται Diosc." (Choulant 130f.); ISID. orig. 4, 8, 6 *impetigo est sicca scabies prominens a corpore cum asperitate et rotunditate formae, hanc vulgus sarnam appellant*; CASS. FEL. p. 19 *impetigines, quas Graeci lichenas vocant, Latini vulgo zernas*. Diefenbach, Glossarium 635a: „Zerna id est scabies". Vgl. span. *sarna* ‚Krätze, Räude'.

achoras: *achora, -ae* f. vom griech. ἄχωρ, medizinischer terminus technicus, bedeutet ‚Grind, Schorf', vgl. MLW I 116, 10–19. Metrisch meist *achŏ-*, hier aber: *achō-*. Vgl. ODO MAGD. herb. 300 *Graece dictas achoras (aco- var. l.) ... purgas, ulcera sunt capitis humore fluentia pingui* (aus Diosc. lat. 3 p. 398, 25). Vgl. bei Saalfeld, Tensaurus italograecus 11 *achor, -oris* m. mit Verweis auf THEOD. PRISC. 1, 5, GARG. MART. med. 42.

200 *plagas ... consolidare*: *plaga, -ae* f., eigentlich ‚Hieb, Stich', hat hier die metonymische Bedeutung ‚Wunde', *consolidare* bedeutet hier ‚heilen', vgl. MLW II 1599, 2ff. Siehe auch TRACT. de aegr. cur. p. 162, 22 *vulnus ... consolidandum*. p. 376, 24 *unguentum vulnus consolidat*.

201 *condylomata*: *condȳlōma, -ătis* n., vom gr. κονδύλωμα, ist ein medizinischer t. t. für die ‚Feigwarze, ein Kondylom, eine Aftergeschwulst', z. B. bei CELS., PLIN. und SCRIB. LARG., vgl. Saalfeld, Tensaurus italograecus 337. Im Mittellatein z. B. bei PAUL. AEGIN. cur., RECEPT. Sangall., ARS med., CIRCA INSTANS und später, vgl. MLW II 1281, 62–1282, 16. Metrisch wird *-dȳ-* sowohl bei ODO MAGD. herb. 424 *condylomata solvit semen anethi* als auch hier lang gemessen.

202 *cardiacos*: *cardiacus, -a, -um,* von gr. καρδιακός, bedeutet im klassischen Latein ‚das Herz oder den Magen betreffend', z. B. substantivisch der ‚Magenkranke' bei CIC. div. 1, 38, 81, HOR. sat. 2, 3, 161, SEN. ep. 5, PLIN. nat. 23, 1 (23). Seit dem 5. Jahrhundert, seit Caelius Aurelianus, überwiegt die Bedeutung ‚das Herz betreffend'; das mittellateinische *cardiacus, -a, -um* bedeutet als Substantiv ‚Herzkranker' oder ‚ein an heftigem Fieber Leidender', vgl. MLW II 273, 44ff., Saalfeld, Tensaurus italograecus 233; ODO MAGD. herb. 1130 *cardiacum, cholerae quem fecit copia nigrae, ... curare*.

203 *haemorrhoidarum*: *haemorrhŏĭda, -ae* f., vom Akkusativ αἱμορροίδα (Nom. αἱμορροίς), medic. t. t. ‚goldene Ader, das Blutfließen', vgl. Saalfeld, Tensaurus italograecus 523; siehe *(h)(a)emorr(h)ois, idis* f. ‚Hämorrhoidalader, goldene Ader', vgl. ThLL VI, 3 2492, 10–54.

204 *calente*: steht nicht in den Quellen DIOSC. und DYASC. *Sole calente siccatus* ist ein poetischer Pleonasmus.
206 *maturo succus eius de semine*: Cornarius im Kommentar: „Dioscorides clarius hoc sic tradit. Fructus ipsius perfecte maturi existentis succus in stomaticas compositiones, hoc est medicamenta ori destinata, commodus est."
207 *saepius*: Steht für *saepe* ‚oft', kommt in den Quellen DIOSC. und DYASC. nicht vor.
adaptus: *adaptus, -a, -um* hier in der Bedeutung ‚verwendet', vgl. MLW I 159, 22–27.
209 *coeliacisque*: *coelĭăcus, -a, -um* ist ein medizinischer Terminus aus dem gr. κοιλιακός, bezieht sich als Adjektiv auf den ‚Magen und Unterleib' (Saalfeld für das antike Latein), den ‚Darm-' (nach MLW) und bedeutet als maskulines Substantiv allgemein ‚Unterleibskranker' (Saalfeld mit Verweis auf PLIN. nat., SCRIB. LARG. comp. 95. 111, CAEL. AUR. tard.), ‚ein an Lienterie Erkrankter' (MLW), wie z. B. bei ODO MAGD. herb. 1656 *ciliacos*, vgl. MLW II 770, 9–21; Saalfeld, Tensaurus italograecus 319.
209 *dysentericis*: Dysenterie ist Schmerz in den Eingeweiden mit Durchfall verbunden, Ruhr, rein lat. *tormina intestinorum*, so Georges s. v.
211 *ignem ... atrum*: *ignis ater* steht hier anstelle der Krankheitsbezeichnung *ignis sacer* ‚heiliges Feuer, Rose, Rotlauf', worauf bereits Choulant hinwies: „ignis ater s. sacer (=‚Rose')". In PS. ODO MAGD. herb. 448 taucht *ignis ater* nochmals auf. In v. 340 ist *sacer ignis* das einzige Mal in den ‚Spuria' korrekt geschrieben. Im ‚Dyascorides' steht an dieser Stelle *ignem ... acrem*. Zu *ignis acer* falsch geschrieben für *ignis sacer* in der mittellateinischen medizinischen Literatur siehe MLW I 110, 16–20. Im Gegensatz zu *niger* ist *ater* die Farbbezeichnung für ‚schwarz', die als poetisches Wort vor allem in der Dichtung vorkommt. *Ater* wird in der Dichtung auch als Epitheton für unheilvolle Krankheiten gewählt, vgl. André, Termes de couleur 43–52. Bereits bei VERG. Aen. 4, 384 und 8, 198 ist von *ignis ater* die Rede, wobei die Worte *ignis atribus* an der erstgenannten Stelle die Vorstellung der Furien erwecken sollen und an der zweiten Stelle qualmiges Feuer gemeint ist. Eine Reminiszenz an Vergil ist jedoch hier möglich. Vergil gehörte im 10. Jahrhundert zu den heidnischen Schulautoren, bereits in den ‚Versus Walahfridi' wird er unter den heidnischen Dichtern genannt, siehe Glauche, Günther, Die Rolle der Schulautoren im Unterricht von 800 bis 100, 618 und 624. Die Farbbezeichnung *ater* (‚schwarz'), ist nach André, Termes de couleur 387 ein „terme spécifiquement épique". Langslow beobachtete *ater* in der Verbindung *atra bilis* (‚schwarze Galle') und *sanguis ater* (‚schwarzes Blut') bei Celsus und Ennius und schließt daraus seine Verwendung nicht nur in poetischem, sondern eher in ‚affektivem' Sinn in der Bedeutung ‚dunkel, unerwünscht'

und seine Benutzung „in epic poetry and medical prose“, vgl. D. R. Langslow, The Language of Poetry and the Language of Science: The Latin Poets and ‚Medical Latin‘, in: J. N. Adams and R. G. Mayer (Ed.) Aspects of the Language of Latin Poetry, New York 1999, 220.

Ignis sacer stand in der lateinischen und mittelalterlichen Literatur für unterschiedliche Krankheiten, von denen hier am wahrscheinlichsten eine bösartige Hautkrankheit wie Geschwür, Milzbrand oder Gürtelrose gemeint sein kann. E. Wickersheimer untersuchte „Ignis sacer“ - Bedeutungswandel einer Krankheitsbezeichnung, CIBA-Symposium Band 8, 1960, 160–169, worauf sich der folgende Überblick stützt. Die Krankheitsbezeichnung *ignis sacer* kommt in der lateinischen Literatur zum ersten Mal bei Lukrez (LVCR. 5, 660) vor. Welche Krankheit Lukrez meint, lässt sich nicht feststellen. Am Ende des 3. Buches der Georgica Vergils lässt sich *ignis sacer* als die Infektionskrankheit Milzbrand bestimmen. Bei Seneca (SEN. Oed. 187–188) kommt *sacer ignis* als Merkmal einer in Theben wütenden Plage vor. Celsus (CELS. 5, 22. 24. 28) unterscheidet bei *ignis sacer* zwei Arten bösartiger Geschwüre, die eine Krankheit wird heute als Anthrax, die andere als Ulcus cruris bezeichnet. Scribonius Largus führt Anweisungen *ad ignem sacrum* auf. Plinius (PLIN. nat. 28, 74) unterscheidet mehrere Arten des heiligen Feuers, bei einer handelt es sich um Herpes Zoster, die Gürtelrose. Theodorus Priscianus (THEOD. PRISC. eup. faen. 23) übersetzt erstmals aus dem Griechischen Erysipel mit *ignis sacer*, Cassius Felix (CASS. FEL. 24) nennt Erysipel und *ignis sacer* als Synonyme für eine schmerzhafte Hautentzündung, so auch Isidor (ISID. orig. 4, 8). Im Mittelalter erhält *ignis sacer* eine neue Bedeutung. Sigebert von Gembloux (SIGEB. GEMBL. chron. 224) beschreibt eine Seuche des Pestjahres 1089 in Lothringen, bei der viele Menschen am heiligen Feuer erkrankten, das sie von innen auffraß und Gliedmaßen abfaulen ließ. Dabei handelte es sich wahrscheinlich um die gangränöse Form des heiligen Feuers oder Antoniusfeuers, deren Ursache in einer Vergiftung mit den Alkaloiden des Mutterkorns lag, was man erst im 17. Jahrhundert in Frankreich im Zusammenhang zwischen dem Verzehr von mutterkornverseuchtem Roggenmehl und dem Auftreten der Krankheit herausfand. Die Benennung von *ignis sacer* als Antoniusfeuer geht darauf zurück, dass seit dem 11. Jahrhundert der heilige Antonius um Hilfe gegen das heilige Feuer angerufen wurde und der Antoniusorden vom heiligen Feuer Befallene in seine Hospize aufnahm. Siehe auch E. Grabner, Das ‚Heilige Feuer‘, Österreichische Zeitschrift für Volkskunde 66 (1963), 77–95.

213 *ad uvam*: *uva, -ae* f. ist ein altes Wort, das seit Celsus und Scribonius Largus für das Organ verwendet wird; das ‚Zäpfchen‘ am Ende des Gaumens ist nach seiner Form benannt, verglichen mit einer Weintraube oder

oder einer am Stiel herabhängenden Beere, vgl. André, Le vocabulaire latin de l'anatomie 68.
214 *fauces*: *faux, -cis* f., meist im Plural *fauces, -ium*, bedeutet ‚Pharynx', ‚Rachen', ‚Kehle' oder ‚Schlund'. Als *fauces* bezeichnet man den Rachen, der sich im hinteren Teil des Mundes am Eingang zur Luftröhre und zum Verdauungskanal befindet, vgl. André, Le vocabulaire latin de l'anatomie 72–73. Gemeinsam kommen *fauces* und *uva* auch bei SCRIB. LARG. 64, *ad faucium uvaeque tumore*, und MARCELL. med. 14, 1, *ad faucium uvaeque tumore*, vor.
215 *quum sint matura*: *quum* = *cum*. *Cum* zur Angabe der Zeit ‚wenn, als' steht im Normalfall mit dem Indikativ; mit dem Konjunktiv, wenn der Zeitbegriff nach seiner Beschaffenheit näher erklärt werden soll, z. B. *fuit tempus, cum rura colerent homines* (Varro); zur Angabe der Ursache ‚da' mit dem Konjunktiv, vgl. Georges I 1796. Hier steht der Konjunktiv zur näheren Erklärung des Zeitbegriffes.
216 *dicunt fervoris vim quod teneant mediocris*: Cornarius im Kommentar: „Hoc ex Galeno sumptum est, qui sic habet. Fructus si maturus fuerit, non pauci particesps est moderate calidi succi, qui dulcis existit. fervoris itaque pro caloris, hoc est calidi succi, dixit."

9. Myrica

9capit. *myrica*: *mўrīca, -ae* f. und *mўrīcē, -es* f. (Plin.) transkribiert und als Adaption von μυρίκη mit einer poetischen Längung des *ī*, bei Vergil und Ovid, vgl. André, Plantes 167; André, Lex. bot. 214; ThLL VIII/2 1743, 55–1744, 33: *nomen herbarum i. q. tamarix*, z. B. bei PLIN. nat. 13, 116, DIOSC. 1, 97 p. 90, 4, ISID. orig. 17, 7, 49.

Unter *myrica* wird Myricaria germanica, Deutsche Tamariske, verstanden. Marzell III 258ff. beschreibt Myricaria germanica Desv., die Deutsche Tamariske (Tamarix germanica L.) als niedrigen Strauch mit rutenförmigen Ästen, kleinen schuppenförmigen, blaugrün bereiften Blättern, blassroten Blüten in endständigen Trauben. Die Gattung steht der Tamariske sehr nahe und wurde früher mit dieser vereinigt. Cornarius im Kommentar: „Mirica tamarix apud Columellam et Plinium appellatur, unde etiam vulgo tamariscus dicitur." André, Plantes 167 unterscheidet unter *myrice* und *myrica* als Tamariske für Griechenland Tamarix tetrandra, für die westmediterranen Gebiete T. gallica L. und T. africana Poiret (nach Scheller – Frieboes gibt es beide Arten in Norditalien). Hoppe, Kräuterbuch des Hieronymus Bock, 341 (Kommentar zum Kräuterbuch): Kap. 5 ‚Tamariscenholtz', Hegi 5, 548, Dierbach I, 22, Brunfels (III), S. 230; Bock übernimmt Indikationen von Diosk. (I), 1, 87. Zu DIOSC. gr. 1, 87 (ed. Wellmann 82) siehe Berendes, Die Arzneimittellehre des Dioskurides 106, I. Buch Cap. 116 Περὶ Μυρίκης. Tamariske; Aufmesser, Dioscurides (dt. Übers.) 1. Buch, Kap. 87 Tamarix tentranda; Aufmesser, Etymologische Erläuterungen, 34.

217 *fertur vis magna myricis*: Nach *fertur* (‚es wird überliefert, dass') folgt der NcI bei den Passivformen der *verba dicendi et sentiendi*, vgl. Menge^2, 2000, § 491, 5. Der Infinitiv *esse* wurde hier weggelassen, ist aber hinzuzudenken zum Dativus possessivus bei *esse* mit der Bedeutung ‚haben, besitzen', der sich bei Cicero wie auch hier vornehmlich bei abstrakten Besitzgütern findet, siehe Menge^2, 2000, § 324.

218 *Tamaricum*: *tamarix, -icis* f. ist ein Wort afrikanischen Ursprungs, mit μυρίκη verwandt, vgl. André, Lex. bot. 310. André, Plantes 255 zählt die unterschiedlichen Namen und Geschlechter bei den Schriftstellern auf: *tamarix, -icis* f. bei CELS, LVC., PLIN., *tamarica, -ae* f. bei PLIN., MARCELL. med., *tamarice* (acc. *-en*) f. bei PLIN., unser *tamarīcum, -ī* n. bei SCRIB. LARG. 128, 132; MARCELL. med. 23, 1; PALLAD. 12, 8, 1, desweiteren *tamariscus, -i* (m? f?) bei CAEL. AUR. chron., *tamaricum, -i* n. und *-cium, -i* n. bei Chiron.

Nach Celsus wirkt die Tamariske kühlend und zerteilend, siehe Scheller – Frieboes, Celsus, Verzeichnis der Arznei-, Nahrungs- und Genussmittel 689.

219 *elixatura*: *elixatura, -ae* f., ‚der Absud, Aufguss, Brühe', von *elixare* ‚absieden', in der medizinisch-pharmazeutischen Literatur gebräuchlich, vgl. MLW III 1194, 52ff.

222 *pessariis*: *pessarium, -ii* n. ist als medizinischer t. t. abgeleitet von *pessum, -i* n., gr. πεσσόν, und hat die gleiche Bedeutung ‚das Mutterzäpfchen, der Mutterkranz', z. B. bei CAEL. AUR. acut. 3, 18, 185 und THEOD. PRISC. 3, 5, vgl. Saalfeld, Tensaurus italograecus 853.

223 *effugat*: *effugo, -avi, -atum, -are* ‚in die Flucht schlagen, vertreiben, austreiben', vgl. MLW III 1135, 50ff. Vgl. RECEPT. Bamb. 54 capit. p. 62 *ad pulices exfugandas*.

lendes: *lens, lendis* f. ‚Ei einer Laus, Nisse', gewöhnlich im Plural *lendes*. Der langobardische ‚Dioscorides' ist hier Quelle, da DYASC. *lentigines* schreibt.

224 *cinis ustarum*: Pleonasmus

225 *calix*: Becher aus dem Holz der Myrica bzw. Tamariske, wie Choulant 131 schreibt: „Calix e ligno vel radice tamaricis fabricatus".

10. Iuniperus

10[capit.] *iuniperus*: *iuniperus, -i* f. ‚Wacholder' - die Herkunft des Namens ist unklar, von Walde-Hofmann, Lat. etym. Wb. 731 s. v. *iuniperus* wird u. a. die Etymologie aus **ioini-peros* vorgeschlagen, die zu einer Bedeutung ‚Binsen' und auch ‚Wacholder' führt, deren Zweige zum Flechten verwendet wurden. Es gibt auch die Schreibung mit *zin-*, vgl. ThLL VII, 2, 662–663. ISID. orig. 17, 7, 35 *iuniperus graece dicta, sive quod ab amplo in angustum finit, sive quod conceptum diu teneat ignem ...*; πῦρ *enim apud Graecos ignis dicitur*; cf. ALPHITA II p. 85, 1–4 *Iuniperus*, gall. geneure, angl. gost. Für *iuniperus, (-pirus), -i* f. nennt André, Lex. bot. 173 auch die z. B. bei Theodorus Priscianus vorkommende Form *zuniperus*.

Iuniperus communis L., Wacholder. Für *iuniperus (-pirus), -i* f. (selten m.) nennt André, Plantes 134 die beiden Arten Juniperus Oxycedrus L. und Iuniperus communis L. Siehe Marzell II 1072ff. Dioskurides kennt zwei Arten von Wacholder: die größere als Iuniperus phoenicea L, Cypressen-Wacholder und eine kleinere Juniperus oxycedrus L., Großer Stachelwacholder. Berendes, Die Arzneimittellehre des Dioskurides, 99 (Cap. 105) weist auf die Verwechslungsmöglichkeit zwischen Wacholder (Juniperus communis L.) und der Zeder (Juniperus excelsa L.) bei den Griechen und Römern hin. Zu DIOSC. gr. 1, 75 ἄρκευθος (ed. Wellmann 74–75) siehe Berendes, Die Arzneimittellehre des Dioskurides, 97–98, I. Buch Cap. 103 Wachholder und Aufmesser, Dioscurides (dt. Übers.) 1. Buch Kap. 75. Juniperus phoenica L. Auch bei Plinius ist von zwei Wacholderarten die Rede: Baumwacholder Iuniperus oxycedrus L. als die größere Art und der gemeine Wacholder Iuniperus communis L. als die kleinere. Die Wacholderbeeren enthalten ätherisches Öl, Invertzucker, Gerbstoff, Harz, Pektin und Säuren (Erläuterungen König, Winkler zu PLIN. nat. 24, 54–55). ODO MAGD. herb. 492 behandelt *sabina* Iuniperus sabina L., den Sadebaum.
227 *virtus ... incensiva*: **incensivus, -a, -um,* von *incendo* abgeleitet, i. q. *calefactorius, -a, -um* ‚wärmend, erwärmend', so auch Cornarius im Kommentar: „Vim incensivam dixit calfactoriam Dioscorides appellatam". *Incensivus* ist nicht im klassischen Latein belegt (kein Eintrag im ThLL und OLD). Im Material des MLW findet man Belege für das Wort neben ALBERT. M. summ. theol. I und II nur in medizinischen Abhandlungen des 12. und 13. Jahrhunderts: CIRCA INSTANS p. 19 b[r] *dicitur flammula* (sc. *herba*), *quod incensivam habet virtutem ...*; *ad cauterium sine igne vel sine ferro faciendum conteratur flammula et super locum ponatur*; THEOD. CERV. chirurg. (1265–75) 1, 13 p. 140A *aliquando medicina incensiva seu ignis in ore vene vel arteriae ut corticem faciat, ponatur: ut sanguis exiens refrenetur*; THEOD. CERV. chirurg. 1, 13 p. 140 H *Incensiva* (sc. *medicina*) *vero dubia est, ne corticibus carentibus fluxus sanguinis reveratur.* („ät-

zend" GURLT); THEOD. CERV. chirurg. 3, 53 p. 177D *Et illae medicinae incensivae sunt illae quae dictae sunt*; TRACT. de aegr. cur. (s. XII) p. 371, 41 *apponenda sunt calida unde incendantur et corrumpantur* (sc. *verruce*) ...; *incensiva vero erugi ... eris ...*; URSO med. (s. XII.[2]) 343 *Herpes quoque ethiomerus de incensiva modo* (sc. *materia*) *factus, calidissimus et frigidissimis medicaminibus appositis curatur.*

acris: *acer* als Qualitätsmerkmal der Droge siehe v. 19.

229 *fructusque rotundus habetur*: *fructus, -us* m. ‚Nutzung, Ertrag, Vorteil, Frucht', wofür besser eine Form von *frux, frugis* f. ‚Frucht, Feld-, Erd-, Baumfrucht' stehen sollte. Im ‚Dyascorides' steht an der Stelle: *fructus eius iocundus est. Habetur* steht spätlateinisch in der Bedeutung ‚er, sie, es ist'.

232 *inveteratam*: *inveteratus, -a, -um* ist Partizip zu *invetero, -avi, -atum, -are* ‚alt werden lassen', medial ‚einwurzeln, sich festsetzen' und bedeutet hier in Bezug auf *tussim* ‚alt, festgesetzt'. Das gleiche Versende *licet inveteratam*, auch auf *tussim* bezogen, befindet sich in v. 181.

234 *spasmata ... rhegmata*: Cornarius wies schon darauf hin, dass diese griechischen Bezeichnungen bei Plinius *convulsa et rupta* heißen.

spasmata: *spasma, -atis* n., gr. σπάσμα, z. B. bei PLIN. nat. 28, 237, ist das gleiche wie *spasmus, -i* m., gr. σπασμός, ‚Verzuckung, Convulsion, Krampf', vgl. Saalfeld, Tensaurus italograecus 1040.

rhegmata: Steht für *rheumata*, in Anlehnung an den Fall *phlegma - fleuma*, wo Vokalisierung eines Konsonanten vorliegt, vgl. Liechtenhan 43 bei Marcellus. Der umgekehrte Fall ist aber nicht lautgesetzlich. Im mittelalterlichen Latein ist dieses Wort bisher nur an dieser Stelle PS. ODO MAGD. herb. belegt. Zu dem griechischen τὸ ῥέγμα ‚das Gefärbte' besteht kein Zusammenhang. Die Quellen DIOSC. und DYASC. nennen an dieser Stelle *reumatibus* und *reumaticantibus*. „*rheumata* Ranz., sed falso, cum ipse Diosc. ῥήγμασι habeat", so Choulant 132.

237 *lymphaeque*: Es handelt sich um eine Variation des Dichters für *aqua* bei DYASC. *Lympha, -ae* f., zum gr. νύμφη, ‚Wasser, Quellwasser'.

238 *unctas*: Bei *unctas ... lepras* liegt eine Attraktion, d. h. eine Angleichung der Kasusendungen vor, siehe H-Sz 426, eine Art von Synesis, vgl. Stotz, HLSMA 4, IX § 88.

lepras: Zu *lepra* vgl. v. 104. Im Plural *leprae, -arum* f. z. B. bei PLIN. nat. 20, 17 (70) *tollere lepras*.

239 *elimatio*: *elimatio, -onis* f., von *elimare* ‚feilen', wird nach ThLL V/2 387, 83f. im klassischen Latein immer metaphorisch verwendet, hier bei PS. ODO MAGD. herb. liegt jedoch keine metaphorische Verwendung vor, also Bedeutungswandel im Mittelalter. Nach dem MLW III 1189, 58ff. ist *elimatio* im Mittellateinischen selten und in der Bedeutung ‚Mehl, Späne' nur an dieser Stelle belegt. Choulant schlägt vor, statt *elimatio elixatio*, i. q.

decoctum, zu lesen („Elimatio i. q. rasura, nisi forsan rectius legas *elixatio* i. q. decoctum.").

Der Inhalt des Verses ist von ‚Dyascorides' übernommen, ein Objekt fehlt, es bleibt unklar, was abgetötet werden soll.

240 *lachrymis*: *lachrymis* ist Abl. Plur. zu *lachryma*, i. e. *lacrima, -ae* f. eigentlich ‚Träne', hier in der übertragenen Bedeutung ‚ausschwitzende Feuchtigkeit (Saft), Harz der Pflanzen', vgl. ThLL VII/2 836, 3ff.; Georges s. v.; OLD s. v. Altlat. auch *lacruma* und *lachruma* geschrieben, wahrscheinlich vom gr. δάκρυμα. Die altlateinische Form *lachryma* ist nur ein weiteres Mal, und zwar in CIL I^2 1222.2 = CIL VI 6051 (= Buecheler, CLE 969), einem Grabgedicht aus Rom, belegt: *Sei quis havet nostro conferre dolore(m), | adsit nec parveis flere quead lachrymis*. Im Material des Mittellateinischen Wörterbuchs kommt das Wort in der Form *-chrym-* nur noch einmal bei BRUNUS LONG. chirurg. (a. 1252) 2, 1, 1 p. 119 H *lachrymae* vor. *Lachryma* ist ein Hyperkorrektismus.

241 *parotidarum*: Zu *parotis* siehe v. 162.

242 *baccarum*: *baca (bacca), -ae* f., vgl. André, Lex. bot. 49; MLW I 1302, 34–1303, 18, hier in der ursprünglichen Bedeutung ‚Beere'.

draganti: *dragantum* bzw. *tragacant(h)um, -i* n. ‚Tragantgummi', ein Gummiharz der Pflanze Astralagus gummifer Labill. oder A. micfocephalus Willd., vgl. André, Lex. bot. 319. Vergleiche dazu v. 424 *tragacantho*. „Dragantum corrupta voce ex tragacantha, vel tragacantho, graeci et Celsus ac Plin." hat bereits Cornarius festgestellt. „Dragantum dicitur scriptoribus medii aevi gummi tragacanthae" schreibt Choulant 131f.

243 *absinthii*: *absinthium, -i* n. aus gr. ἀψίνθιον, ‚Wermut', vgl. MLW I 48, 48–49, 26; André, Lex. bot. 13. Zu Wermut, Artemisia absinthium vel ponticum L. siehe Marzell I 420ff.; Plinius behandelt den Wermut ausführlich in seiner Naturgeschichte Buch 27, 45–52, er unterscheidet mehrere Arten, erklärt Zubereitungen und gibt viele medizinische Anwendungsarten an. Als Mittel für die Haare vgl. PLIN. nat. 27, 52 *capillum denigrat absinthii cinis unguento rosaceoque permixtus*. Siehe auch Kap. III *Absinthium* im ‚Macer Floridus' (ODO MAGD. herb. 53sqq.).

244 *myrti*: *murtus, -i (-us)* f. und *murta, -ae* f., entlehnt aus dem gr. μύρτος, mit den Formen *myrtus* seit Vergil und *myrta* seit dem 4. Jahrhundert, Myrte (Myrtus communis L.), vgl. André, Lex. bot. 213. Hier sind mit *myrti tres nigrae* die ‚Myrtenbeeren', *bacae myrti*, gemeint, deren eine eigentlich *myrtum (murtum), -i* n., von gr. μύρτον, heißt, vgl. Saalfeld, Tensaurus italograecus 721f. *Myrti bacae* kommen u. a. bei CELS. 4, 26, 19 p. 152, 15 D und SCRIB. LARG. 193 vor.

Myrte, Myrtus communis L. (Myrtaceae); Plinius schreibt in seiner Naturgeschichte über die Myrte im Buch 23, 159–166. Er unterscheidet die kultivierte weiße Myrte und die schwarze Myrte, die in der Heilkunde den

Vorzug erhält. Die Myrte stammt aus dem nordwestlichen und östlichen Mittelmeerraum. Verwendet werden die frischen oder getrockneten Blätter oder auch die getrockneten Beeren. Die Myrtenblätter enthalten ein ätherisches Öl. Als Mittel für die Haare vgl. PLIN. nat. 23, 160 *sucus seminis ... capillum denigrat*; 23, 161 *foliorum arentium farina ... utilis ... capillis fluentibus*; 23, 164 *exprimitur et foliis sucus ... ad ... capillorum nigritiam.* Vgl. MARCELL. med. 20, 28 *ex bacis myrtae ... aut ... ex iuniperis*. CIRCA INSTANS p. 24b^{v} *Mirtus vel mirta ut dicunt phisici ... frutex est, cuius semen mirtilli dicuntur, qui precipue medicine competunt, flores et folia secundario*; MATTH. PLATEAR. gloss. p. 381A (s. XII med.) *Myrtilli ... fructus sunt herbae -i, virtutem habent constringendi, ...; colliguntur cum bene sunt nigri, et maturi.*

gallae ... Asianae: *galla, -ae* f. vgl. ThLL VI/2 1678–1679; *Asianus, -a, -um* als Adjektiv zu *Asia*, vgl. ThLL II 784. *Gallae Asianae* sind ‚aus Asien stammende Galläpfel', vgl. ThLL VI/2 1679, 13. 45 mit Verweis auf PLIN. med. 1, 32 *gallae Asianae*. ThLL II 784, 50f. bringt ORIBAS. syn. 7, 18 *galla Asiana* als Beleg zu dem Adjektiv *Asianus, -a, -um* zu *Asia*. *Gallae Asianae* erklärt André, Lex. bot. 146: „galle (d'Asie Mineure) du Chêne des Teinturiers (Quercus infectoria Oliv.) d'où viennent les Noix de Galles d'Alep des officines et des teinturiers", und nennt als Belegbeispiel u. a. ORIBAS. syn. 3, 28. Zu den Galläpfeln siehe v. 482 *gallae*.

247 *conficiantur*: *conficere* im Sinne von ‚Arzneimittel herstellen' auch bei ODO MAGD. herb. 970 *unguen*. 1165 *cataplasma sinapis saepius a medicis variatur conficiendo.*

249 *unguine*: *unguen, -inis* n. von *unguo* ‚salben, einfetten' ist tierisches Fett, das zur Bereitung von Salben und Parfums benutzt wird, vgl. André, Le vocabulaire latin de l'anatomie 211. In den ‚Spuria Macri' kommt *unguen* noch in den Versen 326 und 331 und *unguo* in den Versen 393 und 469 vor.

251 *caesariem capiti*: *caesaries* = *capilli*. *Capiti* ist eigentlich überflüssig, da durch *caesaries* schon die Kopfhaare bezeichnet werden. Es handelt sich um einen Pleonasmus.

253 *calvitiei*: *calvities, -ei* f. ‚Kahlheit', kommt auch noch bei ALDH. virg. URSO anat. und ALBERT. M. animal. vor, vgl. MLW II 92, 49–55.

254 *capillosum*: *capillosus, -a, -um* ‚behaart' ist ein seltenes Wort und kommt nur hier und mehrmals bei ALBERT. M. animal. vor, vgl. MLW II 213, 15–18.

ridiculosum: *ridiculosus, -a, -um* wurde von *ridiculus, -a, -um* ‚Lachen erregend, lächerlich', z. B. *caput* bei TER., gebildet und bedeutet ‚spaßhaft, possierlich' nach den Belegen HIERON. *res*, ARNOB. *negotia* und SCHOL. Pers. *carmen*; übernimmt hier die Bedeutung von *ridiculus*. *Ridiculosus* wurde mit Hilfe von zwei Suffixen gebildet, dem Deminutivsuffix *–ulus* und *-osus*.

258 *sibi = ei.*

260 *exustae*: Vgl. Lex. Bohem. s. v. *exuro, -ere, -ussi, -ustum*, i. q. *comburere, concremare*; de carbone: ‚*exustus*', i. e. *extinctus, in cinerem redactus*.

nigellae: *nigellus, -a, -um* ist Deminutivum von *niger* und bedeutet ‚schwärzlich'. Vielleicht ist damit eine schwarze Wacholderbeere gemeint, wofür es bis jetzt aber keine Belege gibt.

261 *nanque*: für *namque*.

262 *ciliorum*: *cilium, -i* n. ist seit Varro bezeugt in der Bedeutung ‚Augenlid', besonders ‚das untere Augenlid'. Im 4. Jahrhundert ist für *cilium* auch die Bedeutung Augenwimper belegt, vgl. André, Le vocabulaire latin de l'anatomie 46.

263 normal: *expertae, quod (id medicamentum) damnum earum reddere potest* (Konjunktiv und Indikativ wechseln).

264 *pilis*: *pilus, -i* m. bezeichnet unterschiedslos die Haare des Körpers: das Kopfhaar, die Augenwimpern, Haare in den Ohren und in der Achselhöhle, vgl. André, Le vocabulaire latin de l'anatomie 212.

265 *libet* verstärkt nur *quamcunque = quamvis.*

quamcunque für *quamcumque* von *quicumque, quaecumque, quodcumque*. Das *-n-* erscheint analog zu *nanque* für *namque* in v. 261.

11. Salix

11[capit.] *salix*: *salix, -icis* f., gr. ἰτέα, kommt lateinisch auch als *itea, -ae* f. vor, z. B. bei THEOD. PRISC. eup. 42 und ORIBAS. eup. 2, 1 I, 6, vgl. André, Lex. bot. 172. André, Plantes 224 verweist zu *salix, -icis* f. auf gr. ἑλίκη und zählt verschiedene Weidenarten auf. André, Lex. bot. 279 zählt zu *salix* die Synonyme *casima, itea, salicula* und *vimen* auf.

Salix bezeichnet allgemein die Weide. Verschiedene Arten aus der Familie der Weidengewächse, als Bäume oder Sträucher vorkommend, werden mit dem gleichen Namen benannt. Speziell Salix alba L. (Salicaceae), Weiße Weide lieferte die früher officinelle Rinde, welche das Salicin, ein Glykosid, enthält. Die vielen unterschiedlichen Weidenarten waren bereits bei Theophrast, Hist. pl. III 13, 7 und PLIN. nat. 16, 174 bekannt. Etwa 500 Weidenarten sind in Europa und Asien bekannt, in Mitteleuropa nur etwa 30 Arten. Vgl. Berendes; Scheller – Frieboes, Celsus, Verzeichnis der Arznei-, Nahrungs- und Genussmittel, 695; Erläuterungen von König/Winkler zu PLIN. nat. 24, 56; Marzell IV 8ff. Zu DIOSC. gr. 1, 104 ἰτέα (ed. Wellmann 96–97) siehe Berendes, Die Arzneimittellehre des Dioskurides, 120–121 I. Buch, Cap. 135 und Aufmesser 75 Cap. 104 Salix alba, Weide. Siehe Hoppe, Kräuterbuch des Hieronymus Bock, 368 (Kommentar zum Kräuterbuch): Kap. 60 ‚Weiden/Felbinger'.

266 *desiccativa*: *desiccativus, -a, -um* in der Bedeutung *desiccans* ‚austrocknend' kommt speziell bei Medikamenten vor, vgl. MLW III 434, 35ff. Vgl. ODO MAGD. herb. 1714 desiccativae virtutis dicitur *herba centaurea* esse, wo *desiccativus* die Bedeutung ‚harntreibend' hat, vgl. MLW III 434, 44–47.

270 *exusti cinis*: Pleonasmus.

corticis ... cinis: Verwendung der Asche der Rinde auch bei DIOSC. gr. 1, 135; MARCELL. med. 34, 108; PLIN. med. 2,26,6.

acri ... aceto: Vgl. mit *vinum acre* v. 197–198.

271 *callos*: *callus, -i* m. (seltener *callum, -i* n.) bedeutet hier ‚harte Haut' oder ‚Schwiele', vgl. MLW II 88, 56ff.

274 *rami*: *ramus, -i* n. „branche principale, par opposition à *virga*", so André, Lex. bot. mit Verweis auf ISID. orig. 17, 6, 18.

gravati: von Früchten seit VERG. Georg. 1, 319. 2, 424, CLAUD. 22, 466.

277–279 Der Kommentar von Cornarius zu dieser Stelle lautet: „Non autem solum mulierum conceptus prohibet, salicis semen sive fructus, sive flos, velut hic appellatur, sed etiam instinctus veneris omnes congelat ac resiccat, etiam in viris, ut generare nequeant. Atque hoc ipsum Democritus quoque apud Constant. Caesarem lib. 11 cap. 14 tradit, his verbis." Dazu verweist er noch auf Homer und PLIN. nat. 16, 26.

279 *desiccat*: Zu dem Zusammenhang von *desicco, -avi, -atum* ‚austrocknen' mit dem *instinctus veneris* an dieser Stelle kann man als Vergleich CONSTANT. AFRIC. coit. 13, 3 *scire, que sint nutrimenta, ... que desiccant et diminuunt semen* heranziehen, vgl. MLW III 435, 12ff.

creatio: *creatio* i. e. *conceptio* Choulant 133f., an dieser Stelle bedeutet *creatio, -onis* f. ‚Zeugung'. Im MLW II 1987, 68ff. ist *creatio* in dieser Bedeutung nur zweimal belegt, die zweite Belegstelle findet sich bei HILDEG. caus. 2 p. 136, 19.

280 *halosanthos*: Siehe Choulant 133: „Halosanthum (ἁλὸς ἄνθος) seu florem salis cum flore salicis hic perperam confundi facile patet; cfr. Diosc. V. 128; ubi de flore salis sermo est". DIOSC. 5, 137 p. 229, 7–18 *de alosanctos* zeigt keine Übereinstimmung des Textes. Vgl. ThLL VI, 3 2520, 10–17 *(h)alosanthus (-os), -i* m. von griech. ἁλὸς ἄνθος, vgl. ORIBAS. 2, 1 A 14 *halosanthus id est sali flos*. (nach ThLL-Index: ORIBAS. eup. lib. 2, cap. 1, litt. A n. 14, Molinier apud Bussemaker et Daremberg, Oeuvres d'Oribase VI 1876, 403–626); cf. DIOSC. 5, 87 *de bino halosantho, vinu de flos salis conficitur sic*. eqs. Der ‚Spuria'-Verfasser wollte etwas über die Blüte der Weide, *flos salicis*, schreiben, verwechselte *salicis* mit *salis* und brachte zum Ausdruck seiner Gelehrsamkeit hier das aus dem Griechischen entlehnte *halosanthus*, was übersetzt *flos salis* heißt, an. Die Blüte der Weide heißt nicht *halosanthos*. Cornarius bezeichnet diesen Satz als „falsissimam" und klärt den Fehler auf: „per salicis pro salis scripturam velut apparet, deceptum esse, ut arboris florem pro salis flore acciperet." *Halosanthos* ist die Salzblüte - *flos salis*. Dass *flos salis* die Haare färben kann, überliefert bereits Dioskurides.

281 *myrrhae*: *murra (murrha, myr(ha, -ae* f., aus dem gr. μύρρα, ‚Myrrhenbaum', metonymisch bedeutet *myrrha* auch ‚der aus dem Myrrhenbaum träufelnde balsamische Saft, die Myrrhe'. Der Ursprung des Wortes ist semitisch *murr* und bedeutet ‚bitter'. Vgl. André, Lex. bot. 215 und Saalfeld, Tensaurus italograecus 712.

Myrr(h)a steht für den Myrrhenbaum (Commiphora Jacq.) aus der Familie der Balsambaumgewächse und das aus ihm gewonnene Produkt, vgl. André, Lex. bot. 215. Es gibt zahlreiche Commiphora-Arten. Als Stammpflanze der echten Myrrhe (Somalia-Myrrhe) wird die in Somalia gedeihende Burseracee Commiphora myrrha (Nees), Engl. (Balsamodendron Nees) angesehen. Siehe Martinetz, Lohs, Jantzen, Weihrauch und Myrrhe, 89ff., wo die Myrrhearten botanisch beschrieben werden. Der Myrrhenbaum ist ein bis drei Meter hoch wachsender, dorniger Baum. Das aus seiner Rinde austretende Gummiharz trocknet an der Luft und wird als Myrrhe bezeichnet. Herkunftsgebiete des getrockneten Harzes sind seit Jahrtausenden der Jemen, Äthiopien, Sudan und Somalia. Die Ägypter nutzten Myrrhe zur Einbalsamierung. Die drei Weisen aus dem Morgenland brachten Gold, Weihrauch und Myrrhe als kostbare Gaben (siehe das Evangelium nach Matthäus Kap. 2, v. 11). Myrrhe wirkt pharmazeutisch desinfizierend und zusammenziehend. Die Anwendung von Myrrhe als Arzneimittel erfolgte u. a. als Wundheilmittel, bei Augenkrankheiten, Zahnleiden, Atembeschwerden u. a. Leiden. In der Kosmetik wurde Myrrhe seltener eingesetzt, z. B. im 13. Jahrhundert in dem altenglischen Rezeptbuch ‚Physicians of Myddfai'. Pietro Andrea Mattioli (Matthiolus) im 16. Jahrhundert nutzte die Myrrhe auch als Kosmetikum, vgl. Martinetz, Lohs, Jantzen, Weihrauch und Myrrhe, 141ff.; André, Plantes 167 nennt unter *myrrha (murra), -ae* f, aus gr. μύρρα mit semitischem Ursprung, drei unterschiedliche Pflanzen: Commiphora myrrha Engl., Myrrhis odorata Scop. (Süßdolde) und Smyrnium olusatrum L.

283–300: Dies ist ein völlig verworrener Abschnitt, weil eine Quelle bisher nicht gefunden werden konnte.

287 *mitra*: *mitra, -ae* f., von gr. μίθρα, ‚Kopfbinde, Mitra, Turban'.

289 *cervicem*: Hier ist mit *cervix* wirklich der ‚Nacken' gemeint, im Gegensatz zu v. 173 und v. 198.

290 *flavos ... roseosque capillos*: *flavus* wird am häufigsten auf die Haare bezogen gebraucht, in 66% der Beispiele aus der Prosa und in 45% der Beispiele aus der Dichtung, wobei die brünetten Nuancen und die roten Nuancen unterschieden werden. Blond mit allen seinen Nuancen befindet sich in der Nähe von Rot. *Flavus* umfasst in der Dichtung alle Nuancen von ‚blond', vgl. André, Termes de couleur 128–132.
291 *crudos ... lupinos*: *lupinus, -i* m. (*-um, -i* n. bei PS. APVL.) kommt nach André, Plantes 291 von *lupus*, ‚Kraut des Wolfs'. André unterscheidet die kultivierte Lupine (Lupinus albus L) und die wilde Lupine, die als *lupinus agrestis, montanus* und *silvestris* vorkommt.
294 *argenti ... spumam*: Silberschaum, Bleiglätte oder Bleimonoxid, PbO; vgl. PLIN. nat. 33, 106.
296 *asvesti*: *asbestus, -i* m. von gr. ἄσβεστος, bedeutet hier soviel wie *calx viva*, ‚ungelöschter Kalk', vgl. MLW I 1013, 32ff. mit Verweis auf die Glossen: GLOSS. III 469, 29 St.-S. *asbestus id est calce viva calc ungebucte*; so auch Choulant, p. 243 „De asvesto s. asbesto cfr. Diosc.V. 132, est calx viva". Zu *v* für *b* siehe Stotz, HLSMA 3, VII § 215.

Asbestos war in der Antike, verschieden von unserem Asbest, unverbrennbarer Stein, siehe Saalfeld, Tensaurus italograecus 121. Hier handelt es sich aber um *calx viva*, ungelöschten Kalk.
300 *bletae*: *blitum, -i* n. oder *blitus, -i* (m.) oder **blita, -ae* f. oder **blitis, -is* f. vom gr. βλίτον steht hier für die Pflanze Liegender Fuchsschwanz, Amarant, Amarantus viridis L., vgl. MLW II 1507, 66ff. **Bleta* statt **blita* kommt hier in der Schreibung mit *-e-* statt *-i-* vor, wie bei einigen griechischen Lehnwörtern im Mittelalter, siehe Stotz HLSMA 3, VII § 29. 7. *Blitum*, Liegender Fuchsschwanz, Amarant, Amarantus viridis L., vgl. Marzell I 242f.

ablutum: Partizip Perfekt Passiv von *abluo, -lui, -lutum, -ere*, was nach MLW I 30, 56ff. hier etwa ‚durchwaschen, entfernen, abwaschen, auswaschen, bespülen' bedeuten kann.

12. Fel

12capit. *fel*: *Fel, fellis* n. gehört zu einer Wurzel **ghel-* und zu einer Wortgruppe, die die Farben gelb/grünlich repräsentiert, gr. χολή, ‚Galle'. Die Etymologie bei ISID. orig. 11, 1, 128 verknüpft *fel* mit einem kleinen Sack (*folliculus*), der die Galle enthält: *fel appellatum, quod sit foliculus gestans umorem, qui vocatur bilis*. *Fel* ist von Plautus bis zum Mittellatein bezeugt, sowohl vom Menschen als auch vom Tier, und auch als Symbol der Bitterkeit, vgl. André, Le vocabulaire latin de l'anatomie 154–155; ThLL VI/1 422–425.

Die Galle ist eine schleimige, zähe Flüssigkeit von bitterem Geschmack und eigentümlichem Geruch, sie wird aus dem Blut in den Leberzellen und in den Schleimhäuten der Lebergänge und der Gallenblase abgesondert und dient der Resorption der Fette im Darm. Die Galle fleischfressender und pflanzenfressender Tiere ist unterschiedlich gefärbt und zusammengesetzt. Jede Galle enthält Cholesterin, Gallensäuren, Cholin, Lecitin, Schleim und Fett. Die tierische Galle kommt in der Organotherapie zum Einsatz. Zur Galle ausführlich siehe Berendes 190–191. Zu DIOSC. gr. 2, 78 (ed. Wellmann 158–161) siehe auch Aufmesser, Dioscurides (dt. Übers.), 113–114, 2. Buch, Kap. 78. Galle(nblase).

304 *virtus ... thermantica*: *thermanticus, -a, -um,* vom gr. θερμαντικός, ‚zum Erwärmen dienlich, erwärmend', wie schon Cornarius feststellte: „thermanticam virtutem dixit graeca voce calfactoriam" und „thermantica virtus i. e. calefaciens" Choulant 134. *Thermanticus, -a, -um* kommt im Mittellatein eher selten und nur in medizinischen Schriften seit dem 7. Jahrhundert vor, vgl. GLOSS. Salern. p. 13 b, 11 (cod. 1160/70) *termanticum, calefactorium*; auch vorher selten, z. B. GARG. MART. med. cap. 7 *cortex citriorum*, PS. APVL. herb. 120 *virtus*, PELAGON. veterin. 16 *unctiones.*

viscida: *viscidus, -a, -um* ‚zähe, klebrig', ist abgeleitet von *viscum, -i* n. (= ἰξός) ‚die Mistel' und meton. ‚der aus Mistelbeeren bereitete Vogelleim', u. a. bei THEOD. PRISC. und GARG. MART. med., vgl. Saalfeld, Tensaurus italograecus 1172f.

307 *capreolique ... nemoris*: *capreolus, -i* m., ist das ‚Reh', vgl. MLW II 241, 57ff. An dieser Stelle wird *cā-* metrisch lang gemessen.

niveique capones: Im langobardischen ‚Dioscorides' und im ‚Dyascorides' steht schlicht *caponis alvi* bzw. *albi*, an Stelle von *albus* nahm der Dichter das poetische Adjektiv *niveus*, vgl. André, Termes de couleur 39.

Capo (cappo), -onis m., i. q. *gallus castratus* ‚Kapaun', in der Medizin angewandt z. B. bei THEOD. PRISC. log. 61, MARCELL. med., CASS. FEL., bei DIOSC. 2, 26sqq. und weit häufiger, im Mittellateinischen z. B. auch bei PRACT. puer. 54, HILDEG. phys. 6, 14 p. 1295 B, ALBERT. M. animal. 23, 118, vgl. MLW II 236, 7–26. Im weiteren Sinne kann *capo* auch nur *gallus* bezeichnen, vgl. ThLL III 353, 73–354, 12. DIOSC. spricht vom *(fel) caponis alvi = albi*; im DYASC. *caponis albi*. Hier metrisch *că-* kurz gemessen.

308 *iuvamen*: *iuvamen, -inis* n. ‚Hilfe', zuerst belegt im 4. Jahrhundert bei PS. CYPR. singul. und in den SCHOL. Hor. epod. 5, 8, bei BOETH., GREGOR. epist., CASSIOD., ORIBAS.

309 *suffusos oculos*: Von *suffundo, -fudi, -fusum, -ere* in der Bedeutung ‚einen Stoff unter etwas gießen oder fließen lassen, unterlaufen lassen', vgl. Georges s. v., daher *suffusio (oculorum)* ‚der graue Star' z. B. bei CELS., PLIN. und SCRIB. LARG.

Mit unterlaufenen Augen wird die Augenkrankheit Grauer Star gemeint sein. Die ophthalmologische Heilanzeige der Galle scheint sich aus ihrer Reinigungskraft abzuleiten, „man ging davon aus, dass sie auch am Auge in der Lage sein müsse, visusmindernde Flecken wie Leukome Panni und Plerygien wegzubeizen", so R. Möhler, Epistula de Vulture. Untersuchungen zu einer organotherapeutischen Drogenmonographie des Frühmittelalters, Pattensen 1990, 285.

caligine: Vgl. ODO MAGD. herb. 448 *hac* (*vettonica*) *caligo solet metuenda repelli*, siehe MLW II 81 zu *caligo oculorum*; starke Augentrübung, vgl. MARCELL. med. 8, 103.

310 *palpebras*: *palpebra, -ae* f. bedeutet das ‚obere Augenlid', das zwinkernde Augernlid, ist alt aus der Wurzel **pal-*, aus der auch das lat. *papilio* gebildet wurde. *Palpebrum, -i* n. kommt bei den medizinischen Schriftstellern seit dem Ende des 4. Jahrhunderts vor (CAEL. AUR., CASS. FEL., CHIRON, DIOSC.) in den Übersetzungen der griechischen Überlieferungen, vgl. André, Le vocabulaire latin de l'anatomie 45–46. In der Form *palpebras* kommt das Wort in den ‚Spuria Macri' nochmals in den Versen 331 und 479 vor.

aspredine: *aspredo, -inis* f., [von *asper*], i. q. *scabies*, *durities* ‚Rauheit, Verhärtung'; das Wort ist ein medizinischer Terminus und dies ist die einzige Belegstelle im MLW, vgl. MLW I 1048, 46ff. Vorher seit Celsus belegt, siehe ThLL II 846, 12–24. Vgl. DIOSC. 2, 51 *aspredinem ... palpebris elimidat*. 2, 84 *aspredines oculorum*. Siehe auch die Augenliderkrankung in v. 331.

311 *hircus*: *hircus, -i* m., i. q. animal masculum generis caprini, so ThLL VI/3 2820, 77 ‚Ziegenbock'.

ovis: Bei DYASC. heißt es *berbicinus* = *vervicinus* ‚vom Hammel'.

312 *quoniam* (coni.) ‚da nun, weil ja, da ja'. Man könnte ungefähr „Beispiele dafür sind..." usw. übersetzen.

312–314 *ventrem ... puerorum solvit ...*: „Diosc. clarius sic habet" (Cornarius)

313 *tomentum*: *tomentum, -i* n., ‚das Stopfwerk (wie Wolle, Haare, Federn), Polsterung' Georges s. v.

et: hier eher in der Bedeutung von *vel.*

succida lana: *sūcidus, -a, -um*, aus *sucus* und der Endung *-idus* gebildet, bedeutet ‚saftig, frisch'. Nur Georges (nicht OLD) nennt auch die seltenere Form *succidus*, wie sie hier vorkommt. Zur Gemination siehe Stotz, HLSMA 3, VII § 165. Vgl. im 13. Jahrhundert auch bei BURCH. SION. descr. 12, 2 *lana succida crescit in quibusdam frutectis, que alta sunt. Sucida lana* ist die „ganz frisch abgeschorene, noch den Schmutz bei sich habende Wolle, der man besondere medizinische und chirurgische Heilkräfte beilegte", so Georges s. v.

314 *vel*: Konjunktion in der Bedeutung von *et*.

collyriolum: **collyriolum, -i* n. ist im MLW nur einmal an dieser Stelle belegt und medizinischer Terminus technicus in der Bedeutung ‚Zäpfchen', vgl. MLW II 874, 67f. Es ist die diminutive Ableitung von *collyrium, -i* n. (κολλύριον), was ‚Augensalbe, Pessar, Suppositorium, Paste' bedeuten kann. Die ältere Lautform des Deminutivsuffixes *-ol-* hat sich in der antiken Latinität bei Grundwörtern, deren Stamm auf *-e-* oder *-i-* auslautet, erhalten, so Stotz, HLSMA 2, VI § 90; vgl. Leumann 305. 309. Nach diesem Muster wurden auch später neue Deminutiva geschaffen, wie hier belegt ist.

in anum: *anus, -i* m. ‚After, Anus' ist metaphorisch aus dem Stamm **ano-*, was ‚Ring' bedeutet, gebildet. Das Wort kommt vor allem im medizinischen Vokabular vor, z. B. bei Celsus, Scribonius Largus, Marcellus, Theodorus Priscianus und CAEL. AUR., vgl. André, Le vocabulaire latin de l'anatomie 148.

315 *synanchen*: *sy̆nanchē, -ēs* f., gr. συνάγχη, ist eine ‚Entzündung der inneren Muskeln des Schlundes, die Halsentzündung, Bräune', rein lat. *angina*, z. B. bei GELL., CAEL. AUR. acut., VEGET., CELS., vgl. Saalfeld, Tensaurus italograecus 1078.

316 *sanas*: sowohl auf *cicatrices* als auch auf *vulnera* bezogen.

318 *infusum*: *infundo, -fudi, -fusum, -ere* als medizinischer t. t. ‚eingießen, einspritzen', vgl. PLIN. *in aurem* und PLIN. *auribus*, vgl. Georges s. v.

sed: nur weiterführend = *et, autem*.

319 *porri*: Allium porrum L., vgl. André, Plantes 206. Hier ist *porrum* (oder *porrus*) nicht weiter differenziert.

319–320 *taurino felle ... fistula pelli*: „Non enim fistulas sanare fel taurinum porri succo additum Diosc. dicit sed sibilos ac susurros aurium, quos syringmos vocat, sed interpres syringas, id est fistulas per syringmorum vocem intellexit" (Cornarius); „Diosc. (II. 96) habet πρός δὲ συριγμοίς (quod est tinnitus aurium, non fistula; legit vero vetus quidam interpres Dioscoridis συριγγούς, quem noster secutus est" (Choulant 134).

320 *fistula*: *fistula, -ae* f. bedeutet ursprünglich ‚Rohr, Röhre', dann ‚Katheter', ‚Flöte', dann als Metapher verschiedene Röhren im Körper, z. B. ‚Speiseröhre' und ‚Luftröhre', vgl. André, Le vocabulaire latin de l'anatomie 125. Eine seltene medizinische Bedeutung für *fistula* findet man in OLD 708: „A narrow pipe-like suppurating sore or ulcer, fistula" (Verletzung, Geschwür, Fistel) u. a. mit Belegstellen bei CELS. 5.28.12.A; PLIN. nat. 23, 6; SCRIB. LARG. 206. Hier ist die ‚Fistel, ein Geschwür' gemeint.

321 *traumaticis medicaminibus*: *traumaticus, -a, -um*, vom gr. τραυματικός, ‚zur Heilung von Wunden geeignet', *medicamentum* ‚Wundarznei‘ VEGET. mul. 6, 19; *medicamen* PELAGON. veterin. 25, vgl. Georges s. v.

324 *testes et veretrum*: *veretrum, -i* n., eine der lateinischen Bezeichnungen für ‚Penis‘, ist seit Varro bezeugt und erscheint, wenn auch selten, bei den Medizinern, z. B. SCRIB. LARG. 234, CAEL. AUR. acut. 3, 178, THEOD. PRISC. eup. 77.

325 *leprosos*: *leprosus, -a, -um* ‚aussätzig, räudig‘, von *lepra,* gr. λέπρα, vgl. Saalfeld, Tensaurus italograecus 622.

furfura: Hier im Neutrum Plural für *furfures*, von *furfur, -is* m., was übertragen ‚Schuppen auf der Haut des menschlichen Körpers‘ bedeutet, vgl. Georges I 2883; ThLL VI/1 1611–1613: *furfur, -is* m. f., in der 3. Bedeutung: i. q. πιτυρίασις; kommt normalerweise nur im Plur. mask. als auch femin. vor. Für Neutrum Pural *furfura* gibt es keine weiteren Belege. vgl. CONSTANT. AFRIC. theor. 8, 24 p. 39 a^{v} (1076/87) *furfur est subtile ac album sicut furfur cadens a capite sine vulneratione, quod ex fumo contingit phlegmatico et salso*; ODO MAGD. herb. 838 *rugas distentat vultus, maculas fugat omnes, lichneas purgat, faciem quoque furfure mundat* (sc. *lilium*) cf. 1281. 1986.

326 *nitrum*: *nitrum, -i* n., vom gr. νίτρον, ‚natürliches mineralisches Laugensalz, Natron, Soda‘, vgl. Saalfeld, Tensaurus italograecus 742. Nach Aufmesser, Etymol. Erläuterungen zu Diosc. p. 266 ist *nitrum* ein entlehntes Wanderwort, das mit dem hebr. *neter*, arab. *natrun*, heth. *nitri* auf ein altägypt. *ntr* zurückzuführen ist.

Nitrum ist ‚natürliches mineralisches Laugensalz, natürliches Soda, Natron, welches noch jetzt in den Morgenländern zur Seife sowie zum Bleichen und Färben der Zeuge angewendet wird‘, so Saalfeld, Tensaurus italograecus 742. *Nitrum* stand ab dem 14. Jahrhundert für ‚Salpeter‘, vorher konnte es ‚Salpeter‘ sein, aber auch ‚Natron‘ (Natriumkarbonat) und Alkalikarbonate, siehe Goltz, Studien zur Geschichte der Mineralnamen, 1972, 165ff., Stoll, Lorscher Arzneibuch, 502.

328 *ursini*: Zu *ursini,* Genitiv Sg. von *ursinus, -a, -um,* ist der Genitiv von *fel*: *fellis* zu ergänzen.

pulvis: In den Quellen steht an dieser Stelle im DIOSC. *ursinu elactuarium*, im DYASC. *electuarium*.

329 *epilepticus*: *epilepticus, -i* m. ist Substantiv zum Adjektiv *epilepticus, -a, -um*, gr. ἐπιληπτικός, von *epilepsia, -ae* f., gr. ἐπιληψία, womit die Krankheit ‚Epilepsie, die fallende Sucht‘, rein lat. *morbus comitialis*, bezeichnet wird, vgl. Saalfeld, Tensaurus italograecus 453. Vgl. ThLL V, 2, 667–668: *epilepticus, -a, -um*, ἐπιληπτικός - *de hominibus, i. q. morbo comitiali correptus, vexatus*, vgl. MARCELL. med. 20, 128 *epilepticis, quos caducos dicunt*; Lex. Bohem. subst. *epilepticus - qui morbo comitiali correptus est*. Vgl. AESCULAPIUS 3 p. 4, 11 (s. VII) *epilepticorum genera sunt* *tria, Analepsia, Epilepsia, et Anatemia, ipsa est analepsia. Hoc initium epilepticorum creatur ex analepsia stomachi in cerebri superiores partes, qua omnes regiones capitis cerebri, et miningarum, membra vexatur.*

Die mittelalterliche Epilepsielehre steht in der antiken hippokratisch-galenischen Tradition der Humoralpathologiem Pneumalehre, Hirnlokalisations- und Hirnventrikellehre. Man betrachtete die Epilepsie als Gehirnkrankheit infolge von Stauungen der Kardinalsäfte in den Hirnkammern, durch die es zu Störungen der psychischen und sensomotorischen Funktionen und daher zu Anfällen kam. Siehe dazu ausführlich den Artikel ‚Epilepsie' von W. Schmitt, LexMA Bd. 3, 2064–2065.

inde: hier in der Bedeutung ‚davon, von dieser Medizin' (*ex eo*) verwendet.

330 *nyctalŏpas*: Quantität klass. *nyctălops, -ōpis*, Akk. *-ōpa*, Akk. Plur. *-ōpas*, von gr. νυκτάλωψ, ‚nur bei Nacht sehend', ‚Nachtsichtigkeit', vgl. Saalfeld, Tensaurus italograecus, 751; *nyctalops* ist ein selten und nur in medizinischen Schriften vorkommendes Wort, vgl. ALPHITA I p. 302, 39 *Nictalopas, id est, de nocte videntes*.

Eigentlich ‚nur bei Nacht sehend', daher der med. Fachausdruck Nyktalopie = Tagblindheit – in der Antike oft mit ‚Nachtblindheit', Hemeralopie bezeichnet, siehe den ausführlichen Kommentar zu PLIN. nat. 8, 203 von König/Winkler (Tusculumausgabe 1976), vgl. auch PLIN. nat. 28, 170 mit den Hinweisen von König/Winkler.

capreum: *capreus, -a, -um* kommt als als Adjektiv nur hier vor und bedeutet soviel wie *caprinus, -a, -um* ‚Ziegen-, von Ziegen stammend'; im MLW II 239ff. sind vertreten: *capra, -ae* f. - ‚Ziege', *caprea, -ae* f. ‚Reh, Steinbock' und *capreus, -i* m. - ‚Reh, Rehbock, Steinbock'. Die Quellen nennen hierfür *capriae* (DIOSC.) und *capre* (DYASC.).

pellit: ‚vertreibt', scil. die Krankheit.

331 *palpebras ... crassas*: Für *crassas* steht bei DIOSC. *grossetudinem* und im DYASC. *grossitudinem palpebrarum. Crassus, -a, -um* als Synonym für das spätlateinische *grossus, -a, -um* ‚dick'.

hirci palpebras sedabit ... crassas: Bei CELS. 6, 6, 28 wird Ziegengalle als Mittel gegen Augenliderrauhigkeit verwendet, siehe Scheller – Frieboes, Celsus, Verzeichnis der Arznei-, Nahrungs und Genussmittel, 610.

332 *deturpatis ... strumis*: *struma, -ae* f. ‚die skrophulöse Anschwellung und Vereiterung der Lymphdrüsen, bes. am Halse, angeschwollene Drüsen, dicker Hals' (spätlat. *scrophulae*, nicht unser ‚Kropf', lat. *guttur tumidum, turgidum*), Plur. z. B. bei PLIN. nat. 25, 174., so Georges s. v.

333 *reponendum fel sic*: Nach PLIN. nat. 11, 74 wurde die Gallenblase mit einem Streifen Leinwand abgebunden, eine halbe Stunde lang in kochendes Wasser getaucht, im Schatten getrocknet und mit Honig konserviert.

horae per spatium: Bei Dioskurides ist für die Bereitung eine anderer Zeitraum angegeben, worauf Cornarius verweist: „quanto quis stadiorum trium cursum perfecerit“. Nach Berendes, 190 adn. 1, ist eine Stadie eine Weite von 125 Schritten, also ein Zeitraum von 2 Minuten.

13. Fimus

13[capit.] *fimus*: *fimum (-us), -i* n. (m.) ist unsicheren Ursprungs, nach Walde-Hofmann, Lat. etym. Wb. I 499f. s. v. *fimum, fimus* ist *fimus* evtl. von *suffio, -ire* ‚räuchern‘ aus gebildet. Vgl. die Etymologie bei ISID. orig. 17, 2, 3. Die maskuline Form *fimus* kommt z. B. vor in PLIN. med. 3, 5*gd*, 3, 30*d*. (cf. PLIN. nat. 28, 177. 235. 30, 77), vgl. ThLL VI, 1, 765ff.

Tierexkremente und Mist gehörten zur sogenannten „Dreckapotheke“. Die Verwendung solcher Stoffe in der Volksmedizin lässt sich bis ins Altertum zurückverfolgen. Vgl. zu DIOSC. gr. 2, 80 (ed. Wellmann 161–164) Berendes, Die Arzneimittellehre des Dioskurides, 191–192 II. Buch, Cap. 98 ‚Koth‘ und Aufmesser, Dioscurides (dt. Übers.) 114–115 Diosc. 2. Buch, Kap. 80. Kot weidender Rinder, Kuhfladen; vgl. PLIN. nat. 28, 242. 199.

337 *res inter*: Es liegt eine Inversion von *inter* vor und *inter res* steht für *rerum*, vgl. ThLL VII 2146, 63ff. Die rhetorische (oder inversive) Wortstellung weicht von der gewöhnlichen aus Gründen der Betonung, Abwechslung oder anderen stilistischen Gründen ab, vgl. Menge^2, 2000 § 421, 2.

338 *olibani*: Die Bezeichnung *olibanum* für das Harz des Weihrauchbaumes stammt vom hebr. *libonoth, lebōnāh* (*labān* ‚weiß sein‘) bzw. vom arabischen *luban* ‚Milchsaft‘, gr. wird Olibanum *libanos*, lat. *libanus* oder *thus* bezeichnet, aus: Martinetz, Lohs, Janzen, Weihrauch und Myrrhe, 81.

339 *nigras emendat maculas*: Bezeichnung für eine Hautkrankheit, vgl. im Gegensatz dazu v. 171 *maculas albas*.

340 *nascentes clavi*: *clāvus, -i* m., bedeutet ursprünglich ‚Nagel‘, kann aber in weiterem Sinne als medizinischer Fachausdruck auch ‚(warzenähnliche) Geschwulst, Hühnerauge‘ bedeuten, z. B. in DYNAMID. Hippocr. 1, 57 *ad clavos*. BRUNUS LONG. chirurg. 2, 14 *clavus est caro callosa, dura atque rotunda similis clavo*, siehe MLW II 705, 52–55.

sacer ignis: Zu *ignis sacer* siehe v. 211.

341 *cum quassis carnibus*: *quassus, -a, -um*, von *quatio*, ist Partizipaladjektiv und bedeutet ‚gebrochen, schwach‘.

342 *ambustis*: von *amburo, -ussi, -ustum, -ere,* ‚ringsherum, von außen, halb verbrennen, versengen, braten‘; Part. subst. *ambustum, -i* n. ‚Brandwunde', z. B. bei PLIN. *sanat ambusta*, vgl. Georges s. v., jedoch kommt diese Bedeutung im MLW für *ambustum* nicht vor.

ambustis igni: Pleonasmus.

343 *fimus ovillus*: Heißt bei DYASC. *fimus verbicinus* (= *vervicinus* ,vom Hammel').

344 *excalefactum*: vgl. ThLL V/2, 1198, 57ff. *excal(e)facio, (-feci), -factum, -facere*; *-cale-* in passiven Formen z. B. bei PLIN. nat. 28, 175, 37, 148. Seit SCRIB. LARG. wird das Verb fast nur von Ärzten als medic. t. t. verwendet; ,i. q. *calidum reddere, fovere*'. Kommt im Mittellatein selten vor, z. B. COMPOS. Luc. Z 26 (s. f. VII./VIII.) *et rade bas, quod habes inaurare, perunges modicum, excalefacies et exprimis cum linteolo mundo*; DYASC. p. 154[b] (s. XI.) *redix eius grossitudinem habet digiti unius gustu excalefatiens vehementer et salivam provocans ...*

345 *turgida*: *turgidus, -a, -um,* von *turgeo,* ,geschwollen, aufgelaufen'.

346 *ischiadem*: *ischĭăs, -ădis,* Akk. *-ăda* f. et *scia, -ae* f., gr. ἰσχιάς, i. q. *dolor coxae vel coxarum*, ,Hüftweh, Hüftschmerzen', vgl. ThLL VII, 2, I, 491, 28ff., Saalfeld, Tensaurus italograecus 598f., z. B. bei PLIN. nat. 27, 33. Zu Ischias siehe v. 11 unter *podagrae* zur Gicht.

certe idem moderatur: Es handelt sich um eine Hinzufügung des Dichters. Vergleiche dazu *certe* (adv.) ,sicher, in der Tat, ohne Zweifel', MLW II 495, 34ff., bes. 496, 5ff. *abund. metri explendi vel homoeoteleuti causa additum*. Die Quellen DIOSC. und DYASC. haben an dieser Stelle einfach *prodest*, was in diesem Vers zu *curat* geworden ist. *Certe* hat hier die einschränkend bekräftigende Bedeutung ,doch sicherlich, doch wenigstens', siehe Georges s. v.

idem: *idem* bezieht sich auf das Neutrum *fimum* im Gegensatz zur bisher in diesem Kapitel verwendeten maskulinen Form *fimus*. Im DIOSC. *Kreutterbuch* von 1610 steht an dieser Stelle ,derselbige Mist', was beides auf dieselbe Quelle zurückzuführen ist, aber nicht DIOSC. und DYASC.

347 *acerrima vina*: Hier ist einfach ,Essig' gemeint, vgl. *vinum acre* in den Versen 197–198, 482 und 484. Statt *si iungis acerrima vina* steht in den Quellen DIOSC. und DYASC. *cum aceto*. Der Superlativ wurde aus metrischen Gründen an Stelle des Positivs verwendet.

349 *pustula*: *pustula* gehört zu den Wörtern auf *-ulus, -a, -um*, die selber nicht Deminutiva sind.

350 *mascli*: synkopierte Form für *masculi*.

praestant .... curans: Ein Wechsel vom Plural zum Singular, Synesis des Numerus beim Plural des Neutrums, hier auf *medicamina* bezogen, kommt vor allem häufig bei pluralischen Formen eines neutralen Pronomens mit einer Verbform im Singular vor, siehe Stotz, HLSMA 4, IX § 81.

356 *lymphae*: Die Quellen DIOSC. und DYASC. haben *aqua*, hier liegt eine Variatio des Dichters vor.

357 *lateris ... dolores*: Siehe dazu v. 91.

359 *ossaque consolidat*: *consolido, -avi, -atim, -are* als ‚festmachen, heilen' kommt z. B. auch vor im ANTIDOT. Glasg. p. 159, 41 *medicamen facit ... ad coxarum ... fracturas consolidare*, vgl. MLW II 1599, 2ff.
quassata: = *fracta* in den Quellen DIOSC. und DYASC. Siehe auch in v. 90 *conquassatus*.

360 *roseoque iugatus*: *oleo* ist zu ergänzen, es soll ‚mit Rosenöl' heißen. In den Quellen DIOSC. und DYASC. steht *cum oleo roseo*.

364 *nemorosae*: *nemorosus* ist hier ein metrisch bedingtes Adjektiv, vgl. H-Sz 754. Durch die unkorrekte Verwendung des Wortes erhält *nemorosus, -a, -um*, was eigentlich ‚voller Wälder, waldreich' oder ‚dicht beholzt, belaubt' nach Georges s. v., heißt, die Bedeutung von *nemoralis, -e* ‚zum Hain-, Wald gehörig, Wald-, Hain'.

366 *ictericum*: *ictericus* bezeichnet meist den Kranken, selten auch die Krankheit, vgl. ThLL VII, 1/I 162–163, wo als Beispiel genannt ist PS. DIOSC. herb. fem. 40 *potio morbum regium, id est ictericon, curat. Ictericus, -a, -um*, gr. ἰκτερικός, ‚gelbsüchtig, mit der Gelbsucht behaftet', vgl. Saalfeld, Tensaurus italograecus 588.

367 *folio*: *folium, -i* n. übertragen aus dem gr. φύλλον, vgl. André, Plantes 105 und André, Lex. bot. 140. Pflanze mit duftenden Blättern, manchmal mit Narde verwechselt, kann nicht genau identifiziert werden, so André, Plantes 105. Dass es der Name von *malobathrum*, worunter man in der Antike die Blätter (*folium* sc. *Indicum*) verstand, ist, meinte André, Lex. bot. 140 mit den Belegen SCRIB. LARG. 106, PELAGON. 367, VEG. 3,13,2, MARCELL. med. 1,106, SER. med. 396, ISID. orig. 17,9,2.

spica: *spica, -ae* f., auch *spicum, -i* n. und *spicus, -i* f. gebräuchlich, vgl. André, Lex. bot. 299 und André, Plantes 245. *spica*: *spica nardoque* bezeichnet den Lavendel. *Spica nardi* = *nardum* bei CELS., SCRIB. LARG., PELAGON., VEG., ALEX. TRALL. u. a., vgl. André, Lex. bot. 299. *Spica* lässt sich nicht von *nardum* trennen, es handelt sich um ein und dieselbe Pflanze, siehe *spica nardi* bei André, Plantes 245, (unter 4.) als Narde, indische Narde (Nardostachys Jatamansi DC) identifiziert, aber auch (unter 3.) als Nard celtique, Spic celtique (Valeriana celtica L.).

nardo: *nardum, -i* n. und *nardus, -i* f., aus dem gr. ἡ νάρδος semitischen Ursprungs, vgl. André, Lex. bot. 217 und André, Plantes 170.

Die Narde (Nardostachys Jatamansi DC), eine uralte Heilpflanze Asiens, aus deren Rhizom ein ätherisches Öl (Echtes Nardenöl) gewonnen wird. Bei lat. *nardus* handelt es sich um Lavendel (Lavendula angustifolia), von den bisherigen Deutungen scheiden die Baldriangewächse (also auch Valeriana celtica) aus. Der Name *nardus* wurde von Plinius und anderen für verschiedene Pflanzenarten mit aromatischem Duft verwendet, so H. Genaust, Etymologisches Wörterbuch der botanischen Pflanzennamen,

410–411. André, Plantes 170 versteht unter *nardus* auch Narde (Nardostachys Jatamansi DC) oder Nard celtique, Spic celtique (Valeriana celtica L.). Es handelt sich um die gleiche Pflanze wie *spica*. Siehe in der Bezeichnung *spica nardi*. Die Narde ist eine krautige, wohlriechende Pflanze, die in allen Teilen der Pflanze, besonders in der Wurzel, ein ätherisches Öl enthält. Die Pflanzen *folium, spica* und *nardum* gehören zusammen oder bezeichnen sogar ein und dieselbe Pflanze.

spica nardoque: Siehe auch das Vorkommen der Pflanze im Gewürzanhang des ‚Macer': ODO MAGD. herb. im Kap. 75 *Spica* v. 2183 ... *Spicam, quae dicitur indica Nardus*.

368 *olibani*: **olibanum, -i* n., dies ist einer der frühesten Belege für *olibanum*, weitere folgen im 12. Jahrhundert (nach dem Material des MLW): GLOSS. Salern. p. 10b, 32 (Cod. 1160/70) *Thuss grossum, thus masculum, libanum, olibanum libanonde*; CIRCA INSTANS p. 385C *Est autem olibanum idem quod thus scilicet gummi cuiusdam arboris iuxta alexandriam nascentis, et dicitur alexandrinum, ... Invenitur thus grossum, quod thus masculum dicitur sive olibanum*; MATTH. PLATEAR. gloss. p. 385C (s. XII med.) *libani id est olibani calidus est et siccus*.

olibani succus: *Olibanum* ist das Harz des Weihrauchbaumes oder -strauches. Unter *olibanum* versteht man Arten der Gattung *Boswellia, Boswellia serrata* und *Boswellia carterii* bzw. *sacra*, sie gehören zur Familie der Balsambaumgewächse. Der Weihrauchbaum ist ein mittelgroßer Strauch, der in Ägypten, Numibien, Somalia (NO-Afrika), Südarabien (SW-Asien) und Indien (Wüstengebiete Indiens) beheimatet ist. Sein Harz besteht zu 50 Prozent aus Boswellinsäure. Das Olibanumharz, nach dem Anschneiden der Rinde als milchigweiße Flüssigkeit ausgeflossenes und an der Luft erhärtetes Gummiharz bildet nach dem Trocknen kleine runde oder tränenförmige weißgelbliche bis bräunliche Gebilde, wird medizinisch und sakral verwendet und wirkt desinfizierend und entzündungshemmend, siehe Martinetz, Lohs, Janzen, Weihrauch und Myrrhe, 86. 153. Vgl. *thus* in v. 163.

succus: *sūcus*, (unkorrekte Schreibung *succus*), *-i* m. eigentlich ‚Saft', übertr. für jede dickflüssige Substanz (vgl. Georges II 2901), bedeutet hier ‚Harz (des Weihrauchbaumes, -strauches)'.

370 *alopeciam*: *alopecia, -ae* f. ist ‚mit Schorf verbundener Haarausfall, Fuchsgrind', vgl. MLW I 499, 18–53. Siehe auch v. 188.

372–373 *(fimus, quem caprae faciunt) venenatos percurat coctus aceto morsus*: Celsus empfiehlt Ziegenkot mit Essig gekocht auf die Bisswunde der Hornviper zu legen, vgl. Scheller – Frieboes, Celsus, Verzeichnis 705.

373 *herpeta*: *herpēs, -ētis* m. et *herpēta, -ae* f, vom gr. ἕρπης ‚kriechend', vgl. ThLL VI, 3, 2666, 33ff., ist eine „eigentümliche, bösartige Form der Geschwüre, welche sich aus anderen Geschwüren entwickelt, bei Späteren eine pustulöse Augenkrankheit (vgl. CELS. 5, 28, 3), bei LVCIL. sat. 1, 17, PLIN. nat. 26, 145, PS. APVL. herb. 3, 18, SCRIB. LARG. compos. 63", so bei Saalfeld, Tensaurus italograecus 546–7.

375 *cauter*: *cauter, -eris* m., gr. καυτήρ, ‚der Brenner, das Brenneisen', metonymisch ‚die gebrannte Wunde, Brandwunde', vgl. Saalfeld, Tensaurus italograecus 251.

377 *coxa*: *coxa, -ae* f., ‚die Hüfte' ist seit Mitte des 1. Jahrhunderts v. Chr. bezeugt, es besteht ein etymologischer Zusammenhang zu indoeuropäischen Wörtern, die Gelenke bezeichnen, z. B. skr. káksā, dt. Hachse, vgl. André, Le vocabulaire latin de l'anatomie 105.

14. CASEUS

14[capit.] *caseus*: *caseus* ist ‚geronnenes Milcheiweiß, Quark' und ‚Käse', siehe MLW II 325, 50ff.; zu DIOSC. gr. 2, 71 (ed. Wellmann 146) siehe Berendes, Die Arzneimittellehre des Dioskurides, II. Buch, Cap. 79 (p. 178) und Aufmesser, Dioscurides (dt. Übers.).

379–381 *caseus insulsus stomacho bonus, ... venter mollificatur, ... pinguedo reparatur*: Cornarius gibt wieder, was Dioscorides über den Käse überliefert: „Caseus recens citra salem comestus, probe nutrit, stomacho utilis est, carnes generat, alvum moderate mollit." Cornarius gibt Plinius wieder: „Stomacho inquit (Plinius), utiles qui non sunt salsi, id est recentes. Veteres alvum sistunt, corpusque minuunt, stomacho inutiliores".

380 *mollificatur*: *mollifico*, aus *mollis* und *facere*, in der Bedeutung ‚(den Bauch) erweichen'; im Mittellatein vereinzelt früher (6./7. Jh.): PRISC. LYD. solut. 2 p. 54, 2 B. *somnus stomachum ... dissolvit et mollificat*. (vgl. ThLL VIII/2 1365, 49–55); ab dem 11. Jahrhundert häufiger vertreten: HILDEG. phys. 1, 111 p. 1174 A (1151/8) ... *comedat saepe, et stomachum eius mollificat*; HILDEG. phys. 6, 6 *cui stomachus induratus est, ita quod getwang habet, de iecore eius* (sc. *reigers*) *saepe comedat, et stomachum eius mollificat.*

382 *constringendus* und v. 384 *constringere*: *constringo, -strixi, -strictum, -ere* ‚zusammenziehen, verdichten' kann in Bezug auf den Bauch und Stuhlgang ‚verstopfen' bedeuten, z. B. ANTIDOT. Lond. p. 18, 37 *si ventrem constrictum habuerit infirmus, ... fac ... cura per clistire*, vgl. MLW II 1636, 12ff., insbesondere 1638, 33–38.

384 *assus et elixus ventrem constringere*: „Coctus et expressus, deinde assatus, ventrem adstringit" (Cornarius: Dioscorides de caseo)

385 *tumens oculus*: „Iuvat autem impositus oculorum inflammationes et sugillata." (Cornarius: Dioscorides de caseo)

388 *bubulinus*: *bubulinus, -a, -um* ‚vom Rind, vom Büffel', vgl. MLW I 1598, 6–18. Zu vergleichen ist diese Stelle besonders mit: DIAETA Theod. 262sqq. *coagulatum bubulinum omnibus tumoribus medetur ...; caseus caprinus ... ventrem stringit ut bubalinus*. Vgl. auch unter **bubalinus, -a, -um*, MLW I 1595, 16–23, DYASC. p. 64^b *cacostomacus est ... caseus bubalinus, sed coagulatus bubalinus omnibus tumoribus medetur*.
390 *lac ... pingues ... dare carnes*: „versum de lacte adiecit, quod ut idem Dioscorides ait, omne in commune boni succi est, ac probe alit." (Cornarius).

15. Araneae tela

15[capit.] *araneae tela*: *ărānĕa, -ae* f. (ἀράχνη, ἡ) bedeutet ‚Spinne', aber auch ‚Spinngewebe' oder ‚Spinnwebe', vgl. MLW I 853, 18–854, 53. „Im Altlatein bedeutet *ara-n-ea* nur ‚Spinnwebe', erst bei Catull und Vergil kommt es in der Bedeutung ‚Spinne' vor", so Saalfeld, Tensaurus italograecus 101–102; siehe auch *araneus, -i* m. (ἀράχνης, ὁ) die Spinne als Name des ganzen Geschlechts bei Saalfeld 102. „Aliqua hic telae adscribuntur, quae Dioscorides de ipso animali praedicat" (Choulant 137).

Die Spinnentiere, Arachnidae, wurden nach Arachne (gr. ‚Spinne') aus der griechischen Mythologie benannt. Ovid (OV. met. 6, 1–145) erzählt die Geschichte der Arachne. Die Tochter eines lydischen Purpurfärbers, die als Weberin berühmt war, forderte Athene zu einem Wettstreit auf, bei dem beide einen Teppich von gleicher Qualität webten, aber Arachne stellte auf ihrem Teppich Liebesabenteuer der Götter dar, so dass Athene erzürnt den Teppich zerriss. Arachne erhängte sich mit einem Strick, woraufhin Athene sie in eine Spinnennetze webende Spinne verwandelte. Im Mittelalter wurden Spinnen in der Volksmedizin äußerlich als Pflaster oder Salbe und innerlich zerrieben, in Öl oder gedörrt angewendet, u. a. gegen Fieber, Schwindsucht, Keuchhusten, Rheuma und Gelbsucht. Siehe auch DIOSC. gr. 2, 63 (ed. Wellmann 141), Berendes, Die Arzneimittellehre des Dioskurides, 172–173, II. Buch, Cap. 68, Aufmesser 102.
391–393 „non telam araneae, sed ipsum animal araneam ... Diosco. tradit" (Cornarius)
393 *foveas si*: Das Bedeutungsspektrum von *fovere* umfasst ‚erquicken, pflegen, wärmen' bis ‚heilen'.

febricitantis: *febricito, -avi, -atum, -are*, von *febris* abgeleitet, ‚im Fieber liegen, im fieberhaften Zustand sein, fiebern', vgl. Georges s. v. Die Verben auf *-itare* bezeichnen Frequentativa bzw. Iterativa, vgl. Leumann, Lateinische Laut- und Formenlehre, 548f.

394 *appositu*: *appositus*, abl. *-u* m. ist ein seltener medizinischer Ausdruck, kommt bei ODO MAGD. herb. 603 (*appositu potuque ... nepeta menstrua purgat*) vor und bei PS. ODO MAGD. herb. 26, vgl. MLW I 808, 38–41.
395–396 *prohibet saniem, quae concava non sunt, vulneribus, ... ne tumor irruat*: Aufmesser übersetzt diese Stelle des griech. Dioskurides: „schützt die Oberfläche von Geschwüren vor Entzündungen".
397 *cum roseo*: Gemeint ist *cum oleo roseo*, wie bei DYASC. steht.
398 *candida quae magis est*: Der langobardische ‚Dioscorides' und der ‚Dyascorides' bezeichnen das Spinnennetz mit dem Farbadjektiv *albus*, während sich der ‚Spuria'-Dichter für das poetische *candidus* entschied; vgl. dazu André, Termes de couleur 33–34.

Im DIOSC. gr.: „andere Art Spinnen, die weißes Gewebe verfertigt" (Berendes). „Verum quae postea sequuntur Diosco. non de tela, sed de ipso araneo candido prodidit." (Cornarius)
400 *corio*: *corium, -i* n. ist für die Tiere, was *cortex* für die Pflanzen ist, vgl. André, Le vocabulaire latin de l'anatomie 200, es bedeutet ‚die Haut, dickes Fell, Balg und Leder von den Tieren', hier speziell ‚Ledersack', vgl. MLW II 1892, 14.

collo: *collum, -i* n. seit Cicero. *Collus, -i* m. ist der alte, bei Accius, Cato, Plautus und Lucilius belegte Name für den ‚Hals'.
400–401 gehört in den Bereich des Aberglaubens.

16. Cochleae

16[capit.] *cochleae*: *cochlea (coclea), -ae* f., aus gr. κοχλίας, ὁ, die ‚Schnekke', bes. ‚essbare Weinbergschnecke', davon abgeleitet *cochlear, -aris* n. der ‚Löffel' als schneckenhausförmiges Instrument, der ‚Esslöffel' als Maß für Flüssigkeiten in der Medizin, vgl. Saalfeld, Tensaurus italograecus 317–318; ThLL III 1396ff.

Bereits im Altertum wurden Schnecken als Nahrungsmittel genutzt (z. B. Varro *res rusticae* 3,14 über Schneckenzucht). Von den Römern wurden die *Cochlea maxima illyrica* aus Dalmatien und andere essbare Schnecken geschätzt, so H. Streich, Die Schneckenzucht, Heilbronn 1909, 1–2. In Deutschland, der Schweiz und den Donauländern war die Weinbergschnecke (Helix pomatia) als Fastenspeise beliebt, die wahrscheinlich Mönche eingeführt haben, da durch sie in Deutschland die ersten Schnekkengärten angelegt worden sein sollen, so H. Streich, Die Schneckenzucht, Heilbronn 1909, 3–4. Als Heilmittel fand die Weinbergschnecke Verwendung, z. B. als Hausmittel gegen Husten und gegen Schwindsucht. Siehe auch DIOSC. gr. 2, 9 (ed. Wellmann. 124–125), Berendes, Die Arzneimittellehre des Dioskurides, 155–156, II. Buch, Cap. 11, Aufmesser 92.

403 *iuris*: *ius, iuris* n., etymologisch mit dem altindischen yús und dem gr. ζωμός verwandt, siehe Walde-Hofmann, Lat. etym. Wb. I 734 s. v., bedeutet ‚Brühe, Saft, Suppe', übertragen vom ‚Saft der Purpurschnecke' bei PLIN. nat. 35, 44, so Georges s. v.
404 *terrenae*: Die Weinbergschnecke, Helix Pomatias L., ist die größte essbare europäische Landschnecke.
406 *ast*: Hier ‚*cum sensu continuationis*' wie *atque* ‚und', siehe MLW I 1099, 15–110, 38 sowie v. 6.
407 *eustomachas*: *eustomac(h)us, -a, -um*, gr. εὐστόμαχος, ‚gut oder heilsam für den Magen, magenstärkend', vgl. ThLL V/2 1081, 7–20; Saalfeld, Tensaurus italograecus 474, kommt vor allem in medizinischer Fachliteratur, die aus dem Griechischen rezipiert wurde, vor.
409 *coercentis virtutis*: *coerceo, -ui, -itum, -ere* kann ‚einschränken, umschließen, umfassen, begrenzen' oder ‚zwingen' oder ‚abhalten, fernhalten, hindern' bedeuten, vgl. MLW II 781, 26–782, 49. Hier wird das Fernhalten von Krankheitskeimen gemeint sein.
410 *constrictivae*: *constrictivus, -a, -um* ‚zusammenziehend, hemmend, verstopfend', bei Medikamenten auch speziell auf das Stillen des Blutflusses bezogen, z. B. THEOD. CERV. chirurg. 1, 13 p. 140[C] *pone medicinam sanguinis constrictivam*, vgl. MLW II 1635, 28ff.

17. Cornu cervi

17[capit.] *cornu cervum*: Hirschhorn befand sich als *cornu cervi raspatum* et *ustum* (geraspeltes und gebranntes Hirschhorn) bis in die neuere Zeit in allen Pharmakopöen, siehe Berendes 170. *Cornu cervinum* und *Cornu cervi* wird bei SCRIB. LARG. in zwei Rezepten genannt. Beim Kochen soll ein schleimiges, schmerzlinderndes Dekokt entstehen. Beim Brennen des Hirschhorns bildet sich u. a. kohlensaures Ammon, welches stark reizernd wirkt, so Scheller – Frieboes, Celsus, Verzeichnis der Arznei-, Nahrungs- und Genussmittel 617. Zu DIOSC. gr. 2, 59 (ed. Wellmann 139) siehe auch Aufmesser 10.
412 *cervi ... cornu*: Hier ist das Material *cornu, -us* n. (= κέρας) ‚Horn, Gehörn, Geweih' für die medizinische Anwendung gemeint, vgl. MLW II 1898, 32–39, also ‚Hirschhorn'.

strictivae ... virtutis: Bei DYASC. p. 64[a] heißt es an dieser Stelle *cornu cervi virtutem habet constrictivam. Strictivus, -a, -um* hat im klassischen Latein die Bedeutung ‚abgepflückt, abgestreift' (Georges) nach der Belegstelle *oleae caducae mo(dii) L, strictivae mo(dii) X* CATO Agr. 146.1, vgl. OLD s. v. Hier liegt ein Bedeutungswandel für *strictivus* vor nach dem Verb *stringere* ‚zusammenziehen', von dem es abgeleitet ist.

414 *exuri sic ignibus*: In DIOSC. und DYASC. steht dafür *comburitur sic*, der Plural *ignibus* wurde zur Hexameterbildung eingefügt. *Exuri, -ussi, -ustum, -ere* ‚ausbrennen, einäschern, verbrennen'.
416 *cacabo*: *caccabus (cacabus), -i* m., gr. κάκκαβος, ‚Kochgeschirr, Kochtopf, Kessel', vgl. ThLL III 5, 27–72; MLW II 8, 12–65; Saalfeld, Tensaurus italograecus 197–198, kommt bei VARR., PETRON., STAT., COLVM. und den medizinischen Schriftstellern vor. Vgl. v. 108.
417 *argilla*: *argilla, -ae* f., gr. ἄργιλλος, ‚weißer Ton, Töpfererde, Mergel', vgl. Saalfeld, Tensaurus italograecus 111–112, im MLW I 935, 70–936, 24 die Bedeutung ‚Tonerde, Lehm'.

mox: *mox* kommt hier der Bedeutung *celeriter* ‚rasch' oder *statim* ‚sofort' nahe.
418 *ut candens fiat niveique coloris*: *album colorem* bieten der langobardische ‚Dioscorides' und ‚Dyascorides' an dieser Stelle, mit *candens* und *nivei* bemüht sich der Dichter auch hier um eine poetische Wortwahl.
419 *cadmia*: *cadmea, -ae* f., gr. καδμεία, die Form *cadmi-* kommt häufiger in den Codices vor, vgl. ThLL III 15, 40–16, 7. *de cadmia maturali*, ‚Galmei': PLIN. nat. 34, 2 *aes fit et e lapide aeroso, quem vocant cadmean, celebri trans maria et quondam in Campania* eqs.; *de cadmia arte facta*, ‚Zinkoxid, Zinkasche': PLIN. nat. 34, 100 *fit sine dubio haec et in argenti fornacibus, candidior ac minus ponderosa*. DIOSC. 5, 95 *nascitur vero cadmean ex combustione aeris usti*. Im mittelalterlichen Latein wurde *cadmea* zu *cadmia, -ae* f. und steht für ‚Galmei, Zinkerz, Zinkoxid, Ofenbruch', Galmei ist über καδμεία, vulg. **calamina*, theod. vet. *galmei* mit *cadmia* etymologisch verwandt, vgl. MLW II 15, 20–16, 28. *Cadmea* wurde in der Metallurgie und in der Medizin verwendet.
421 *haemoptoicisque*: *haemoptyicus, -i* m., gr. αἱμοπτυικός ‚blutspeiend', CAEL. AUR. tard. 3, 2, 35, MARCELL. med. 16, ODO MAGD. herb. 431 (c. XI *de Betonica*) „an beiden Stellen stand falsch *haemoptoicis*" Saalfeld, Tensaurus italograecus 523. *haemoptyicus* kommt häufig in verderbter Form (*emoptoic-, emptic-, emmotic-, amoithocius, emtoyc-, omoptoius*) in den Antidotarien des 9. und 10. Jahrhunderts vor, ist auch sonst in der medizinischen Literatur anzutreffen. Vgl. ODO MAGD. herb. 221 *fert haemoptoicis hic opem*. 385. 431. 551 *istius* (sc. *porri*) *succum solum dedit ille bibendum aegrotis, qui reiiciunt sputantve cruorem, quos haemoptoicos soliti sunt dicere Graeci*. 1580. 1752 *pulvis radicis eius* (sc. *colubrinae*) *cum melle iugatus tussim compescit sumptus, sedatque catarrhum et confert haemoptoixis*. 1954. 2215. Vgl. *haemoptois, idis* f. (gr. αἱμοπτίς) ‚das Blutspucken', dazu ISID. orig. 4, 7, 16.

dysentericis: Zu *dysentericus* vgl. v. 155.

haemoptoicisque dysentericisque: Dieser Vers wird durch drei lange Wörter gebildet, wovon die letzten beiden sonst in Hexametern gemiedene Vielsilbler darstellen.

422 *ictericis*: Siehe v. 459; *ictericus* bezeichnet meist den Kranken, selten auch die Krankheit, vgl. ThLL VII, 1/I 162–163.

423 *cochlear*: *coc(h)lear(e), -is* n., 1. *cochlearium, -ii* n. (*cochlearis, -is* m., *cochlearius, -i* m.) ‚Löffel, Schöpflöffel', auch als Maß. Im ThLL III 1398 sind für die Form *cochlear* folgende Stellen verzeichnet: COLVM. 12, 21, 3, SER. med. 308. 1013, METROL. p. 132, 25. 140, 10, PLIN. med. 3, 19, MARCELL. med. 26, 35, CAEL. AVR. chron. 2, 1, 37, CARM. de pond. 83, ANTHIM. 64. 67, ISID. orig. 16, 26. 3. 20, 4, 13. Siehe auch FRAGM. mul. II 50 *sictura corno cerv<un>o acleario* (sic?) *pleno das*, vgl. MLW II 763, 63ff.

424 *vesicaeque*: Siehe zu *vesica* v. 43.

tragacantho: *tragacant(h)um, -i* n. mit den Formen *tracantum, tragaganthum, tragantum, dragagantum, dragantum, dracantum* und *dragamentum* bedeutet ‚Tragantgummi', der Saft von *tragacantha, -ae* f. und *tracanta, -ae* f., aus gr. τραγάκανθα, Tragant, Astralagus gummifer Labill. oder A. micfocephalus Willd., und ist seit Celsus und Scribonius Largus gebräuchlich, vgl. André, Lex. bot. 319. Vgl. v. 242 *draganti*. Siehe ALPHITA II p. 82 *tragagantum est radix lata et lignosa, virgas habens breves et fortes et super terram declinantes, in quibus virgis folia sunt plurima et minuta*.

425 *collyriis*: *collȳrĭum, -i* n., gr. κολλύριον, bedeutet hauptsächlich, wie auch hier ‚die (Augen-)Salbe', kann aber auch ‚Zäpfchen, Pessar' und ‚Suppositorium' sein, vgl. MLW II 875, 1–45. Nach Saalfeld, Tensaurus italograecus 322 ist κολλύριον ein Diminutiv von κολλύρα und bedeutet ‚eine meist in Form eines Zäpfchens präparierte, teigartige Salbenmasse'.

426 *oculorum*: Gebranntes und gewaschenes Hirschhorn ist bei Celsus Bestandteil der Augensalbe διά κέρατος (VI, c. 6, n. 16), vgl. Scheller – Frieboes, Celsus, Verzeichnis der Arznei-, Nahrungs- und Genussmittel, 617.

427 *dentifriciis*: *dentifricium, -ii* n. ‚Zahnpulver' ist zusammengesetzt aus *dens, dentis* ‚Zahn' und *frico, -cui, fricatum* ‚reiben, scheuern, frottieren'.

428 *Quis*: *quīs* steht hier als Archaismus für *quibus*, Dativobjekt zu *medicari*.

dixi: ‚ich habe gesagt'- hier tritt der Dichter der ‚Spuria' hervor.

429 *aqua*: Im griechischen Dioskurides und im langobardischen ‚Dioscorides' wird an der Stelle Essig verwendet.

430 *dentes morbo ... dolentes*: Geschabtes Hirschhorn, in Essig gekocht mit Feigen usw., empfiehlt Celsus als Mundwasser bei Zahnschmerzen,

siehe Scheller – Frieboes, Celsus, Verzeichnis der Arznei-, Nahrungs- und Genussmittel, 617.
432 *humo*: *humus, -i* f., eigentl. ‚Erde, Boden', hier: ‚Ton' als Stoff, aus dem das Gefäß gefertigt ist.
433 *mox*: Hier wie in v. 417 nichtklassisch für *statim*.
437 *limatura*: *limatura, -ae* f. ‚Feilspäne, Feilstaub', z. B. bei CASS. FEL. 73 p. 174, 17 *limaturam cornu cervini* (ORIBAS. syn. 3 add. p. 912 *sarapiados, botanes, corni c. limatura equale pondus teris*), vgl. ThLL VII/2 1401, 59–79; frz. ‚limaille'.
dedita: Es steht metrisch bedingt für *data*, in den Quellen SCRIB. LARG. *datus*, DYASC. *data*.
438 *lumbricos*: *lumbricus, -i* m., ‚Eingeweidewurm, Spulwurm', ISID. orig. 12, 5, 13 *lumbricus, vermis intestinorum, dictus quasi lumbicus, quia labitur vel quod in lumbis sit*. Vgl. ThLL VII/2 1807, 17ff.: *in animantium intestinis viventium* (CASS. FEL. 72 p. 172, 17 *lumbrici, quos Graeci elminthas dicunt*; unterscheidet drei Sorten); ThLL VII/2 1806–1807.
439 *serpentesque ... adusta expellere fumo*: Dass der von einem angezündeten Geweih aufsteigende Qualm die Schlangen vertreibt, weiß schon Plinius (siehe PLIN. nat. 8, 118 und 28, 149).

18. Acetum

18[capit.] *acetum*: Unter Essig verstand man im Mittelalter wie im Altertum den Weinessig, nicht die heute bekannte Essigessenz. Vgl. zu DIOSC. gr. 5, 13 (ed. Wellmann 14–15) auch Berendes, Die Arzneimittellehre des Dioskurides, 488–489, V. Buch, Cap. 21 und Aufmesser 295; ALPHITA II p. 3, 31–32 *acetum* [*ex vino fit*], *anglice et gallice vinegre*.
440 *in dessicando vis frigida*: die kühlende und zusammenziehende Wirkung auch bei Dioskurides, mat. med. V 13 (21 Berendes); CELS. 5, 27, 4; PLIN. nat. 28, 54sq.
443 *manantem ... cruorem*: Eine Variation des Dichters für *fluxum sanguinis*, wie es in den Quellen DIOSC. und DYASC. steht.
445 *spongia*: *spongĭa, -ae* f., vom gr. σπογγιά, ‚Schwamm', vgl. Saalfeld, Tensaurus italograecus 1048–1049.
448 *atrum*: *ater* steht hier anstelle von *sacer*, gehört zu *ignem* und bedeutet ‚schwarz'.
ignem ... atrum: Siehe zu *ignem ... atrum* unter v. 211.
449 *zernas*: Kommt häufig im langobardischen ‚Dioscorides' vor, ist gallischen oder baskischen Ursprungs, vgl. Mihăescu p. 340; Walde-Hofmann, Lat. etym. Wb.; v. 198 und v. 464.

arachnes: *arachne, -es* (f.) vel **arachnes* m., kommt im Mittellatein selten vor, im MLW I 852, 40–44 in dieser Form nur diese Stelle belegt.

452 *cum roseo*: *roseo* steht für *oleo roseo,* wie die Quellen DIOSC. und DYASC. *cum oleo roseo* schreiben.

caput a fervoribus: DIOSC. schreibt *estigationes capitis* und DYASC. *estuationes capitis.*

453 *succida*: Zu ergänzen ist *lana,* wie in den Quellen DIOSC. *cum lanis sucidis* und DYASC. *cum lanis succidis.*

19. Sulphur vivum

19[capit.] *sulphur*: Unter *sulphur vivum* versteht man ‚gediegenen Schwefel' oder ‚Jungfernschwefel', d. h. Schwefel, der ohne Feuer gewonnen wird, wie auch Cornarius 96 beschreibt „Sulphur vivum graeci ἄπυρον, hoc est nullum ignem expertum, et nativum appellant", cf. ISID. orig. 16, 1, 9–10 *Sulphur vocatum quia igne accenditur*; πῦρ *enim ignis est.* Isidor teilt mit, dass Schwefel auf den Äolischen Inseln zwischen Sizilien und Italien vorkommt, dass er gefunden wird und an anderen Stellen bergmännisch gewonnen wird. Weiter unterscheidet er vier Schwefelarten: *vivum, gleba, liquor, ad lychnia maxime conficienda aptum.* HORTUS SANITATIS GERMANICE cap. 379 Auch ist swebel das man nennt sulfur vivum, das ist genannt lebendiger swebel und der kumpt uß der erden und wirt nit mit kunsten bereyt. DIOSC. *Kreutterb. 1610* lib. 5 cap. 113 Der allerbeste Schwefel ist der, welcher auff dem Feuwer nit gewest, ungeschmeltzet unnd ungestossen ist, von den Griechen Apyron und Latinis Sulphur vivum genennt, unnd welcher in diesem Geschlecht gläntzendt unnd funckelt, ... klar, durchsichtig ist DIOSC. *Kreutterb. 1610* lib. 5 cap. 113.

Goltz, Mineralnamen 162, wertet die Beschreibung des Schwefels bei DIOSC. gr. 5, 107 und bei PLIN. nat. 35, 174 für die Identifizierung der Substanz aus. Das griechische Wort θεῖον soll ursprünglich von einer Wurzel, die ‚Rauch, rauchen' bedeutet, stammen, das lateinische Wort *sulphur* vorindogermanischen Ursprungs sein (Walde-Hofmann, Lat. etym. Wb. II 628) und das deutsche Wort Schwefel etymologisch nicht mit *sulphur* verwandt sein.

Bereits von den Indern, Ägyptern und Hippokratikern ist die medizinische Anwendung des Schwefels bekannt. Auch Scribonius Largus verwendet *sulphur vivum.* Celsus, der den Schwefel zu den reinigenden, erweichenden und gelinde ätzenden Mitteln zählt, verwendet ihn, um Eiterungen rascher zur Reife zu bringen, vgl. Scheller – Frieboes, Celsus, Verzeichnis der Arznei-, Nahrungs- und Genussmittel, 677. Siehe DIOSC. gr. 5, 107 (ed. Wellmann 77–78); Berendes, Die Arzneimittellehre des Dioskurides, 534,

V. Buch, Cap. 123 (124); Aufmesser 330 Diosc. 5. Buch, Kap. 107. Schwefel.

H. J. Rösler, Lehrbuch der Mineralogie, 2., überarbeitete Auflage, Leipzig 1981, 293: „Die Hauptmasse des Schwefels tritt in dichten, oft wulstig-schlierigen Massen auf, oft auch erdig, fasrig, pulvrig sowie krusten- und anflugartig. Die Farbe des Schwefels ist schwefelgelb, meist grünlich oder bräunlich. Zur Genese des Schwefels bestehen zwei Hauptbildungsarten. Die erste ist an Vulkanen durch teilweise Oxydation von H_2S, auch durch Reduktion von SO_2, und kommt als Ausscheidung in Hohlräumen oder als Anflug (Sublimat) vor. Als zweite Variante entsteht Schwefel in tonig-mergeligen, oft bituminösen Sedimenten meist als Reduktionsprodukt von Sulfaten (gelöst, Gips, Anhydrit), auch von SO_2, fast stets durch Mitwirkung von Bakterien. Die wichtigsten Parageneseminerale sind Anhydrit, Gips, Calcit, Aragonit, Cölestin sowie organische Substanzen. Hauptlagerstätten liegen in den USA, Mexiko, Italien (Sizilien), Polen und Mittelasien, für β-Schwefel in Italien am Vesuv und auf den Liparischen Inseln (siehe Dioskurides). Genutzt wird Schwefel heute zur Schwefelsäureproduktion, Herstellung von Schädlingsbekämpfungsmitteln, Feuerwerkskörpern und Streichhölzern."

454 *niveique coloris*: Poetischer Ausdruck. In den Quellen langobardischer ‚Dioscorides' und ‚Dyascorides' steht *colore ignis et limpidu* bzw. *colorem limpidum et resplendens et perlucidum*.

456 *extenuatrix*: Von *extenuo, -are*, was als medizinischer terminus technicus ‚verdünnen' bedeutet. **Extenuatrix* ist bisher nur durch diese Stelle belegt, siehe MLW III 1733, 20–22 unter **extenuatrix, -icis* f. ‚verdünnend, mildernd'. Die Bedeutung entspricht *extenuatorius, -a, -um* (vgl. ThLL V/2 1983, 62–84), belegt in den spätantiken Oribasius-Übersetzungen, in PS. DIOSC. herb. fem. sowie seit dem 11. Jahrhundert im Mittellatein, und dem mittellateinischen **extenuativus, -a, -um*, das seit dem 11. Jahrhundert, zuerst bei CONSTANT. AFRIC. grad. p. 358, 7 in der medizinischen Literatur belegt ist. Als Quelle für diese Stelle diente DYASC. p. 175 b *virtus est illi* (sc. *sulphuri*) *termantica et diaforetica et recorporativa et extenuatoria*. Es handelt sich bei **extenuatrix* vielleicht um eine Neubildung des ‚Spuria Macri'-Dichters.

457 *attractoria*: „attractoriam vim Galenus ipsi attribuit" (Cornarius 96). Auch **attractorius, -a, -um* ‚(an)ziehend' (MLW I 1157, 44–46) sieht nach einer Neubildung des ‚Spuria-Macri'-Dichters aus, da das Wort im MLW nur an dieser Stelle belegt ist.

calda: Hier liegt eine synkopierte Form von *calidus, -a, -um* ‚warm, heiß' vor. Die Form mit dem ausgefallenen *i*, also *-ld-*, begegnet vor allem in medizinischer Literatur, z. B. AESCULAPIUS 11 p. 15, 27 *butyrum ... super calda tepefactum*. WALAHFR. hort. 279 *dulci ... indita* (*sclarega*)

caldae. ALPHITA I p. 281, 23, *calda, id est calida, inde caldarium...*, vgl. MLW II 75, 61ff., besonders 76, 51.54.56.
456–457 *virtus .... extenuatrix .... diaphoretica ... attractoria, calda*: „Quas hic ei virtutes adscribit, extenuatricem, diaphoreticam, et attratoriam caldam, partim apud Diosco. partim Galenum habentur." (Cornarius 96)
458 *empyicis*: *empyicus, -a, -um* ‚an Lungengeschwüren leidend', vgl. Georges s. v.; ThLL V/2 538, 53ff., vom gr. ἐμπυικός, ‚an inneren Geschwüren, besonders an der Lunge und daher am Blutauswurf leidend', vgl. Saalfeld, Tensaurus italograecus 439. Vgl. MARCELL. med. 16[tit.] *ad empyicos vel pleumoniacos*. 16, 76 *tussicis et empyicis prodest*. DIOSC. 2, 144 *erisimon empyicis et tussim medetur*. ORIBAS. syn. 2, 1 P 6 *pissa astmaticos et impiecus iubat*. „Empyicis i. e. empyemate laborantibus" Choulant 139.
459 *ictericis*: *ictericus* bezeichnet meist den Kranken, selten auch die Krankheit, vgl. ThLL VII, 1/I 162, 16. *Ictĕrĭcus, -a, -um*, vom gr. ἰκτερικός, ‚gelbsüchtig, mit der Gelbsucht behaftet', vgl. Saalfeld, Tensaurus italograecus 588.
460 *nares*: Der Plural *nārēs, -ium* f. bezeichnet die ‚Nasenlöcher' im Gegensatz zu *nasus, -i* m., die ‚Nase', der Singular *naris* für ein Nasenloch ist selten, vgl. André, Le vocabulaire latin de l'anatomie 41.

cerebrum: *cerebrum, -i* n. bedeutet ‚Gehirn, Inhalt des Kopfes', vgl. gr. ἐγκέφαλος, und bezeichnet die vordere Partie des Kopfes, die das Gehirn schützt, begrenzt durch die Schläfen und das Gehirn; der Sinn des Wortes ist präzisiert und belegt seit Plinius und kommt bei allen medizinischen Autoren vor, vgl. André, Le vocabulaire latin de l'anatomie 34.
463 *lethargus*: *lethargus, -i* m. hier als Bezeichnung der Krankheit vgl. ThLL VII/2 1187, 14ff. Vom gr. λήθαργος, ‚Schlafsucht', vollständig *morbus lethargus*, vgl. Saalfeld, Tensaurus italograecus 623.
464 *zernas*: „lepras, scabiem, ac impetiginem, quam hic zernas appellat" Cornarius 96. Siehe v. 198 und v. 449.

lepras et zernas curat: Vgl. ODO MAGD. herb. 2019 *zernas et lepras cura compescis eadem*. ‚Räude und Aussatz'.

resina: *resina*, gr. ῥητίνη, von ῥέω, ‚Harz', das von Bäumen fließt, vgl. Saalfeld, Tensaurus italograecus 969. In *rēsīna* wird das *-e-* normal lang gemessen, hier jedoch als Kürze: *rĕsīna*.

Harz wird von Pflanzen aus der Rinde ausgeschieden, nachdem sie eingeschnitten wurde oder Risse bekommen hat. Häufig wurde das Fichtenharz verwendet. Als *resina* verwendete man nach PLIN. nat. 16, 39sq. das Harz von Nadelbäumen, nach PLIN. nat. 16, 55 von der Terpentinpistazie und nach PLIN. nat. 24, 47 das der Schwarzpappel, so bei André, Lex. bot. 271. Vgl. ISID. orig. 17, 7, 71 *Resinam Graeci* ῥητίνον *vocant*; ῥεῖν *enim Graece dicitur quidquid manat. Est enim lacrima sudore exhalata lignorum, ut cerasi, lentisci, balsami, vel reliquarum arborum sive virgultarum quae sudare produntur; sicut et odorata oriens ligna, sicut gutta balsami ac ferularum vel sucinorum, cuius lacrima durescit in gemmam.*

465 *maris ... dracones*: Diese Stelle wird im MLW III 1000, 7–10 interpretiert als ein Fisch: ‚*zool. de piscibus fort. i. q. Trachinus (draco)* – viell.: (Gewöhnliches) Petermännchen'. Auch bei Georges ist *draco marinus* ‚ein Seefisch, nach Bloch Trachinus draco (L.), das Petermännchen' mit Bezug auf PLIN. nat. 9, 82. DIOSC. *Kreutterb. 1610* lib. 5 cap. 113 nennt das Tier ‚Meertrache', ‚Meeresscorpion' und bei DIOSC. und DYASC. steht *draco maritimus*.

Das ‚Gewöhnliche Petermännchen' (Trachinus draco, Tr. vipera), das zu den giftigsten europäischen Tieren gehört, kommt entlang der Atlantikküste, in Nordsee, Mittelmeer und Schwarzem Meer vor.

469 *leprosos*: *leprosus, -a, -um*, abgeleitet von *lepra*, ‚aussätzig, räudig', vgl. ThLL VII 2, 1178, 30ff.; Saalfeld, Tensaurus italograecus 622; v. 235. ThLL VII/2 1178, 45ff. zitiert für die Beschreibung eines Leprakranken aus den Glossen: GLOSS. III 567, 61 *liprosis: impetiginosus*. 602, 32 *leprosos humor fecundissimus, qui vertitur in squamosa ulcera, circa faciem et omne corpus obtinens.*

unguens ... leprosos: vgl. DIOSC. 2, 161 p. 242, 15 *ungues leprosos.*

470 *terebinthina*: *terebinthinus, -a, -um* (gr. τερεβίνθινος) ‚vom Terebinthen- oder Terpentinbaume' ist Adjektiv zu *terebinthus, -i* f. (gr. τερέβινθος) ‚der Terebinthen- oder Terpentinbaum (Pistacia terebinthus L.)'. Das Adjektiv *terebinthina* erscheint hier als Substantiv in der Bedeutung bzw. für *resina terebinthina*, vgl. Liechtenhan 70; Saalfeld, Tensaurus italograecus 1093. Vgl. ODO MAGD. herb. 376 *elixata prius radix adipique terendo addita porcino terebinthinaeque tumores matricis curat.* (sc. *althaea*); CIRCA INSTANS p. 39br *terebenthina ... gummi arboris est abietis ut quidam dicunt, eligenda est alba vel citrina in substantia videlicet clara et non feculenta*; MATTH. PLATEAR. gloss. p. 373 A (s. XII. med.) *terebinthina ... gummi est arboris in Italia nascentis, circa Brundisium ...*

Terebinthina ist das Harz vom Terebinthen- oder Terpentinbaum, Terebinthenpistazie (Pistacia terebinthus L.); vgl. ISID. orig. 17, 7, 52 *Terebinthus arbor, Graecum nomen, generans resinam omnium resinarum praestantiorem.* 17, 7, 71 *Prima est resina terebinthina, omnium praestantior: adfertur autem ex Arabia Petraea atque Iudaea et Syria, Cypro et Africa, ex insulis quoque Cycladibus.* Vgl. ALPHITA II p. 183 *terebentina est quedam gumma terebinthi arboris de qua sophisticatur balsamus vel balsamum.* Die Terebinthenpistazie stammt ursprünglich aus dem Mittelmeerraum und ist ein Nutzgehölz zur Terpentingewinnung. Die Früchte sind rote, später bräunliche Steinfrüchte, die Blätter sind immergrün. Als Droge wird das getrocknete, harzige Ausscheidungsprodukt der Stämme

und Zweige, das Terpentin, verwendet. Die feinen Terpentine verwendete man offizinell in Form von Salben und Pflanstern als Reizstoffe, siehe Martinetz, Lohs, Janzen, Weihrauch und Myrrhe, 36.
469–470 *leprosos sulphur ... terebinthina*: Schwefel und Terpentinharz als Heilmittel bei Aussatz (*lepra*) auch bei DIOSC. gr. 5, 123 und PLIN. nat. 35, 176, siehe die Erläuterungen von König/Winkler 285 zu 35, 176.
471 „Dubitare licet, an versus huc pertineat, an non potius ex alio plane capite hic insertus sit", Choulant p. 139. Inhaltlich ist diese Stelle von ‚Dyascorides' übernommen.
472 *nitrum*: Natron. „Unter *nitrum* ist im antiken Schrifttum meist nicht der Salpeter (Natriumnitrat, $NaNO_3$), sondern eine, oft verunreinigte, Soda (Natriumcarbonat, Na_2CO_3), zu verstehen." (König/Winkler, Erläuterungen zu PLIN. nat. 35, 178, p. 285ff.)
473 *calentia*: Partizip Präsens *calens, -entis* ‚warm, heiß' von *caleo, -ui, -ere* ‚warm sein oder werden, glühen'; belegt ist auch ein Substantiv neutr. plur. *calentia, -ium* bei CLAVD. MAM. anim. 1, 6 p. 43 *tactu calentia frigentiaque sentit*, vgl. ThLL III 144–149; MLW II 74, 2–41.
475 *adipi*: *adeps, -ipis* m., f., dient neben *arvina* zur Bezeichnung des Fettgewebes im menschlichen Körper, auch des Fettes der Tiere, vgl. André, Le vocabulaire latin de l'anatomie 211. Im Mittellatein bezeichnet *adeps, -ipis* m. nur noch das tierische Fett und Talg, vgl. MLW I 172, 12–30.

20. Alumen

20capit. *alumen*: *alumen, -inis* n. i. q. *stypteria* – ‚Alaun', vgl. MLW I 527, 19–528, 18.

Alumen bzw. Alaun ist ein Mineral, ein weißes, bitteres Tonerdensalz, das in der Rezeptliteratur der *artes technicae* vorkommt, und zwar in COMPOS. Luc. und MAPPAE CLAVIC. als Material z. B. zum Färben und Beizen. DIOSC. gr. hat zwei Kapitel, welche Alaun-Arten behandeln, das sind im 5. Buch Kap. 99. Chalkitis und Kap. 106 Stypteria. Siehe dazu DIOSC. gr. (ed. Wellmann 75–77) 5, 106 στυπτερίας; Berendes, Die Arzneimittellehre des Dioskurides, 532–534, DIOSC. gr. 5, 122 (123). Περὶ στυπτερίας. Stypteria (mit ausführlichen sachlichen Erläuterungen); Aufmesser, Dioscurides (dt. Übers.) 329–330, Kap. 106. Stypteria, Alaun.

Goltz, Mineralnamen 161, bezieht sich vor allem auf den DIOSC. gr. 5, 106 στυπτερία und PLIN. nat. 35, 183 *alumen* und führt für die Nomenklatur in Apotheken Beispiele aus dem 15. und 18. Jahrhundert an. Sie weist darauf hin, dass sich der griechische Name, abgeleitet von στυφεῖν ‚zusammenziehen, adstringierend wirken', im lateinisch sprechenden Abendland nicht durchsetzte, sondern das lateinische *alumen*, wovon sich Alaun ableitet. Alaun zeigt Heilwirkungen bei chronischen Entzündungen, Ekzemen, nässenden Hautausschlägen. Im Mittelalter wurde es wegen seiner bakteriziden und adstringierenden Wirkung als blutstillendes Mittel, zur Empfängnisverhütung und bei Geschwüren angewendet.

Geologische Erklärungen zu Alaunen findet man bei H. J. Rösler, Lehrbuch der Mineralogie, 2., überarbeitete Auflage, Leipzig 1981, 672–674, wo die Alaun-Chalkanthit-Gruppe behandelt wird. Alaune sind Sulfate, „die durch die Beteiligung von ein- und dreiwertigen Variationen stets durch Gehalt an Wasser und anderen Komponenten relativ komplex zusammengesetzt sind. Sie sind überwiegend Verwitterungsbildungen, sehr häufig als Oxydationszonen von Erzlagerstätten“. Kalialaun $K\,Al\,[SO_4]_2 \cdot 12H_2O$, kommt „meist in Form von Krusten, Anflügen, Ausblühungen und erdigen Massen“ vor. „Bildet sich meist aus schwefelkieshaltigen Sedimentgesteinen bei der Verwitterung, so aus Tonen, Tonschiefern, Schwarzschiefern (Alaunschiefern) und Braunkohlen, auch in tiefthermalen Ausscheidungen in Vulkangebieten.“ Gewonnen wurde Alaun früher aus Alaunerden und Alaunschiefern (z. B. Thüringen - Feengrotten von Saalfeld). Alaunschiefer wurde bergmännisch gewonnen, der Verwitterung ausgesetzt und mit Wasser begossen, aus der Lösung gewann man Alaun durch Eindampfen. Zur Entstehung von Alaun schrieb bereits Plinius (PLIN. nat. 35, 184), dass alle Alaunarten aus Wasser und Schlamm entstehen, „aus einer Masse, die von der Erde ausgeschwitzt wird“ (Ü.: König). Plinius beschreibt die Herstellung aus syrischem Alaunschiefer, welchen man in mehrfachen Prozessen verwittern ließ, in Wasser auflöste und als Kristalle gegen innere Entzündungen verabreichte. Siehe König/Winkler PLIN. nat. 35, 183–190.

Alaun wird von Glasherstellern, Gerbern und Färbern benötigt. Aus Alaun entstehen Kristalle. Zu den vielfältigen Sorten des Alauns wird auch der Alaunstein (Alunit: $K\,Al_3\,[(OH)_6/(SO_4)_2]$) gezählt, der aus kleinen Kristallen in feinkörnigen und erdigen Massen besteht. Er entsteht durch ‚Alunitisierung‘ von kalifeldspatreichen (oft vulkanischen) Gesteinen, d. h. durch Beeinflussung mit schwefelsauren oxydierenden Oberflächen- oder aszendent-hydrothermalen Wässern. Lagerstätten befinden sich z. B. in Tschechien, Rumänien, Spanien, Frankreich und Italien.

476 *diversae species*: Bereits Dioskurides, Plinius, Celsus und Scribonius Largus berichten über die verschiedenen Alaunsorten und ihre Vorkommen, z. B. auf der Insel Melos und in Ägypten. Man unterschied u. a. weißen und schwarzen Alaun, festen und flüssigen, spaltbaren und Haaralaun.

477 *eis*: Der Dat. possessivus bei *esse* bezeichnet normalerweise eine Person, hier aber, was seltener vorkommt, eine Sache, der etwas zuteil wird, siehe H-Sz 87 und 90. Man erwartet hier eher Gen. poss. *eorum*.

478 *styptica*: „Alumen apud graecos ab adstringendi facultate ... et styptica ... dicitur“, so Cornarius im Kommentar.

mundificans: Für *mundificare* ‚reinigen‘ gibt Georges als Beleg nur Cassiodor und nur in übertragener Bedeutung. Im MLW-Material finden sich weitere Belege aus medizinischen Texten aus dem 12. und 13. Jahrhundert: ALBERT. M. animal. (c. 1270) 1, 567 ... *quod mundificat epar*; ALBERT. M. veget. 6, 40 *Aperit* (sc. *balsamum*) *oppilationes, ulcera mundificat, et extrahit ossium fracturas*; GLOSS. Roger. I A (c. 1250) 1, 22 p. 554, 9 *Item impinella trita cum sepo yrcino vel arietino optime consolidat et mundificat vulnera*; ODO MAGD. herb. 2237 *mundificat* (sc. *aloe*) *stomachum*; TRACT. de aegr. cur. (s. XII) p. 162, 21 *Rupto apostemate, quod cognoscitur per saniei fluxum, primo mundificandum est vulnus a sanie, deinde consolidandum*; TRACT. de aegr. cur. p. 148, 19 *si vitio stomachi visus deficiat, mundificetur stomachus hoc modo*; URSO med. 349 *cassia fistula et cetera dicuntur purgare sanguinem, non quod attrahant, sed quia mundificant et extergunt.*

479 *palpebras tenuat*: Der Alaunstift findet heute noch in der Augenheilkunde bei hartnäckigen Bindehautkatarrhen Verwendung, so Scheller – Frieboes, Celsus, Verzeichnis der Arznei-, Nahrungs- und Genussmittel, 583 zu Alaun.

481 *farsam*: **farsa* ist ein ‚fressendes, krebsartiges Geschwür‘, vgl. die Anmerkungen zu *phagedaenica* v. 69. Der ‚Spuria‘-Dichter schrieb *farsa* an Stelle von *fagedenica* im Dyasc. p. 36[a]. Eine Erklärung des Wortes findet sich bereits bei Cornarius im Kommentar: „Farsam itaque ulcus erodens et excedens phagedaenicum graecis appellatum“ sowie bei Choulant: „Farsa est ulcus malum seu phagedaenicum“. Im Material des mittellateinischen Wörterbuches findet man: **farsa* vgl. CONSTANT. AFRIC. grad. p. 374, 17. p. 382, 16 letztere Stelle diente dem ‚Spuria‘-Dichter als Quelle. Vgl. **farsum* TRACT. de aegr. cur. p. 188, 2 (s. XII) *prodest farso cancro oris et pedis, et fico qui nascitur in aliquo membro*; cf. **farsus* THEOD. CERV. chirurg. 3, 6 p. 160A (1265–75) *Si farsus cancro supervenerit, de mille hoc unum probatum sufficiat. Pulvis ad farsum hominis vel equi ad omnem plagam malam ... Re. draganthi, boli, ...*; siehe MLW IV 86, 19–32; vgl. ThLL VI 286, 48 *farsa* part. perf. pass. fem. (vel neutr. plur.) pro subst.: *farsa* νακτή GLOSS. III 448, 19 (468, 73. 477, 9). v. verb. *farcio, -si, -tum, (-sum), -ire* ‚stopfen, vollstopfen, ausfüllen‘ (*objectum est id quod impletur*)

482 *gallae*: Galläpfel und Granatapfelsaft dienten in der Antike schon als Reagens, um die Eisenvitrolhaltigkeit des Alauns zu bestimmen. Ausführlich über die Entstehung und medizinische Anwendung der Galläpfel schreiben Scheller – Frieboes, Celsus, im Verzeichnis der Arznei-, Nahrungs- und Genussmittel, 610. Galläpfel entstehen durch den Stich der

Gallwespe in junge Eichentriebe, durch das Gift und die hineingelegten Eier entstehen Wucherungen des Blattgewebes an der Unterseite der Blätter, welche als Galläpfel sichtbar werden. Die Entstehung und Nutzung kannten bereits DIOSC. gr. 1, 146 und PLIN. nat. 16, 9. CELS. 7, 12, 1 verwendet sie als Bestandteil eine Mundwassers bei schlechten Zähnen und bei durch Schlag oder Stoß gelockerten Zähnen nutzt er mit Galläpfeln versetzten Wein als Adstringens.

483 *gingivarum*: *gingiva, -ae*, meist im Plural *gingivae, -arum* f. ‚Zahnfleisch', vgl. ThLL VI/2 1994, 18ff.; André, Le vocabulaire latin del'anatomie 60; v. 195.

483–484 *dentibus infirmis*: „Dioscorides sic tradit: gingivas humore nimio flaccidas adstringit. Et dentes motos firmat cum aceto et melle." (Cornarius im Kommentar)

485 *restringit fluxum manantis ... cruoris*: Celsus benutzte Alaun als Blutstillungsmittel, siehe Scheller – Frieboes, Celsus, Verzeichnis der Arznei-, Nahrungs- und Genussmittel, 583.

IV. Übersichten

Aus Gründen der Übersichtlichkeit werden die umfangreichen Tabellen 1 und 3 auf Doppelseiten verteilt.

1. ‚Macer Floridus'-Kapitel

Macer Floridus (ed. Choulant)	**Hs. Fulda C 9 (1334–1342)**	**Editio princeps (1477)**	**Editio Basel (1527)**	**Macer Floridus (ed. Cornarius)**
I. Artemisia	1. De arthemesia. von der Bugglun	(1) De Arthemisia	S. 1	Lib.1, c. 1 De Artemisia
II. Abrotanum	9. De abrotano von der Stabwrz ald gertwrz	(2) De Aprotano	S. 1	Lib. 1, c. 2 De Abrotono
III. Absinthium	6. De absinthio von dem warmut	(3) De Absinthio	S. 2	Lib. 1, c. 3 De Absynthio
IV. Urtica	110. Von der nessel (urtica)	(4) De Vrtica	S. 3	Lib. 2, c. 2 De Urtica
V. Allium	5. De allio von dem knobloch	(5) De Alleo	S. 4	Lib. 1, c. 5 De Allio
VI. Plantago	80. Von dem wegerich (plantago)	(15) De Plantagine	S. 5	Lib. 2, c. 3 De Plantagine
	80. (plantago minor)			
VII. Ruta	89. De ruta von der rutun	(6) De Ruta	S. 6	Lib. 1, c. 12 De Ruta
VIII. Apium	7. De apio von dem ephen	(7) De Apio	S. 7	Lib. 1, c. 13 De Apio
IX. Althaea	10. De altea von der ybschun	(20) De Altea	S. 8	Lib. 2, c. 1 De Althaea
X. Anethum	4. De aneto von dem Tillen	(21) De Aneto	S. 9	Lib. 1, c. 25 De Aneto

1. ‚Macer Floridus‘-Kapitel

Macer Floridus (ed. Ranzovius)	**Deutscher Macer, Vulgatfassung (ed. Schnell/ Crossgrove)**	**Mittelniederländische Macerglossen, Paris, BN, Ms. 6838A, fol. 1r (ed. Daems) *Kol. a***		**Berlin, Ms. germ. oct. 477[1] (cf. Blum)**
1. Artemisia	1. Artemisia	11. Arthemisia	bivoet	
2. Abrotanum	2. Abrotanum	2. Abrotanum	averoene	
3. Absinthium	3. Absintium	3. Absintium	alsene	
4. Urtica	4. Urtica	4. Urtica	netele	
5. Allium	5. Allium	5. Alleum	loec	
6. Plantago maior	6. Plantago	6. Plantago	weghebrede	
7. Plantago minor	7. Plantago minor			
8. Ruta	8. Ruta	7. Ruta	rute	
9. Apium	9. Apium	8. Apium	apie	
38. Althea	37. Althaea	9. Altea	hinchwortele	4. (36) Altea ybesche
39. Anethum	59. Anethum	10. Anetum	dil	

Macer Floridus (ed. Choulant)	**Hs. Fulda C 9 (1334–1342)**	**Editio princeps (1477)**	**Editio Basel (1527)**	**Macer Floridus (ed. Cornarius)**
XI. Betonica	20. De betonica	(22) De Betonica	S. 9	Lib. 2, c. 14 De Betonica
XII. Sabina	94. De savina von der soevi	(8) De Savina	S. 11 Savina	Lib. 1, c. 14 De Sabina
XIII. Porrum	81. De porro von dem Lovch	(23) De Porris	S. 11	Lib. 1, c. 6 De Porro
XIV. Chamomilla	34. De camomilla von der camomillun	(24) De Camomilla	S. 12	Lib. 2, c. 15 De chamaeleo
XV. Nepeta	73. Von der wilten bercmünze ald garte münze (nepita)	(25) De Nepta	S. 13	Lib. 1, c. 15 De Nepeta
XVI. Pulegium	82. De pullegio von dem Polagen	(26) De Pulegio	S. 13	Lib. 2, c. 4 De Pulegio
XVII. Feniculum	47. De feniculo von dem Fenchil	(12) De Feniculo	S. 14 foeniculum	Lib. 1, c. 16 De Foeniculo
XVIII. Acidula	11. De acidula von der amphirryn	(27) De Accidula	S. 15	Lib. 2, c. 17 De Accidula
XIX. Portulaca	12. Adragius portulaca burzellane	(28) De Portulaca	S. 16	Lib. 2, c. 18 De Portulaca
XX. Lactuca	64. De lactuca von dem Lattichen	(13) De Lactuca	S. 16	Lib. 1, c. 9 De Lactuca
XXI. Rosa	88. De rosa von dem rosen	(14) De Rosa	S. 16	Lib. 1, c. 26 De Rosa
XXII. Lilium	59. De lilio	(29) De Liliis	S. 17	Lib. 1, c. 27 De Liliis

Macer Floridus (ed. Ranzovius)	**Deutscher Macer, Vulgatfassung (ed. Schnell/ Crossgrove)**	**Mittelniederländische Macerglossen, Paris, BN, Ms. 6838A, fol. 1^{r} (ed. Daems) *Kol. a***		**Berlin, Ms. germ. oct. 477[1] (cf. Blum)**
40. Betonica	38. Betonica	11. Betonua	betonie	
10. Sabina	71. Sabina	12. Savina	savelboem	13. (70) Savina sebenbaum
11. Porrum	10. Porrum	13. Porrum	poreide	
41. Camomilla	39. Camomilla	14. Amarusta	materne	
12. Nepeta	11. Nepeta	15. Nep<i>ta	dresene	
13. Pulegium	12. Pulegium	16. Pulegium	polion	
14. Foeniculum	13. Maratrum	17. Feniculum	venkel	
42. Acidula	40. Acidula	18. Accidula	surkele	
43. Portulaca	41. Portulaca	19. Portulata	porcheleine	5. (40) Portulaca burgele
15. Lactuca	14. Lactuca	20. Lactuca	latue	
16. Rosa	15. Rosa	21. Rosa	rose	
17. Lilium	16. Lilium	22. Lilium	lilie	

Macer Floridus (ed. Choulant)	**Hs. Fulda C 9 (1334–1342)**	**Editio princeps (1477)**	**Editio Basel (1527)**	**Macer Floridus (ed. Cornarius)**
XXIII. Satureia	96. Saturegia. Garthaide ald luspli ald sailit	(30) De Tymbri als. Satureya	S. 18	Lib. 1, c. 17 De Satureia
XXIV. Salvia	92. De salvia von der salvai	(11) De Salvia	S. 18	Lib. 1, c. 19 De Salvia
XXV. Ligusticum	65. De libistico vel ligustico von dem Lubstechel	(31) De Ligustica	S. 19 Ligustica	Lib. 2, c. 16 De Ligustico
XXVI. Ostrutium	97. Structium est caulis agrestis	(32) De Estrocio als. Caulicula agresti	S. 19 Strution, Ostrutium	Lib. 2, c. 19 De Struthio
XXVII. Cerefolium	33. De cerifolio von der kervil	(33) De Cerefolio	S. 20	Lib. 1, c. 22 De Chaerefolio
XXVIII. Atriplex	13. atriplex malta	(34) De Atriplici	S. 20	Lib. 1, c. 24 De Atriplice
XXIX. Coriandrum	28. De coriandro von dem coliandir	(35) De Coriandro	S. 20 Coriander	Lib. 1, c. 23 De Coriandro
XXX. Nasturtium	72. Von dem Cressen (nasturcia)	(36) De Nasturcio	S. 21	Lib. 1, c. 11 De Nasturtio
XXXI. Eruca	42. De erucam von dem wilden senf	(37) De Eruca	S. 21	Lib. 1, c. 10 De Eruca
XXXII. Papaver	84. De papavere von dem magsamen ald magoele	(38) De Papavere	S. 22	Lib. 1, c. 28 De Papavere

Macer Floridus (ed. Ranzovius)	**Deutscher Macer, Vulgatfassung (ed. Schnell/ Crossgrove)**	**Mittelniederländische Macerglossen, Paris, BN, Ms. 6838A, fol. 1^{r}(ed. Daems) *Kol. a***		**Berlin, Ms. germ. oct. 477[1] (cf. Blum)**
18. Tymbra sive Satureia	18. Satureia	23. Satu<r>eia	cuelne	
19. Salvia	19. Salvia	24. Salvia	sailge	
44. Ligusticum	42. Levisticum	25. L...sticum	<l>ovessche	6. (41) Libisticum leubstuckel
45. Ostrucium	43. Struthion	26. Ostritium		7. (42) Strizyon brunkresse
30. Cherefolium	29. Cerefolium	27. Cerefolium	kervel	1. (28) Cerifolium Kyrbele
46. Atriplex	45. Atriplex	28. Atriplex.cis	<a>dreppe vel maelde	9. (44) Atriplex molde
31. Coriandrum	30. Coriandrum	29. Coriandrum		2. (29) Coriander
65. Nasturcium	44. Nasturtium	30. Nastursia	kersse	8. (43) Nasturcium gartkresse
69. Eruca	46. Eruca	31. Eruca	wilt peper	20. (45) Eruca wilder senff
32. Papaver	31. Papaver	32. Papaver	macopijn	

Macer Floridus (ed. Choulant)	**Hs. Fulda C 9 (1334–1342)**	**Editio princeps (1477)**	**Editio Basel (1527)**	**Macer Floridus (ed. Cornarius)**
XXXIII. Cepa	29. De cepis	(39) De Cepis	S. 22 Coepe	Lib. 1, c. 7 De Cepis
XXXIV. Buglossa	22. De buglossa von der ohsen-zungen	(40) De Buglossa	S. 24	Lib. 2, c. 20 De Lingua bovis
XXXV. Sinapis	93. De synapi von dem senf	(41) De Sinapio	S. 24 Sinapi	Lib. 1, c. 8 De Sinapi
XXXVI. Caulis	35. De caule romana von dem koele	(42) De Cauli	S. 25	Lib. 1, c. 4 De Caule
XXXVII. Pastinaca	83. Von der bestnacun (Pastinace)	(43) De Pastinaca	S. 27	Lib. 1, c. 21 De Pastinaca
XXXVIII. Origanum	76. Von dem crut costiana genant (origani)	(44) De Origano	S. 27	Lib. 2, c. 21 De Origano
XXXIX. Serpillum	95. Serpillum von der veltkenlun	(45) De Serpillo	S. 28	Lib. 2, c. 9 De Serpyllo
XL. Violae	108. Von dem viol.	(16) De Viola	S. 28 Viola	Lib. 1, c. 29 De Violis
XLI. Aristolochia	8. De artistologia von der Biberwrz	(17) De Aristologia	S. 29 Aristogra od. -gia	Lib. 2, c. 12 De Aristolochia
XLII. Marrubium	69. De marrubio	(18) De Marubeo als. Praviore	S. 30	Lib. 2, c. 22 De Marrubio
XLIII. Iris	112. Von der Blawn swertellun in den garten (Yri)	(19) De Iri	S. 31	Lib. 2, c. 23 De Iri

Macer Floridus (ed. Ranzovius)	**Deutscher Macer, Vulgatfassung (ed. Schnell/ Crossgrove)**	**Mittelniederländische Macerglossen, Paris, BN, Ms. 6838A, fol. 1^{r} (ed. Daems) *Kol. a***		**Berlin, Ms. germ. oct. 477[1] (cf. Blum)**
26. Cepe	(1092–1126:) 25. Mentha 58. Cepa	33. Cepa cepe	onion	
47. Buglossa	47. Buglossa	34. Buglossa	buggle	21. (46) Buglossa ochsenzunge
27. Sinapis	26. Sinapis	35. Sinapis	monstaertsaet	
48. Caulis	50. Caulis	36. Caulis	coelen roems	18. (49) Caulis coyl
28. Pastinaca	27. Pastinaca	37. Pastinaca	pastinake	
49. Origanum	48. Origanum	38. Origanum		16. (47) Origanum toste
29. Serpillum	28. Serpillum	39. Serpillum	serpol	
33. Viola	17. Viola	40. Viola	violette	
36. Aristolochia	35. Aristolochia	41. Aristologia	<ciclam>ina	
37. Marrubium	36. Marrubium	42. Marubium album, nigrum, rubrum	marovie	
50. Iris	32. Iris	43. Yris	reinevane	

Macer Floridus (ed. Choulant)	**Hs. Fulda C 9 (1334–1342)**	**Editio princeps (1477)**	**Editio Basel (1527)**	**Macer Floridus (ed. Cornarius)**
XLIV. Enula	43. De enula von dem alant	(10) De Enula	S. 31	Lib. 1, c. 20 De Enula
XLV. Ysopum	57. De Ysopu	(9) De Ysopu	S. 32 Hyssopus	Lib. 2, c. 5 De Hyssopo
XLVI. Asarum	14. azarum haselwrcz	(46) De Asaro	S. 32 Vulgago	Lib. 2, c. 24 De Asaro
XLVII. Mentha	67. De menta von der munzen ald briliwrcz	(48) De Menta	S. 33	Lib. 1, c. 18 De Mentha
XLVIII. Cyperus	25. von dem dri eggotem binzen ald wilden galgan. (cyperus)	(49) De Cypero	S. 33	Lib. 2, c. 25 De Cypero
XLIX. Paeonia	78. Von der beoniun (paeonia)	(50) De Pionia	S. 34	Lib. 2, c. 26 De Paeonia
L. Barrocus	70. (mellisophillos/ Boracum)			Lib. 2, c. 27 De Melissophyllo
LI. Senecion	75. Von dem brunnen cressen (origenon/ senecion)	(52) De Senetione	S. 35 Senetion	Lib. 2, c. 28 De Senecio
LII. Chelidonia	30. De celidonia von der sthelwrz und crut	(53) De Celedonia	S. 35	Lib. 2, c. 29 De Chelidonia
LIII. Centaurea	31. De centaurea	(54) De Centaurea	S. 36	Lib. 2, c. 10 De Centaurea

Macer Floridus (ed. Ranzovius)	**Deutscher Macer, Vulgatfassung (ed. Schnell/ Crossgrove)**	**Mittelniederländische Macerglossen, Paris, BN, Ms. 6838A, fol. 1^{r} (ed. Daems) *Kol. a***		**Berlin, Ms. germ. oct. 477[1] (cf. Blum)**
20. Enula	20. Enula	44. Anula	tante	
21. Ysopum	21. Isopus	45. Ysopum	ysope	
51. Vulgago	49. Vulgago	46. Asarum	soverie	17. (48) Wulgago haselworz
25. Menta	25. Mentha	47. Menta	mente	
52. Ciperus	72. Cyperus	48. Curcuma		
53. Peonia	60. Paeonia	49. Paeonia	pione	15. (59) Pionie byonie
	73. Baricum	50. Bar<rocus>		
55. Seneccio	52. Senecio	51. <Senecio>	?	22. (51) Senecion roder scal
56. Chelidonia	53. Celidonia	52. Chelidonia		
34. Centaurea	33. Centaurea	*Kolonne b* 53. Centaurea	centoria	

Macer Floridus (ed. Choulant)	**Hs. Fulda C 9 (1334–1342)**	**Editio princeps (1477)**	**Editio Basel (1527)**	**Macer Floridus (ed. Cornarius)**
LIV. Colubrina	39. Dracuntea Serpentina vel colubrina	(55) De Draguntea	S. 36 Colubrina + S. 36 Dragonteia	Lib. 2, c. 13 De Dracontea
LV. Gaisdo	55. De gaydo von dem Vaerwecrut	(56) De Guasidone	S. 37	Lib. 2, c. 30 De Isati
LVI. Elleborus albus	41. De ellebero von der nieswurz	(57) De Eleboro	S. 37	Lib. 2, c. 31 De Helleboro albo
LVII. Elleborus niger	41. De nigro elleborum	(58) De Eleboro nigro	S. 38	Lib. 2, c. 32 De Helleboro nigro
LVIII. Verbena	111. Von der Yseni (Verbena)	(59) De Berbena	S. 39	Lib. 2, c. 33 De Verbena
LIX. Chamaedrys	54. De Gamandrea	(60) De Camereos vel Germandea	S. 40 Camedris	Lib. 2, c. 11 De Chamaedry
LX. Maurella	98. Von dem nahtschatten Serignos vel strignum solatrum	(61) De Stringa als. Morella	S. 40	Lib. 2, c. 34 De Strychno
LXI. Iusquiamus	58. De iusquiamo von dem bilsen	(62) De Iusquiamo als. Caniculata	S. 40 Iusqamus	Lib. 2, c. 35 De Iusquiamo
LXII. Malva	68. De malva von der bappelun	(63) De Malva	S. 41	Lib. 2, c. 36 De Malva
LXIII. Paratella	66. Lappatium	(64) De Lapacio als. Paratella	S. 42 Paratella + Lapathum	Lib. 2, c. 6 De Paratella, id est Lapatho

Macer Floridus (ed. Ranzovius)	**Deutscher Macer, Vulgatfassung (ed. Schnell/ Crossgrove)**	**Mittelniederländische Macerglossen, Paris, BN, Ms. 6838A, fol. 1^{r} (ed. Daems) *Kol. a***		**Berlin, Ms. germ. oct. 477[1] (cf. Blum)**
57. Colubrina	51. Colubrina	54. Dragantea	19. (50) Serpentina naterworz	
58. Isatis	74. Gaisdo	55. Gaisgo. gonis		
59. Helleborus albus	54. Elleborus albus	56. Elleborum album	scamponie	23. (53) Elleborus albus nyseworz
60. Helleborus niger	55. Elleborus niger			24. (54) Elleborus niger
66. Verbena	64. Verbena	57. Verbena	yservord	
35. Gamandrea	34. Gamandrea			
67. Maurella	56. Maurella	60. Maurella	naschade	25. (55) Maurela drusworz
68. Jusquiamum	57. Caniculata	61. Jusquiamum	beldezaet	26. (56) Iusquiamus bylse
70. Malva	61. Malva	62. Malva	paple	27. (60) Malva pappel
22. Lappatium sive paratella	22. Lapathum	63. Paratella	docke	

Macer Floridus (ed. Choulant)	**Hs. Fulda C 9 (1334–1342)**	**Editio princeps (1477)**	**Editio Basel (1527)**	**Macer Floridus (ed. Cornarius)**
LXIV. Lolium	60. De lolio von dem Ratten	(65) De Lolio als. Nigella	S. 42	Lib. 2, c. 7 De Lolio
LXV. Cicuta	32. De cicuta	(66) De Cicuta	S. 43	Lib. 2, c. 8 De Cicuta
LXVI. Piper	77. Von dem Pfeffir (piper)	(75) De Pipere	S. 43	Lib. 3, c. 1 De Pipere
LXVII. Pyrethrum	79. Von dem Berthram (Piretrum)	(76) De Piretro	S. 30	Lib. 3, c. 2 De Pyrethro
LXVIII. Gingiber	113. Von dem Inber (Zinciber; nur 2 Verse)	(77) De Zinzibre	S. 44 Zingiber	Lib. 3, c. 3 De Gingibere
LXIX. Cyminum	27. De cimino von dem Römischen kümmich	(78) De Cimino	S. 44	Lib. 3, c. 4 De Cymino
LXX. Galanga	52. De Galanga von dem Galan.	(79) De Galanga	S. 45	Lib. 3, c. 5 De Galanga
LXXI. Zedoar	24. De cedoar	(80) De Zedoari	S. 45	Lib. 3, c. 6 De Zedoar
LXXII. Gariofilus	53. De Gariofila von dem nägelin	(81) De Gariofilo	S. 45	Lib. 3, c. 7 De Caryophyllo
LXXIII. Cinnama	23. De tinamomo	(82) De Cinnamo	S. 45 Cinnamum	Lib. 3, c. 8 De Cinnamomo
LXXIV. Costus	26. De costo von der costun	(83) De Costo	S. 45	Lib. 3, c. 9 De Costo

Macer Floridus (ed. Ranzovius)	**Deutscher Macer, Vulgatfassung (ed. Schnell/ Crossgrove)**	**Mittelniederländische Macerglossen, Paris, BN, Ms. 6838A, fol. 1^r (ed. Daems) *Kol. a***		**Berlin, Ms. germ. oct. 477[1] (cf. Blum)**
23. Lolium	23. Nigella	64. Lolium	dulre	
24. Cicuta	24. Cicuta	65. Cicuta	cocte	
71. Piper	78. Piper	66. Piper	peper	
72. Pyretrum	79. Pyrethrum	67. Peretrum	peritrum	12. (79) Piretrum bertram
73. Zingiber		68. Gingiber	ghinghebere	
74. Ciminum	80. Anisum	69. Ciminum	cumijn	
75. Galanga	81. Galanga	70. Galanga	galighaen	
76. Zedoaria	82. Zedoaria	71. Zedoar	zedeware	
77. Gariophilum	83. Gariofilus	72. Garophilon	gheroffelsnagle	
78. Cinamomum	84. Cinnama	aus *Kolonne c*: 81. Cinamomum	canele	
79. Costus	85. Costum	*Kolonne b*: 73. Costum		

Macer Floridus (ed. Choulant)	**Hs. Fulda C 9 (1334–1342)**	**Editio princeps (1477)**	**Editio Basel (1527)**	**Macer Floridus (ed. Cornarius)**
LXXV. Spica	99. De spica nardi indica	(84) De Spica	S. 46 spica nardi + spica celtica	Lib. 3, c. 10 De Spica
LXXVI. Thus	106. Von dem wiroch (Thus)	(85) De Thure	S. 46	Lib. 3, c. 11 De Thure
LXXVII. Aloe	3. De aloe triplecti	(86) De Aloe	S. 46	Lib. 3, c. 12 De Aloe

Macer Floridus (ed. Ranzovius)	**Deutscher Macer, Vulgatfassung (ed. Schnell/ Crossgrove)**	**Mittelniederländische Macerglossen, Paris, BN, Ms. 6838A, fol. 1^{r} (ed. Daems) *Kol. a***		**Berlin, Ms. germ. oct. 477[1] (cf. Blum)**
80. Spica	86. Spica nardi	74. Spica		
81. Thus	87. Thus	75. Thus	wieroec	
82. Aloe	88. Aloe	76. Aloes		

1 Lateinische Rückübersetzung aus dem ‚Älteren deutschen Macer', Berlin, Ms. germ. oct. 477 f. 137r–145r; in Klammern die Kapitel des deutschen Macer nach der Handschrift Berlin, Ms. germ. quart. 1245, siehe dazu H. Degering, Kurzes Verzeichnis der germanischen Handschriften der Preussischen Staatsbibliothek.II. Die Handschriften im Quartformat, Leipzig 1926, 214–215.

2. ‚Spuria Macri'-Kapitel

Spuria Macri (ed. Choulant)	**Spuria Macri (ed. Ranzovius)**	**Spuria Macri (ed. Cornarius)**	**Hs. Fulda C 9 (1334–1342)**
1. Aaron	83. De Aaro	Cap. I. De Aaro	17. De arona
2. Agrimonia	63. De Agrimonia	Cap. II. De Agrimonia	2. De agrominia. von der agromini (agrimonia)
3. Sambucus et Ebulus	64. De Sambuco et Ebulo	Cap. III. De Sambuco et Ebulo	44. De ebulo von dem atthen et de sambuco
4. Bryonia	84. De Bryonia	Cap. IIII. De Bryonia	21. De brionia von der hunles kürbsun
5. Alga Palustris sive Nymphaea	85. De Alga Palustri sive Nymphaea	Cap. V. De Alga Palustri, sive Nymphaea	
6. Faba	86. De Faba	Cap. VI. De Faba	48. De faba von der bonun
7. Nux Avellana	87. De Nuce Avellana	Cap VII. De Nuce Avellana	74. De nucibus von den nussen
8. Batus sive Rubus	88. De Bato sive Rubo	Cap. VIII. De Bato sive Rubo	
9. Myrica	89. De Mirica	Cap. IX. De Mirica	
10. Iuniperus	90. De Iunipero	Ca. X. De Iunipero	56. (Iuniperi virtus)
11. Salix	91. De Salice	Cap. XI. De Salice	103. De salice von der widun ald salnun
12. Fel	92. De Felle	Cap. XII. De Felle	49. De felle animalium von der Gallun
13. Fimus	93. De Fimo	Cap. XIII. De Fimo	50. De fimis sive stercoribus animalium
14. Caseus	94. De Caseo	Cap. XIIII. De Caseo	38. De caseo
15. Araneae Tela	95. De Araneae Tela	Cap. XV. De Araneae Tela	

Spuria Macri (ed. Choulant)	**Spuria Macri (ed. Ranzo-vius)**	**Spuria Macri (ed. Cornarius)**	**Hs. Fulda C 9 (1334–1342)**
16. Cochleae	96. De Cochleis	Cap. XVI. De Cochleis	
17. Cornu Cervi	97. De Cornu Cervi	Cap. XVII. De Cornu Cervi	36. De cornu cervi
18. Acetum	98. De Aceto	Cap. XVIII. De Aceto	19. De aceto
19. Sulphur vivum	99. De Sulphure Vivo	Cap. XIX. De Sulphure Vivo	105. Von dem Swebel
20. Alumen	100. De Alumi-ne	Cap. XX. De Alumine	

3. Weitere Spuria-Kapitel zum ‚Macer Floridus'

Hs. Fulda C 9 (1334–1342)	**Cod. Guelf. 58,6 Ms. Aug. fol. (1508/ ed. Reuss)**	**Editio princeps (1477)**	**Editio Basel (1527)**
85. De pentafilon von dem fünfblat	I. Quinquefolium seu Pentaphyllon	(70) De Quinquefolio seu Pantafilon	
16. Von der larchun tannun schwam (agarici species)	II. Agaricus		
51. De gentiana von der encianun	III. Gentiana		
86. Von der wegwartun	IV. Proserpinata seu Proserpinara		
61. De liquaricia von der Liquarici	V. Liquiritia		
62. De lupinis von den figbonan	VI. Lupinus		
100. Von der Ringelun. sponsa sol (solis sponsa)	VII. Solsequium		
104. Saliunca	VIII. Saliunca		
101. Sarcocolla	IX. Sarccocolla		
102. De sambuco von dem holder	X. Sambucus		
46. De lapide emathites		(47) De Ematite	
90. De rore marino id est lavendula		(67) De Roremarino	
87. Von der Bibenellun (Pimpinella)		(68) De Pimpinella	

3. Weitere Spuria-Kapitel zum ‚Macer Floridus'

Macer Floridus (ed. Ranzovius)	**Deutscher Macer, Vulgatfassung (ed. Schnell/ Crossgrove)**	**Mittelniederländische Macerglossen, Paris, BN, Ms. 6838A, fol. 1r (ed. Daems)** ***Kol. c***	**Berlin, Ms. germ. oct. 477[2] (cf. Blum)**
	75. Pentaphyllon		31. (74) Pentafilon fumfbleter
	62. Algaricia		
61.	63. Gentiana		
	65. Proserpinaca		28. (64) Proserpinata wegetrede
	89. Liquiritia		
	66. Lupinus		
	67. Solis sponsa		11. (66) Solis sponsa ringele
62.	76. Saliunca		32. (75) Salimica wyden
	77. Sambucus		

Hs. Fulda C 9 (1334–1342)	**Cod. Guelf. 58,6 Ms. Aug. fol. (1508/ ed. Reuss)**	**Editio princeps (1477)**	**Editio Basel (1527)**
		(69) De Tormentilla	
40. De dyptanno		(71) De Diptano	
107. Von der Timellun ald Sprinchwrz (titimalli)		(72) De Titimallo	
91. De raphano von dem Raetich		(73) De Rafano	
37. De consolida von der walwrz		(74) De Consolida	
		(51) De Boragine	S. 34

Macer Floridus (ed. Ranzovius)	**Deutscher Macer, Vulgatfassung (ed. Schnell/ Crossgrove)**	**Mittelniederländische Macerglossen, Paris, BN, Ms. 6838A, fol. 1^{r} (ed. Daems) *Kol. c***	**Berlin, Ms. germ. oct. 477[2] (cf. Blum)**
	90. Raphanus (Gargilius I)	85. Raphanum	
		77. Solatrum naschade	
		78. Cathaputia spuerie	
		79. Macis fuelle	
		80. Yrios gladie	
		82. Edera hijf	
		83. Genesta	
		84. Gladioli	3. (31) Gladiola swertel
		86. Bruscus herba vel abor vriesewonde	
		87. Lovendula	
54. Borago	68. Borrago (Constantinus fol. lxxviii^{v})		
	69. + 91. Beta (Gargilius X)		10. (68) Betae
	70. + 92. Intibus (Gargilius XII)		
	93. Pepo (Gargilius XV)		

Hs. Fulda C 9 (1334–1342)	**Cod. Guelf. 58,6 Ms. Aug. fol. (1508/ed. Reuss)**	**Editio princeps (1477)**	**Editio Basel (1527)**
			S. 40 Strygnon
f. 8r unter 11.: Von der huswurz			
15. De ambrosia			
18. De aloe			
63. Laurino oleo			
71. De millefolio			
109 Valeriana			

Macer Floridus (ed. Ranzovius)	**Deutscher Macer, Vulgatfassung (ed. Schnell/ Crossgrove)**	**Mittelniederländische Macerglossen, Paris, BN, Ms. 6838A, fol. 1^{r} (ed. Daems)** ***Kol. c***	**Berlin, Ms. germ. oct. 477[2] (cf. Blum)**
	94. Cucumer (Gargilius XVI)		
	95. Ocimum (Gargilius XXII)		
	96. Olusatrum (Gargilius XXVI)		29. (96) Olisatrum
	97. Cervibole-tum		30. (97) Cervibole-tum hirczswan

2 Lateinische Rückübersetzung aus dem ‚Älteren deutschen Macer‘, Berlin, Ms. germ. oct. 477 f. 137r–145r; in Klammern die Kapitel des deutschen Macer nach der Handschrift Berlin, Ms. germ. quart. 1245, siehe dazu H. Degering, Kurzes Verzeichnis der germanischen Handschriften der Preussischen Staatsbibliothek.II. Die Handschriften im Quartformat, Leipzig 1926, 214–215.

4. ‚Regimen sanitatis' – ‚Macer Floridus'

Regimen sanitatis (ed. Tesdorpf)	Flos med. schol. Salern. (ed. De Renzi 1852)		Macer Floridus (ed. Choulant)		Spuria Macri (ed. Choulant)	
v.	v.	cap.	v.	cap.	v.	cap.
	262	Acetum			440	Acetum
37	391	Caseus			389	Caseus
	439	Pastinaca	1283	XXXVII. Pastinaca		
	440		1284			
	448	Allia	195	V. Allium		
	449		193			
	450		194			
	452		188			
	453	Cepa	1087	XXXIII. Cepa		
	454		1090			
	455		1091			
	456		1092			
	457		1093			
	458		1099			
	459		1100			
	460		1120			
	461		1121			
225	462	Porrus	519	XIII. Porrum		
	463		516			
	464		517			
	500	Abrotanum	69	III. Absinthium		
	501		33	II. Abrotanum		
	502		40			
	503	Absynthium	99	III. Absinthium		
	504		77			
60	505		87			
61	506		88			

Regimen sanitatis (ed. Tesdorpf)	**Flos med. schol. Salern. (ed. De Renzi 1852)**		**Macer Floridus (ed. Choulant)**		**Spuria Macri (ed. Choulant)**	
v.	**v.**	**cap.**	**v.**	**cap.**	**v.**	**cap.**
	507	Acedula	727	XVIII. Acidula		
	508		735–736			
	512	Agrimonia			–	
	513					
	514–518	Aloes	2239–2243	LXXVII. Aloe		
	519	Altea	336	VIII. Apium		
	529	Aristologia	1433	XLI. Aristolochia		
	530		1409			
	531		1421			
	532		1425			
	536	Arthemisia	14	I. Artemisia		
	537		12			
	538		11			
	541	Betonica	482	XI. Betonica		
	542		483			
	543		484			
	544		485			
	545		486			
	546	Buglossa	1135	XXXIV. Buglossa		
	547		1136			
	548		1137			
207	569	Cerefolium	929	XXVII. Cerefolium		
208	570		930			
209	571		931			
210	572		941			
218	573	Chelidonia	1693	LII. Chelidonia		

Regimen sanitatis (ed. Tesdorpf)	Flos med. schol. Salern. (ed. De Renzi 1852)		Macer Floridus (ed. Choulant)		Spuria Macri (ed. Choulant)	
v.	v.	cap.	v.	cap.	v.	cap.
219	574		1694			
	580	Coriandrum	980	XXIX. Coriandrum		
	581		981			
	582		984			
	583		985			
	595	Enula	1501	XLIV. Enula		
	596		1502			
	600–602	Faba			141	Faba
	603	Foeniculus	706	XVII. Feniculum		
	604		709			
	605		693			
	610	Galanga	2125	LXX. Galanga		
	611		2128			
	612		2129			
	620	Helleborus	1784	LVI. Elleborus albus		
	621		1785			
	622		1791–1792			
206	625	Hyssopus	1519	XLV. Ysopum		
	627	Juniperum			232	Iuniperus
	630	Lapathum acutum	2000	LXIII. Paratella		
	631		2004			
	632		2005			
	635	Lilium	830	XXII. Lilium		
	636		837			

Regimen sanitatis (ed. Tesdorpf) v.	Flos med. schol. Salern. (ed. De Renzi 1852) v.	cap.	Macer Floridus (ed. Choulant) v.	cap.	Spuria Macri (ed. Choulant) v.	cap.
173	645	Malva	1962	LXII. Malva		
	648	Marathrum	680	XVII. Feniculum		
215	662	Nasturtium	995	XXX. Nasturtium		
	663		996			
	664		1006			
	666	Nigella	2017	LXIV. Lolium		
	667		2018			
	668		2019			
	671	Paeonia	1608	XLIX. Paeonia		
	672		1607			
	673		1628			
	674		1629			
	689	Prassium	1441	XLII. Marrubium		
	690		1444			
	691		1447			
213	692	Pulegium	649	XVI. Pulegium		
	693		658			
	694		659			
	695	Pyrethrum	2088	LXVII. Pyrethrum		
	696		2089			
	697		2090			
	698		2095			
	702–703	Rubus			192–193	Batus sive Rubus
	706	Ruta	285	VII. Ruta		
222	712	Salix			277	Salix

Regimen sanitatis (ed. Tesdorpf)	**Flos med. schol. Salern. (ed. De Renzi 1852)**		**Macer Floridus (ed. Choulant)**		**Spuria Macri (ed. Choulant)**	
v.	**v.**	**cap.**	**v.**	**cap.**	**v.**	**cap.**
	713				278	
	714				279	
	716				268	
	726	Sambucus			cf. 40	Sambucus et Ebulus
	727				54	
	729	Sarcocolla			56	
	758	Urtica	120	IV. Urtica		
	759		121			
202	760		122			
203	761		133			
	762	Viola	1350	XL. Violae		
199	763		1353			
	764		1354			

V. Bibliographie

Werke werden abgekürzt zitiert nach ThLL, MLW und dem Index scriptorum novus (2005).

1. Abkürzungen

ADB	Allgemeine Deutsche Biographie, Bd. 1–56. Leipzig 1875–1912 (Nachdruck Berlin 1967–1971).
ANRW	Aufstieg und Niedergang der römischen Welt: Geschichte und Kultur Roms im Spiegel der neueren Forschung (34 Bde.), hrsg. von HILDEGARD TEMPORINI und WOLFGANG HAASE, Berlin (u. a.) 1972–1998.
ArchGeschMed.	Archiv für Geschichte der Medizin, Leipzig 1907–1928.
ArchLatLex.	Archiv für Lateinische Lexicographie und Grammatik mit Einschluß des älteren Mittellateins Bd. 1–5, hrsg. von E. v. WÖLFFLIN, 1884–1907.
CIL	Corpus Inscriptionum Latinarum, Berlin 1869–.
CLE	BÜCHELER, FRANZ, Carmina Latina Epigraphica, Leipzig 1895–1897.
CML	Corpus medicorum Latinorum, Leipzig et Berlin 1915–.
DU CANGE	DU CANGE, CHARLES DU FRESNE, Glossarium Mediae et Infimae Latinitatis, Graz (Nachdruck der Ausgabe 1883–1887).
HbAW	Handbuch der Altertumswissenschaft, München 1892–.
H-Sz	HOFMANN, JOHANN B., Lateinische Syntax und Stilistik. Neu bearbeitet von ANTON SZANTYR (HbAW II, 2, 2), München 1965.
LexMA	Lexikon des Mittelalters Bd. 1–9, München, Zürich, Stuttgart 1980–1999.
Menge^2, 2000	MENGE, HERMANN, Lehrbuch der lateinischen Syntax und Semantik. Völlig neu bearbeitet von THORSTEN BURKARD und MARKUS SCHAUER, Darmstadt 2000.
MGH	Monumenta Germaniae historica, München (u. a.) 1826–.
MlatJb	Mittellateinisches Jahrbuch. Internationale Zeitschrift für Mediävistik und Humanismusforschung, Stuttgart (u. a.) 1965–.

MLW Mittellateinisches Wörterbuch bis zum ausgehenden 13. Jahrhundert, begründet von PAUL LEHMANN und JOHANNES STROUX, Bd. 1–, München – Berlin 1967–.

NA Neues Archiv der Gesellschaft für ältere deutsche Geschichtskunde zur Beförderung einer Gesamtausgabe der Quellenschriften deutscher Geschichte des Mittelalters, Berlin 1876–1935.

OLD Oxford Latin Dictionary, hrsg. v. P. G. W. GLARE, Oxford 1968–82.

PL Patrologia Latina = MIGNE, JACQUES PAUL, Patrologiae cursus completes, Series Latina (Vol. 1–221), Parisiis 1844–1865).

RE Realencyclopädie der classischen Altertumswissenschaft, PAULY – WISSOWA (Hrsg.), 1893–1978.

RF Romanische Forschungen. Vierteljahresschrift für romanische Sprachen und Literaturen/Organ für romanische Sprachen und Mittellatein, begr. von KARL VOLLMÖLLER, Erlangen–Frankfurt/M. 1883–.

SCHNELL – CROSSGROVE, Vulgatfassung = SCHNELL, BERNHARD in Zusammenarbeit mit WILLIAM CROSSGROVE, Der deutsche ‚Macer'. Vulgatfassung. Mit einem Abdruck des lateinischen Macer Floridus ‚De viribus herbarum', Tübingen 2003.

Stotz, HLSMA STOTZ, PETER, Handbuch zur lateinischen Sprache des Mittelalters Bd. 1–5 (HbAW 2, 5), München 1998–2002.

ThLL Thesaurus Linguae Latinae editus iussu et auctoritate consilii ab Academiis societatibusque diversarum nationum electi, Lipsiae – Monaci 1900–.

VL² Die deutsche Literatur des Mittelalters. Verfasserlexikon, begründet von WOLFGANG STAMMLER, fortgeführt von KARL LANGOSCH, 2., völlig neu bearb. Auflage, hrsg. von KURT RUH zus. mit GUNDOLF KEIL, WERNER SCHRÖDER, BURGHART WACHINGER, FRANZ JOSEPH WORSTBROCK, Red. CHRISTINE STÖLLINGER-LÖSER, Bd. 1–13, Berlin – New York 1978–2007.

Walde-Hofmann, Lat. etym. Wb. WALDE, ALOIS/HOFMANN, JOHANN BABTIST, Lateinisches etymologisches Wörterbuch, von ALOIS WALDE. neubearb. von JOHANN BABTIST HOFMANN (2 Bände), 3., neubearb. Aufl., Heidelberg 1938–1954.

ZfdA Zeitschrift für deutsches Altertum und deutsche Literatur, Stuttgart (u. a.) 1876–.

Abkürzungen im Apparat:

Corn. CORNARIUS
exh. exhibet
om. omisit
praeb. praebet
Ranz. RANZOVIUS

2. Editionen des ‚Macer Floridus' (Auswahl)

Macer de viribus herbarum, cum interpretatione GUIL. GUEROALDI, Cadomi, o. J.

ODO [MAGDUNENSIS], Macri ... De virtutibus herbarum. Noviter inventus ac impressus, Venetiis: Venetus de Vitalibus 1506.

ATROCIANUS, JOHANNES (Hrsg.), Aemilii Macri De Herbarum Virtutibus opus insigne ..., Basileae: Faber 1527.

ATROCIANUS, JOHANNES (Hrsg.), Aemilii Macri De Herbarum Virtutibus, Basileae: Friburgi Brisig. 1530.

CORNARIUS, JANUS (Hrsg.), Macri De materia medica libri V, versibus conscripti, Francofurti 1540.

PICTORIUS, GEORG (Hrsg.), De Herbarum Virtutibus Aemilii Macri Veronensis elegantissima poesis, Basileae: Petri 1559.

PICTORIUS, GEORG (Hrsg.), De herbarum virtutibus Aemilii Macri. Cum Georgii Pictorii expositione fuccincta, Basileae: Henricpetri 1581.

RANZOVIUS, HENRICUS (Hrsg.), Editio duorum librorum Macri de virtutibus herbarum, de quibusdam animalium partibus, ac terrae speciebus, Itemque medicamentis totius corporis humani, Hamburgum 1590/Lipsiae: Steinmann, 1590.

CHOULANT, LUDWIG (Hrsg.), Macer Floridus De viribus herbarum una cum Walafridi Strabonis, Othonis Cremonensis et Ioannis Folcz carminibus similis argumenti secundum codices manuscriptos et veteres editiones recensuit ... instruxit LUDOVICUS CHOULANT, Lipsiae 1832.

ODO MAGD. herb. = Odo Magdunensis, de viribus herbarum, in: L. CHOULANT, a.a.O., 28–123.

PS. ODO MAGD. herb. = Pseudo-Odo Magdunensis, de viribus herbarum, in: L. CHOULANT, a.a.O., 124–140.

3. Vorzugsweise benutzte Editionen weiterer Werke

ALPHITA II = J(OHN) L(ANCASTER) G(OUGH) MOWAT (Hrsg.), Alphita: a medico-botanical glossary from the Bodleian manuscript, Selden B.35 (Anecdota Oxoniensia: IV. Mediaeval and modern Series; 1,2), Oxford 1887.

PS. APVL. herb. = Pseudoapulei Herbarius, in: E. HOWALD et H. E. SIGERIST (Hrsg.), Antonii Musae De herba vettonica liber. Pseudoapulei herbarius. Anonymi de taxone liber. Sexti Placiti liber medicinae ex animalibus etc. (CML IV) Leipzig 1927, 227–232.

BENED. reg. = Benedicti Regula. Editio altera emendata recensuit RUDOLPHUS HANSLIK, (Corpus Scriptorum Ecclesiasticorum Latinorum, editum consilio et impensis Academiae Scientiarum Austriacae, vol. LXXV), Vindobonae 1977.

BENEDICTUS CRISPUS, Commentarium medicinae, ed. MIGNE, PL 89, 369–376.

BOCK, HIERONYMUS, New Kreütter Buch von underscheydt, würckung und namen der Kreütter so in Teutschen Landen wachsen, Strassburg 1539.

BOCK, HIERONYMUS, Kreutterbuch: darin underscheidt, Name[n] unnd würckung der Kreutter, Stauden, Hecken und Beumen, sampt jren Früchten, so inn Teütschen Landen wachsen ..., Strassburg 1565 [Microfiche-Ausgabe: Bibliotheca Palatina, C3944/C3951, München u. a.: Saur 1993].

BOTAN. Sangall. = NIEDERER, MONICA, Der St. Galler Botanicus. Ein frühmittelalterliches Herbar. Kritische Edition, Übersetzung und Kommentar (Lateinische Sprache und Literatur des Mittelalters Bd. 38), Bern, Bruxelles u. a. 2005.

Carmen Graecum de viribus herbarum, hrsg. von MORITZ HAUPT, Berlin 1874.

CASSIOD. inst. = Cassiodori Senatoris Institutiones. Edited from the Manuscripts by R. A. B. MYNORS, Oxford 1937.

PS. CATO dist. = Disticha Catonis. recensuit et apparatu critico instruxit MARCUS BOAS. opus post Marci Boas mortem edendum curavit HENRICUS JOHANNES BOTSCHUYVER, Amstelodami 1952.

CIRCA INSTANS = Liber de simplici medicina dictus ‚Circa instans', Lugduni 1512.

CONRAD VON MURE, Conradi de Mure Fabularius. cura et studio TOM VAN DE LOO (Corpus Christianorum: Continuatio mediaevalis 210), Turnhout 2006 (Zugl.: Halle Diss. 2003).

CONSTANT. AFRIC. grad. = Constantinus Africanus, de gradibus, in: Constantini Africani ... opera, Basileae (apud Henricum Petrum), 1536, 342–387.

DIAETA Theod. = SUDHOFF, KARL (Hrsg.), Diaeta Theodori, ArchGeschMed. 8, 1915, 381–403.

DIOSC. = Dioscorides Longobardus (Cod. Lat. Monacensis 337), aus T[HEODOR] M. AURACHERS Nachlass herausgegeben und ergänzt von HERMANN STADLER, RF I, 1883, 49–105. 413sq. (lib. I); RF X, 1899, 181–247 (lib. II), 369–446 (lib. III); XI, 1901, 1–121 (lib. IV); XII, 1902, 161–243 (lib. V). Index der Sachnamen und der wichtigeren Wörter, RF 14, 1903 [Reprint New York 1967], 601–636.

DIOSC. gr. = WELLMANN, MAX (Hrsg.), Pedanii Dioscuridis Anazarbei De Materia Medica libri quinque, vol. I (libri I et II), Berolini 1907 (ed. alt. 1958), vol. II (libri III et IV), Berolini 1906 (ed. alt. 1958), vol. III (liber V), Berolini 1914 (ed. alt. 1958).

PS. DIOSC. herb. fem. = KÄSTNER, HEINRICH (Hrsg.), Pseudo-Dioscorides De herbis femininis, Hermes 31, 1896, 578–636. Hermes 32, 1897, 160.

DIOSC. *Kreutterb. 1610* = Kreutterbuch deß uralten unnd in aller Welt berühmtesten Griechischen Scribenten PEDANII DIOSCORIDIS ANAZARBAEI, Von allerley wolriechenden Kräutern, Gewürtzen, köstlichen Oelen und Salben ... In 7 sonderbare Bücher unterschieden. Erstlich durch IOANNEM DANZIUM VON AST, der Artzney Doctorem, verteutscht. Nun mehr aber von PETRO UFFENBACH, bestelten

Medico zu Franckfurt auffs newe übersehen, verbessert ..., Frankfurt a. M. 1610 [Reprint München 1968].

DIOSCURIDES LATINUS = MIHĂESCU, H., Dioscoride Latino Materia Medica libro primo a cura di H. MIHĂESCU, Iasi 1938.

DYASC. = DYASCORIDES, De simplicibus, Colle (apud Johannem Allemannum de Medemblick) 1478. [praef.: F. Stadler, ArchLatLex 12 (1902), 13–20].

ERMOLD. Ludow. = ERMOLDUS NIGELLUS, in honorem Hludowici, in: MGH Poetae Latini Aevi Carolini recensuit Ernestus Duemmler, Bd. II, Berlin 1884, 5–79.

FLOS MEDICINAE SCHOLAE SALERNI = Flos medicinae versi della scuola Salernitana novellamente raccolti da varii codici ed edizioni dispositi in nuovo ordine, aumentati di numero, e diligentemente confrontati da SALVATORE DE RENZI, medico Napolitano, in: SALVATORE DE RENZI (Hrsg.), Collectio Salernitana, Tomo primo, Napoli 1852, 445–516; SALVATORE DE RENZI (Hrsg.), Flos medicinae scholae Salerni, Collectio Salernitana Tomo 5, Naples 1859, 1–104.

FUCHS, LEONHART, De Historia Stirpium Commentarii Insignes. Maximis Impensis Et Vigiliis Elaborati, Adiectis Earvndem Vivis Plvsqvam quingentis imaginibus, nunquam antea ad naturae imitationem artificiosius effictis & expressis, Basileae 1542.

FUCHS, LEONHART, New Kreutterbuch, in welchem nit allein die gantz histori, das ist namen, gestalt, statt und zeit der wachsung ... mit bestem vleiß beschrieben, ... auch ... kunstlich abgebildet ... Basel 1543 (Nachdruck 2002).

GARG. MART. med. = GARGILIUS MARTIALIS, Les remèdes tirés des légumes et des fruits. Texte établi, traduit et commenté par BRIGITTE MAIRE, Paris 2002.

GAUDENTIUS MERULA, De Gallorum cisalpinorum antiquitate, ac origine, Lugduni 1538.

GREGOR VON MONTESACRO, De hominum deificatione = PABST, BERNHARD, Gregor von Montesacro und die geistige Kultur Süditaliens unter Friedrich II. Mit text- und quellenkritischer Erstedition der Vers-Enzyklopädie Peri ton anthropon theopiisis (De hominum deificatione), Stuttgart 2002.

GUILL. CONCH. = WILHELM VON CONCHES, Philosophia, hrsg., übersetzt und kommentiert von GREGOR MAURACH, Pretoria 1980.

HARPESTRAENG = Henrik Harpestreng, Danske Lægebog fra det trettende Aarhundrede. Første Gang udgivet efter et Pergamentshaandskrift i det store Kongelige Bibliothek, med Inledning, Anmærkninger og Glossarium af CHRISTIAN MOLBECH, Kiöbenhavn 1826.

HARPESTRAENG, HENRIK, Liber herbarum, hrsg. von POUL HAUBERG, København 1936.

HILDEG. phys. = [HILDEGARD VON BINGEN], Physica, in: S. Hildegardis abbatissae opera omnia, ad optumorum librorum fidem edita, accurante J.-P. MIGNE, PL 197, Paris 1855, 1125–1352.

HORTUS SANITATIS GERMANICE = Hortus Sanitatis germanice des Johann Wonneche von Cube (Johannes de Cuba, Stadtarzt zu Kaub am Rhein von 1484–1503) erschienen bei Peter Schöffer am 28. März 1485 in Mainz. (Reprint 1966, Verlag Konrad Kölbl, Grünwald b. München)

HUGO TRIMB. registr. = LANGOSCH, KARL, Das ‚Registrum Multorum Auctorum' des Hugo von Trimberg. Untersuchungen und kommentierte Textausgabe (Germanistische Studien 235), Berlin 1942.

ISID. orig. = Isidori Hispalensis episcopi etymologiarum sive originum libri XX. Recogn. brevique adnotatione critica instruxit WALLACE MARTIN LINDSAY. (Scriptorum classicorum bibliotheca Oxoniensis, T. 1. 2), Oxonii 1911.

MARB. RED. lap. = RIDDLE, JOHN M., Marbode of Rennes' (1035–1123) De Lapidibus. Considered as a Medical Treatise with Text, Commentary and C. W. KING'S Translation. Together with Text and Translation of Marbode's Minor Works on Stones by JOHN M. RIDDLE (Sudhoffs Archiv, Beiheft 20), Wiesbaden 1977; HERRERA, MARIA ESTHERA, Marbodo de Rennes, Lapidario, Liber Lapidum. Edición, traducción y commentario, Paris 2005.

MARCELL. med. = MARCELLUS, Über Heilmittel, hrsg. von MAX NIEDERMANN, 2. Aufl. besorgt von EDUARD LIECHTENHAN, übersetzt von JUTTA KOLLESCH und DIETHART NICKEL, (CML V: Marcelli De medicamentis liber; 2 Bde.), Berlin 1968.

MATTHEUS SILVATICUS, Opus pandectarum medicinae, o. O. um 1520.

NECK. Suppl. def. = ALEXANDER NECKAM, Suppletio Defectuum, Book I. Alexander Neckam on plants, birds and animals. A Supplement to the Laus Sapientie Divine edited from Paris, B. N. Lat., MS 11867 by Christopher J. McDonough, Sismel 1999; ALEXANDER NECKAM, Suppletio Defectuum. Carmina minora cura et studio PETER HOCHGÜRTEL (Corpus Christianorum. Continuatio Mediaevalis 221), Turnhout 2008.

ODO MAGDEB. Ern. = THOMAS A.-P. KLEIN (Hrsg.), Odo von Magdeburg, Ernestus (Spolia Berolinensia Bd. 18), Hildesheim 2000.

ORIBAS. lat. = Oribasius Latinus, hrsg. von HENNING MØRLAND, 1. Teil, (Symbolae Osloenses, fasc. suppl. X), Oslo 1940.

ORTUS SANITATIS: De Herbis et Plantis. De Animalibus Et Reptilibus. De Auibus et Volatilibus. De Piscibus et Natatilibus. De Lapidibus et in terre venis nascentibus. De Vrinis et earum speciebus, [Straßburg] 1517 (Microfiche-Ausg. München 1993).

OSBERN. deriv. (OSBERNUS GLOCESTIENSIS, Derivationes) = Osberno, Derivazioni, a cura di PAOLA BUSDRAGHI, MARIA CHIABÓ, ANDREA DESSÌ FULGHERI, PAOLO GATTI, ROSANNA MAZZACANE, LUCIANA ROBERTI sotto la direzione di FERRUC-

CIO BERTINI e VINCENCO USSANI jr. (Biblioteca di ‚Medioevo Latino' 16. 2 Bde.), Spoleto 1996.

PETRUS HISPANUS, Thesaurus pauperum = Thesaurus pauperum atribuido a Pedro Hispano. Texto latino, com tradução e notas por LUÍS DE PINA e MARIA HELENA DA ROCHA PEREIRA, Porto 1954–1955.

PLAC. med. = SEXTUS PLACITUS, in: HOWALD, ERNST und HENRY E[RNST] SIGERIST (Hrsg.), Antonii Musae De herba vettonica liber. Pseudoapulei Herbarius. Anonymi De taxone liber. Sexti Placidi Liber medicinae ex animalibus ... (CML IV), Lipsiae 1927, 227–232.

PLIN. med. = ÖNNERFORS, ALF (Hrsg.), Plinii Secundi Iunioris qui feruntur de medicina libri tres, (CML III), Berolini 1964.

PLIN. nat. = C. PLINIUS SECUNDUS, Naturalis historia. ALFRED ERNOUT, ROGER PÉPIN, AL., Histoire naturelle. Pline l'ancien [Gaius Plinius Secundus]. Texte étabie, trad. Et commenté, Paris 1947ff. (Tusculum-Ausgabe: C. PLINIUS SECUNDUS D. Ä., Naturalis historia - Naturkunde, lateinisch-deutsch, hrsg. und übersetzt von RODERICH KÖNIG in Zusammenarbeit mit GERHARD WINKLER, JOACHIM HOPP, WOLFGANG GLÖCKNER, München u. a. 1973–1996).

PLIN. phys. = PHYSICA PLINII BAMBERGENSIS (Cod. Bamb. med. 2, fol. 93v–232r), primum edidit ALF ÖNNERFORS, (Bibliotheca Graeca et Latina suppletoria II), Hildesheim 1975.

REGIMEN san. Salern. = Regimen sanitatis Salernitanum, in: TESDORPF, PAUL und THERESE TESDORPF-SICKENBERGER, Das medizinische Lehrgedicht der Hohen Schule zu Salerno. [lat./deutsch]. Unter Beifügung des lateinischen Textes nach JOHANN CHRISTIAN GOTTLIEB ACKERMANN, Berlin, Stuttgart, Leipzig 1915, 65–91.

SALADINUS DE ASCULO, Saladini de Asculo Serenitatis principis Tarenti physici principalis compendium aromatariorum, zum ersten Male ins Deutsche übertragen, eingel., erkl. u. mit d. lat. Text neu hrsg. von LEO ZIMMERMANN, Leipzig 1919.

SCRIB. LARG. = Scribonii Largi Compositiones, edidit SERGIO SCONOCCHIA, (Bibliotheca Teubneriana), Leipzig 1983 (cf. SCRIBONIUS LARGUS, ed. G. Helmreich, Lipsiae 1887).

SER. med. = Quinti Sereni Liber medicinalis, edidit FRIEDRICH VOLLMER, (CML II/3), Leipzig und Berlin 1916 (cf. QUINTUS SERENUS, Liber medicinalis. texte établi, traduit et commenté par le Dr. ROGER PÉPIN, Paris 1950; CESARE RUFFATO (Hrsg.), La medicina in Roma antica. Il Liber medicinalis di Quinto Sereno Sammonico a cura di CESARE RUFFATO, Torino 1996; J. CH. ACKERMANN, Quinti Sereni Samonici de medicina praecepta saluberrima, Lipsiae 1786).

SIGEBERTUS GEMBLACENSIS, Catalogus Sigeberti Gemblacensis monachi de viris illustribus. Kritische Ausgabe von ROBERT WITTE (Lateinische Sprache und Literatur des Mittelalters 1), Bern – Frankfurt/M. 1974 (cf. SIGEBERTUS GEMBLACENSIS, De scriptoribus ecclesiasticis, in: MIGNE, PL 160, Parisiis 1880).

VINCENTIUS BELLOVACENSIS, Speculum naturale = Bibliotheca Mvndi Vincentii Bvrgundi, Ex Ordine Praedicatorvm Venerabilis Episcopi Bellovacensis, Specvlvm Qvadruplex, Naturale, Doctrinale, Morale, Historiale, Tomus Primus, Duaci 1624.

WALAHFR. hort. = WALAHFRIDUS STRABO, De cultu hortorum carmen, ed. E. DÜMMLER, MG Poet. II (1884) 335–50.

Walafridi Strabi Hortulus. Carmen ad cod. ms. veterumque editionum fidem recensitum, lectiones varietate notisque instructum. Accedunt analecta ad antiquitates florae germanicae et capita aliquot Macri nondum edita, ed. F. A. REUSS, Würzburg 1834.

Walafrid Strabos Hortulus, mit Erläuterungen versehen und herausgegeben von F. H. WALCHNER, Carlsruhe 1838.

WALAHFRIDUS STRABO, De cultura hortorum (Hortulus), lat./dt. Über den Gartenbau, hrsg. von OTTO SCHÖNBERGER, Stuttgart 2002.

YPERMAN, JAN = De Cyrurgie van Meester Jan Yperman, uitgegeven door E.C. VAN LEERSUM (Bibliotheek van middelnederlandsche letterkunde), Leiden 1912.

4. Übersetzungen

AUFMESSER, MAX, Pedanius Dioscurides aus Anazarba. Fünf Bücher über die Heilkunde. Aus dem Griechischen übersetzt von MAX AUFMESSER, Hildesheim 2002.

BAUDET, M. LOUIS, Macer Floridus des vertus des plantes traduit pour la première fois en français par M. LOUIS BAUDET, Paris 1845.

CACCIARI, ANTONIO, Virtù delle erbe/Odone di Meung; introduzione, traduzione e note a cura di Antonio Cacciari (Fonti medievali per il terzo millennio; 20), Roma 2000.

ERNOUT, ALFRED/PÉPIN, ROGER/AL., Histoire naturelle. Pline l'ancien [Gaius Plinius Secundus]. Texte étabie, trad. et commenté, Paris 1947ff.

FAUST (OSB), P. ULRICH (Hrsg.), Die Benediktsregel. Lateinisch/Deutsch. Mit der Übersetzung der Salzburger Äbtekonferenz, Stuttgart 2009.

FLOOD, BRUCE PEPPER, JR., Macer Floridus: a medieval herbalism [mit engl. Übersetzung], phil. Diss., Univ. of Colorado (USA) 1968 (masch.).

GERTLER, HANS, Über die Bedeutung der ‚Medicina Plinii Secundi Iunioris'. Unter Berücksichtigung ihrer hauptsächlichen Auswirkungen und ihrer Tradition zugleich mit einer modernen deutschen Übersetzung nach der Edition von Önnerfors 1963, (Habil.-Schr.) Erfurt 1966.

GOEHL, KONRAD, Regimen sanitatis Salernitanum. Mittelalterliche Gesundheitsregeln aus Salerno in neue Reime gebracht von KONRAD GOEHL (DWV-Schriften zur Medizingeschichte, Band 7), Baden-Baden 2009.

KÖNIG, RODERICH, C. Plinius Secundus d. Ä., Naturalis historia – Naturkunde, lateinisch-deutsch, hrsg. und übersetzt von RODERICH KÖNIG in Zusammenarbeit mit GERHARD WINKLER, JOACHIM HOPP, WOLFGANG GLÖCKNER, München u. a. 1973–1996.

MAIRE, BRIGITTE, Gargilius Martialis, Les remèdes tirés des légumes et des fruits. Texte établi, traduit et commenté par BRIGITTE MAIRE, Paris 2002.

MAYER, JOHANNES GOTTFRIED und GOEHL, KONRAD, Höhepunkte der Klostermedizin. Der ‚Macer floridus' und das Herbarium des Vitus Auslasser. Hrsg. mit einer Einleitung und deutschen Übersetzung von JOHANNES GOTTFRIED MAYER und KONRAD GOEHL, Leipzig 2001.

MAYER, JOHANNES GOTTFRIED und GOEHL, KONRAD (Hrsg.), Kräuterbuch der Klostermedizin: der ‚Macer floridus'. Medizin des Mittelalters. Hrsg. mit einer Einleitung von JOHANNES GOTTFRIED MAYER und KONRAD GOEHL, Reprint-Verlag Leipzig 2003.

NIEDERER, MONICA, Der St. Galler Botanicus. Ein frühmittelalterliches Herbar. Kritische Edition, Übersetzung und Kommentar (Lateinische Sprache und Literatur des Mittelalters Bd. 38), Bern, Bruxelles u. a. 2005.

NIEDERMANN, MAX (Hrsg.), Marcellus, Über Heilmittel, hrsg. von MAX NIEDERMANN, 2. Aufl. besorgt von EDUARD LIECHTENHAN, übersetzt von JUTTA KOLLESCH und DIETHART NICKEL, (CML V: Marcelli De medicamentis liber; 2 Bde.), Berlin 1968.

PÉPIN, ROGER, Quintus Serenus, Liber medicinalis. texte établi, traduit et commenté par le Dr. ROGER PÉPIN, Paris 1950.

PINA, LUIS DE/PEREIRA, MARIA HELENA DA ROCHA, Thesaurus pauperum atribuido Pedro Hispano: texte latino/com tradução e notas por LUIS DE PINA ... e MARIA HELENA DA ROCHA PEREIRA, Porto 1954–1955.

PORTMANN, MARIE-LOUISE, Hildegard von Bingen, Heilkraft der Natur ‚Physica'. Das Buch von dem inneren Wesen der verschiedenen Naturen der Geschöpfe. Erste vollständige, wortgetreue und textkritische Übersetzung, bei der alle Handschriften berücksichtigt sind, übersetzt von MARIE-LUISE PORTMANN, Basel 1991.

PORTMANN, MARIE-LOUISE, Hildegard von Bingen. Heilkraft der Natur – ‚Physica'. Rezepte und Ratschläge für ein gesundes Leben. Das Buch von dem inneren Wesen der verschiedenen Naturen der Geschöpfe. Erste vollständige, wortgetreue und textkritische Übersetzung, bei der alle Handschriften berücksichtigt sind. Übersetzt von MARIE-LOUISE PORTMANN. Herausgegeben von der Baseler Hildegard-Gesellschaft, Freiburg – Basel – Wien (3. Auflage) 1997.

RIDDLE, JOHN, Marbode of Rennes' (1035–1123) De Lapidibus. Considered as a Medical Treatise with Text and Tranlation of Marbode's Minor Works on Stones (Sudhoffs Archiv, Beiheft 20), Wiesbaden 1977.

SCHELLER, EDUARD/FRIEBOES, WALTHER, Aulus Cornelius Celsus über die Arzneiwissenschaft in acht Büchern, übersetzt und erklärt von EDUARD SCHELLER, Braunschweig 1906.

SCHÖNBERGER, OTTO (Hrsg.), Walahfrid Strabo, De cultura hortorum (Hortulus) – Über den Gartenbau. Lateinisch/Deutsch, Übersetzt und herausgegeben von OTTO SCHÖNBERGER, Stuttgart 2002.

SINNO, ANDREA, Regimen sanitatis: Flos medicinae scholae Salerni, trad. e note di Andrea Sinno, Milano 1987.

STOFFLER, HANS-DIETER, Der Hortulus des Walahfrid Strabo – Aus dem Kräutergarten des Klosters Reichenau, Stuttgart 2000 (6. Auflage).

STOLL, ULRICH, Das ‚Lorscher Arzneibuch': ein medizinisches Kompendium des 8. Jahrhunderts (Codex Bambergensis medicinalis 1); Text, Übersetzung und Fachglossar (Sudhoffs Archiv, Beiheft 28), Stuttgart 1992.

TESDORPF, PAUL und THERESE TESDORPF-SICKENBERGER, Das medizinische Lehrgedicht der Hohen Schule zu Salerno. [lat./deutsch]. Unter Beifügung des lateinischen Textes nach JOHANN CHRISTIAN GOTTLIEB ACKERMANN, Berlin, Stuttgart, Leipzig 1915, 65–91.

TRIFOGLI, ROBERTO, Macer Floridus De Virtutibus Herbarum. Traduzione e commento del Dott. ROBERTO TRIFOGLI, Roma 1958.

WÖHRLE, GEORG, Girolamo Frascastoro, Lehrgedicht über die Syphilis. Herausgegeben und übersetzt von GEORG WÖHLE (Gratia. Bamberger Schriften zur Renaissanceforschung in Verbindung mit STEPHAN FÜSSEL und JOACHIM KNAPE herausgegeben von DIETER WUTTKE, Heft 18), Bamberg 1988.

ZIMMERMANN, LEO, Saladini de Asculo Serenitatis principis Tarenti physici principalis compendium aromatariorum, zum ersten Male ins Deutsche übertragen, eingel., erkl. u. mit d. lat. Text neu hrsg. von LEO ZIMMERMANN, Leipzig 1919.

5. Sekundärliteratur

L'Abbaye de Fleury. Treize siècles d'histoire 630–2004 (Renaissance de Fleury. Bulletin trimestriel de l'Association des Amis de Saint-Benoît n. 170), Saint-Benoît-sur Loire 2004.

ALBRECHT, MICHAEL VON, Vergil. Bucolica, Georgica, Aeneis. Eine Einführung, Heidelberg 2006.

ALONSO-NÚÑEZ, JOSE M., Oreibasios 1. Leben, Werke, LexMA Bd. 6, München – Zürich 1993, 1445.

ANDRÉ, JACQUES, Ètude sur les termes de couleur dans la langue latine (Ètudes et commentaires 7), Paris 1949.

ANDRÉ, JACQUES, Lexique des termes de botanique en latin (Études et commentaires 23), Paris 1956.

ANDRÉ, JACQUES, Les noms de plantes dans la Rome antique (Collection d'études anciennes), Paris 1985.

ANDRÉ, JACQUES, Le vocabulaire latin de l'anatomie (Collection d'études anciennes 59), Paris 1991.

ANKWICZ-KLEEHOVEN, HANS, Der Wiener Humanist Johannes Cuspinian, Gelehrter und Diplomat zur Zeit Kaiser Maximilians I., Graz – Köln 1959.

ASSION, PETER, (7. Kap.) Fachliteratur, in: Geschichte der deutschen Literatur von den Anfängen bis zur Gegenwart, begründet von HELMUT DE BOOR und RICHARD NEWALD, 3. Bd., 2. Teil: Die Deutsche Literatur im späten Mittelalter 1250–1370. 2. Teil: INGEBORG GLIER (Hrsg.), Reimpaargedichte, Drama, Prosa, München 1987, 371–395.

AUFMESSER, MAX, Etymologische und wortgeschichtliche Erläuterungen zu De materia medica des Pedanius Dioscurides Anazarbeus (Altertumswissenschaftliche Texte und Studien, Bd. 34), Hildesheim, Zürich, New York 2000.

BAADER, GERHARD, Zur Überlieferung der lateinischen medizinischen Literatur des frühen Mittelalters, Forschung Praxis Fortbildung 17, 1966, 78–104.

BAADER, GERHARD, Zur Anatomie in Paris im 13. und 14. Jahrhundert, Medizinhistorisches Journal 3, 1968, 40–53.

BAADER, GERHARD, Die Anfänge der medizinischen Ausbildung im Abendland bis 1100, in: La scuola nell'occidente latino dell'alto medioevo. 15–21 aprile 1971, tomo secondo (Settimane di studio del Centro Italiano di studi sull'alto medioevo XIXC), Spoleto 1972, 669–718.

BAADER, GERHARD, Die Schule von Salerno, Medizinhistorisches Journal 13, 1978, 124–145.

BAADER, GERHARD, Gesellschaft, Wirtschaft und ärztlicher Stand im frühen und hohen Mittelalter, Medizinhistorisches Journal 14 (Kommission für Geschichte der Medizin und der Naturwissenschaften, Akademie der Wissenschaften und der Literatur zu Mainz), Stuttgart 1979, 176–185.

BAADER, GERHARD, Handschrift und Inkunabel in der Überlieferung der medizinischen Literatur, in: GERHARD BAADER und GUNDOLF KEIL (Hrsg.), Medizin im mittelalterlichen Abendland, Darmstadt 1982, 359–385.

BAADER, GERHARD, Die Entwicklung der medizinischen Fachsprache in der Antike und im frühen Mittelalter, in: GERHARD BAADER und GUNDOLF KEIL (Hrsg.), Medizin im mittelalterlichen Abendland, Darmstadt 1982, 417–442.

BAADER, GERHARD, Lehrbrief und Kurztraktat in der medizinischen Wissensvermittlung des Früh- und Hochmittelalters, in: NORBERT RICHARD WOLF (Hrsg.), Wissensorganisierende und wissensvermittelnde Literatur im Mittelalter. Perspektiven ihrer Erforschung. Kolloquium 5.–7. Dezember 1975, Wiesbaden 1987, 246–254.

BAADER, GERHARD/HOFFMANN-AXTHELM, WALTER, Die Entwicklung der Zahn-, Mund- und Kieferheilkunde im europäischen Mittelalter, Medizinhistorisches Journal Band 6, Heft 2/3, 1971, 113–159.

BALBÍN, BOHUSLAV, Bohemia docta, opus posthum editum, notisque illustratum ab RAPHAELE UNGAR, P. 3, Pragae 1780.

BALZAC, BAUDRAY DE, Recherches sur le pseudonyme Floridus Macer, Memoire de la Sociétè de sciences morales, des lettres et des arts de Seine-et-Oise, 1847, I, 85–129.

BAUMGARTE, SUSANNE, Der Kommentar zum ‚Speculum grammaticae'. Ein Beispiel für Schulkommentierung im 14. Jahrhundert, in: KLAUS GRUBMÜLLER (Hrsg.), Schulliteratur im späten Mittelalter, München 2000, 165–242.

BAYER, CLEMENS M. M., Zur Entwicklung des Reimes in lateinischen metrischen Inschriften vom Ende des 8. bis zur Mitte des 13. Jahrhunderts, in: EWALD KÖNSGEN (Hrsg.), Arbor amoena comis. 25 Jahre Mittellateinisches Seminar in Bonn 1965–1990, Stuttgart 1990, 113–132.

BAZZI, FRANCO, Un inedito erbario del seculo XV. Presentazione e commento (Prima traduzione in volgare nota del Macer Floridus). Atti della III. biennale della Marca per la storia dell'artemedica, Fermo 24–25–26 apr. 1956, 233–245.

BAZZI, FRANCO, Ein unveröffentlichtes Herbar aus dem 15. Jahrhundert. Präsentation und Kommentar. Die erste Übersetzung des ‚Macer Floridus' in eine Landessprache, in: GERHARD BAADER und GUNDOLF KEIL (Hrsg.), Medizin im mittelalterlichen Abendland, Darmstadt 1982, 209–227.

BECCARIA, AUGUSTO, I codici di medicina del periodo presalernitano (Secoli IX, X e XI), Roma 1956.

BECKER, GUSTAVUS, Catalogi bibliothecarum antiqui, Bonnae 1885.

BERENDES, J(ULIUS), Des Pedanios Dioskurides aus Anazarbos Arzneimittellehre in fünf Büchern. Übersetzt und mit Erklärungen versehen von Prof. Dr. J. BERENDES, Stuttgart 1902 (Neudruck Wiesbaden 1970).

BERNT, GÜNTER, Gottfried, 23. G. v. Reims, LexMA Bd. 4, München 1989, 1605.

BISCHOF, BERNHARD, Die Entstehung des St. Galler Klosterplans in paläographischer Sicht, in: BISCHOF, BERNHARD, Mittelalterliche Studien. Ausgewählte Aufsätze zur Schriftkunde und Literaturgeschichte, Bd. I, Stuttgart 1966, 41–49.

BLACK, WINSTON, Henry of Huntingdon's Lapidary Rediscovered and his *Anglicanus Ortus* Reassembled, Mediaeval Studies 68, 2006, 43–87.

BLUM, RUDOLF, Urform und Quelle des deutschen Macer, in: Mitteilungen zur Geschichte der Medizin, der Naturwissenschaften und der Technik, gegründet von KARL SUDHOFF, hrsg. von W. HABERLING und RUD. ZAUNICK, Bd. 34, Leipzig 1935, 1–14.

BODEMANN, ULRIKE und DABROWSKI, CHRISTOPH, Handschriften der Ulmer Lateinschule. Überlieferungsbefund und Interpretationsansätze, in: KLAUS GRUBMÜLLER (Hrsg.), Schulliteratur im späten Mittelalter, München 2000, 11–48.

BOERNER, FRIDERICUS, De Aemilio Macro eiusque rariore hodie opusculo de virtutibus herbarum diatribe, Lipsiae 1754.

BON, BRUNO/BAUTIER, ANNE-MARIE (et AL.), Index scriptorum novus mediae latinitatis: Supplementum (1973–2005)/Novum glossarium mediae latinitatis ab anno DCCC usque ad annum MCC, Genève 2005.

BONET, VALÉRIE, Les ulcéres, leurs appellations et leur traitement dans la pharmacopée végétale de Pline l'ancien, in: SERGIO SCONOCCHIA, FABIO CAVALLI (Hrsg.), Testi medici latini antichi. La parole della medicina: Lessico e Storia. Atti de VII Convegno Internazionale, Trieste, 11–13 ottobre 2001. Lingue tecniche del greco e del latino IV, Bologna 2004, 61–71.

BOS, GERRIT and GUIDO MENSCHING, Macer Floridus: A Middle Hebrew Fragment with Romance Elements, The Jewish Quarterly Review, Vol. XCI, Nos. 1–2 (July–October, 2000), 17–51.

BOURGAIN, PASCALE avec la collaboration de MARIE-CLOTILDE HUBERT, Le Latin Médiéval (L'Atelier du Médiéviste 10), Turnhout 2005.

BOUTEMY, ANDRÉ, Trois oevres inédites de Godefroid de Reims, Revue du moyen âge latin n. 4, tome III, Lyon – Strasbourg 1947, 335–366.

BOUTEMY, ANDRÉ, Autour de Godefroid de Reims, Latomus VI, 1947, 231–255.

BRACKE, WOUTER, Medical Latin from the late Middle Ages to the eighteenth century: proceedings of the European Science Foundation exploratory workshop in the humanities; Bruxelles on 3 and 4 September 1999, Brussels 2000.

BROECKER, ELMAR, Gottfried von Reims, Kritische Gesamtausgabe. Mit einer Untersuchung zur Verfasserfrage und Edition der ihm zugeschriebenen Carmina. Eingeleitet, herausgegeben und kommentiert von ELMAR BROECKER, Frankfurt am Main 2002.

BRUNHÖLZL, FRANZ, Geschichte der lateinischen Literatur des Mittelalters. Zweiter Band. Die Zwischenzeit vom Ausgang des karolingischen Zeitalters bis zur Mitte des elften Jahrhunderts, München 1992.

BÜCHI, JAKOB, Die Entwicklung der Rezept- und Arzneibuchliteratur. 1. Teil: Altertum und Mittelalter (Veröffentlichungen der Schweizerischen Ges. f. Geschichte der Pharmazie. Bd. 1) Zürich 1982.

CABELLO DE LA TORRE, PEDRO, Macer Floridus: edición facsímil del herbario-médico medieval de la Real Colegiata de San Isidoro de Léon/trad. y estudio: PEDRO CABELLO DE LA TORRE, Leon 1990.

CAPELLI, A., Lexicon abbreviaturarum, 6. Aufl., Mailand 1967.

CAPUANO, THOMAS M., Textos y concordancias de Libro de medicina llamado Macer, Granada 1519, ed. by THOMAS M. CAPUANO. Madison 1991.

CARLOS, HELENA DE, Essays in Medieval Studies vol. 18, 2001, 18–30.

CARLOS VILLAMARIN, HELENA DE, On a New Edition of the Carmina by Godfrey of Rheims: Gottfried von Reims. Kritische Gesamtausgabe, Troianalexandrina vol. 3/ 2003, 8–22.

CEYNOWA, TATJANA, Das Wandsbeker Herrenhaus des Heinrich Rantzau. Zur Geschichte eines Adligen Gutes in Holstein (Kieler Kunsthistorische Studien N. F., Band 7), Kiel 2004.

CHEERS, GORDON (Hrsg.), Botanica. Das Abc der Pflanzen. 10. 000 Arten in Text und Bild, Köln 2003.

CHOULANT, LUDWIG, Handbuch der Bücherkunde für die ältere Medicin zur Kenntnis der griechischen, lateinischen und arabischen Schriften im ärztlichen Fache und zur Unterscheidung ihrer verschiedenen Ausgaben, Übersetzungen und Erläuterungen, Leipzig 1828; 2. Aufl. ebda 1841 (Ndr. Graz 1956).

CHOULANT, LUDWIG, Bibliotheca medico-historica sive Catalogus librorum historicorum de re medica et scientia naturali systematicus, Leipzig 1842 (Ndr. Hildesheim 1960); Additamenta ad Ludovici Choulanti Bibliothecam medico-historicam. Hrsg. v. JULIUS ROSENBAUM, 2 Bde., Halle 1842–47.

CHOULANT, LUDWIG, Graphische Incunabeln für Naturgeschichte und Medicin, Leipzig 1858 (Hildesheim Olms 1963), 93–94: IX. Macer Floridus, Lehrgedicht über Arzneimittel aus dem X. Jahrhundert.

CHOULANT, LUDWIG, Macer Floridus de viribus herbarum etc., Leipzig 1832. Vorwort in leicht kürzender Übersetzung von KONRAD GOEHL, Cistercienser Chronik – Forum für Geschichte, Kunst, Literatur und Spiritualität des Mönchtums, 109. Jahrgang 2002 Heft 2, Themenheft ‚Klostermedizin', 205–210.

CHRISTENSEN, HEINRICH, Das Alexanderlied Walthers von Châtillon, Halle a. S. 1905.

COLLIJN, ISAK, Neue Beiträge zur Geschichte der Bibliothek des Heinrich Rantzau, Zentralblatt für Bibliothekswesen 50, 1933, 111–120.

COURCELLE, PIERRE, Les lettres grecques en occident. De Macrobe a Cassiodore, Paris 1948.

COURTNEY, EDWARD, The Fragmentary Latin Poets. edited with Commentary by EDWARD COURTNEY, Oxford 1993, 292–299: Aemilius Macer.

COURTNEY, EDWARD, Aemilius Macer, Der Neue Pauly. Enzyklopädie der Antike. Bd. 1, Stuttgart, Weimar 1996, 184f.

CROSSGROVE, WILLIAM, Zur Erforschung des ‚Älteren deutschen Macer', Sudhoffs Archiv 63, Wiesbaden 1979, 71–86.

CROSSGROVE, WILLIAM, The Alleged Source of the German ‚Macer'. A Misapplied Rule, Res Publica Litterarum. Studies in the Classical Tradition 3, Kansas 1980, 11–16.

CROSSGROVE, WILLIAM, ‚Macer'-Miscellen, in: GUNDOLF KEIL (Hrsg.), gelêrter der arzenîe, ouch apotêker. Festschrift Willem F. Daems (Würzburger medizinhistorische Forschungen 24), Pattensen/Hannover 1982, 403–409.

CROSSGROVE, WILLIAM, Macer, VL^2 Bd. 5, Berlin – New York 1985, 1109–1116.

CROSSGROVE, WILLIAM, Zur Datierung des ‚Macer floridus', in: JOSEPH DOMES (Hrsg.), Licht der Natur. Medizin in Fachliteratur und Dichtung; Festschrift für Gundolf Keil zum 60. Geburtstag (Goeppinger Arbeiten zur Germanistik; 585) Goeppingen 1994, 55–63.

CRUSIUS, FRIEDRICH, Römische Metrik. Eine Einführung. Neu bearbeitet von HANS RUBENBAUER, München 1967.

DAEMS, WILLEM F[RANS], Die mnl. Macerglossen in Ms. 6838A der Nationalen Bibliothek zu Paris, Janus. Revue internationale de l'histoire des sciences, de la médecine, de la pharmacie et de la technique, Tome 53, année 1966, Leiden 1967, 17–29.

DAEMS, WILLEM F[RANS], Nomina simplicium medicinarum ex synonymariis medii aevi collecta. Semantische Untersuchungen zum Fachwortschatz hoch- und spätmittelalterlicher Drogenkunde. (Studies in ancient medicine 6), Leiden 1993.

DAHLMANN, H., Über Aemilius Macer, (Akademie der Wissenschaften und der Literatur. Abhandlungen der geistes- und sozialwissenschaftlichen Klasse/Akademie der Wissenschaften und der Literatur <Mainz>; Jg. 1981, Nr. 6), Wiesbaden 1981, 3–33.

DE RENZI, SALVATORE, Collectio Salernitana ossia documenti inediti e trattati di medicina appartenenti alla scuola medica Salernitana Tomo 1, Napoli 1852.

DE RENZI, SALVATORE (Hrsg.), Flos medicinae scholae Salerni, Collectio Salernitana Tomo 5, Naples 1859, 1–104.

DELISLE, M. LÉOPOLD, Les Écoles d'Orléans, au douzième et au treizième siècle, Annuaire: Bulletin de la Société de l'histoire de France 7 (1869), 139–154.

DIEFENBACH, LORENZ, Glossarium latino-germanicum mediae et infimae aetatis, Frankfurt a. Main 1857, Neudruck Darmstadt 1968.

DILG, PETER, Das medizinisch-botanische Lehrgedicht des Mittelalters – ein Überblick, in: Veröffentlichungen des Instituts der Gesellschaft für Geschichte der Pharmazie Bd. 38, 1972, 77–85.

DILG, PETER, Aronstab, LexMA Bd. 1, München – Zürich 1980, 1022.

DILG, PETER, Materia medica mediaevalis: Die Arzneimittelverse des Otho von Cremona, in: GUNDOLF KEIL und PAUL SCHNITZER (Hrsg.), Das Lorscher Arzneibuch und die frühmittelalterliche Medizin. Verhandlungen des medizinhistorischen Symposiums im September 1989 in Lorsch, Lorsch 1991, 129–147.

DILG, PETER, Otho v. Cremona, LexMA Bd. 6, München 1993, 1559.

DILG, PETER, Pflanzenkunde, LexMA Bd. 6, München 1993, 2038–2046.

DÖRING, DETLEF, Die Bestandsentwicklung der Bibliothek der Philosophischen Fakultät zu Leipzig von ihren Anfängen bis zur Mitte des 16. Jahrhunderts, Leipzig 1990.

DREXLER, HANS, Einführung in die römische Metrik, Darmstadt 1967.

DRONKE, PETER (Hrsg.), Bernardus Silvestris, Cosmographia. Edited with introduction and notes by Peter Dronke, Leiden 1978.

DÜCHTING, REINHARD/HÜNEMÖRDER, CHRISTIAN, Vinzenz von Beauvais, LexMA Bd. 7, München 1995, 1705–1707.

EBERT, ADOLF, Allgemeine Geschichte der Literatur des Mittelalters im Abendlande. Dritter Band. Leipzig 1887.

EBERT, FRIEDRICH ADOLF, Zur Handschriftenkunde: Die Bildung des Bibliothekars; Bibliothecae Guelferbytanae codices; 2 Bände in einem Band. Nachdruck der Ausgabe Leipzig 1825–1827, Olms 1976.

EFFE, BERND, Dichtung und Lehre. Untersuchungen zur Typologie des antiken Lehrgedichts, (Zetemata. Monographien zur Klassischen Altertumswissenschaft; Heft 69) München 1977.

EFFE, BERND, Typologie und literarhistorischer Kontext: Zur Gattungsgeschichte des griechischen Lehrgedichts, in: MARIETTA HORSTER, CHRISTIANE REITZ (Hrsg.), Wissensvermittlung in dichterischer Gestalt (Palingenesia, Bd. 85), Stuttgart 2005, 27–44.

EHLERS, JOACHIM, Dom- und Klosterschulen in Deutschland und Frankreich im 10. und 11. Jahrhundert, in: MARTIN KINTZINGER, SÖNKE LORENZ, MICHAEL WALTER (Hrsg.), Schule und Schüler im Mittelalter. Beiträge zur europäischen Bildungsgeschichte des 9. bis 15. Jahrhunderts, Köln – Weimar – Wien 1996, 29–52.

EISERMANN, FALK, Katalog der deutschsprachigen mittelalterlichen Handschriften der Forschungsbibliothek Gotha. Vorläufige Beschreibung, Chart. B 174 (22.03.2010 http://www. manuscripta-mediaevalia.de/hs/projekt-gotha.htm).

EL GHAMRAWI, ALI, Lexikographische Studien über die lateinischen Pflanzennamen bei Dioskurides und Pseudo-Apuleius, München 1967.

ELAUT, LEON, Para-historisch kommentaar op een berucht farmakologisch traktaat: de Macer Floridus, Scientiarum historia 1, Antwerpen 1959, 149–159.

EMBACH, MICHAEL, Die Schriften Hildegards von Bingen. Studien zu ihrer Überlieferung und Rezeption im Mittelalter und in der Frühen Neuzeit (Erudiri sapientia Bd.4), Berlin 2003.

EPPERLEIN, SIEGFRIED, Karl der Große. Eine Biographie, Berlin 1973.

ERDMANN, CARL, Leonitas. Zur mittelalterlichen Lehre von Kursus, Rhythmus und Reim, Corona quernea. Festgabe Karl Strecker zum 80. Geburtstage dargebracht, Stuttgart 1941, unveränderter Nachdruck 1952, 15–28.

ERREN, M., Untersuchungen zum antiken Lehrgedicht, Diss. Freiburg i. Br. 1956 (masch.).

ERREN, M., P. Vergilius Maro, Georgica. Bd. 2: Kommentar, Heidelberg 2003.

ESTEL, CHRISTOPH, Über die volksmedizinischen Anteile der ‚Medicina Plinii Secundi Junioris' nach der Edition von Önnerfors 1964, Diss. Erfurt 1967 (masch.).

EWERS, MIRIAM, Marcellus Empiricus: De medicamentis. Christliche Abhandlung über Barmherzigkeit oder abergläubische Rezeptsammlung? (Bochumer Altertumswissenschaftliches Kolloquium, Band 83), Trier 2009.

FABIAN, BERNHARD, Das Lehrgedicht als Problem der Poetik, in: HANS ROBERT JAUSS (Hrsg.), Die nicht mehr schönen Künste. Grenzphänomene des Ästhetischen. (Poetik und Hermeneutik), München 1968, 67—89.

FISCHER, HERMANN, Mittelalterliche Pflanzenkunde (Geschichte der Botanik 2), München 1929 (Nachdruck, m. e. Vorwort von JOHANNES STEUDEL, Hildesheim 1967).

FISCHER, KLAUS-DIETRICH, Oreibasios 2. Lat. Übersetzungen, LexMA Bd. 6, München – Zürich 1993, 1445–1446.

FISCHER, KLAUS-DIETRICH, Physica Plinii, LexMA Bd. 6, München – Zürich 1993, 2111.

FLOOD, BRUCE PEPPER, JR., Pliny and the Medieval ‚Macer' Medical Text, Journal of the History of Medicine, 1977, 395–402.

FÖGEN, THORSTEN (Hrsg.), Antike Fachtexte. Ancient Technical Texts, Berlin–New York 2005.

FÖGEN, THORSTEN, Wissen, Kommunikation und Selbstdarstellung. Zur Struktur und Charakteristik römischer Fachtexte der frühen Kaiserzeit (Zetemata, Heft 134), München 2009.

FRISK, GÖSTA (Hrsg.), A Middle English Translation of Macer Floridus de Viribus Herbarum (Essays and Studies on English Language and Literature III), Upsala 1949.

FUHRER, THERESE, Lehrbuch, Reallexikon für Antike und Christentum 22 (2008), 1025–1034.

FUHRER, THERESE, Lehrdichtung, Reallexikon für Antike und Christentum 22 (2008), 1034–1079 und 1089f.

FUHRMANN, MANFRED, Latein und Europa. Geschichte des gelehrten Unterrichts in Deutschland von Karl dem Grossen bis Wilhelm II, Köln 2001.

GAGNÉR, ANDERS, Florilegium Gallicum. Untersuchungen und Texte zur Geschichte der mittellateinischen Florilegienliteratur (Skrifter utgivna av Vetenskaps-Societeten i Lund 18), Lund 1936.

GAMILLSCHEG, ERNST, Etymologisches Wörterbuch der französischen Sprache, Heidelberg 1969².

GENAUST, HELMUT, Etymologisches Wörterbuch der botanischen Pflanzennamen. Dritte, vollständig überarbeitete und erweiterte Ausgabe, Hamburg 2005.

GEORGES, HEINRICH, Ausführliches Lateinisch-Deutsches Handwörterbuch, ausgearbeitet von KARL ERNST GEORGES, Unveränderter Nachdruck der achten verbesserten und vermehrten Auflage, Erster Band (erschien zuerst Hannover/Leipzig 1913), Zweiter Band (erschien zuerst Hannover/Leipzig 1916–1919), Darmstadt 1998.

GERABEK, WERNER E./HAAGE, BERNHARD D./KEIL, GUNDOLF/WEGNER, WOLFGANG (Hrsg.), Enzyklopädie Medizingeschichte, Berlin 2005.

GERMANN, MARTIN (Konservator der Bibliotheca Bongarsiana, Burgerbibliothek Bern), Warum mittelalterliche Buchbestände intakt zu bewahren sind. (im Internet: http://archiv.twoday.net/stories/ 2799773/).

GERTLER, HANS, Über den medizinisch-pharmazeutischen Gehalt der Medicina Plinii Secundi Junioris, Beiträge zur Geschichte der Universität Erfurt (1292–1816). Materialien der 1. Jahrestagung der Arbeitsgemeinschaft für Geschichte der Medizin in der Gesellschaft für Gesundheitsschutz vom 10. bis 13. Oktober 1966 in Erfurt, Heft 14 (1968/69), 49–53.

GERWING, MANFRED, Odo v. Cambrai, LexMA Bd. 6, München 1993, 1358.

GLAUCHE, GÜNTER, Schullektüre im Mittelalter. Entstehung und Wandlungen des Lektürekanons bis 1200, nach der Quelle dargestellt (Münchener Beiträge zur Mediävistik und Renaissance-Forschung 5), München 1970.

GLAUCHE, GÜNTER, Die Rolle der Schulautoren im Unterricht von 800 bis 1100, in: La scuola nell'occidente latino dell'alto medioevo. 15–21 aprile 1971, tomo secondo (Settimane di studio del Centro Italiano di studi sull'alto medioevo XIXC), Spoleto 1972, 617–636.

GLEI, REINHOLD, Lehrgedicht, Der Neue Pauly Bd. 7, Stuttgart 1999, 26–32.

GOEHL, KONRAD und MAYER, JOHANNES G. (Hrsg.), Editionen und Studien zur lateinischen und deutschen Fachprosa des Mittelalters, Festgabe für Gundolf Keil zum 65. Geburtstag (Texte und Wissen 3), Würzburg 2000, 207–263.

GOETHE, JOHANN WOLFGANG VON, Goethe, Werke – Jubiläumsausgabe, hrsg. v. FRIEDEMAR APEL, HENDRIK BIRUS u. a., 6. Bd.: Versepen. Schriften. Maximen und Reflexionen, Frankfurt a. Main u. Leipzig 1998, 353–354 (Über das Lehrgedicht).

GOLTZ, DIETLINDE, Studien zur Geschichte der Mineralnamen in Pharmazie, Chemie und Medizin von den Anfängen bis Paracelsus (Sudhoffs Archiv. Zeitschrift für Wissenschaftsgechichte; Beihefte, Heft 14), Wiesbaden 1972.

GOLTZ, DIETLINDE, Mittelalterliche Pharmazie und Medizin. Dargestellt an Geschichte und Inhalt des Antidotarium Nicolai. Mit einem Nachdruck der Druckfassung von 1471, Stuttgart 1976.

GÖSSMANN, ELISABETH, Hildegard v. Bingen, LexMA Bd. 5, München 1991, 13–15.

GRABNER, ELFRIEDE, Das „Heilige Feuer". „Antoniusfeuer", Rotlauf und „Rose" als volkstmliche Krankheitsnamen und ihre Behandlung in der Volksmedizin, Österreichische Zeitschrift für Volkskunde, Band 66, 1963, 77–95.

GRANAROLO, JEAN, L'époque néotérique ou la poésie romaine d'avant-garde au dernier siècle de la République (Catulle excepté), ANRW 1, 3, Berlin–New York 1973, 278–360.

GREENWAY, DIANA, Henry of Huntingdon as Poet: The De Herbis Rediscovered, Medium Aevum. Oxford 2005, Vol. 74, Iss. 2; 329–332.

GRIMM, JACOB (Hrsg.) und ANDREAS SCHMELLER, Lateinische Gedichte des X. und XI. Jh., Göttingen 1838.

GRIMM, WILHELM, Zur Geschichte des Reims, in: Abhandlungen der Königlichen Preußischen Akademie der Wissenschaften zu Berlin, Philol.-hist., 1851, 521–713.

GRÖBER, GUSTAV, Übersicht über die lateinische Literatur von der Mitte des VI. Jahrhunderts bis zur Mitte des XIV. Jahrhunderts. Neue Ausgabe München 1963. (Aus dem Grundriß der Romanischen Philologie, hrsg. v. GUSTAV GRÖBER, II. Bd., 1. Abt., Straßburg 1902.)

GRUBMÜLLER, KLAUS, Gattungskonstitution im Mittelalter, in: NIGEL F. PALMER und HANS JOCHEN SCHLEWER (Hrsg.), Mittelalterliche Literatur und Kunst im Spannungsfeld von Hof und Kloster. Ergebnisse der Berliner Tagung 9.–11. Oktober 1997, Tübingen 1999, 193–210.

GRUBMÜLLER, KLAUS (Hrsg.), Schulliteratur im späten Mittelalter (Münsterische Mittelalterschriften Bd. 69), München 2000.

GÜNTHER, OTTO, Spuren verschollener Bibliotheken unter den Handschriften der Breslauer Universitätsbibliothek. 2. Rantzau-Codices, Zentralblatt für Bibliothekswesen 40, 1923, 486–494.

HAAGE, BERNHARD DIETRICH, Regimen sanitatis Salernitanum, LexMA Bd. 7, München 1995, 574–575.

HAAGE, BERNHARD DIETRICH/WEGENER, WOLFGANG, Deutsche Fachliteratur der Artes in Mittelalter und Früher Neuzeit. Unter Mitarbeit von GUNDOLF KEIL und HELGA HAAGE-NABER (Grundlagen der Germanistik 43), Berlin 2007.

HAAS, HANS, 2000 Jahre Kräuterbücher. Vortrag anläßlich der Eröffnung der Ausstellung Medizin und Kunst. Illustrierte Pflanzenbücher aus dem Hause Dr. Willmar Schwabe am 20. April 1988 (Vorträge/Badische Landesbibliothek 17), Karlsruhe 1988.

HABERMANN, MECHTHILD, Deutsche Fachtexte der frühen Neuzeit. Naturkundlich-medizinische Wissensvermittlung im Spannungsfeld von Latein und Volkssprache (Studia Linguistica Germanica 61, herausgegeben von STEFAN SONDEREGGER und OSKAR REICHMANN), Berlin – New York 2001.

HABERMANN, MECHTHILD, Kräuterbücher im Wandel. Untersuchungen zur Textorganisation an ausgewählten Werken des 15. bis 18. Jahrhunderts, in: FRANZ SIMMLER (Hrsg.), Textsorten deutscher Prosa vom 12./13. bis 18. Jahrhundert und ihre Merkmale. Akten zum Internationalen Kongress in Berlin 20. bis 22. September 1999, Bern–Berlin–Bruxelles u. a. 2002, 551–571.

HAJDU, HELGA, Das mnemotechnische Schrifttum des Mittelalters, Budapest 1936.

HALLER, ALBRECHT VON, Bibliotheca botanica I, Zürich 1771–1772 (Reprogr. Nachdr., Hildesheim 1969).

HALLEUX-OPSOMER, CARMÉLIA, Un herbier médicinal du haut moyen âge: L'Alfabetum Galieni, History and Philosophy of the Life Sciences Vol. 4, No. 1, Firenze 1982, 65–97.

HAYE, THOMAS, Das lateinische Lehrgedicht im Mittelalter: Analyse einer Gattung, Leiden u. a. 1997.

HAYE, THOMAS (Hrsg.), Humanismus im Norden. Frühneuzeitliche Rezeption antiker Kultur und Literatur an Nord- und Ostsee (Chloe. Beihefte zum Daphnis, Band 32), Amsterdam – Atlanta, GA 2000.

HECHT, KONRAD, Der St. Galler Klosterplan, Sigmaringen 1983.

HEGI, GUSTAV, Illustrierte Flora von Mitteleuropa, Herausgeber: HANS J. CONERT, ULRICH HAMANN, WOLFRAM SCHULTZE-MOTEL, GERHARD WAGENITZ, Bd. 1–6, 3., völlig neu bearbeitete Aufl., Berlin [u. a.] 1984–1995.

HEMPFER, KLAUS W., Gattung, in: KLAUS WEIMAR (Hrsg.), Reallexikon der deutschen Literaturwissenschaft Bd. 1, Berlin/New York 1997, 651–654.

HENKEL, NIKOLAUS, Deutsche Übersetzungen lateinischer Schultexte. Ihre Verbreitung und Funktion im Mittelalter und in der frühen Neuzeit. Mit einem Verzeichnis der Texte. München 1988.

HETTINGER, ANNETTE, Zur Lebensgeschichte und zum Todesdatum des Constantinus Africanus, Deutsches Archiv für Erforschung des Mittelalters 46 (1990), 517–529.

HILBERT, KARLHEINZ, Carmina. Baldericus Burgulianus. Hrsg. von KARLHEINZ HILBERT (Editiones Heidelbergenses 19), Heidelberg 1979.

HILZ, HELMUT/SCHÄFER, IRMHILD, Das Bibliothekswesen der Karls-Universität in Prag. Die dezentrale Organisationsstruktur einer 650 Jahre alten Universitätsbibliothek, Bibliotheksdienst 32. Jg., 1998, H. 9, 1540–1547.

HIRSCH, AUGUST, Cornarus, Janus, in: ADB 4, Berlin 1968 (Neudruck der 1. Auflage von 1876), 481.

HOLTHAUSEN, FERD., Mittelenglische und altfranzösische Pflanzenglossen, Archiv für das Studium der neueren Sprachen und Literaturen (Braunschweig) LII (1898), Bd. 100, 158–163.

HOPE ROBBINS, ROSSELL, Medical Manuscripts in Middle English, Speculum. A Journal of Mediaeval Studies, vol. XLV, Cambridge, Massachusetts 1970, 393–415.

HOPPE, BRIGITTE, Das Kräuterbuch des Hieronymus Bock. Wissenschaftshistorische Untersuchung. Mit einem Verzeichnis sämtlicher Pflanzen des Werkes, der literarischen Quellen der Heilanzeigen und der Anwendungen der Pflanzen, Stuttgart 1969.

HORSTER, MARIETTA/REITZ, CHRISTIANE (Hrsg.), Antike Fachschriftsteller als Literaten. Literarischer Diskurs und sozialer Kontext, Stuttgart 2003.

HORSTER, MARIETTA/REITZ, CHRISTIANE (Hrsg.), Wissensvermittlung in dichterischer Gestalt (Palingenesia, Bd. 85), Stuttgart 2005.

HÜNEMÖRDER, CHRISTIAN/MÜCKSHOFF, M., Bartholom(a)eus Anglicus, LexMA Bd. 1, München – Zürich 1980, 1492–1493.

HUNT, RICHARD WILLIAM, The Schools and the Cloister. The Life and Writings of Alexander Nequam (1157–1217) by R. W. HUNT. Edited and revised by MARGARET GIBSON, Oxford 1984.

HUNT, TONY, Plant names of medieval England, Cambridge 1987.
HUNT, TONY, Popular medicine in the thirteenth-century England: introduction and texts, Cambridge 1990.

Index scriptorum novus mediae latinitatis: Supplementum (1973–2005) auctore BRUNO BON (Novum glossarium mediae latinitatis ab anno DCCC usque ad annum MCC), Genève 2005.

JACOBS, FR., XII. Handschriften Hochdeutscher Gedichte des Mittelalters, in: JACOBS, FR. und F. A. UKERT (Hrsg.), Beiträge zur ältern Litteratur oder Merkwürdigkeiten der Herzogl. öffentlichen Bibliothek zu Gotha, Viertes Heft oder zweiten Bandes zweites Heft, Leipzig 1837, 225–332 (330–332: 25. Pseudo-Macri Carmen de viribus herbarum).
JAEGER, CHARLES STEPHEN, The envy of angels: cathedral schools and social ideals in medieval Europe, 950–1200, Philadelphia 1994.

KEIL, GUNDOLF über: Hermann Menhardt, Verzeichnis der altdeutschen literarischen Handschriften der Österreichischen Nationalbibliothek. 2. und 3. Bd. (Deutsche Akademie der Wissenschaften zu Berlin, Veröffentlichungen des Institutes für deutsche Sprache und Literatur, 13). Berlin 1961, 677–1614. in: Anzeiger für deutsches Altertum und deutsche Literatur, hrsg. von FRIEDRICH OHLY, 76. Bd., Wiesbaden 1965, 100–143.
KEIL, GUNDOLF, Harpestraeng, Henrik, VL^2 Bd. 3, Berlin – New York 1981, 476–479.
KEIL, GUNDOLF, ‚Gart', ‚Herbarius', ‚Hortus'. Anmerkungen zu den ältesten Kräuterbuch-Inkunabeln, in: GUNDOLF KEIL (Hrsg.), gelêrter der arzenîe, ouch apotêker. Festschrift Willem F. Daems (Würzburger medizinhistorische Forschungen 24), Pattensen/Hannover 1982, 589–635.
KEIL, GUNDOLF, Aegidius Corboliensis, LexMA Bd. 1, München – Zürich 1980, 175–176.
KEIL, GUNDOLF, Gart der Gesundheit, VL^2 Bd. 2, Berlin – New York 1980, 1072–1092.
KEIL, GUNDOLF, Hortus sanitatis, VL^2 Bd. 4, Berlin – New York 1983, 154–163.
KEIL, GUNDOLF, Hispanus, Alexander, VL^2 Bd. 4, Berlin – New York 1983, 53–58.
KEIL, GUNDOLF, Circa instans, LexMA Bd. 2, München 1983, 2094–2097.
KEIL, GUNDOLF, Gart der Gesundheit, LexMA Bd. 4, München 1989, 1120–1121.
KEIL, GUNDOLF, ‚Regimen sanitatis Salernitanum' (Salernitanisches Gesundheitsgedicht; ‚Flos medicinae [Salernitanae]'), VL^2 Bd. 7, Berlin – New York 1989, 1105–1111.
KEIL, GUNDOLF, Holunder, LexMA Bd. 5, München 1991, 102–103.
KEIL, GUNDOLF, Hortus sanitatis, LexMA Bd. 5, München 1991, 130–131.
KEIL, GUNDOLF, Liber iste, LexMA Bd. 5, München 1991, 1945.
KEIL, GUNDOLF, Matthaeus, Silvaticus, LexMA Bd. 6, München 1993, 400.
KEIL, GUNDOLF, 16. O. v. Meung, LexMA Bd. 6, München 1993, 1360.

KEIL, GUNDOLF, Phytotherapie im Mittelalter, Scientiarum Historia 20, 1994, 7–38.

KEIL, GUNDOLF, Standardwerke mittelalterlicher Drogenkunde und ihre Repräsentation in der Enzyklopädik, in: CHRISTEL MEIER (Hrsg.), Die Enzyklopädie im Wandel vom Hochmittelalter bis zur Frühen Neuzeit. Akten des Kolloquiums des Projekts D im Sonderforschungsbereich 231 (29.11.–1.12.1996), Redaktion Stefan Schuler und Marcus Heckenkamp), München 2002, 343–389.

KEIL, GUNDOLF, ‚Regimen sanitatis Salernitanum', in: WERNER E. GERABEK, BERNHARD D. HAAGE, GUNDOLF KEIL, WOLFGANG WEGNER (Hrsg.), Enzyklopädie Medizingeschichte, Berlin 2005, 1224–1225.

KEIL, GUNDOLF/DILG, PETER, Kräuterbücher, LexMA Bd. 5, München 1991, 14.

KINDERMANN, UDO, Gattungensysteme im Mittelalter, in: WILLI ERZGRÄBER (Hrsg.), Kontinuität und Transformation der Antike im Mittelalter. Veröffentlichung der Kongreßakten zum Freiburger Symposion des Mediävistenverbandes, Sigmaringen 1989, 303–313.

KINDERMANN, UDO, Gregor v. Montesacro, LexMA Bd. 4, München 1989, 1683–1684.

KINDERMANN, UDO, Einführung in die lateinische Literatur des mittelalterlichen Europa, Turnhout 1998.

KIRSCH, WOLFGANG, Probleme der Gattungsentwicklung am Beispiel des Epos, Philologus 126 (1982), 265–288.

KLEIN, DOROTHEA, Wortsammlung und Versgrammatik. Das ‚Speculum grammaticae' Hugo und Konrad Spechtsharts aus Reutlingen und seine Quellen, in: KLAUS GRUBMÜLLER (Hrsg.), Schulliteratur im späten Mittelalter, München 2000, 99–164.

KLEINSCHMIDT, ERICH, Konrad von Mure, VL^2 Bd. 5, Berlin – New York 1985, 236–244.

KLOPSCH, PAUL, Einführung in die mittellateinische Verslehre, Darmstadt 1972.

KOCH, HANS-THEODOR, Die Wittenberger medizinische Fakultät (1502–1652). Ein biobibliographischer Überblick, in: STEPHAN OEHMIG (Hrsg.), Medizin und Sozialwesen in Mitteldeutschland zur Reformationszeit (Schriften der Stiftung Luthergedenkstätten in Sachsen-Anhalt, Bd. 6), Leipzig 2007, 289–348.

KOLLESCH, JUTTA/NICKEL, DIETHARD, Corpus Medicorum Graecorum/Latinorum (Broschüre), Berlin 2004.

KÖPF, ULRICH, Theologie und Kirchenleitung von der Alten Kirche zum Mittelalter. Einleitende Bemerkungen, in: ULRICH KÖPF (Hrsg.), Wissenschaftliche Theologie und Kirchenleitung. Beiträge zur Geschichte einer spannungsreichen Beziehung für Rolf Schäfer zum 70. Geburtstag, Tübingen 2001, 1–27.

KRISTELLER, PAUL OSKAR, Latin manuscript books before 1600. A list of the printed Catalogues and Unpublisced Inventories of Extant Collections. Fourth revised and enlarged Edition by SIGRID KRÄMER, München 1993. Ergänzungsband 2006 von SIGRID KRÄMER unter Mitarbeit von BIRGIT CHRISTINE ARENSMANN, Hannover 2007.

KROLL, W[ILHELM], Lehrgedicht, RE XII 2 (1925), 1842–1857.

KRUSCHWITZ, PETER/SCHUMACHER, MATTHIAS, Das vorklassische Lehrgedicht der Römer (Kalliope 4), Heidelberg 2005.

KÜHLMANN, WILHELM, Lehrdichtung, in: KLAUS WEIMAR (Hrsg.), Reallexikon der deutschen Literaturwissenschaft Bd. 2, Berlin/New York 2000, 393–397.

LANGOSCH, KARL, Asinarius und Rapularius. Herausgegeben von KARL LANGOSCH, Heidelberg 1929.

LANGOSCH, KARL, Kleine Schriften. Hrsg. von PAUL KLOPSCH (Spolia Berolinensia: Berliner Beiträge zur Mediävistik 1), Hildesheim 1986.

LANGSLOW, D. R., The Language of Poetry and the Language of Science: The Latin Poets and ‚Medical Latin', in: J. N. ADAMS and R. G. MAYER (Hrsg.), Aspects of the Language of Latin Poetry (Proceedings of the British Academy 93), New York 1999, 183–225.

LANGSLOW, D. R., Medical Latin in the Roman Empire, Oxford 2000.

LATHAM, RONALD EDWARD, Dictionary of medieval Latin from British sources/prepared by R. E. LATHAM and D. R. HOWLETT, London 1997 –.

LAUER, HANS H., Gicht, LexMA Bd. 4, München – Zürich 1989, 1442.

LEERSUM, EVERT CORNELIS VAN (Hrsg.), Jan Yperman, De ‚Cyrurgie' naar de Handschriften van Brussel, Cambridge, Gent en London, Leiden 1912.

LEONHARDT, JÜRGEN, Dimension syllabarum. Studien zur lateinischen Prosodie- und Verslehre von der Spätantike bis zur frühen Renaissance, Göttingen 1989.

LEUMANN, MANU, Lateinische Laut- und Formenlehre, (HbAW II, 2, 1) München 1977[6].

Lexikon des Mittelalters. Bd. 1–9, München, Zürich, Stuttgart 1980–1999.

Lexicon Latinitatis Medii Aevi, Amsterdam 1970–.

LIECHTENHAN, EDUARD, Sprachliche Bemerkungen zu Marcellus Empiricus, Basel 1917.

LOHMEIER, DIETER, Heinrich Rantzau. Humanismus und Renaissance in Schleswig-Holstein, Heide 2000.

LUDWIG, WALTHER, Der Humanist Heinrich Rantzau und die deutschen Humanisten, in: THOMAS HAYE (Hrsg.), Humanismus im Norden. Frühneuzeitliche Rezeption antiker Kultur und Literatur an Nord- und Ostsee (Chloe. Beihefte zum Daphnis, Band 32), Amsterdam – Atlanta, GA 2000, 1–41.

LÜDTKE, HELMUT, Kontinuität und Innovation: Zur Entstehung des Reims in der abendländischen Dichtung, in: HILDEGARD L. C. TRISTRAM (Hrsg.), Metrik und Medienwechsel. Metrics and Media (ScriptOralia 35), Tübingen 1991, 80–93.

MACKINNEY, LOREN CAREY, Early Medieval Medicine: with special reference to France and Chartres (Publications of the Institute of the history of medicine, the Johns Hopkins University 3d ser. vol. III), Baltimore 1937.

MACKINNEY, LOREN C., Medical Education in the Middle Ages, Cahiers d'histoire mondiale, Vol. II, No. 4, Paris 1955, 835–861.

MAGGIULLI, GIGLIOLA, I verbi delle preparazioni farmaceutiche nell'*Herbarius* dello Ps. Apuleio, in: SERGIO SCONOCCHIA – FABIO CAVALLI, Testi medici latini antichi. Le parole della medicina: Lessico e storia, Bologna 2004,143–154.

MANDRIN, ISABELLE, Griechische und griechisch vermittelte Elemente in der Synonymenliste ‚Alphita'. Ein Beitrag zur Geschichte der medizinischen Fachterminologie im lateinischen Mittelalter (Lateinische Sprache und Literatur des Mittelalters 44), Bern 2008.

MANITIUS, MAX, Beiträge zur Geschichte römischer Dichter im Mittelalter. 8. (Aemilius) Macer, Philologus. Zeitschrift für das classische Altertum (Göttingen), (Bd. 51=) N. F. V (1892), 171.

MANITIUS, MAX, Zur Überlieferungsgeschichte mittelalterlicher Schulautoren. 20. Odo Magdunensis, Mitteilungen der Gesellschaft für deutsche Erziehungs- und Schulgeschichte 16 (I), Berlin 1906, 251–253.

MANITIUS, MAX, 95. Odo von Meung (Macer), in: Geschichte der lateinischen Literatur des Mittelalters. Zweiter Teil, Von der Mitte des zehnten Jahrhunderts bis zum Ausbruch des Kampfes zwischen Kirche und Staat. Mit Index (HbAW 9. Bd., 2. Abt., 2. Teil), München 1923, 539–547.

MANITIUS, MAX, Geschichte der lateinischen Literatur des Mittelalters 3. Band (HbAW 9. Abt., 2.Teil, 3. Bd.), München 1931.

MANTELLO, F. A. C. and RIGG, ARTHUR G. (Hrsg.), Medieval Latin. An Introduction and Bibliographical Guide, Washington, D. C. 1996.

MARTINETZ, DIETER/LOHS, KARLHEINZ/JANZEN, JÖRG, Weihrauch und Myrrhe. Kostbarkeiten der Vergangenheit im Licht der Gegenwart, Berlin 1989.

MARZELL, HEINRICH, Wörterbuch der deutschen Pflanzennamen. Bearb. von HEINRICH MARZELL, Bd. 1–5, Leipzig – Stuttgart 1943–1979.

MASTANDREA, PAOLO, De fine versus. Repertorio di clausole ricorrenti nella poesia dattilica Latina. Dalle origini a Sidonio Apollinare. Vol. I A–O, Vol. II P–X, Hildesheim – Zürich – New York 1993.

MAUCH, UTE, Ein mittelalterliches Kräuterbuch aus dem 14. Jahrhundert, eine neue Version des lateinischen Macer?, Gesnerus. Schweizerische Zeitschrift für Geschichte der Medizin und der Naturwissenschaften vol. 63 (2006), Nr. 3/4, 181–208.

MAURACH, GREGOR, Lateinische Dichtersprache, Darmstadt 1995.

MAYER, ANTON, Die Quellen zum Fabularius des Konrad von Mure, Nürnberg 1916 [philosoph. Diss. München].

MAYER, JOHANNES GOTTFRIED und GOEHL, KONRAD, Das Standardwerk der Klostermedizin: der ‚Macer Floridus', in: Zeitschrift für Phytotherapie 2001; 22; Stuttgart 2001, 264–269.

MAYER, JOHANNES GOTTFRIED, Das ‚Leipziger Drogenkompendium' (Leipzig, Universitätsbibliothek, Cod. 1224) und seine Quelle ‚Circa instans', ‚Aggregator' (Pseudo-Serapion), ‚Macer floridus' (bzw. ‚Älterer deutscher Macer'), ‚Liber graduum' (Constantin) und ‚Liber iste' in: KONRAD GOEHL und JOHANNES

GOTTFRIED MAYER (Hrsg.), Editionen und Studien zur lateinischen und deutschen Fachprosa des Mittelalters. Festgabe für Gundolf Keil zum 65. Geburtstag (Texte und Wissen Band 3 – 2000), Würzburg 2000, 207–263.

MAYER, JOHANNES GOTTFRIED, Zu Geschichte und Geist der Klostermedizin, Cistercienser Chronik – Forum für Geschichte, Kunst, Literatur und Spiritualität des Mönchtums 109. Jahrgang 2002 Heft 2, Themenheft ‚Klostermedizin', 183–198.

MCDONOUGH, CHRISTOPHER J., Suppletio Defectuum. Book I. Alexander Neckam on Plants, Birds and Animals. A Supplement to the *Laus Sapientie Divine* edited from Paris, B. N. Lat. Ms. 11867 by Christopher J. McDonough, Firenze 1999.

MEIER, CHRISTEL, Hildegard von Bingen, VL^2 Bd. 3, Berlin – New York 1981, 1257–1279.

MEIER, CHRISTEL, Pascua, rura, duces: Verschriftungsmodi der Artes mechanicae in Lehrdichtung und Fachprosa der römischen Kaiserzeit (Frühmittelalterliche Studien 28), Berlin – New York 1994, 1–50.

MEIER, LUDGER, Handschriftennotizen zum Erfurter Geistesleben im Mittelalter, Mitteilungen des Vereins für die Geschichte und Altertumskunde von Erfurt, Heft 56, Neue Folge, Heft 3, Weimar 1995, 7–36.

MERZDORF, JOHANN FRIEDRICH LUDWIG THEODOR, Bibliothekarische Unterhaltungen. Mit Urkunden, Oldenburg 1844.

MEYER, ERNST H. F., Geschichte der Botanik. Studien von ERNST H. F. MEYER. 3. Bd., Königsberg 1856.

MEYER, WILHELM, Gesammelte Abhandlungen zur Mittellateinischen Rythmik, Bd. I, Berlin 1905.

MIHĂESCU, H., La versione latina di Dioscoride. Tradizione manoscritta, critica di testo, cenno linguistico, Ephemeris Dacoromana (Annuario della scuola Romena di Roma) 8, 1938, 298–348.

Mittelalterliche Bibliothekskataloge Deutschlands und der Schweiz, Bd. 1 Die Bistümer Konstanz und Chur, hrsg. von der Kgl. Bayerischen Akademie der Wissenschaften in München, bearb. von PAUL LEHMANN, München 1918; Bd. 2: Bistum Mainz, Erfurt, hrsg. von der Preußischen Akademie der Wissenschaften in Berlin, bearb. von PAUL LEHMANN, München 1928; Bd. 3 hrsg. von der Bayerischen Akademie der Wissenschaften in München, Teil 1: Bistum Augsburg, bearb. von PAUL RUF, München 1932, Teil 2: Bistum Eichstätt, bearb. von PAUL RUF, München 1933, Teil 3: Bistum Bamberg, bearb. von PAUL RUF, München 1939.

Mittellateinisches Wörterbuch, Abkürzungs- und Quellenverzeichnisse, 2. verbesserte und erweiterte Auflage, München 1996.

MÖHLER, RAINER, Epistula de Vulture. Untersuchungen zu einer organotherapeutischen Drogenmonographie des Frühmittelalters, Pattensen 1990.

MOLÉNAT, J.-P., Übersetzer, Übersetzungen, II. Die Schule von Toledo, LexMA Bd. 8, München 1997, 1150–1152.

MORGAGNI, GIOVANNI BATTISTA, Opuscula miscellanea, Venetii 1765.

MØRLAND, HENNING, Die lateinischen Oribasiusübersetzungen (Symbolae Osloenses; 5), Osloae 1932.

MOSTERT, MARCO, The library of Fleury: a provisional list of manuscripts (Middeleeuwse studies en bronnen = Medieval Studies and Sources; 3), Hilversum 1989.

MOULINIER, LAURENCE, Abbesse et Agronome: Hildegard et le savoir botanique de son temps, in: CHARLES BURNETT and PETER DRONKE (Hrsg.), Hildegard of Bingen. The Context of her Thought and Art, London 1998, 135–156.

NAUMANN, ROBERT, Die Raths- oder Gymnasialbibliothek zu Zwickau, Serapeum 10, 1848, 145–157.

NÉRAUDAU, JEAN-PIERRE, Aemilius Macer, ou la gloire du second rang, ANRW II 30.3, Berlin–New York 1983, 1708–1731.

NISSEN, CLAUS, Kräuterbücher aus fünf Jahrhunderten. Medizinhistorischer und bibliographischer Beitrag, Zürich – München – Olten 1956.

NORBERG, DAG, Introduction à l'étude de la versification latine médiévale, Stockholm 1958.

NORBERG, DAG, Manuel pratique de latin médiéval, Paris 1968.

NUTTON, VIVIEN, Cassius Felix, Der Neue Pauly. Enzyklopädie der Antike Band 2, Stuttgart – Weimar 1997, 1016.

ÖNNERFORS, ALF, In medicinam Plinii studia philologica (De memoria et verborum contextu opusculi, de elocutione et aetate deque iis operibus, quibus medio aevo conceptum est) (Lunds Universitets Årsskrift. N. F. Avd.1. Bd. 55 nr. 5), Lund 1963.

ÖNNERFORS, ALF, Die mittelalterlichen Fassungen der Medicina Plinii, Berliner Medizin, Heft 16, 1965, 652–655.

ÖNNERFORS, ALF, Lateinische Literatur der Karolingerzeit, in: KLAUS VON SEE, Neues Handbuch der Literaturwissenschaft, Bd. 6: Europäisches Frühmittelalter, Wiesbaden 1985, 151–187.

ÖNNERFORS, ALF, Sprachliche Bemerkungen zum sogenannten Lorscher Arzneibuch, in: MARIA ILIESCU et WERNER MARXGUT (Hrsg.), Latin vulgaire et latin tardif III. Actes du IIIe colloque international sur le latin vulgaire et tardif, Innsbruck, 2–5 Sept. 1991), Tübingen 1992, 255–281.

ÖNNERFORS, ALF, Magische Formeln im Dienste römischer Medizin, ANRW II 37.1, Berlin – New York 1993, 157–224.

ÖNNERFORS, ALF, Das medizinische Latein von Celsus bis Cassius Felix, ANRW II 37.1, Berlin – New York 1993, 227–392. Register 924–937.

OPSOMER, CARMÉLIA, Index de la pharmacopée du Ier au Xe siècle (Alpha-Omega, Reihe A, Lexika/Indices/Konkordanzen zur Klassischen Philologie 105), Hildesheim 1989, 2 Bde.

ORLANDI, GIOVANNI, The Hexameter in the Aetas Horatiana, in: MICHAEL W. HERREN u. a. (Hrsg.), Latin culture in the eleventh century: Proceedings of the Third international Conference on Medieval Latin Studies. Cambridge September 9–12, 1998 (2 Bde.), Turnhout 2002, Bd. 2, 240–257.

PABST, BERNHARD, Ein Medienwechsel in der Theorie und Praxis. Die Umstellung von prosaischen auf versifizierte Schultexte im 12. bis 14. Jahrhundert und ihre Problematik, in: PETER STOTZ (Hrsg.), Dichten als Stoff-Vermittlung. Formen, Ziele, Wirkungen. Beiträge zur Praxis der Versifikation lateinischer Texte im Mittelalter, Zürich 2008, 151–174.

PALMER, NIGEL F., Plant Names in the Cosmographia of Bernardus Silvestris, Scientiarum Historia 20, 1994,1–2, 39–56.

PANSIER, P., Catalogue des manuscrits médicaux des bibliothèques de France. Première Partie. Manuscrits latins des bibliothèques autres que la bibliothèque nationale de Paris, Archiv für Geschichte der Medizin 2, Leipzig 1909 (unveränderter Neudruck, Wiesbaden 1964), 1–46.

PANSIER, P., Catalogue des manuscrits médicaux de France. IIIme Partie. Manuscrits Français, Archiv für Geschichte der Medizin 2, Leipzig 1909 (unveränderter Neudruck, Wiesbaden 1964), 385–403.

PAPE, WILHELM, Griechisch-Deutsches Handwörterbuch, 3. Aufl. Braunschweig 1880.

PIPER, A. J., The libraries of the monks of Durham, in: M. B. PARKES and ANDREW G. WATSON (Hrsg.), Medieval scribes, manuscripts and libraries. Essays presented to N. R. Ker, London, 1978, 213–248.

PÖHLMANN, EGERT, Charakteristika des römischen Lehrgedichts, ANRW I 3, Berlin 1973, 813–901.

PÖKEL, WILHELM, Philologisches Schriftsteller-Lexikon, Leipzig 1882.

POSSELT, MARCUS, Die Bibliothek Heinrich Rantzaus, Zeitschrift der Gesellschaft für Schleswig-Holstein-Lauenburgische Geschichte 11, Kiel 1881, 69–124.

PSCHYREMBEL, Klinisches Wörterbuch, 258., neu bearbeitete Auflage, Berlin – New York 1998.

RAEDER, IOHANNES, Oribasii Collectionum medicarum reliquiae, ed. IOHANNES RAEDER (Corpus medicorum Graecorum 6, 1), Amsterdam 1964 ([Reprogr. Nachdr.].

REEDS, KAREN, Botanical Books in Medieval Libraries, Res Publica Litterarum. Studies in the Classical Tradition 3, 1980, Kansas, 247–256.

RESAK, CYRILL, Odo Magdunensis, der Verfasser des ‚Macer Floridus‘ und der deutsche Leipziger Macer Text, Med. Diss., Borna-Leipzig 1917.

RIDDLE, JOHN, The latin alphabetical Dioscorides, in: Beiträge zum XIII. Internationalen Kongress für Geschichte der Wissenschaft, Moskau, 18.–24. August 1971, Sektion III/VI, Moskwa 1974, 204–209.

RIDDLE, JOHN M., Dioscorides, in: F. EDWARD CRANZ and PAUL OSKAR KRISTELLER (Hrsg.), Catalogus translationum et commentariorum: Mediaeval and Renaissance Latin Translations and Commentaries Vol. 4, Washington D.C. 1980, 1–143.

RIDDLE, JOHN M., Pseudo-Dioscorides' *Ex herbis femininis* and Early Medieval Medical Botany, Journal of the History of Biology, vol. 14, no. 1 (Spring 1981), 43–81.

RIDDLE, JOHN M., Dioskurides im Mittelalter, LexMA Bd. 3, München 1986, 1095–1097.

RIDDLE, JOHN M., Manuscript Sources for Birth Control, in: MARGARET R. SCHLEISSNER (Hrsg.), Manuscript Sources of Medieval Medicine, 1995, 145–158.

RIECKE, JÖRG, Die Frühgeschichte der mittelalterlichen medizinischen Fachsprache im Deutschen, Band 1: Untersuchungen, Band 2: Wörterbuch, Berlin – New York 2004.

RIGG, ARTHUR G., (CE) Metrics, in: F. A. C. MANTELLO and A. G. RIGG (Hrsg.), Medieval Latin. An Introduction and Bibliographical Giude, Washington, D. C. 1996, 106–110.

RIGG, ARTHUR G., Henry of Huntingdon's Herbal, Mediaeval Studies 65, 2003, 213–292.

RIHA, ORTRUN, Wissensorganisation in medizinischen Sammelhandschriften. Klassifikationskriterien und Kombinationsprinzipien bei Texten ohne Werkcharakter (Wissensliteratur im Mittelalter 9), Wiesbaden 1992.

ROBBINS, ROSSELL HOPE, Medical Manuscripts in Middle English, Speculum. A Journal of Mediaeval Studies XLV, Cambridge, Massachusetts 1970, 393–415.

RÖSLER, HANS JÜRGEN, Lehrbuch der Mineralogie, 2., überarbeitete Auflage, Leipzig 1981.

ROSE, VALENTIN, Über die Medicina Plinii, Hermes. Zeitschrift für klassische Philologie 8, Berlin 1874, 18–66.

ROSE, VALENTIN, Ptolemaeus und die Schule von Toledo, Hermes 8, Berlin 1874, 327–349.

ROSUMEK, PETER et DIETMAR NAJOCK, Concordantia in C. Plinii Secundi Naturalem Historiam curantibus PETER ROSUMEK, DIETMAR NAJOCK, (Alpha–Omega: Reihe A, Lexika, Indices, Konkordanzen zur klassischen Philologie; 55), Bd. 1–6, Hildesheim, Zürich, New York 1996.

RÜTTEN, THOMAS, Hippokrates im Gespräch, Ausstellungskatalog, Münster 1993.

RUFFIÉ, JACQUES/SOURNIA, JEAN-CHARLES, Die Seuchen in der Geschichte der Menschheit. Aus dem Französischen von BRUNHILD SEELER, Stuttgart 1987 (ungekürzte Ausgabe München 1992).

RUFFING, KAI, Palladius, Der Neue Pauly. Enzyklopädie der Antike Band 9, Stuttgart 2000, 194–195.

RUPPEL, BERND, Ein verschollenes Gedicht des 12. Jahrhunderts: Heinrich von Huntingdon ‚De herbis' (Frühmittelalterliche Studien 31), Berlin – New York 1997, 197–213.

RZIHACEK-BEDÖ, ANDREA, Medizinische Fachprosa im Stift Klosterneuburg bis 1500, Jahrbuch des Stiftes Klosterneuburg NF 14, 1991, 5–75.

SAALFELD, GÜNTHER ALEXANDER E. A., Tensaurus italograecus. Ausführliches historisch-kritisches Wörterbuch der griechischen Lehn- und Fremdwörter im Lateinischen, Wien 1884 [Nachdruck: Hildesheim 1964] (Addenda von SITTL im ArchLatLex Bd. 6ff.)

SABBAH, GUY/CORSETTI, PIERRE-PAUL/FISCHER, KLAUS-DIETRICH (Hrsg.), Bibliographie des textes médicaux latins. Antiquité et haut moyen âge, (Centre Jean-Palerne, Mémoires VI), Saint-Étienne 1987.

SABBAH, GUY (Hrsg.), Le latin médical: La constitution d'un language scientifique, Saint-Étienne 1991.

SARTON, GEORGE, Introduction to the history of Science, 3 Bde., Baltimore 1927–1948.

SAVORY, THEODORE HORACE, The Language of Science, London 1967 (rev. Ausgabe).

SCHALLER, DIETER, Das mittelalterliche Epos im Gattungssystem, in: DERS., Studien zur lateinischen Dichtung des Frühmittelalters, Stuttgart 1995, 296–312.

SCHETTER, WILLY, Das römische Lehrgedicht, in: Römische Literatur, hrsg. von MANFRED FUHRMANN (Neues Handbuch der Literaturwissenschaft 3), Frankfurt a. M. 1974, 99–114.

SCHINDLER, CLAUDIA, Vom Kochrezept zu den Sternen: Aspekte der Gattungsgenese und Gattungsentwicklung im römischen Lehrgedicht, in: MARIETTA HORSTER und CHRISTIANE REITZ (Hrsg.), Wissensvermittlung in dichterischer Gestalt (Palingenesia, Bd. 85), Stuttgart 2005, 193–209.

SCHIPPERGES, HEINRICH, Die Assimilation der arabischen Medizin durch das lateinische Mittelalter (Sudhoffs Archiv, Beiheft 3), Wiesbaden 1964.

SCHIPPERGES, HEINRICH, Hildegard von Bingen, München (2. Auflage) 1995 [Beck'sche Reihe 2008].

SCHLEISSNER, MARGARET ROSE (Hrsg.), Manuscript sources of medieval medicine: a book of essays, New York, NY [u. a.] 1995.

SCHMECK, HELMUT, Aufgaben und Methoden der modernen vulgärlateinischen Forschung, Heidelberg 1955.

SCHMIDT, GUSTAV, Halberstädter Bruchstücke V. Aus einem alphabetisch geordneten Kräuterbuche. [Macer Floridus], ZfdPh. 12 (1881), 155–182.

SCHMITT, WOLFRAM, Theorie der Gesundheit und ‚Regimen sanitatis' im Mittelalter, Heidelberg, Univ., Habilitationsschrift, 1973.

SCHMITT, WOLFRAM, Epilepsie, LexMA Bd. 3, München – Zürich 1986, 2064–2065.

SCHMITZ, RUDOLF, Geschichte der Pharmazie. Unter Mitarbeit von FRANZ-JOSEPH KUHLEN. Bd. I: Von den Anfängen bis zum Ausgang des Mittelalters, Eschborn 1998.

SCHNELL, BERNHARD, Von den wurzen. Text- und überlieferungsgeschichtliche Studien zur pharmakographischen deutschen Literatur des Mittelalters. Med. Habilitationsschrift masch. Würzburg 1989.

SCHNELL, BERNHARD, Übersetzungen in der Fachliteratur. Zum ,Älteren deutschen Macer', in: J. HEINZLE, L. P. JOHNSON, G. VOLLMANN-PROFE (Hrsg.), Übersetzen im Mittelalter. Cambridger Kolloquium 1994 (Wolfram-Studien 14), Berlin 1994, 185–207.

SCHÖNEN, JOACHIM, Die Medikamentenverse des Gilles de Corbeil, Diss. Bonn 1972.

SCHULZE, CHRISTIAN, Aulus Cornelius Celsus – Arzt oder Laie? Autor, Konzept und Adressaten der ,De medicina libri octo', Trier 1999.

SCHULZE, CHRISTIAN, Die pharmazeutische Fachliteratur in der Antike. Eine Einführung (Göttinger Forum für Altertumswissenschaft – Beihefte. Herausgegeben von SIEGMAR DÖPP und JAN RADICKE, Band 10), Göttingen 2002.

SCHUMANN, OTTO, Lateinisches Hexameter-Lexikon: dichterisches Formelgut von Ennius bis zum Archipoeta. Zusammengestellt von OTTO SCHUMANN, Teil 1–6 (MGH 4, 1–6), München 1979–1983.

SCONOCCHIA, SERGIO/CAVALLI, FABIO (Hrsg.), Testi medici latini antichi. La parole della medicina: Lessico e Storia. Atti de VII Convegno Internazionale, Trieste, 11–13 ottobre 2001. Lingue tecniche del greco e del latino IV, Bologna 2004.

SHACKLETON BAILEY, DAVID R., Homoeoteleuton in Latin dactylic verse (Beiträge zur Altertumskunde 31), Stuttgart – Leipzig 1994.

SIEGMUND, FERDINAND, Omas Lexikon der Kräuter- und Heilpflanzen [mit einer Kräuter- und Arzneimittellehre], Augsburg 1997.

SIGERIST, HENRY E., Early Mediaeval Medical Texts in Manuscripts of Montpellier, Bulletin of the History of Medicine 6, Baltimore 1941, 27–47.

SIGERIST, HENRY E., The Latin Medical Literature of the Early Middle Ages, Journal of the History of Medicine, April 1958, 127–146.

SIMMLER, FRANZ (Hrsg.), Textsorten deutscher Prosa vom 12./13. bis 18. Jahrhundert und ihre Merkmale. Akten zum Internationalen Kongress in Berlin 20. bis 22. September 1999, Bern–Berlin–Bruxelles u. a. 2002 (Jahrbuch für internationale Germanistik: Reihe A, Kongressberichte; Bd. 67).

SINGER, CHARLES JOSEPH, The Herbal in Antiquity and its Transmission to later ages, Journal of Hellenic Studies 47, 1927, 1–52.

SINGER, CHARLES, A Thirteenth Century Clinical Description of Leprosy, Journal of the History of Medicine, Spring 1949, 237–239.

SMOLAK, KURT/FISCHER, KLAUS-DIETRICH, Q. Serenus, in: REINHART HERZOG (Hrsg.), Handbuch der lateinischen Literatur der Antike, 5. Bd., München 1989, 315–320.

STADLER, HERMANN, Der lateinische Dioscorides der Münchener Hof- und Staatsbibliothek und die Bedeutung dieser Übersetzung für einen Teil der mittelalterlichen Medicin, Allgemeine medicinische Central-Zeitung No. 15, 1900, 165–166. 179–180.

STADLER, HERMANN, Die Vorrede des lateinischen Dioskorides, ArchLatLex Bd. 12, Leipzig 1902, 11–20.

STADLER, HERMANN, Die Quellen des Macer Floridus, Archiv für die Geschichte der Naturwissenschaften und der Technik 1, hrsg. von KARL VON BUCHA, HERMANN STADLER, KARL SUDHOFF, Leipzig 1909, 52–65.

STANNARD, JERRY, Benedictus Crispus, an Eighth Century Medical Poet, Journal of the History of medicine and Allied Sciences 21, 1966, 24–46.

STANNARD, JERRY, Folk Medicine, Philosophy and Medieval Herbalism. In: Res Publica Litterarum. Studies in the Classical Tradition, Bd. III; Kansas 1980, 229–236.

STEINEN, WOLFRAM VON DEN, Karl und die Dichter, in: BERNHARD BISCHOFF (Hrsg.), Das geistige Leben (Karl der Grosse. Lebenswerk und Nachleben Bd. II, hrsg. von WOLFGANG BRAUNFELS), Düsseldorf (2. Aufl.) 1966, 63–94.

STEINEN, WOLFRAM VON DEN, Zur Chronologie des reinen Leoninus, in: WOLFRAM VON DEN STEINEN, Menschen im Mittelalter. Gesammelte Forschungen, Betrachtungen, Bilder, herausgegeben von PETER VON MOOS, Bern und München 1967, 187–195.

STEINMETZ, WIEBKE, Heinrich Rantzau (1526–1598). Ein Vertreter des Humanismus in Nordeuropa und seine Wirkungen als Förderer der Künste, Frankfurt am Main 1991.

STEINSCHNEIDER, MORITZ, Constantins lib. de gradibus und ibn al-Gezzars Adminiculum, Deutsches Archiv für Geschichte der Medicin und medicinische Geographie 2 (1879), 1–22.

STEINSCHNEIDER, MORITZ, Die hebräischen Übersetzungen des Mittelalters und die Juden als Dolmetscher: ein Beitrag zur Literaturgeschichte des Mittelalters, meist nach handschriftlichen Quellen, Berlin 1893.

STELLA, FRANCESCO, Il verso europeo, Atti del seminario di metrica comparata, a cura di FRANCESCO STELLA, Firenze 1995.

STERNBERG, KASPAR GRAF VON, Abhandlung über die Pflanzenkunde in Böhmen, Prag 1818.

STOFFLER, HANS-DIETER, Kräuter aus dem Klostergarten – Wissen und Weisheit mittelalterlicher Mönche, Stuttgart 2002.

STOHLMANN, JÜRGEN, Anonymi Historia Troyana Daretis Frigii. Untersuchungen und kritische Ausgabe (Beihefte zum MlatJb 1), Wuppertal – Ratingen – Düsseldorf 1968.

STOTZ, PETER (Hrsg.), Dichten als Stoff-Vermittlung. Formen, Ziele, Wirkungen. Beiträge zur Praxis der Versifikation lateinischer Texte im Mittelalter, Zürich 2008.

STRECKER, KARL, Studien zu den karolingischen Dichtern, NA 43 (1922), 477–511.

STRECKER, KARL, Studien zu karolingischen Dichtern. V. Leoninische Hexameter und Pentameter im 9. Jh., NA 44 (1922), Berlin 1957 (unveränderte Neuausgabe), 209–251.

STREICH, HERMANN, Die Schneckenzucht, Heilbronn 1909.

SUDHOFF, KARL, Medizinische Bibliotheken. Eine historische Plauderei, in: HENRY E. SIGERIST (Hrsg.), Ausgewählte Werke von Karl Sudhoff. Mit einer autobiographischen Skizze, (Sudhoffs Archiv für Geschichte der Medizin, Bd. 21), Leipzig 1929, 296–310.

SUDHOFF, KARL, Medizinischer Unterricht und seine Lehrbehelfe im frühen Mittelalter, in: HENRY E. SIGERIST (Hrsg.), Ausgewählte Werke von Karl Sudhoff. Mit einer autobiographischen Skizze, (Sudhoffs Archiv für Geschichte der Medizin Bd. 21), Leipzig 1929, 28–37.

SUDHOFF, KARL (Hrsg.), Theophrast von Hohenheim, gen. Paracelsus, Sämtliche Werke 1. Abteilung: Medizinische, naturwissenschaftliche und philosophische Schriften, hrsg. von KARL SUDHOFF, Bd. 3, München und Berlin 1930.

SULZER, JOHANN GEORG, Allgemeine Theorie der schönen Künste: 3. Teil in einzelnen, nach alphabetischer Ordnung der Kunstwörter aufeinanderfolgenden Artikeln abgehandelt, Hildesheim – Zürich – New York 1994 (2., unveränderter Nachdruck der Ausgabe Leipzig 1793), Lehrgedicht 172–221.

SVENNUNG, JOSEF, Anredeformen: Vergleichende Forschungen zur indirekten Anrede in der dritten Person und zum Nominativ für den Vokativ, Uppsala 1958.

TELLE, JOACHIM, Petrus Hispanus, VL^2 Bd. 7, Berlin – New York 1989, 504–511.

THIERFELDER, J. G., Zwei Handschriften des Macer Floridus mit Übersetzung in Deutsche Reime, Serapeum. Zeitschrift für Bibliothekswissenschaft, Handschriftenkunde und ältere Litteratur, hrsg. von ROBERT NAUMANN, 23. Bd., Leipzig 1862 (Reprint 1968), 7–12.

THOMSON, RODNEY M., Catalogue of the manuscripts of Lincoln Cathedral Chapter Library, Cambridge 1989.

THORNDIKE, LYNN, A history of magic and experimental science, Vol. 1, New York 1923, 612–615.

TOURATIER, CHRISTIAN (Hrsg.), Syntaxe et latin: actes du IIeme Congrès Internat. de Lingustique Latine, Aix-en-Provence, 28–31 mars 1983/éd. par CHRISTIAN TOURATIER, Aix-en-Provence, 1985.

TOUWAIDE, ALAIN [Ü.: TH. HEINZE], Oreibasios, Der Neue Pauly. Enzyklopädie der Antike Bd. 9, Stuttgart – Weimar 2000, 15-16.

TOUWAIDE, ALAIN [Ü.: TH. HEINZE], Serenus [1] Quinctius S. Sammonicus, Der Neue Pauly. Enzyklopädie der Antike Bd. 11, Stuttgart – Weimar 2001, 451–452.

TRAUBE, LUDWIG, Einleitung in die lateinische Philologie des Mittelalters, München 1965 (unveränderter Nachdruck der 1911 erschienenen ersten Auflage).

TREMBLAY, LUCAS, Les fleurs du livre des vertus des herbes, composé iadis en vers latins par Macer Floride. Et illustré des commentaires de M. Guillaume Gueroult, Medecin à Caen en Normandie. Le tout mis en Français par M. LUCAS TREMBLAY, Rouen 1588.

TUDEER, LAURI O. TH., Några Rantzauska Böcker i Helsingfors, Nordisk tidskrift för bok- och biblioteksväsen 3, 1916, 261–261

UHLIG, PAUL, Arzt und Apotheker und Altzwickau, in: Sudhoffs Archiv für Geschichte der Medizin und der Naturwissenschaften 30, 1937/38, 301–306.

VASOLD, MANFRED, Die Pest. Ende eines Mythos, Stuttgart 2003.

VEIT, RAPHAELA, Quellenkundliches zu Leben und Werk des Constantinus Africanus, Deutsches Archiv für Erforschung des Mittelalters 59, 2003, 121–152.

VENTURA, IOLANDA, L'erbario alfabetico del De Proprietatibus Rerum di Bartolomeo Anglico e le sue fonti: una panoramica sul ruolo della botanica nelle enciclopedie del XIII secolo, in: THEO STAMMEN und WOLFGANG E. J. WEBER (Hrsg.), Wissenssicherung, Wissensordnung und Wissensverarbeitung. Das europäische Modell der Enzyklopädien (Colloquia Augustana Bd. 18), Berlin, 2004, 291–337.

VERNET, ANDRÉ, Histoire des bibliothèques françaises. Les bibliothèques médiévales du VIe siècle à 1530, Paris 1989 (Nouv. éd. 2008).

VERNET, ANDRÉ, (mit WINTHROP WETHERBEE), Bernardus Silvestris, LexMA Bd. 1, München – Zürich, 1978–1979.

VOGT, SABINE, „...er schrieb in Versen, und er tat recht daran": Lehrdichtung im Urteil Galens, in: THORSTEN FÖGEN (Hrsg.), Antike Fachtexte. Ancient Technical Texts, Berlin–New York 2005, 51–78.

VOLK, KATHARINA, The Poetics of Latin Didactic: Lucretius, Vergil, Ovidius, Manilius, Oxford 2002.

VOSSLER, KARL, Einführung ins Vulgärlatein, herausgegeben und bearbeitet von HELMUT SCHMECK, München 1953.

WAGNER, FRITZ, Die Verslegende vom hl. Alexius „Duxit Romanus vir nobilis Eufemianus", MlatJb 1, Köln 1964, 78–99.

WAGNER, FRITZ, Die metrische Alexius-Vita „Eufemianus erat, ceu lectio sacra revelat", MlatJb 2, Köln 1965, 145–164.

WALDE, OTTO, Bücher- und bibliotheksgeschichtliche Forschungen in ausländischen Bibliotheken, Nordisk tidskrift för bok- och biblioteksväsen 17, 1930, 75–148.

WALDE, OTTO, Studier i äldre dansk bibliotekshistoria, Nordisk tidskrift för bok- och biblioteksväsen 19, 1932, 1–66.

WALTHER, HANS, Initia carminum ac versuum medii aevi posterioris latinorum. Alphabetisches Verzeichnis der Versanfänge mittellateinischer Dichtungen. Unter Benutzung der Vorarbeiten Alfons Hilkas bearb. von HANS WALTHER, Göttingen 1959.

WATSON, ANDREW G. (Hrsg.), Medieval libraries of Great Britain. A list of surviving books edited by N. R. KER. Supplement to the second edition edited by ANDREW G. WATSON, London 1987.

WATTENBACH, WILHELM, Lateinische Gedichte aus Frankreich im elften Jahrhundert, Sitzungsberichte der Königlich Preussischen Akademie der Wissenschaften zu Berlin VII, 1891, 97–114.

WEISS ADAMSON, MELITTA, Medieval Dietetics. Food and Drink in Regimen Sanitatis. Literature from 800 to 1400 (German Studies in Canada Bd. 5), Frankfurt am Main – Berlin – Bern u. a. 1995.

WENZEL, MANFRED, Choulant, Johann Ludwig, in: WERNER E. GERABEK, BERNHARD D. HAAGE, GUNDOLF KEIL, WOLFGANG WEGNER (Hrsg.), Enzyklopädie Medizingeschichte, Berlin – New York 2005, 259f.

WERNER, JAKOB, Beiträge zur Kunde der lateinischen Literatur des Mittelalters aus Handschriften gesammelt, Aarau 1905.

WICKERSHEIMER, ERNEST, Dictionnaire biographique des médecins en France au moyen âge 2, Genève, 1979 (Réimpr. de l'éd. de 1936), 584 (Odo of Meung or Magdunensis).

WICKERSHEIMER, ERNEST, Dictionnaire biographique des médecins en France au moyen âge 3: Supplement/DANIELLE JACQUART, Genève, 1979 (S. 218: Odo of Meung or Magdunensis).

WICKERSHEIMER, ERNEST, „Ignis sacer“ - Bedeutungswandel einer Krankheitsbezeichnung, CIBA-Symposium Band 8, 1960, 160–169.

WICKERSHEIMER, ERNEST, Les Manuscrits Latins de Médecine du Haut Moyen Age dans les Bibliothèques de France, Paris 1966.

WILLIAMS, JOHN R., Godfrey of Rheims, a Humanist of the eleventh Century, Speculum. A Journal of mediaeval Studies. Vol. XXII, Cambridge, Massachusetts 1947, 29–45.

WÖLFEL, HANS, Das Arzneidrogenbuch Circa instans in der Fassung des XIII. Jh. aus der Universitätsbibliothek Erlangen. Text und Kommentar als Beitrag zur Pflanzen- und Drogenkunde des Mittelalters. Diss. rer. nat. Berlin 1939.

WORSTBROCK, FRANZ JOSEF, Eberhard der Deutsche, VL^2 Bd. 2, Berlin – New York 1980, 273–276.

ZACHER, JULIUS, [Anmerkungen zu Gustav Schmidt], Zeitschrift für deutsche Philologie, hrsg. von ERNST HÖPFNER und JULIUS ZACHER, 12. Bd., Halle 1881 (Reprint 1966), 155–182.

ZACHER, JULIUS, Macer Floridus und die Entstehung der deutschen Botanik, Zeitschrift für deutsche Philologie, hrsg. von ERNST HÖPFNER und JULIUS ZACHER, 12. Bd., Halle 1881 (Reprint 1966), 189–215. 349–352.

ZIOLKOWSKI, JAN M., From Didactic Poetry to Bestselling Textbooks in the long Twelfth Century, in: ANNETTE HARDER, ALASDAIR A. MACDONALD, GERRIT J. REININK (Hrsg.), Calliope's Classroom. Studies in Didactic Poetry from Antiquity to Renaissance, Paris – Leuven – Dudley, MA 2007, 221–244.

6. Benutzte Handschriftenkataloge

A Catalogue of the Manuscripts preserved in the Library of the University of Cambridge, Vol. 2, Cambridge 1857; Vol. 3, Cambridge 1858.

ANDERSSON-SCHMIDT, MARGARETE und MONICA HEDLUND, Mittelalterliche Handschriften der Universitätsbibliothek Uppsala: Katalog über die C-Sammlung: Bd.1. C I–IV, 1–50, Stockholm 1988.

BERGMANN, ROLF und STEFANIE STRICKER unter Mitarbeit von YVONNE GOLDAMMER und CLAUDIA WICH-REIF, Katalog der althochdeutschen und altsächsischen Glossenhandschriften, Bd. 4, Berlin – New York 2005, 1509f. (Nr. 784).

BOESE, HELMUT, Die lateinischen Handschriften der Sammlung Hamilton zu Berlin, Wiesbaden 1966.

BROSZINSKI, HARTMUT, Manuscripta medica (Die Handschriften der Murhardschen Bibliothek der Stadt Kassel und Landesbibliothek, Bd. 3,1), Wiesbaden 1976.

Catalogue général des manuscrits des bibliothèques publies des départements. Tome 4 Arras, Avranches, Boulogne, Paris 1872 (Repr. 1968).

Catalogue général des manuscrits des bibliothèques publiques des départements. Tome 6 Douai, Paris 1878.

Catalogue général des manuscrits des bibliothèques publiques de France. Départements Tome 25 Poitiers – Valenciennes, Paris 1894.

Catalogue général des Manuscrits des bibliothèques publiques de France/Ministère de l'instruction publique, des beaux arts et des cultes: Départements Tome 37,1: Tours, Paris 1905.

Catalogue des Manuscrits Français. Tome premier. Ancien Fonds. Bibliothèque Impériale – Departement des Manuscrits, Paris 1868.

DEGERING, HERMANN, Kurzes Verzeichnis der germanistischen Handschriften der Preussischen Staatsbibliothek. II. Die Handschriften im Quartformat, Leipzig 1926.

DEGERING, HERMANN, Kurzes Verzeichnis der germanistischen Handschriften der Preussischen Staatsbibliothek. III. Die Handschriften im Oktavformat und Register zu Band I–III, Leipzig 1932.

DELISLE, LÉOPOLD, Bibliothèque nationale: Catalogue des manuscrits des fonds Libri et Barrois, Paris 1888.

DOLCH, WALTHER, Katalog der deutschen Handschriften der k. k. öffentlichen und Universitätsbibliothek zu Prag. I. Teil: Die Handschriften bis etwa zum Jahr 1550. Prag 1909.

ENDLICHER, STEPHANUS, Catalogus codicum philologicorum latinorum Bibliothecae Palatinae Vindobonensis digessit Stephanus Endlicher, Vindobonae 1836.

FELLER, L. JOACHIM, Catalogus codicum manuscriptorum bibliothecae Paulinae in Academia Lipsiensi, Lipsiae 1686.

HAGEN, HERMANN, Catalogus codicum Bernensium (Bibliotheca Bongarsiana), ed. et praefatus est Hermannus Hagen, Bern 1875 (Nachdruck Hildesheim 1974).

HALM, KARL/LAUBMANN, GEORG VON/MEYER, WILHELM, Catalogus codicum latinorum Bibliothecae Regiae Monacensis secundum Andreae Schmelleri indices composuerunt Carolus Halm, Georgius Laubmann, Guilhelmus Meyer. Codices latinos (Clm) num. 1–2329 complectens (Catalogus codicum manu scriptorum Bibliothecae Regiae Monacensis Bd. 1,1), Monachii 1892.

HALM, KARL/LAUBMANN, GEORG VON/MEYER, WILHELM, Catalogus codicum latinorum Bibliothecae Regiae Monacensis secundum Andreae Schmelleri indices composuerunt Carolus Halm, Georgius Laubmann, Guilhelmus Meyer. Codices latinos (Clm) num. 2501–5250 complectens, editio emendatior altera (Catalogus codicum manu scriptorum Bibliothecae Regiae Monacensis Bd. 1,2), Monachii 1894.

HALM, KARL/THOMAS, GEORG/MEYER, WILHELM, Catalogus codicum latinorum Bibliothecae Regiae Monacensis secundum Andreae Schmelleri indices composuerunt Carolus Halm, Georgius Thomas, Guilhelmus Meyer. Codices latinos (Clm) num. 5251–8100 complectens (Catalogus codicum manu scriptorum Bibliothecae Regiae Monacensis Bd. 1,3), Monachii 1873.

HALM, KARL/KEINZ, FRIEDER./MEYER, WILHELM/THOMAS, GEORG, Catalogus codicum latinorum Bibliothecae Regiae Monacensis secundum Andreae Schmelleri indices composuerunt Carolus Halm, Frieder. Keinz, Guilhelmus Meyer, Georgius Thomas. Codices latinos (Clm) num. 11001–15028 complectens (Catalogus codicum manu scriptorum Bibliothecae Regiae Monacensis Bd. 2,2), Monachii 1876.

HALM, KARL/LAUBMANN, GEORG VON, Catalogus codicum latinorum Bibliothecae Regiae Monacensis secundum Andreae Schmelleri indices composuerunt Carolus Halm, Georgius Laubmann (resp. Guilhelmus Meyer, Georgius Thomas, Frid. Krieg). Codices latinos (Clm) num. 15121–21313 complectens (Catalogus codicum manu scriptorum Bibliothecae Regiae Monacensis Bd. 2,3), Monachii 1878.

HALM, KARL/LAUBMANN, GEORG VON, Catalogus codicum latinorum Bibliothecae Regiae Monacensis secundum Andreae Schmelleri indices composuerunt Carolus Halm, Georgius Laubmann (resp. Guilhelmus Meyer, Georgius Thomas, Frid. Krieg). Codices latinos (Clm) num. 21406–27268 complectens (Catalogus codicum manu scriptorum Bibliothecae Regiae Monacensis Bd. 2,4), Monachii 1881.

HAUSMANN, REGINA, Die Historischen, Philologischen und Juristischen Handschriften der Hessischen Landesbibliothek Fulda bis zum Jahr 1600. B 1–25, C 1–18.68. D 1–48. Beschrieben von REGINA HAUSMANN (Die Handschriften der Hessischen Landesbibliothek, 2. Bd.), Wiesbaden 2000.

HEINEMANN, OTTO VON, Die Augusteischen Handschriften. Teil 3: Codex Guelferbytanus 32.7. Augusteus 2° bis 77.3. Augusteus 2°. Nachdruck der Ausgabe von 1898 (Kataloge der Herzog-August-Bibliothek Wolfenbüttel. Die Alte Reihe, Bd. 6), Frankfurt am Main 1966.

HEINEMANN, OTTO VON, Die Augusteischen Handschriften. Teil 5: Codex Guelferbytanus 34.1. Aug. 4^0 bis 117 Augusteus 4^0. Nachdruck der Ausgabe von 1903 (Kataloge der Herzog-August-Bibliothek Wolfenbüttel. Die Alte Reihe, Bd. 8), Frankfurt am Main 1966.

HELSSIG, RUDOLF, Die lateinischen und deutschen Handschriften der Universitätsbibliothek Leipzig. Band 1. Die theologischen Handschriften. Teil 1 (Ms 1–500). Unveränderter Nachdruck der Auflage von 1926 – Wiesbaden 1995.

HUNT, RICHARD WILLIAM/WATSON, ANDREW GEORGE, Digby manuscripts: 1. A reproduction of the 1883 catalogue by W. D. Macray; 2. Notes on Macray's descriptions of the manuscripts by R. W. HUNT & A. G. WATSON, Oxford 1999.

KELLE, JOHANN, Die altdeutschen Handschriften der k. k. öffentlichen und Universitätsbibliothek in Prag (Schluß), Serapeum. No. 5, Leipzig 1859, S. 65–75.

LEITSCHUH, FRIEDRICH und FISCHER, HANS, Katalog der Handschriften der Königlichen Bibliothek zu Bamberg, Bamberg 1887–1912, 1966.

MENHARDT, HERMANN, Verzeichnis der altdeutschen Handschriften der österreichischen Nationalbibliothek; 2. Band (Deutsche Akademie der Wissenschaften zu Berlin - Veröffentlichungen des Instituts für deutsche Sprache und Literatur; 13), Berlin 1961.

MOHLBERG, CUNIBERT, Katalog der Handschriften der Zentralbibliothek Zürich. Bd. 1 Mittelalterliche Handschriften. Erste und zweite Abteilung. Handschriften der Stadtbibliothek, Zürich 1932.

MOLHUYSEN, PHILIP C., Codices bibliothecae publicae latini (Bibliotheca Universitatis Leidensis/Codices manuscripti 3), Leiden (Lugduni Batavorum) 1912.

MOORAT, S. A. J., Catalogue of Western Manuscripts on Medicine and Science in the Wellcome Historical Medical Library I MSS. Written before 1650 A.D., London 1962.

OMONT, HENRI, Catalogue général des manuscrits des bibliothèques publies de France. Départements Tome 1 Rouen, Paris 1886.

PENSEL, FRANZJOSEF, Verzeichnis der deutschen mittelalterlichen Handschriften in der Universitätsbibliothek Leipzig - zum Druck gebracht von IRENE STAHL, Berlin 1998.

ROSE, VALENTIN, Verzeichnis der Lateinischen Handschriften der Königlichen Bibliothek zu Berlin, Zweiter Band: Die Handschriften der Kurfürstlichen Bibliothek und der Kurfürstlichen Lande, -Dritte Abteilung- (Die Handschriften-Verzeichnisse der Königlichen Bibliothek zu Berlin, Dreizehnter Band), Berlin 1905.

SCHIPKE, RENATE, Die mittelalterlichen Handschriften der Ratsschulbibliothek Zwickau: Bestandsverzeichnis aus dem Zentralinventar mittelalterlicher Handschriften (ZIH), Berlin 1990.

SCHMOLINSKY, SABINE und KARL HEINZ KELLER, Katalog der lateinischen Handschriften der Staatlichen Bibliothek (Schloßbibliothek) Ansbach. Bd, II: Ms. lat. 94–

Ms. lat. 173. Beschrieben von SABINE SCHMOLINSKY und KARL HEINZ KELLER, Wiesbaden 2001.

SCHNEIDER, KARIN, Die deutschen Handschriften in der Bayerischen Staatsbibliothek München: Cgm 691–867 (Editio altera), Wiesbaden 1984.

SCHNORR VON CAROLSFELD, FRANZ, Katalog der Handschriften der Sächsischen Landesbibliothek zu Dresden, Band 1. Korrigierte und verbesserte nach dem Exemplar der Landesbibliothek photomechanisch hergestellte Ausgabe des Kataloges der Königlichen Öffentlichen Bibliothek zu Dresden, Band 1, bearbeitet von FRANZ SCHNORR VON CAROLSFELD, Leipzig 1882. Dresden 1979.

SCHUBA, LUDWIG, Die medizinischen Handschriften der Codices Palatini Latini in der Vatikanischen Bibliothek, Wiesbaden 1981, 266–268.

SCHUM, WILHELM, Beschreibendes Verzeichnis der Amplonischen Handschriften – Sammlung zu Erfurt, Berlin 1887.

Tabulae codicum manu scriptorum praeter graecos et orientales in Bibliotheca Palatina Vindobonensi asservatorum; ed. Academia Caesarea Vindobonensis, Wien 1864–1899. Bd. 1: Cod. 1–Cod. 2000. Bd. 2: Cod. 2001–3500.

THOMAS, PETER W., Medicine and science at Exeter Cathedral Library: a short-title catalogue of printed books; 1483–1900; with a list of 10th- to 19th-century manuscripts, Exeter 2003.

THOMSON, RODNEY M., Catalogue of the Manuscripts of Lincoln Cathedral Chapter Library, Cambridge 1989.

THOMSON, RODNEY M., A descriptive catalogue of the medieval manuscripts of Merton College, Oxford. With a description of the Greek manuscripts by N. G. WILSON, Cambridge 2009.

THORNDIKE, LYNN/KIRBE, PEARL, A catalogue of incipits of mediaeval scientific writings in Latin, Cambridge, Mass. 1963.

TRUHLÁŘ, JOSEPH, Catalogus codicum manu scriptorum qui in C. R. Bibliotheca publica atque Universitatis Pragensis asservantur. Pars prior: Codices 1–1665, Prag 1905, S. 518 (Nr. 1375). Pars 2: Codices 1666–2752 forulorum IX - XV et Bibliothecae Kinskyanae. Adligata 2753–2830. Tabulae. Addenda. Index, Pragae 1906.

UNTERKIRCHER, FRANZ, Die datierten Handschriften der österreichischen Nationalbibliothek von 1401 bis 1450. 1. Teil: Text (Katalog der datierten Handschriften in lateinischer Schrift in Österreich, Band II), Wien 1971.

UNTERKIRCHER, FRANZ, Die datierten Handschriften der Österreichischen Nationalbibliothek von 1451 bis 1500, 1. Teil: Text, 2. Teil: Tafeln (Katalog der datierten Handschriften in lateinischer Schrift in Österreich, Band II), Wien 1974.

WINTER, URSULA, Die europäischen Handschriften der Bibliothek Dietz: Teil 3. Die Manuscripta Dieziana c. (Die Handschriftenverzeichnisse der Deutschen Staatsbibliothek zu Berlin; N. F. Bd. 1, T. 3.), Wiesbaden 1994.

YOUNG, JOHN and P. HENDERSON AITKEN, A catalogue of the manuscripts in the Library of the Hunterian Museum in the University of Glasgow, Glasgow 1908.

7. Gesehene Handschriften

Berlin, Staatsbibliothek zu Berlin Preussischer Kulturbesitz, Ms. Ham. 407 (um 1400) f. 11r–45v französische Fassung des ‚Macer Floridus'.

Berlin, Staatsbibliothek zu Berlin Preussischer Kulturbesitz, Ms. germ. oct. 477 (15. Jh.) f. 137r–145v Rückübersetzung ins Lateinische.

Berlin, Staatsbibliothek zu Berlin Preussischer Kulturbesitz, Ms. lat. fol. 115 (14.–15. Jh.) f. 94–122 ‚Macer Floridus' 75 Kapitel.

Berlin, Staatsbibliothek zu Berlin Preussischer Kulturbesitz, Ms. Diez. C quart. 48 (Ende 15. Jh.) f. 2r–158r Heilmittelbuch, altdt.

Microfilm-Kopien:

Fulda, Hessische Landesbibliothek, Cod. C 9 (14. Jh.) f. 4r–41v erweiterte Fassung des ‚Macer Floridus' mit 115 Kapiteln.

Prag, Národní Knihovna České Republiky, MS VII. G. 25 (12.–13. Jh.) f. 1v–13 Marbod von Rennes ‚De Lapidibus'; f. 14r–53v ‚Macer Floridus', f. 53v–72v Quintus Serenus ‚Liber medicinalis'.

Wien, Österreichische Nationalbibliothek, Cod. 3196 (15. Jh.) f. 207–250 ‚Macer Floridus'.

Wien, Österreichische Nationalbibliothek, Cod. 3207 (15. Jh.) f. 1–50 ‚Macer Floridus', f. 50–52v Pseudo-Macer ‚De animalibus et lignis'.

VI. Indizes

1. Index vocabulorum / glossarium

Die Zahlen bezeichnen die Kapitel (capit.) und die Verse der ‚Spuria Macri'

aaron, -i (n.), hier: f., Aronstab $1^{\text{capit.}}$, 1

abluo, -lui, -lutum, -ere, abwaschen 300

abortus, -us m., Früh-, Fehlgeburt 87, 461

abscondo, -condi, -conditum, -ere, verbergen, bedeckend verbergen 17

absum, afui, afuturum, abesse, fehlen 252

absinthium, -i n., Wermut 243

abundo, -avi, -are, überströmen, überfließen 160, 467

acerrimus, -a, -um, compar. zu *acer*, scharf 347

acetum, -i n., Essig $18^{\text{capit.}}$, 29, 92, 154, 270, 338, 358, 362, 370, 372, 440, 469, 472

achora, -ae f., Schorf, Grind 198

acer, acris, acre, herb, sauer, scharf, ätzend 19, 198, 227, 270, 278, 482, 484

acte, -es f., Holunder 37

adapto, -avi, -atum, -are, anpassen 207

addo, -didi, -ditum, -ere, beigeben, hinzufügen 49, 153, 171, 222

adeps, adipis, Fett, Schmalz 475

adiungo, -iunxi, -iunctum, -ere, hinzufügen, hineingeben 24, 142, 299

admiror, -atus sum, -ari, bewundern 402

admisceo, -miscui, -mixtum, -ere, hinzu-, beimischen, beigeben, vermischen 317, 392, 482

admoveo, -movi, -motum, -ere, heranbringen, anwenden, heranziehen 447

adstringo (astringo), -strinxi, -strictum, -ere, fest zusammenziehen, adstringieren, erstarren machen, med.: zusammenziehend wirken 391, 413, 435

aduro, -ussi, -ustum, -ere, anbrennen, versengen, med.: brennen, entzünden 361, 439

aequalis, -e, gleichbeschaffen, gleich 281

agito, -avi, -atum, -are, schütteln, umrühren 399

ago, egi, actum, agere, zufügen, anfertigen 28, 226

agrimonia, -ae f., Odermennig $2^{\text{capit.}}$, 18

albumen, -inis n., das Weiße, Eiweiß 285

albus, -a, -um, weiß 6, 171

alga, -ae f., (Seegras, -tang), hier: *alga palustris*, Seerose $5^{\text{capit.}}$, 107

alopecia, -ae f., Alopezie, Fuchsräude, Ausfallen der Haare, plur.: grindige Stellen 128, 137, 188, 370

alumen, -inis n., der Alaun $20^{\text{capit.}}$, 476

cerebrum, -bri n., Gehirn, Gehirnschale 460
certe (adv.), sicher 346
cervix, -icis f., Nacken, Genick, Hals 173, 198, 289
cervus, -i m., Hirsch 17[capit.], 412
chamaeacte, -es (f.), Zwergholunder 37
chironius, -a, -um, nach Chiron benannt, unheilbar (von Wunden) 69
cholera, -ae f., 1. Galle, 2. Darmkrankheit (Gallenbrechruhr) 40
cibus, -i m., Speise, Nahrung 44, 443
cicatrix, -tricis f., Narbe 73, 316
ciconia, -ae f., Storch 353
cilium, -i n., Augenlid, bes. das untere Augenlid 262
cinis, -eris n., Asche 224, 257, 270, 282, 428
citus, -a, -um, schnell 33
clavus, -i m., Warze, Hühnerauge 340
cochlea, -ae f., Schnecke 16[capit.], 402
cochlear, -is n., Löffel 423, 459
coctus, -a, -um, vide *coquere*
coeliacus (subst. m.) ein an Lienterie Erkrankter, Unterleibskranker 125, 209, 421
coerceo, -ui, -itum, -ere, einschränken, fernhalten 409
cognomen, -inis n., Bei-, Zuname 109
cogo, -egi, -actum, -ere, zusammenziehen 57, 173, 277
cohibeo, -ui, -itum, -ere, bezähmen, aufhalten, verhindern 221
colligo, -legi, lectum, -ere, aufbewahren 16
collum, -i n., Hals 400
colluo, -ui, -ere, ausspülen, durch Ausspülen reinigen, (ab)waschen 289
collyrium, -i n., Salbe in Zäpfchenform, bes. Augensalbe 425
**collyriolum, -i* n., Zäpfchen 314
color, -oris m., Farbe 71, 74, 114, 293, 418, 454
comito, -avi, -atum, -are, begleiten, dabeisein 158, 163, 362, 365
commastico, -atum, -are, zerkauen 197
commisceo, -miscui, -mixtum, -ere, vermengen, vermischen, vermischend beifügen, beimischen 246, 370
compesco, -ui, -itum, -ere, lindern, mindern, beseitigen 181, 196, 345, 397
concavus, -a, -um, gewölbt, gehöhlt 395
conceptus, -us m., Empfängnis 269
condyloma, -atis n., Feigwarze, das Kondylom 201
confero, -tuli, -collatum, -ferre, bringen, bieten; hervorbringen, verschaffen; auftragen 46, 74, 233, 293, 336
conficio, -feci, -fectum, -ere, zubereiten, (Heilmittel) herstellen 247, 259
confirmo, -avi, -atum, -are, bekräftigen 401
coniungo, -iunxi, -iunctum, -ere, zusammenfügen, vermischen, vermengen, hinzufügen, beimengen, beimischen 29, 79, 89, 92, 154, 161, 187, 245, 256, 262, 315, 338, 358, 469
conquasso, -avi, -atum, -are, prellen, quetschen, verletzen 90
consimilis, -e, ähnlich, vergleichbar 63, 105, 293
consolido, -avi, -atum, -are, verfestigen, heilen 200, 359
constrictivus, -a, -um, zusammenziehend, verstopfend 410
constringo, -strinxi, -strictum, -ere, zusammenziehen, verstopfen 382, 384
consumo, -sumpsi, -sumptum, -ere, aufzehren 30
contra, gegen 233, 234
contraho, -traxi, -tractum, -ere, zusammenziehen 145, 248

distendo, -tendi, -tentum, -ere, ausdehnen, anfüllen 174
diureticus, -a, -um, harntreibend 19
diversus, -a, -um, verschieden, abweichend 107, 476
divus, -a, -um, göttlich 474
doctus, -a, -um, gelehrt, gebildet 401
doleo, dolui, -ere, schmerzen, Schmerz empfinden, leiden 324, 376, 430
dolor, -oris m., Schmerz 23, 30, 91, 126, 141, 173, 220, 317, 357, 397, 424, 435
drachma, -ae f., Drachme 25, 80, 242, 243, 295
draco, -onis m., Drache 465
dragantum = *tragacant(h)um, -i* n., Tragantgummi 242
duplex, -plicis, doppelt, zweifach 34
durus, -a, -um, hart 49
duritia, -ae f., Verhärtung 76, 349
dysentericus, -a, -um, an Schmerzen in den Eingeweiden mit Durchfall verbunden leidend 155, 209, 421
dyspnoicus, -a, -um, an Engbrüstigkeit leidend 89

ebulus, -i f., Attich, Zwergholunder 3[capit.], 38
effectus, -us m., Wirkung, Erfolg 176
effigies, -ei f., Abbild, Aussehen 297
effugo, -avi, -atum, -are, ver-, austreiben 223
elimatio, -onis f., Späne 239
elixatura, -ae f., Absud 219
elixus, -a, -um, gesotten, gekocht, gedünstet 39, 46, 65, 384
emendo, -avi, -atum, -are, von Fehlern befreien, heilen 128, 171, 220, 339, 448
emplastrum, -i n., Pflaster 48, 171, 362
empyicus, -i m., an inneren Geschwüren, Lungengeschwüren leidend 458
eneco, -necui, -nectum, -are, langsam umbringen, töten 438
epilepticus, -i m., Epileptiker 329
equus, -i m., Pferd 361
eripio, -ripui, -reptum, -ere, entreißen, benehmen 378
esca, -ae f., Speise 172, 380
eustomachus, -a, -um, gut oder heilsam für den Magen, magenstärkend 407
examen, -inis, n., Prüfung, Ergebnis 255
excalefacio, -feci, -factum, -facere, erwärmen 344
exeo, -ii, -itum, -ire, auslaufen, austreten (von Flüssigkeiten) 410
eximius, -a, -um, vortrefflich, großartig, wertvoll 46
expello, -puli, -pulsum, -ere, vertreiben, austreiben 439
experior, -pertus sum, -iri, in Erfahrung bringen, untersuchen 263
exsucco, -are (= *exsucare*), entsaften 97
extenuo, -avi, -atum, -are, verdünnen 12
**extenuatrix*, adj. f., verdünnend 456
exterior, -ius (compar.), äußerlich 140
exto, -are (= *exsto*), hervorragen, sich zeigen 383
extraho, -traxi, -tracutm, -ere, herausziehen 77
exuro, -ussi, -ustum, -ere, verbrennen 260, 270, 414, 428

faba, -ae f., Bohne 6[capit.], 138, 144, 149, 154, 157
factus, -a, -um, gemacht, gearbeitet 10, 51, 75, 95, 282, 285, 326, 339, 425, 432, 444
farina, -ae f., Mehl 144, 157, 161
**farsa, -ae* f., fressendes, krebsartiges Geschwür 481
fastidium, -i n., Ekel, Widerwille, Abneigung, Völlegefühl 441

glomero, -avi, -atum, -are, zu einem Knäuel zusammenballen, aufwickeln 96
gradus, -us m., Grad, Stufe 477
graece (adv.), griechisch, in griechischer Sprache 58, 373
graecus, -a, -um, griechisch 161
gratus, -a, -um, angenehm, erwünscht 71
gravo, -avi, -atum, -are, schwer machen, belasten 274
gravior (compar. von *gravis, -e*, schwer, schlimm) 430
gustus, -us m., Geschmack 120

haemoptoicus, -i m., (= *haemoptyicus*) der Blut Spuckende 421
haemorrhoidae, -arum f., Hämorrhoiden 203
halosanthos, eigentlich Salzblüte, soll hier Weidenblüte, Weidenkätzchen bedeuten 280
hasta, -ae f., Zweig, Trieb, Spitze 41, 60, 67, 121, 204
haurio, hausti, haustum, -ire, trinken, verzehren 42, 48
herba, -ae f., Kraut, Pflanze 14, 18, 45, 97
herpeta, -ae f., bösartiges Geschwür, pustulöse Ausschlagkrankheit 373
hircus, -i m., Ziegenbock 311, 331
hora, -ae f., Zeit, Stunde 334
humanus, -a, -um, menschlich 131
humidus, -a, -um, feucht 176
humus, -i f., Erde, Ton 432
humor, -oris m., Feuchtigkeit, Körpersaft 12, 44, 221
hydropicus, -i m., Wassersüchtiger, der an Wassersucht Leidende 47

ictericus, -a, -um, gelbsüchtig, mit der Gelbsucht behaftet 366, 422, 459
ictus, -us m., Schlag, Stich, Hieb 158, 465
iecur, -oris m., Leber 183
ignis, -is m., Feuer, Entzündung 342, 408, 414
ignis ater (i. q. *sacer*) 211, 448
ignis sacer, heiliges Feuer, Rose, Antoniusfeuer, heftige Entzündungen des Körpers 340
illino, -levi, -litum, -ere, einstreichen, aufstreichen 211
impar, -aris, ungleich, ungleichartig 406
impono, -posui, -positum, -ere, auflegen 11, 55, 164, 228, 347, 374, 442
**incensivus, -a, -um*, (er-)wärmend 227
incido, -cidi, -cisum, -ere, einschneiden 273
includo, -clusi, -clusum, -ere, einschließen 417
incuratus, -a, -um, ungeheilt 323
inde (adv.), daher, davon, hierauf 116, 282, 329, 432, 443
indico, -avi, -atum, -are, anzeigen 176
induco, -duxi, -ductum, -ere, überziehen, bedecken 473
infans, -antis, kleines Kind 96
inficio, infeci, infectum, -ere, färben 192
infirmus, -a, -um, schwach, krank 483
inflammo, -avi, -atum, -are, entzünden 148
inflo, -flavi, -flatum, -are, blähen, aufblähen 150, 174
infundo, -fudi, -fusum, -ere, eingießen, einspritzen, einträufeln 136, 318
iniuste (adv.), ungerecht, unrecht 303
instinctus, -us m., Antrieb, Gelüst 278
insulsus, -a, -um, ungesalzen 379
insuper (adv.), obendrein, außerdem 100
intego, -texi, -tectum, -ere, überdecken 417

lotus (Partiz. von *lavo, lavi, lautum, -ere*, waschen 191, 293, 419, 487
luceo, luxi, -ere, leuchten 287
lumbricus, -i m., Spulwurm, Eingeweidewurm 438
lumbus, -i m., Lende 473
lumen, luminis n., Licht, Augenlicht, Auge 167
lupinus, -i m., Lupine, Feigbohne (Lupinus albus L.) 291
luteus, -a, -um, aus Ton 177
luxata, -orum n., Verrenkungen 27, 336
lympha, -ae f., Wasser 39, 95, 141, 237, 262, 292, 296, 356, 487

macies, -ei f., Magerkeit 389
macer, -cra, -crum, mager 381
macula, -ae f., Fleck 171, 339, 449
maculo, -avi, -atum, -are, gefleckt -, fleckig machen 386
magnus, -a, -um, groß 217
magnitudo, -inis f., Größe 4
malum, -i n., Apfel 118
malus, -a, -um, schlecht, gering, übel, bösartig 323, 481
mamma, -ae f., Mutterbrust 100, 146, 160, 275
mano, -avi, -atum, -are, fließen, rinnen, ausströmem 273, 363, 442, 485
mando, mandi, mansum, -ere, kauen, essen, verzehren 7, 173
maneo, mansi, mansum, -ere, bleiben, verbleiben 151, 288
marinus, -a, -um, zum Meere gehörig, Meer-, See- 404
mare, -is n., Meer 465
masclus, -a, -um (aus *masculus, -a, -um*), männlich 350
Matianus, -a, -um, Matianisch, hier: *mala Matiana* 118
matrix, -icis f., Gebärmutter 49, 222
maturus, -a, -um, reif 206, 208, 215
mecon, meconis f., Mohn 117
medela, -ae f., Heilmittel 336, 455, 462
medeor, -eri, heilen, helfen 210, 413, 458
medicamen, -inis n., Heilmittel, Arzneimittel, Medikament, Arznei 255, 276, 320, 321, 350, 385, 401, 420, 474
medicamentum, -i n., Heilmittel, Arzneimittel, Medikament, Arznei 78, 261, 434
medico, -avi, -atum, -are, heilen 68, 155, 231
medicor, -atus sum, -ari, heilen, helfen 11, 157, 342, 371, 428
medicina, -ae f., Heilkunst; Heilmittel 402
medicinalis, -e, zur Arznei gehörig, Arznei- 403
medicus, -a, -um, medizinisch, zum Heilen gehörig 217
mediocris, -e, mäßig 12, 103, 148, 216
mediocriter (adv.), mäßig 35
mel, mellis n., Honig 89, 161, 210, 283, 297, 315, 324, 328, 451, 471, 484
melaenus, -a, -um, schwarz 122
melior (compar. von *bonus, -a, -um*, gut) 133, 288, 405, 451
memoro, -avi, -atum, -are, erwähnen 25
menstrua, -orum n., Monatsfluss 367
mensura, -ae f., Maß 256, 459
messis, -is f., Ernte 399
minimus, -a, -um (v. *parvus*) 172, 415
minus (compar. von *parvus* (adi.)) 63, 253, 294, 305, 382, 475
misceo, miscui, mixtum, -ere, mischen, vermischen, vermengen 27, 53, 55, 425, 427, 452, 464, 468
mitra, -ae f., Kopfbinde 287, 299
moderor, -atus sum, -ari, mäßigen, in Schranken halten 346

odor, -oris m., Geruch, Duft, Dampf, Dunst 228, 229
oleum, -i n., Öl, Olivenöl 246, 248, 259, 342
**olibanum, -i* n., Harz des Weihrauchbaumes 368
olivum, -i n., Olivenöl 53
olus, -eris n., Gemüse 39
operor, -atus sum, -ari, wirken, bewirken 159, 427
opimus, -a, -um, fett, reichlich 167
oportet, es muss, es ist nötig, es gebührt 414
optime (adv./Superlativ von *bene*, gut) 146, 325
os, oris n., Mund 196, 199, 207, 230, 410, 433, 434, 485
os, ossis n., pl. *ossa, -orum*, Knochen 77, 341, 359
ovillus, -a, -um, zu den Schafen gehörig, Schaf- 142, 338, 359, 382
ovis, -is f., Schaf 311, 327
ovum, -i n., Ei, Hühnerei 163, 461
oxymel, -mellis n., Essigmet, Essig mit Honig vermischt 144

palma, -ae f., Zweig 4
palpebra, -ae f., das Augenlid 310, 331, 479
palustris, -e, zum Sumpfe gehörig, Sumpf- 107, 109
papaver, -eris n., Mohn 108
par, paris, gleichkommend, gleich 256, 121, 405
**paracollesis* f., Verheilung 57
paralyticus, -a, -um, einseitig gelähmt 31
paro, -avi, -atum, -are, bereiten, zubereiten 333
pariter (adv.), gleich, auf gleiche Weise, zugleich 470, 472, 22, 272, 284, 422
parotis, -idis f., Drüsenschwellung am Ohr, Geschwür an der Ohrspeicheldrüse 162, 241, 374
pars, partis f., Teil, Stück, Körperteil 9, 64, 266, 347, 376, 415
partim (Akk. von *pars*, partitiv), zum Teil, teils 134, 135, 139
pasco, pavi, pastum, -ere, weiden lassen, weiden 343
passum, -i n., Wein aus getrockneten Weintrauben 182
patior, passus sum, pati, (an einer Krankheit) leiden 202
pavo, -onis m., Pfau 306
pectus, -oris n., Brust 175
pello, pepuli, pulsum, -ere, vertreiben, heraustreiben, verhindern 20, 30, 72, 88, 152, 185, 198, 228, 320, 330, 401, 449
percuro, -avi, -atum, -are, völlig heilen, ausheilen 199, 372
percussura, -ae f., Schlag, Stich, Stoß 28
percutio, -cussi, -cussum, -ere, verwunden 165
perdix, -icis, Rebhuhn 306
perhibeo, -bui, -bitum, -ere, beilegen, angeben, sagen, nennen, anführen 257, 409
peritus, -a, -um, gebildet, erfahren, kundig 34, 251, 302
permisceo, -miscui, -mixtum, -ere, durcheinander mengen, vermischen 282
perpes, -petis (= *perpetuus*), beständig 436
perungo, -unxi, -unctum, -ere, mit Salbe bestreichen, -einreiben 104
peruro, -ussi, -ustum, -ere, durch und durch brennen, verbrennen 177
pes, pedis m., Fuß 271
pessarium, -ii n., (= *pessum*), Mutterzäpfchen, Mutterkranz 222

prodo, -didi, -ditum, -ere, hervorbringen 113
profero, -tuli, -latum, -ferre, hervorbringen 5
profluvium, -i n., das Hervorfließen 413
prohibeo, -ui, -itum, -ere, abhalten, abwehren, verhindern 269, 395, 466
proiectorius, -a, -um, auswerfend, abführend 14, 135, 139
propello, -puli, -pulsum, -ere, vertreiben 238
propendeo, -pendi, -pensum, -ere, hervor-, herüberhängen 169, 447
proprius, -a, -um, eigentümlich, charakteristisch 74, 214, 401
prosum, profui, prodesse, nützlich sein, nützen, zuträglich sein, helfen 125, 209, 214, 250, 253, 294, 329, 360, 389, 475, 484
provoco, -avi, -atum, -are, hervorrufen 88
pruna, -ae f., glühende Kohle 228
prurigo, -inis f., der juckende Grind am Körper 466
ptisana, -ae f., 1. Gerstengrütze, Graupen; 2. Trank aus Gerstengrütze 101
puella, -ae f., Mädchen 261
puer, -eri m., Kind, Knabe 312
puerilis, -e, Knaben- 169
pulmo, -onis m., Lunge 175, 183
pulvis, -eris m., Staub, Pulver 124, 260, 328, 368, 408, 425, 459
purgo, -avi, -atum, -are, reinigen, abführen, purgieren 40, 96, 325, 368, 423
purpureus, -a, -um, purpurfarben 5
pustula, -ae f., Bläschen auf der Haut, Blase, Pustel, Blatter; Vereiterung 349, 486
puto, -avi, -atum, -are, meinen, glauben, für etwas halten 11, 45, 50
putredo, -inis f., Fäulnis 195

quartana sc. *febris*, Viertagefieber 400
quartus, -a, -um, vierte 477
quasso, -avi, -atum, erschüttern, beschädigen 359
quassus, -a, -um, gebrochen, schwach, entkräftet 341
queo, -ivi u. *-ii, -itum, -ire*, können, vermögen, in der Lage sein 303, 439
quum = *cum*, (Konjunktion) wenn, da 116, 215, 403, 480

rabidus, -a, -um, wütend, toll, tollwütig 22
radix, -icis f., Wurzel 6, 16, 20, 25, 46, 67, 71, 98, 112, 122, 132, 226
ramus, -i m., Ast, Zweig 274
rapio, rapui, raptum, -ere, wegraffen, rauben 188
ratio, -onis f., Art und Weise 143, 272
recens, -entis, frisch, neu 142, 343, 416
recenter (adv.), ganz frisch, eben erst 444
recludo, -clusi, -clusum, -ere, einschließen 247
recondo, -didi, -ditum, -ere, aufbewahren, aufheben 16, 123
redigo, -egi, -actum, -ere, in eine Lage bringen, zu etwas machen; verkleinern 415
reddo, -didi, -ditum, -ere, wieder herstellen, in seinen vorigen Zustand zurückversetzen 33, 43, 91, 136, 147, 188, 192, 195, 252, 263, 292, 300, 316, 451, 468
refero, rettuli, relatum, referre, berichten, mitteilen 259, 429
relinquo, -liqui, -lictum, -ere, hinterlassen, in Stich lassen 323

2. Index prosodiacus

Die Zahlen bezeichnen die Verse der ‚Spuria Macri'

3. Index nominum et rerum

Die Zahlen bezeichnen die Seiten der Einleitung

FSC
www.fsc.org
MIX
Papier | Fördert
gute Waldnutzung
FSC® C083411

Kolibri 360 GmbH
Ferdinand-Jühlke-Straße 7
99095 Erfurt, Deutschland
produktsicherheit@kolibri360.de